乳房美容外科学

Cosmetic Breast Surgery

主编

（美）萨米尔·A. 帕特尔（Sameer A. Patel），MD, FACS

Interim Chief and Program Director

Plastic and Reconstructive Surgery

Temple University

Interim Chief

Division of Plastic and Reconstructive Surgery

Fox Chase Cancer Center

Philadelphia, Pennsylvania, USA

（美）C. 鲍勃·巴苏（C. Bob Basu），MD, MBA, MPH, FACS

Founder and Managing Director

Basu Aesthetics + Plastic Surgery

Houston, Cypress, The Woodlands, Texas, USA

主译

罗盛康　韩宝三　董　新

副主译

刘家贺　姜　越　王天成　邱　伟

北方联合出版传媒（集团）股份有限公司

辽宁科学技术出版社

Original title:
Cosmetic Breast Surgery by Sameer A. Patel / C. Bob Basu

著作权合同登记号：第 06-2021-265 号。

图书在版编目（CIP）数据

乳房美容外科学 /（美）萨米尔 · A. 帕特尔（Sameer A. Patel），（美）C. 鲍勃 · 巴苏（C. Bob Basu）主编；罗盛康，韩宝三，董新主译 . —沈阳：辽宁科学技术出版社，2024.5

ISBN 978-7-5591-3282-6

Ⅰ. ①乳… Ⅱ. ①萨… ②C… ③罗… ④韩… ⑤董… Ⅲ. ①乳房－整形外科学 Ⅳ. ①R655.8

中国国家版本馆CIP数据核字（2024）第003506号

出版发行：辽宁科学技术出版社
（地址：沈阳市和平区十一纬路25号 邮编：110003）
印 刷 者：辽宁新华印务有限公司
经 销 者：各地新华书店
幅面尺寸：210 mm × 285 mm
印 张：19.25
字 数：560 千字
插 页：4
出版时间：2024 年 5 月第 1 版
印刷时间：2024 年 5 月第 1 次印刷
责任编辑：凌 敏 于 倩
封面设计：刘 彬
版式设计：袁 舒
责任校对：闻 洋

书 号：ISBN 978-7-5591-3282-6
定 价：248.00元

投稿热线：024-23284356
邮购热线：024-23284502
邮 箱：lingmin19@163.com
http：//www.lnkj.com.cn

献给我过去和现在的导师们和我有幸指导的众多住院医师及同行，献给Chrissy和Vivian，他们的付出让我在个人和专业上得以成长，感谢我的父亲Anil多年来在学校和培训方面的支持，还有我离去的母亲Nikunj，每天都能感受到她在身边。

—Sameer A. Patel

我想把这本书献给我的父母Tapan K. Basu和Manju Basu，献给我深爱的妻子Sugene Kim博士，还有我的儿子Devan和Dylan。我的工作之所以顺利是因为你们无条件的爱和支持。也献给我的导师们，他们的培养使我在专业上持续地成长。

—C. Bob Basu

前言

我们很高兴能够编写这本关于乳房美容手术的综合性教材。我们汇集的整形外科医生不仅拥有丰富的临床经验，而且在乳房美容外科各方面的临床工作和研究都是国际公认的。这本教材是为整形外科医生编写的，包括住院医师、初级主治医师、中级职称或者经验丰富的资深外科医生。选择的这些主题既包括隆乳、提升、缩小和修复手术等长期讨论的主题，还介绍了相对新的主题章节，提供了与它们相关的最新信息。考虑到人体会随着时间的推移发生变化，以及任何选择性手术的潜在不可预测性，我们专门用几个章节介绍修复手术，重点介绍不良结果的治疗和矫正。包括在乳腺组织薄弱或软组织支撑差的情况下，利用内部乳罩技术的新章节。我们提供了关于包膜挛缩和生物膜的最新信息，以及预防和治疗的循证见解。此外，我们的专家提供了乳房假体相关间变性大细胞淋巴瘤的最新进展。管理和降低乳房美容手术风险的章节也同样重要。随着男性对美容手术需求的不断增加，我们纳入了专家对男性胸部美学和相关美容手术的观点，还很自豪地纳入了关于跨性别者乳房手术的宝贵章节。最后同样重要的是，我们为包括社交媒体在内的不断发展的数字生态系统中营销乳房美容的外科诊所提供了有价值的见解。我们希望这本教材提供多样化的、广泛收集的和最近出现的主题，能留给您额外的珍品，从我们尊敬的教师处得到经验丰富的智慧。这将帮助您提高技能，为您的患者呈现最好的效果和结果。

Sameer A. Patel，MD，FACS

C. Bob Basu，MD，MBA，MPH，FACS

编者名单

C. Bob Basu, MD, MBA, MPH, FACS
Founder and Managing Director
Basu Aesthetics + Plastic Surgery
Houston, Cypress, The Woodlands, Texas

Ethan Baughman, MD, PhD
Resident Surgeon
Division of Plastic & Reconstructive Surgery Washington
University School of Medicine
St. Louis, Missouri

Bradley P. Bengtson, MD, FACS
Founder and CEO
Bengtson Center for Aesthetics and Plastic Surgery Assoicate
Professor
Department of Surgery
Michigan State University
Grand Rapids, Michigan

Donald W. Buck II, MD, FACS
Assistant Professor of Plastic Surgery
Division of Plastic & Reconstructive Surgery Washington
University School of Medicine
St. Louis, Missouri

Alexandra Bucknor, MD
Plastic Surgeon
Queen Victoria Hospital
East Grinstead, United Kingdom

Katherine H. Carruthers, MD, MS
Resident
West Virginia University
Department of Surgery
Division of Plastic Surgery
Morgantown, West Virginia

Akash Chandawarkar, MD
Resident Physician
Department of Plastic and Reconstructive Surgery John
Hopkins University
Baltimore, Maryland

R. Brannon Claytor, MD, FACS
Chief of Plastic Surgery
Main Line Health
Claytor/Noone Plastic Surgery
Bryn Mawr, Pennsylvania

Mark W. Clemens, MD, FACS
Associate Professor of Plastic Surgery
MD Anderson Cancer Center
University of Texas
Houston, Texas

Sharona Czerniak, MD
Plastic and Reconstructive Surgeon
Head and Body Contouring Service
Assuta Ashdod Academic Medical Center
Ashdod, Israel

Anand K. Deva, BSc(Med), MBBS(Hons), MS, FRACS
Head, Cosmetic Plastic and Reconstructive Surgery
Macquarie Plastic & Reconstructive Surgery Surgical
Infection Research Group
Faculty of Medicine and Health Sciences
Macquarie University
Australia

Berry Fairchild, MD
Resident
General Surgery
University of Texas Health Science Center at Houston
Houston, Texas

Megan Fracol, MD
Plastic Surgery Resident
Northwestern Memorial Hospital
Chicago, Illinois

Heather J. Furnas, MD, FACS
Adjunct Assistant Professor
Stanford University School of Medicine
Private Practice
Santa Rosa, California

Renee Gasgarth, MD
Private Practice
West Palm Beach, Florida

James C. Grotting, MD, FACS
Clinical Professor
Division of Plastic Surgery
University of Alabama
Birmingham, Alabama

Jeffrey A. Gusenoff, MD
Associate Professor

Plastic Surgery
University of Pittsburgh
Pittsburgh, Pennsylvania

Elizabeth J. Hall-Findlay, MD, FRCSC
Plastic Surgeon
Private Practice
Banff, Alberta
Canada

Ziyad S. Hammoudeh, MD
Private Practice
Marina Plastic Surgery
Marina del Rey, California

Kent K. "Kye" Higdon, MD, FACS
Associate Professor
Program Director
Department of Plastic Surgery Vanderbilt University Medical Center Medical Center North
Nashville, Tennessee

Matthew P. Jenkins, MD
Clinical Assistant Professor Reconstructive Plastic Surgery
Jefferson University Hospital Philadelphia, Pennsylvania

Christodoulos Kaoutzanis, MD
Assistant Professor
Plastic and Reconstructive Surgery Division of Plastic & Reconstructive Surgery UCHealth University of Colorado Hospital Aurora, Colorado

Jordan Kaplan, MD
Resident
Division of Plastic Surgery
Baylor College of Medicine
Houston, Texas

Ergun Kocak, MD
Private Practice
Midwest Breast and Aesthetic Surgery Gahanna, Ohio

Bernard T. Lee, MD, MPH, MBA, FACS
Professor of Surgery
Harvard Medical School
Chief
Plastic and Reconstructive Surgery
Beth Israel Deaconness Medical Center
Boston, Massachusetts

Samuel J. Lin, MD, MBA
Associate Professor of Surgery
Harvard Medical School
Program Director
Beth Israel Deaconess Medical Center
Harvard Medical School Plastic Surgery Residency Boston, Massachusetts

Michele Ann Manahan, MD, MBA, FACS
Associate Professor of Plastic and Reconstructive Surgery
Department of Plastic and Reconstructive Surgery Johns Hopkins Hospital
Baltimore, Maryland

Munique Maia, MD
Private Practice
Mclean, Virginia

Alan Matarasso, MD, FACS
Immediate Past President
American Society of Plastic Surgeons (ASPS) Clinical Professor of Surgery
Hofstra University/Northwell School of Medicine
Hempstead, New York

Raja Mohan, MD
Chief Resident
Plastic and Reconstructive Surgery
Johns Hopkins
Department of Plastic and Reconstructive Surgery Dallas, Texas

Maurice Y. Nahabedian, MD, FACS
Professor of Plastic Surgery
VCU-College of Medicine: Inova Branch
National Center for Plastic Surgery
McLean, Virginia

Marilyn Ng, MD, MSc
Assistant Professor
Northwell Health-Staten Island University Hospital
Department of Surgery
Division of Plastic Reconstructive and Hand Surgery Staten Island, New York

Ash Patel, MD, MBChB, FACS
The Chao Family Distinguished Professor of Plastic Surgery
Chief
Division of Plastic Surgery
Residency Program Director
Albany Medical Center
Albany, New York

Nirav Bipin Patel, MD, MS, JD
Plastic and Cosmetic Surgeon
Marietta Plastic Surgery
Marietta, Georgia

Sameer A. Patel, MD, FACS
Interim Chief and Program Director
Plastic and Reconstructive Surgery
Temple University
Interim Chief
Division of Plastic and Reconstructive Surgery
Fox Chase Cancer Center
Philadelphia, Pennsylvania

Pratik Rastogi, MBBS (Hons 1), GDAAD, MS
Plastic Surgery Resident
Macquarie University Hospital

Sydney, New South Wales, Australia

Neal R. Reisman, MD
Private Practice
Houston, Texas

Kristen Rezak, MD, FACS
Assistant Professor of Surgery
Division of Plastic, Maxillofacial, and Oral Surgery Duke University Medical Center
Durham, North Carolina

Rod J. Rohrich, MD
Plastic Surgeon
Dallas Plastic Surgery Institute
Dallas, Texas

J. Peter Rubin, MD
Professor
University of Pittsburgh
Department of Plastic Surgery
Pittsburgh, Pennsylvania

Justin Sacks, MD, MBA
Assistant Professor
Plastic & Reconstructive Surgery
Director Oncological Reconstruction
Johns Hopkins Department of Plastic and Reconstructive Surgery
Baltimore, Maryland

Loren S. Schechter, MD, FACS
Clinical Professor of Surgery
The University of Illinois at Chicago Attending Surgeon
Rush University Medical Center
Director
The Center for Gender Confirmation Surgery Weiss Memorial Hospital
Chicago, Illinois

Clark Schierle, MD, PhD, FACS
Plastic Surgeon
Northwestern Specialists in Plastic Surgery Chicago, Illinois

Alan Serure, MD
Private Practice
Miami, Florida

M. Shuja Shafqat, MD
Assistant Clinical Professor
Division of Plastic & Reconstructive Surgery Department of Surgical Oncology
Fox Chase Cancer Center
Philadelphia, Pennsylvania

Sumner A. Slavin, MD
Private Practice
Chestnut Hill, Massachusetts

Joseph R. Spaniol, MD
Resident
Plastic and Reconstructive Surgery Temple University Hospital Philadelphia, Pennsylvania

Douglas S. Steinbrech, MD, FACS
Private Practice
New York, New York

W. Grant Stevens, MD, FACS
Clinical Professor of Surgery
USC - Keck School of Medicine
Division of Plastic Surgery
Director
USC Aesthetic Surgery Fellowship American Society of Aesthetic Plastic Surgery
Past President Orange Twist, Co-Founder and CMO Los Angeles, California

John T. Stranix, MD
Assistant Professor
Plastic and Maxillofacial Surgery
University of Virginia School of Medicine Charlottesville, Virginia

Pankaj Tiwari, MD
Private Practice
Midwest Breast and Aesthetic Surgery Gahanna, Ohio

Emily Van Kouwenberg, MD
Assistant Professor of Surgery
Division of Plastic and Reconstructive Surgery Rutgers Robert Wood Johnson Medical School New Brunswick, New Jersey

Eric Weiss, MD
PGY5 General Surgery Resident
Einstein Healthcare Network
Philadelphia, Pennsylvania

Paul R. Weiss, MD
Clinical Professor of Surgery Division of Plastic Surgery
Albert Einstein College of Medicine New York, New York

Julian Winocour, MD
Assistant Professor
Department of Plastic Surgery Vanderbilt University Medical Center Medical Center North
Nashville, Tennessee

Steven G. Woodward, MD
General Surgery Resident
Thomas Jefferson University Hospital Department of Surgery
Philadelphia, Pennsylvania

译者名单

主　译

罗盛康　　广东省第二人民医院

韩宝三　　上海交通大学医学院附属新华医院

董　新　　吉林医学院

副主译

刘家贺　　上海市美斯颜医疗美容门诊部

姜　越　　暨南大学附属顺德医院

王天成　　深圳非凡医疗美容医院

邱　伟　　四川华美紫馨医学美容医院

译　者（按姓氏拼音排序）

段国新　　深圳圆美卓越医疗美容门诊部

郝永生　　广州华美医疗美容医院

洪伟晋　　广东省第二人民医院

刘杰伟　　广州曙光医学美容医院

刘　攀　　深圳聚美博悦医疗美容门诊部

沈清华　　普宁柏得医疗美容门诊部

谭永嘉　　重庆联合丽格美容医院

王江允　　郑州市第三人民医院医疗美容科

王雪丽　　重庆联合丽格医疗美容医院

谢活生　　南宁市梵成医疗美容医院

于洪瑞　　广东韩妃整形外科医院

张　伟　　天津坤如玛丽妇产医院整形科

张京伟　　乐山经纬医学美容门诊部

鸣谢单位

北京百特美文化发展有限公司

目录

第六部分　其他乳房美容手术主题

第一部分

乳房解剖

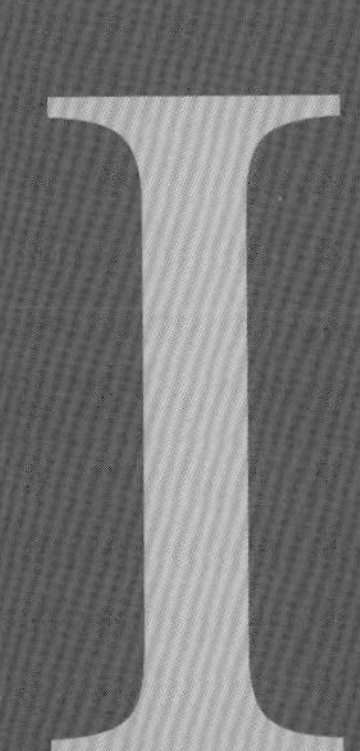

1 乳房解剖

Ethan Baughman and Donald W. Buck Ⅱ

概要

进行乳房手术需要详细了解乳房的解剖学及胚胎学。理解乳房解剖和发育的知识对于整形和重建外科医生治疗多种疾病非常重要。本章将重点介绍乳房的解剖学和乳房异常发育可能引起的疾病。

关键词：乳房解剖，乳房发育，乳房胚胎学

1.1 引言

乳房的外观和功能对男性和女性都很重要。青春期女性的乳房通常比男性大，并且在养育子女（哺乳）、区分女性的身体形象、服装穿着和寻找伴侣方面起着重要作用；另一方面，男性的乳房缺少腺体组织且更小，有助于保持男性的身体形象。

此外，乳房的外观和形状对整形和重建外科医生来说是非常重要的，因为患者经常要求恢复或增大她们乳房的外形并有良好的功能。所以乳房是整形外科医生最常做的手术部位之一也就不足为奇了。在本章中，我们将回顾正常乳房的发育和解剖，并与外科医生经常遇到的异常乳房疾病进行对比。

1.2 胚胎学

哺乳动物乳房发育的第 1 个征象是在妊娠第 4 ~ 6 周出现乳线（乳脊、乳嵴），这是一对腹侧的外胚层脊，从腋窝延伸到腹股沟区。外层形成腹侧的乳房皮肤和输乳管，间质形成筋膜或结缔组织基质和血管。到第 5 周或第 6 周，外胚层皮肤进入中胚层形成导管。在第 10 周时，胸部区域近侧及远侧的乳线通常萎缩，只留下一对乳腺腺体。妊娠第 5 个月时常可见乳晕。

乳腺的形成和肥大是由母体激素特别是泌乳素导致的。由于局部间质组织相对丰富，乳头在出生时通常外翻。新生儿出生时的乳芽可能会分泌少量类似牛奶的混浊液体，这是由于母体激素暴露于子宫内，通常在出生后的前几周内逐渐消失。任何发生于胚胎发育早期或者持续存在的偏差都会导致先天性

乳房畸形和异常，这将在后面进一步详细描述。值得注意的是，男性和女性的乳房在子宫内至青春期前的发育基本上是相同的。

1.3 发育

随着青春期的开始，性激素会导致区分乳房特征的二次发育。对于男性，睾酮和相对缺乏的雌激素会增加雄激素所反映的特征，包括肌肉量的增加、毛发的生长，包括但不限于乳房的体脂减少。男性乳腺导管组织发育不全，在这些激素条件的影响下导致男性乳房不能泌乳。对于女性，雌激素和相对缺乏的睾酮会使小叶及导管肥大并延伸进入乳腺下脂肪垫。具体来说，小叶肥大使输乳管在导管近端的分支及腺泡增多。最终形成 16 ~ 24 个终末导管小叶单位，它们自乳头乳晕复合体呈放射状排列（乳头乳晕复合体见图 1-1）。每个小叶单位都沿一个主要输乳管排列，主要输乳管由数百个腺泡供给并终止于乳

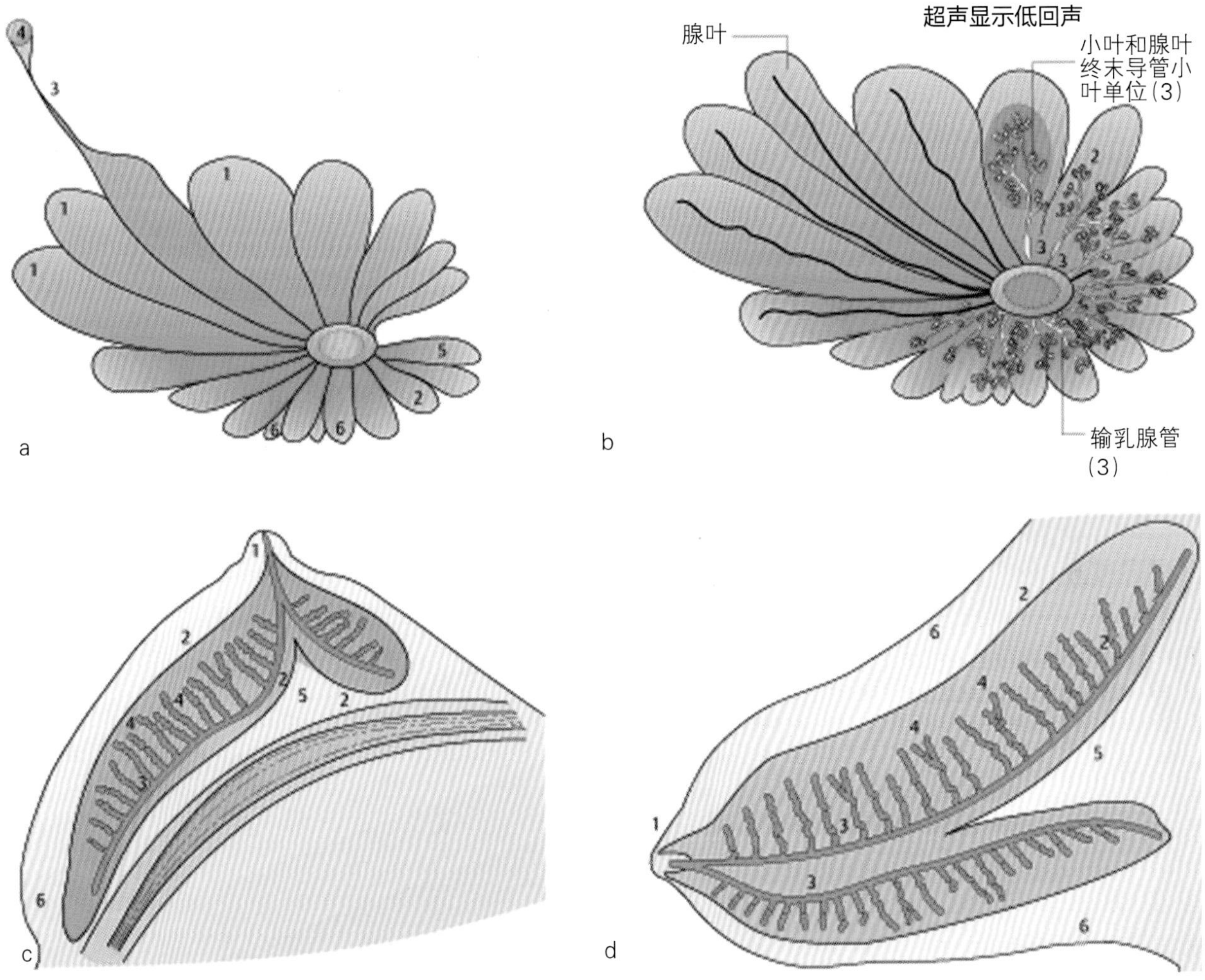

图 1-1　a、b. 乳房实质包含 16 ~ 24 个终末导管小叶单位，自乳头乳晕复合体（NAC）呈放射状排列。c、d. 管状乳房基底宽度窄，乳房下皱襞高，乳房实质疝入乳头乳晕复合体（Reproduced from Barth V. Diagnosis of Breast Diseases: Integrating the Findings of Clinical Presentation, Mammography, and Ultrasound. Stuttgart, Germany: Thieme Medical Publishers; 2011.）

头。发育中女性的乳头和乳晕皮肤因乳房实质肥大而继发增大。

青春期乳腺、乳头和乳晕的发育遵循由英国儿科医生 James Tanner 首先描述的分期变化。Tanner 分期描述了男性和女性青少年生殖器、乳房和阴毛的变化。除了女性乳房发育外，大部分 Tanner 分期发育超出了整形外科医生的适用范围。

通常在 10 岁前，女孩处于 Tanner Ⅰ期，没有乳腺发育，乳晕轻微隆起。出现乳芽及乳晕的扩大预示着进入 Tanner Ⅱ期，这通常发生在 11 岁。Tanner Ⅲ期的特征是乳芽扩大超出乳晕的边界，这通常发生在 13 岁。到 15 岁时，大多数女孩进入 Tanner Ⅳ期，标志是从乳房丘形成第 2 个小丘，即乳头乳晕复合体凸起。乳房持续发育直至达到成人大小，乳头乳晕复合体凸起形成的小丘也随之消失（Tanner Ⅴ期）。

每个 Tanner 分期的时间都受多种因素影响，包括终末器官对性激素的反应、家族性早熟、种族和体脂率，所有这些都可以影响外周组织中雌激素的产生。青少年乳房发育失调需要多学科团队处理，将进一步详细讨论。乳房的老化和衰老也将在后面进行描述。

1.4 妊娠与哺乳

在妊娠期，乳房实质在孕激素、雌激素、泌乳素、胎盘泌乳素和绒毛膜促性腺激素的影响下生长。在产后期间，泌乳素升高促进乳汁分泌，而催产素则促进乳汁的分泌和排出。这些激素通常会在母乳喂养的过程中持续升高。一旦消除泌乳素和催产素的刺激，泌乳水平就会下降，乳汁产量就会减少，腺体也会萎缩。

1.5 标志

乳房的许多解剖学标志对整形外科医生的术前评估和手术设计是至关重要的（图 1-2）。从胸骨切迹到脐标记中线。当患者站立时，测量乳头到中线和两乳头间的距离。标记双侧乳房经线，即经过乳头乳晕复合体的锁骨中线。测量双侧胸骨切迹到乳头的距离，并比较差异。标记两侧乳房下皱襞（IMF），测量并记录乳头到乳房下皱襞的距离。乳房上缘通常标记在乳房实质的上缘（图 1-3a），同时标记腋前皱襞和乳房外侧缘。测量双侧乳房实质从内侧到外侧的基底宽度并记录。

1.6 乳房基础解剖

乳房外科技术基于乳房基础解剖学和生理学。大部分乳腺直接位于胸大肌的表面（图 1-3b）。乳房实质主要由腺体组织和脂肪组成，向内侧延伸至胸骨、上方至锁骨、下方至乳房下皱襞，外侧至胸大肌外侧缘。乳房实质由 Cooper 韧带（耻骨梳韧带）悬吊，Cooper 韧带是乳房内的结缔组织，它从锁骨和上胸部深筋膜延伸至真皮，维持乳房结构的完整性。乳房的主要血液供应来自内侧的胸廓内动脉和静脉的穿支（图 1-4）。此外，有来自肋间、胸外侧和胸肩峰穿支的丰富侧支血管供应。淋巴回流大多数通过Ⅰ

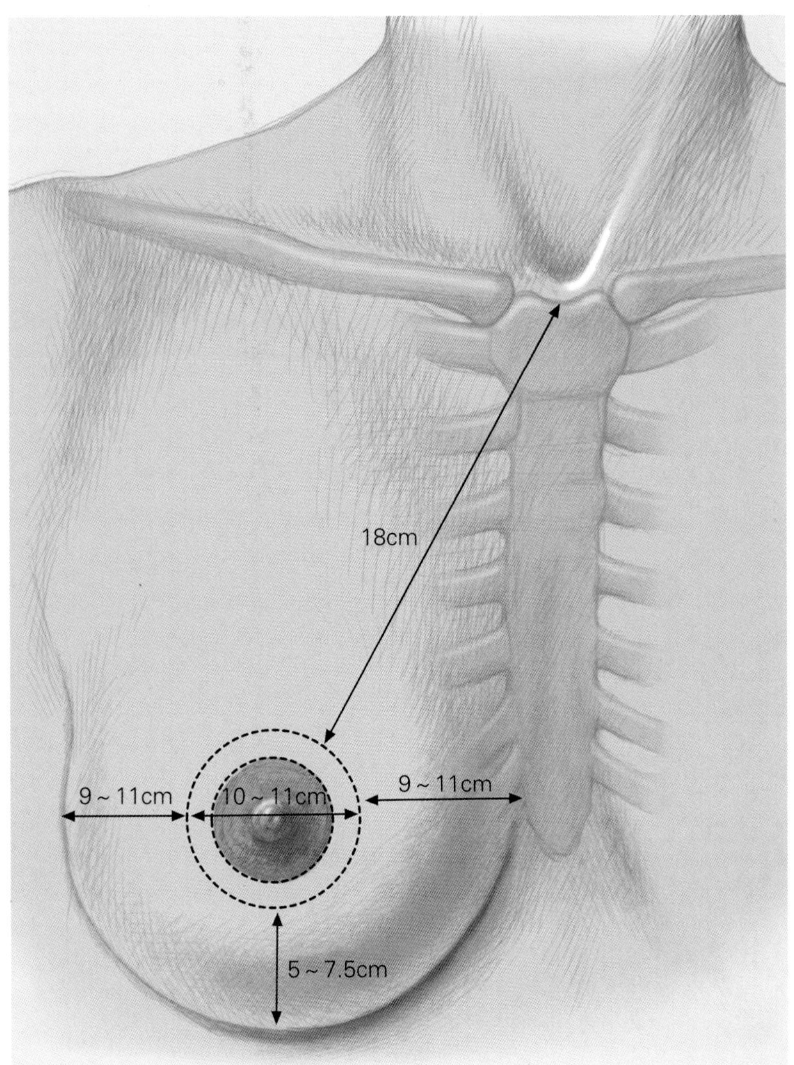

图 1-2　理想的测量结果是胸骨切迹到乳头的平均距离为 18cm，中线到乳头的平均距离为 9～11cm，乳房外侧缘到乳头的平均距离为 9～11cm，乳头到乳房下皱襞的平均距离为 5～7.5cm（Reproduced from Wallwiener D, Becker S, Veronesi U. Atlas of Breast Surgery. Stuttgart, Germany: Thieme Medical Publishers; 2015.）

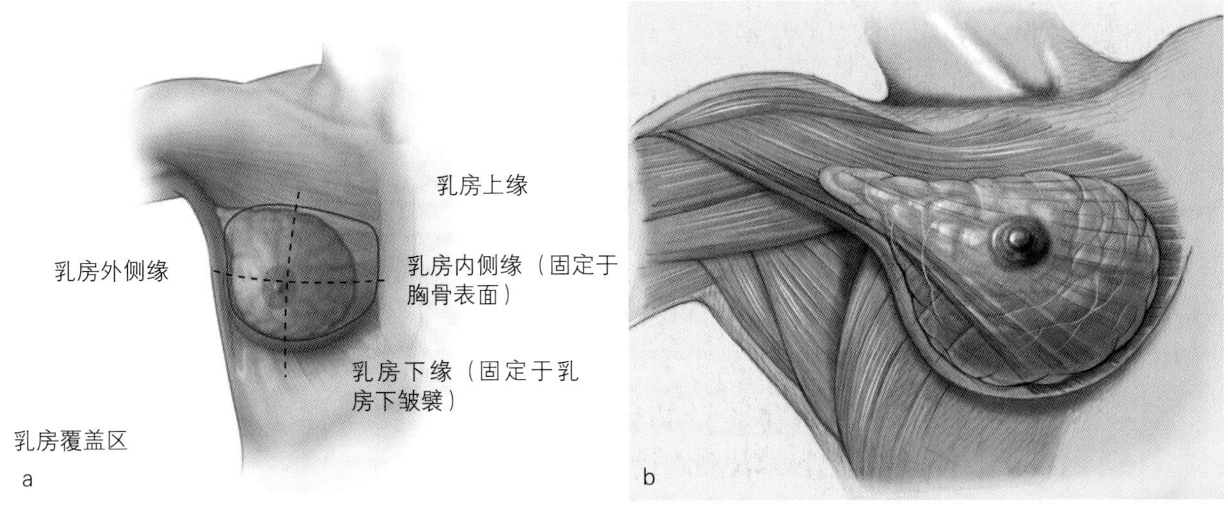

图 1-3　a. 乳房的覆盖区由乳房上缘、乳房下皱襞、胸肋连接处和腋前皱襞所标记。b. 大部分乳房的腺体组织覆盖在胸大肌表面（Reproduced from Janis JE. Essentials of Plastic Surgery. 2nd ed. New York, NY: Thieme Medical Publishers; 2014.）

级腋窝淋巴结。乳房感觉纤维大部分来自肋间内侧和外侧。更多的乳房解剖细节将在下面的段落中描述。

1.6.1 女性乳房的美学亚单位

美观的乳房具有自然的大小、外形和理想的乳头乳晕复合体位置（图 1-2）。理想的乳头乳晕复合体位于乳房丘最凸出的部位、胸骨和腋前线中间的实质中央，并位于乳房下皱襞的上方。理想的乳房实质上极饱满程度较低，上极与下极的比例为 45% ~55%，下极饱满，乳头向上成角约 20°（图 1-3b）。近似理想的尺寸为胸骨切迹到乳头的距离为 18 ~ 21cm，乳头间距离为 18 ~ 21cm，乳头到乳房下皱襞的距离为 5 ~ 7.5cm（图 1-2）。对称的乳房是理想的，但在普通人群中并不常见。老化过程及其对乳房外形的影响将在本章的后续部分更详细地描述。

1.6.2 血管

整形外科医生在进行乳房实质缩小和 / 或重新分布选择蒂的时候，可以利用乳房丰富的血管网。在内侧，乳房的血液供应来自胸廓内动脉和静脉。在上方，有胸肩峰干的分支供应乳房血液。肋间血管在内侧和外侧穿出胸肌筋膜。真皮浅血管丛为乳房提供重要的静脉回流（图 1-5）。由于乳房丰富的血管及侧支循环，设计蒂部时可选择下方、内侧、上方和内上方蒂。

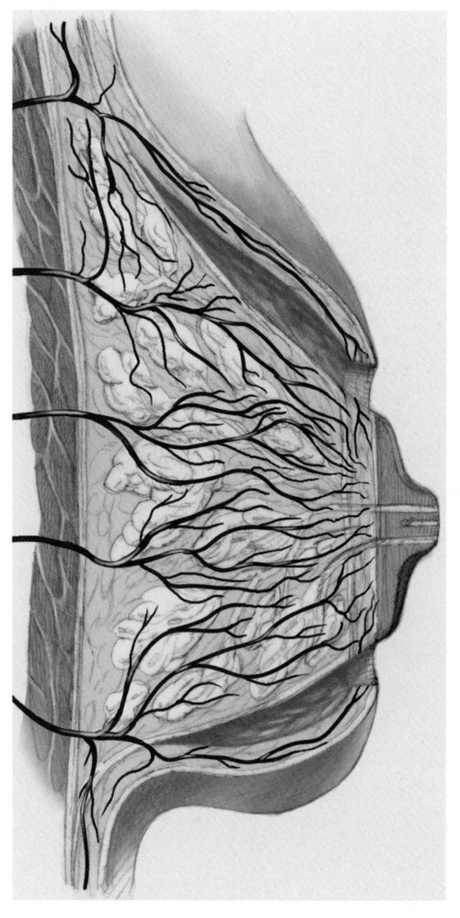

图 1-4　乳房血液供应的旁矢状切面显示，胸廓内动脉的穿支向前穿过胸大肌和乳房实质，朝向乳头乳晕复合体（Reproduced from Wallwiener D, Becker S, Veronesi U. Atlas of Breast Surgery. Stuttgart, Germany: Thieme Medical Publishers; 2015.）

1.6.3 感觉神经支配

乳房感觉异常通常是由切口设计引起的。大部分乳房接受肋间神经外侧支和内侧支的皮神经支配（图 1-6）。乳房上方接受少许锁骨上神经和皮神经的支配。乳头乳晕复合体接受第 3 和第 4 胸部肋间神经的终末纤维支配。手术损伤 T3 ~ T4 皮神经可导致暂时性或永久性乳头感觉异常。肋间臂神经通常在经腋窝手术中受到损伤，可导致上臂内侧麻木和 / 或不适。皮神经的轴突再生没有时间限制，在理想的条件下，损伤部位的轴突再生大约为每天 1mm。

1.6.4 淋巴回流

晚期乳腺癌通过淋巴系统扩散。因此，了解乳腺淋巴回流对乳腺癌的分期和治疗至关重要。乳腺淋巴回流主要在位于胸小肌下缘下方的Ⅰ级腋窝淋巴结（图 1-7）。Ⅱ级腋窝淋巴结位于胸小肌深层，而Ⅲ级腋窝淋巴结位于胸小肌上方。乳房的上部回流至锁骨上淋巴结群，乳房的内侧部分也可以回流至胸骨后淋巴结。

1.6.5 肌肉系统

乳房附近有几块关键的肌肉，对整形外科医生来说很重要。假体植入时最常见的肌肉覆盖是胸大肌。胸大肌上方起源于锁骨的胸骨侧，内侧在胸骨的前面，向下至第 2 ~ 6 肋的软骨部分和腹直肌前鞘。胸大肌止于肱骨大结节，作用是使肩关节内收和压迫胸部。胸大肌的血管供应来自胸肩峰动脉和静脉，它在胸小肌内侧缘沿着胸小肌深层走行。

胸小肌起自第 2 ~ 6 肋的肋骨软骨连接处，止于肩胛骨喙突，作用是下压肩部。胸大肌和胸小肌的

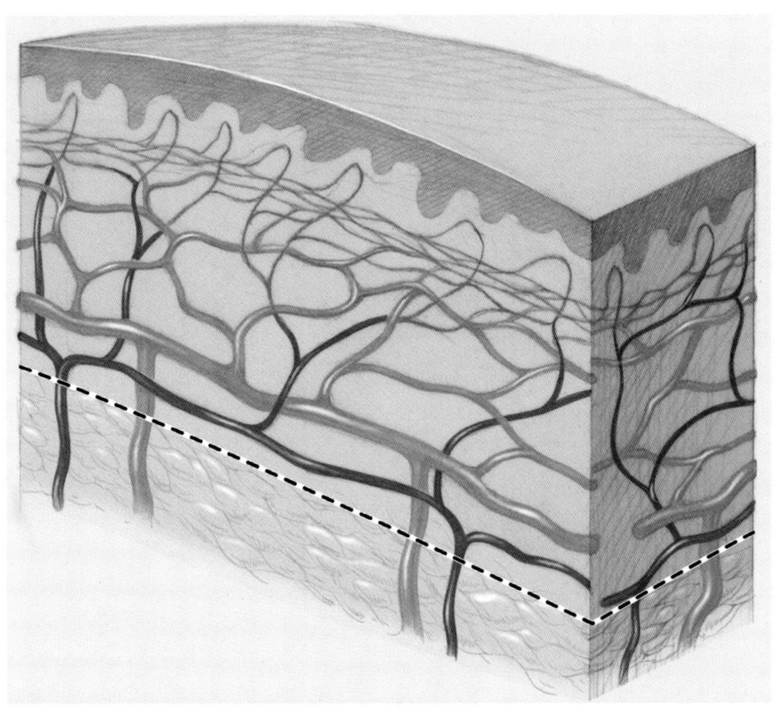

图 1-5 乳房切除术后剩余皮肤和乳头乳晕复合体的主要血液供应来自皮下和真皮血管丛（Reproduced from Wallwiener D, Becker S, Veronesi U. Atlas of Breast Surgery. Stuttgart, Germany: Thieme Medical Publishers; 2015.）

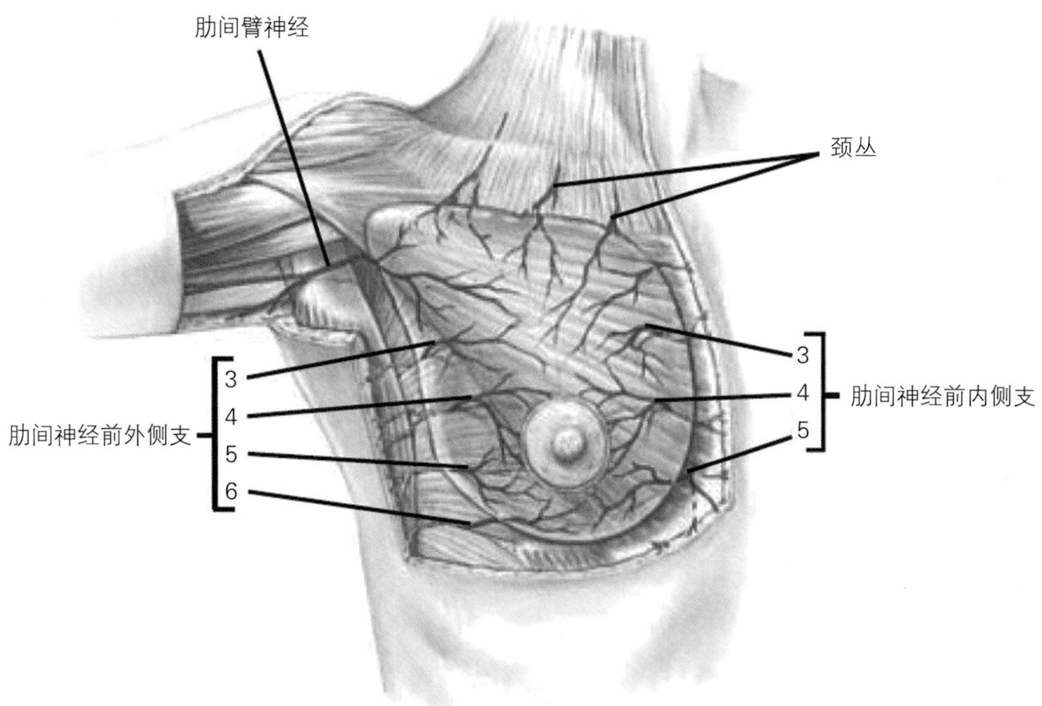

图 1–6 乳头乳晕复合体感觉来源于第 4 肋间神经（Reproduced from Janis JE. Essentials of Plastic Surgery, 2nd edition. New York, NY: Thieme Medical Publishers; 2014.）

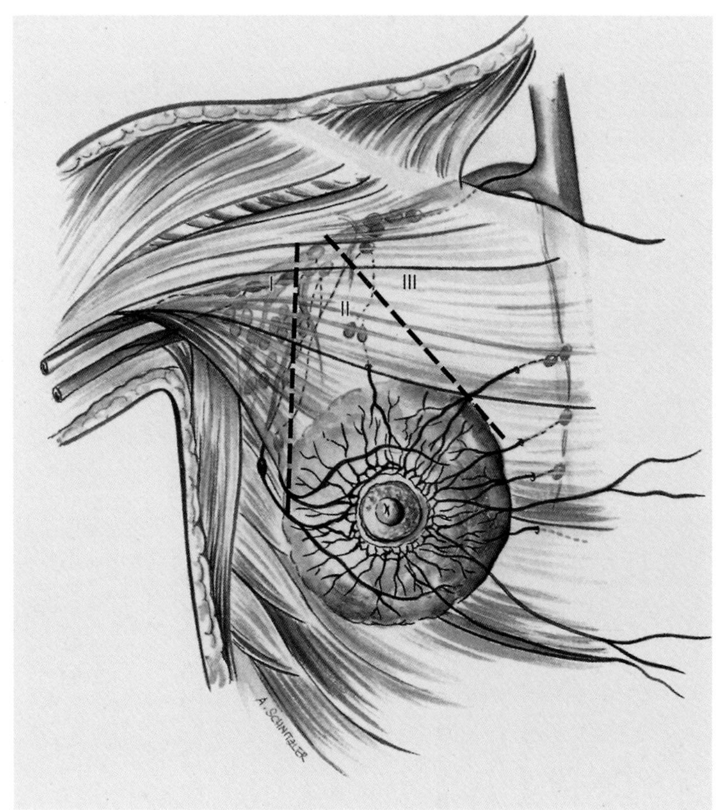

图 1–7 乳房淋巴回流包括I ~III级淋巴结。I级淋巴结位于胸小肌外下方。II级淋巴结位于胸小肌正后方。III级淋巴结位于胸小肌内侧（Reproduced from Wallwiener D, Becker S, Veronesi U. Atlas of Breast Surgery. Stuttgart, Germany: Thieme Medical Publishers; 2015.）

神经来自胸内侧神经和胸外侧神经，分别起源于臂丛的内侧束和外侧束。

前锯肌位于侧胸部，在乳房重建手术中，有时会将组织扩张器放置于肌肉下。它起自第 1～8 肋的表面，并止于肩胛骨的内侧缘。它的功能是支持肩胛骨，在上臂运动时将肩胛骨向前拉并紧贴胸廓。前锯肌由胸长神经支配，在腋窝手术中胸长神经可能会受到损伤。胸长神经的损伤可导致翼状肩胛外观。

1.7 乳房老化和乳房下垂

乳房老化是由皮肤、腺体和 Cooper 韧带的变化引起的。Cooper 韧带和乳房皮肤弹性随乳房大小、年龄、哺乳和胎次的增加而减弱。随着韧带减弱，它们会被拉伸，不再能维持乳房实质在胸壁上的解剖位置，从而导致乳房下垂。值得注意的是，用假体增加乳房体积可能会加重乳房下垂，因为假体给皮肤罩增加了额外的重量。

根据乳头乳晕复合体相对于乳房下皱襞的位置，采用 Regnault 分类对乳房下垂进行分级（表 1-1）。假性下垂是指下垂的腺体下极位于乳房下皱襞的下方，但乳头乳晕复合体位于乳房下皱襞的上方。在一度或轻度乳房下垂时，乳头乳晕复合体位于乳房下皱襞或其下方 1cm 以内。二度乳房下垂是中度的，乳头乳晕复合体位于乳房下皱襞下方 1～3cm 处，但高于乳房的下缘（图 1-8，图 1-9）。三度乳房下垂是重度的，乳头乳晕复合体位于乳房的最低点。

矫正乳房下垂的技术在很大程度上取决于下垂的程度。例如，一度乳房下垂可以采用新月形乳房上提固定术矫正，可以使乳头乳晕复合体提升 1cm，或者用隆乳的方法来矫正。乳晕周围（图 1-9）或者环乳晕加垂直切口（图 1-10）的乳房上提固定术可治疗一度和二度乳房下垂，可以使乳头乳晕复合体提升 1～2cm，或者偶尔采用隆乳的方法来矫正。二度和三度乳房下垂通常采用倒 T 形皮肤切口治疗，水平切口可以减少垂直方向的下极皮肤冗余和乳头乳晕复合体到乳房下皱襞的距离，而垂直切口可以缩小乳房基底宽度（图 1-11）。

1.8 乳房美容手术中的解剖概念

目前所描述的乳房解剖和标志对于乳房美容手术的评估和手术设计是非常重要的。虽然这些主题将在相应的章节中进行更详细的讨论，但我们在这里强调几个例子，来证明乳房解剖对乳房美容手术和手

表 1-1 乳房下垂程度

下垂严重程度	定义
假性下垂	乳头乳晕复合体位于乳房下皱襞上方
轻度（一度）下垂	乳头乳晕复合体位于乳房下皱襞或其下方＜ 1cm 的位置
中度（二度）下垂	乳头乳晕复合体位于乳房下皱襞下方 1～3cm 的位置
重度（三度）下垂	乳头乳晕复合体位于乳房最低的位置

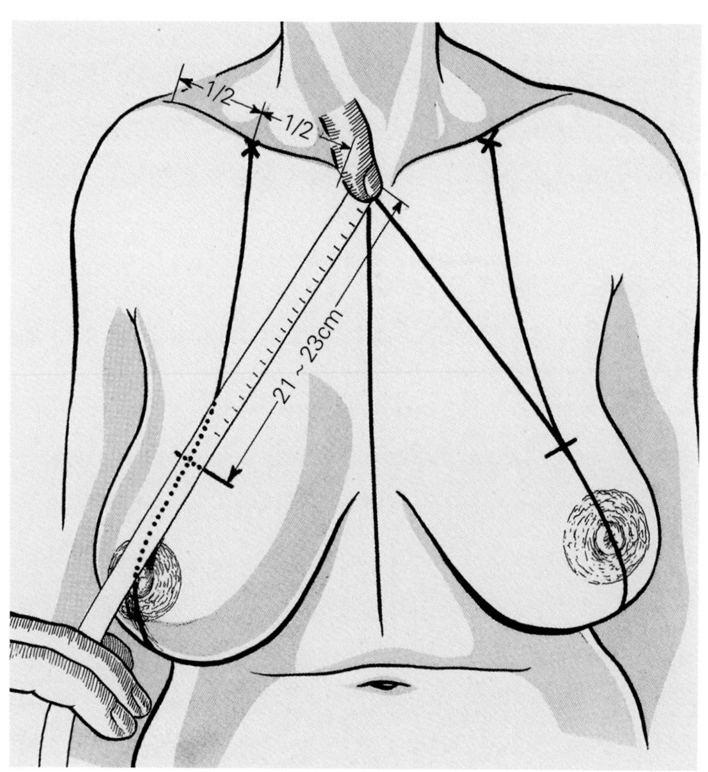

图1-8　乳房上提固定术设计时，新乳头的位置应在乳房下皱襞上方，位于乳房实质最前凸的部分。图示患者为二度乳房下垂（Reproduced from Wallwiener D, Becker S, Veronesi U. Atlas of Breast Surgery. Stuttgart, Germany: Thieme Medical Publishers; 2015.）

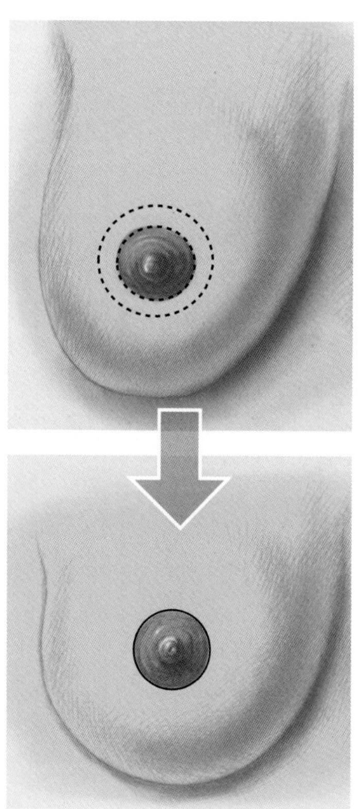

图1-9　乳晕周围切口可使乳头提升1cm（Reproduced from Wallwiener D, Becker S, Veronesi U. Atlas of Breast Surgery. Stuttgart, Germany: Thieme Medical Publishers; 2015.）

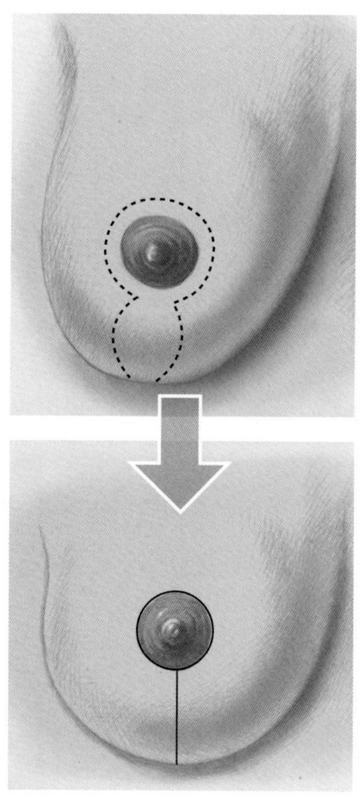

图1-10　环乳晕加垂直切口可使乳头提升>1cm，同时缩小乳房下极宽度（Reproduced from Wallwiener D, Becker S, Veronesi U. Atlas of Breast Surgery. Stuttgart, Germany: Thieme Medical Publishers; 2015.）

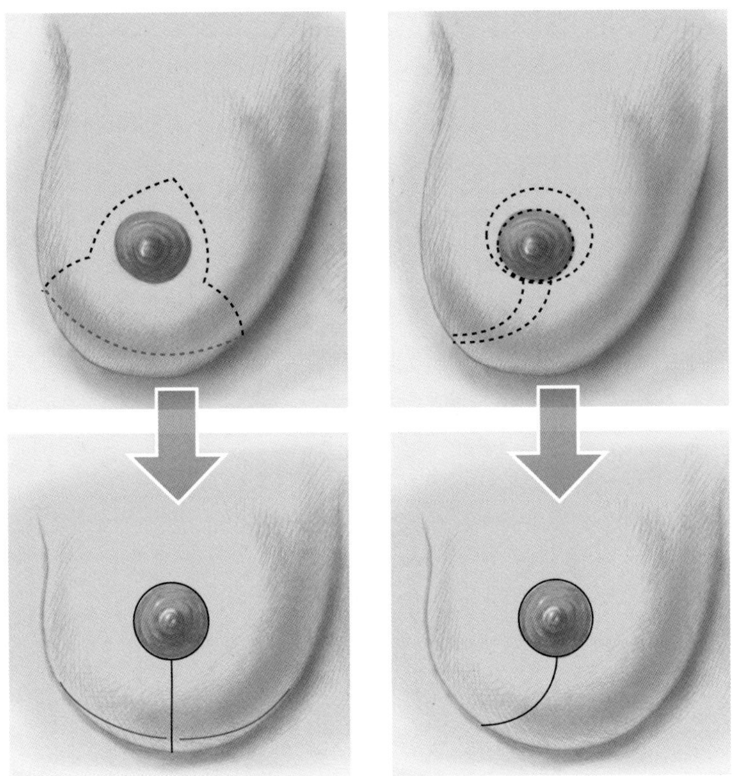

图1-11 倒T（Wise）形切口可提升乳头，减少乳头至乳房下皱襞垂直方向的皮肤冗余，缩小乳房基底宽度
(Reproduced from Wallwiener D, Becker S, Veronesi U. Atlas of Breast Surgery. Stuttgart, Germany: Thieme Medical Publishers; 2015.)

术结果的重要性。例如，为了实现更自然的隆乳效果，假体宽度不能超过现有的乳房基底宽度。同样地，皮肤罩明显松弛或下垂，以及乳头到乳房下皱襞的距离过长，通常需要联合或分期采用隆乳和乳房上提固定术来恢复美观的外形。

乳房实质上极的厚度由“夹捏试验”确定，通常决定假体放置的层次。夹捏厚度不足的特征是厚度<2cm，通常采取胸肌下或双平面（部分肌肉下，部分腺体下）放置假体。胸肌和前锯肌的全肌肉下放置假体会使假体位置更高，使乳房上极饱满度增加，增加假体高位移位和动态畸形的风险。假体放置于双平面，胸肌下缘的松解可减少对假体下极的压力，降低高位或外侧移位的风险。夹捏厚度足够时（2cm或更厚），假体可放置于腺体下。腺体下放置假体的潜在优势是出现假体动态畸形的可能性变小。

1.9 异常的乳房解剖

乳房解剖异常的原因有很多，完整列举数量太多，无法在本文中一一提及。然而，有一些情况是乳房美容外科医生经常遇到的，因此会提到。这些疾病的具体技术细节将在相应章节中着重描述。因此，这里提到的疾病只是本文后面更详细内容的前奏。

如前文所述，在普通人群中，乳房的体积、位置和外形不对称是相对正常的。必须识别这些细微的差异并纳入手术计划，以达到最佳的手术效果并最终增加患者的满意度。通过系统评估前文描述的解剖学标志，以及乳房的美学标准，外科医生应该能够很容易地识别和解释这些差异。

常见的乳房异常疾病包括乳房发育不全、巨乳症和男性乳房发育症。乳房发育不全只是女性乳腺组织在青春期后发育不全。乳房发育不全的女性经常咨询隆乳手术。巨乳症的定义是女性乳腺组织在青春期后过度发育和肥大。巨乳症的特征通常是乳房体积巨大，并伴有胸骨切迹到乳头的距离较长，乳头乳晕复合体到乳房下皱襞的距离较长，肩带下勒出沟槽，乳房下皱襞擦伤和背部 / 颈部疼痛。患有巨乳症的女性经常咨询乳房缩小成形术。男性乳房发育症以青春期后男性乳腺组织过度发育为特征。这种过度发育可以是轻度、中度或重度的，包括单纯的乳房实质肥大或合并乳房下垂。男性乳房发育症的治疗将在第 18 章进行详细讨论。

虽然先天性乳房异常患者并不常见，但经常咨询整形外科医生寻求帮助的，包括管状乳房和 Poland 综合征患者。乳房下极狭窄或管状乳房的特征是基底宽度窄，乳房下皱襞位置高，乳房实质疝入乳头乳晕复合体。这给乳房美容外科医生提供了一系列独特的挑战（图 1-1d）。通过乳晕周围切口，放射状松解内部“狭窄”条索和 / 或同心圆状对乳房实质进行划开，以加宽乳房基底宽度并重新分布乳房实质。通过优化乳房实质的重新分布，放置假体可以改善乳房的大小和外形。

Poland 综合征的特征是先天性胸肌发育不全或缺失，并伴有乳房和 NAC 的异常。这种缺陷也可能伴有胸壁异常、肋骨缺陷，偶尔会有短指或蹼指（并指）。它通常表现为单侧异常。Poland 综合征的治疗具有挑战性，往往需要进行分期的重建手术。

1.10 结论

整形外科医生对乳房解剖和美学亚单位的掌握为理解外科技术提供了基础。患者以及整形和重建外科医生在乳房整形术时，都需要非常关注乳房的外观。通过了解乳房发育、基础解剖和关键标志，整形外科医生可以识别特定的异常和 / 或缺陷，从而优化手术设计和最终的手术结果。

关键点

- 评估普遍接受的解剖学标志对于女性或男性乳房的任何外科手术都很重要。
- 乳房血管和侧支循环丰富，设计蒂部时可选择下方、内侧、上方和内上方蒂。

第二部分

初次隆乳术

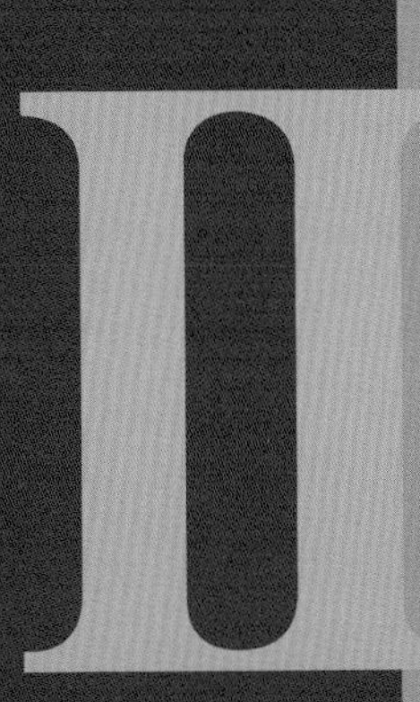

2 量身定制：选择乳房假体的本质

Bradley P. Bengtson

概要

在与最先进的乳房假体相关的初次隆乳、修复或重建手术中，要求患者和整形外科医生在涉及多因素的众多关键决策中做出正确选择。假体选择和患者教育过程是手术流程中最关键和最具挑战性的部分。它包含评估患者的期望（包括期望的胸罩罩杯大小）、最佳的三维成像和模拟，以及基于组织条件的设计，从而形成一个序列和算法来评估手术的详细适应证、假体的外形、假体的柔软度和黏性，以及最终假体的类型和大小。这种循序渐进的、简单的假体选择过程是乳房假体手术的本质，它可以帮助外科医生和患者在精确评估患者和选择假体这一重要过程中做出正确选择，从而达到量身定制的目的。

关键词：隆乳术，基于组织条件的设计，假体选择，患者选择，乳房假体黏性，三维成像和模拟，罩杯大小

2.1 引言

隆乳术是一个流程而不仅仅是一个手术。Adams 概括的关键部分是全面的患者教育和知情同意、基于组织条件的手术设计、快速恢复的精细化手术技术和详细的术后教育。到目前为止，这些流程中最重要的是前两个：全面的患者教育和基于组织条件的手术设计。事实上，如果忽略了前两个关键步骤，外科医生可能实施了一个技术上成功的手术，但结果可能被患者视为失败的手术。

随着社交媒体、互联网、电视节目、营销，以及我们职业本身的发展，满足患者的期望变得越来越困难，而这一切都始于对患者的教育。一般来说，当涉及乳房手术和整形手术时，外科医生必须做出一些非常基本的决定。其中一个主要问题是："我是否希望通过隆乳手术来恢复乳房的体积和外形，并根据患者的组织条件实现一个自然的、成比例的结果？"外科医生需要决定对隆乳患者采用何种方法，以及是否使用基于组织条件的设计技术来确定假体的选择，也必须决定是否要将脂肪放置在除皮下脂肪层以外的乳房其他位置。本章将做几个假设：首先，对本章节方法感兴趣的整形外科医生，在选择乳房假体时使用了当前的基于组织条件的设计原则，并为患者展示这种方法的效果。一般来说，选择乳房假体时，比患者乳房基底宽度小或大 1cm 均不建议。根据这一原则基于假体凸度的不同可以产生

150～250mL 的变化范围。没有一种假体的大小或类型适合任何特定的患者。事实上，可以选择 10～15 个假体。我们的目标是选择最适合患者身体、能获得良好结果的假体大小，但不要太大或太小，因为它会造成并发症、移位、不对称或不理想的美学效果。接下来，对患者的罩杯大小进行标准化，然后向患者展示三维（3D）成像和预期结果的模拟。如果外科医生的建议和患者的期望不一致，外科医生应尝试进一步教育患者或者考虑避免对患者进行手术。

接下来，外科医生应该将每个患者与假体类型和特定的凝胶特征进行匹配。目前市场上有数百种不同类型的假体。拥有如此多的假体类型、凸度、外壳和凝胶黏性的好处是外科医生可以很好地匹配患者的期望，甚至可以纠正轻微的不对称。而拥有所有这些可能性的挑战是决定使用哪种假体。当前有一家假体制造商拥有超过 900 多种假体可供选择，而且产品系列还在不断地增长。所以患者期望和要求的手术结果变得越来越难以达到也就不足为奇了。本章的目的是为读者提供工具、技术和方法，在需要与患者一起做出核心关键的决定时，有助于简化和做出正确的选择，从而获得满意的结果。

2.2 罩杯大小

关于患者教育和知情同意的文章很多，这在整个教育过程中的重要性怎么强调都不为过。试图确定患者想要达到的目标，然后教育患者什么是可能的，什么是不可能的，切断所有的错误信息和不切实际的想法，这是一项具有挑战性的任务。知情同意不仅仅是一份文件，而且是一个详细引导患者了解手术的流程，包括手术细节、实现预期目标的方案和替代方案、预期的过程和潜在的结果，以及所有潜在并发症的详细信息。最困难的问题是充分的隆乳知情同意是没有标准的。

标准化结果的挑战之一是胸罩罩杯大小是可变的，通常是不可复制的。作者已经开发了一种方法来标准化罩杯大小，虽然仍不完美，但它为患者与外科医生之间的关系增加了难以置信的教育好处，并且通过一个简单的测量就可以帮助创建标准的起点和终点。最重要的是，它使外科医生和患者能够开始讨论罩杯大小。结合患者的成像，将使外科医生就患者的效果范围达成一致。罩杯可以标准化，经乳房最凸点测量半胸围，如果乳房下垂，则要先支撑乳房再进行测量。这些测量是从 6000 多个患者的评估中确定的，并在 3000 多个患者中得到证实。在咨询时，将罩杯测量作为评估和设定的标准，这是一个很好的教育工具，它使外科医生和患者在讨论罩杯大小时处于同一频道，可使客观测量和可视的三维成像及模拟的结果得到标准化。一旦确定了罩杯大小，再加上大约 200mL，罩杯就会增加一个尺寸。罩杯大小连同以下讨论的三维成像和模拟的部分，使患者能够在手术前可视化和体验手术的结果。根据作者的经验，使用三维成像和模拟可以获得最佳的视觉效果，以设定期望值并减少修复手术的需要（图 2-1，图 2-2）。

2.3 三维成像和模拟

随着可供选择的新黏性假体的出现，成像和模拟已成为作者在过去 10 年实践中最重要的技术改进之一。它不仅仅是一个伟大的营销工具（尽管它确实是），还使患者能够直观地看到结果。此外，这是

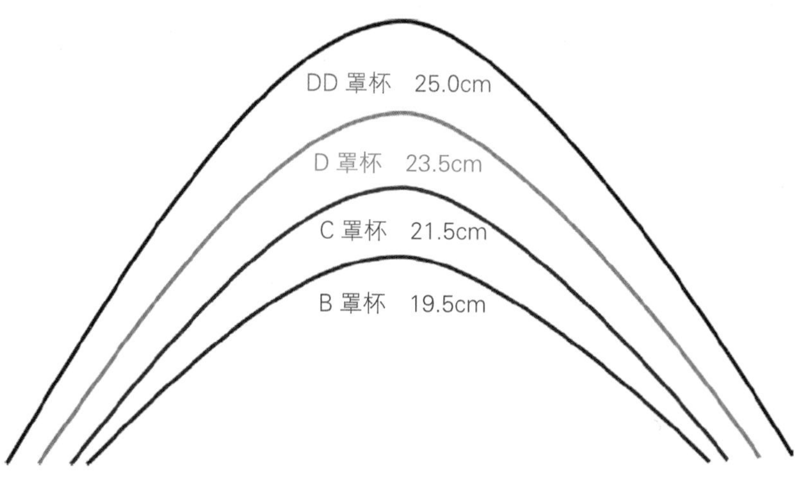

图 2-1 罩杯可以通过乳房的半胸围测量来标准化。它是基于测量乳房内侧至外侧的转折点，这代表了乳房附着于胸壁的起始点。这里显示了最大的单个外科医生组和总组间的平均罩杯大小测量值

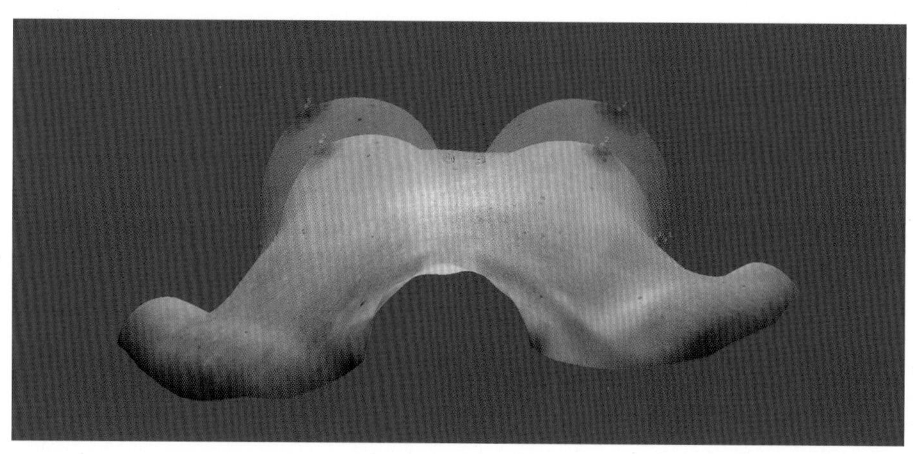

图 2-2 Vectra 成像显示了皮肤与胸壁交界处的内侧和外侧转折点，然后在乳房最大弧度点测量半胸围。这个单一的测量值与罩杯的大小相关，其中 21.5cm 的半胸围对应中等罩杯或 C 罩杯

一个令人难以置信的教育和设计工具，使外科医生能够确定两侧体积和凸度的差异。为了尽可能地对称，作者有超过 60% 的患者接受了体积或凸度不对称的假体，以达到最佳的对称性，因为原有乳房往往在某种程度上是不对称的。这个技术相当可靠，1 年的结果与模拟结果平均差异< 2%（图 2-3）。乳房上提固定术和隆乳乳房上提固定术也可以进行模拟，并用于在视觉上引导患者了解这些手术。作者目前正在研究缩小和修复模块，以模拟去除特定体积或已知的假体体积，以及随后乳房增加的体积或提升乳房。

2.4 假体特征和假体选择

使用基于组织条件设计的原则选择假体已经有了很好的文献记录，作者目前使用的是改良的

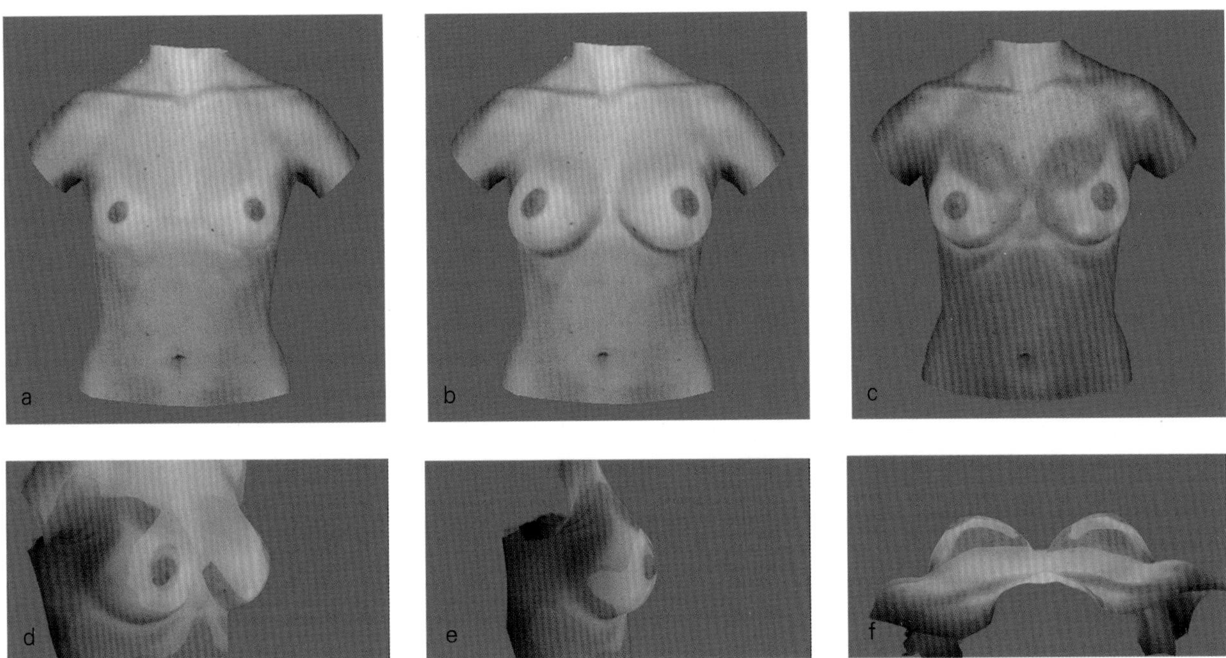

图 2-3 选择 410 型、335mL 中高全凸假体的初次隆乳患者的模拟序列。a. 显示术前。b. 使用 410 型中高全凸假体，用 Canfield Vectra 系统进行的三维模拟。c ~ f. 使用相同类型和大小的假体，术后 1 年的真实结果。这些图片显示，在模拟视图和术后 1 年实际结果之间的差异很小。尽管我们告知患者不能保证她们的结果与模拟相同，但事实上它是非常准确的，除非发生罕见的包膜挛缩或并发症

Tebbetts 和 Adams 概括的“High Five”原则。为患者选择假体的范围时，检查和测量的重要性怎么强调都不为过。每位外科医生都需要决定如何帮助患者选择一系列与乳房和身体相匹配的假体。一般选择的关键因素和评估包括：

（1）确定患者的乳房基底宽度（BBW）。BBW 是实际的乳房宽度减去软组织厚度（平均 1.5cm）。实际的乳房宽度是从乳房的内侧转折点到外侧转折点的横向宽度，代表乳房的边界（图 2-4a）。BBW 至关重要，它决定了假体的总体范围。作者选择直径或宽度在 BBW 1cm 以内的假体。

（2）确定胸骨切迹（SN）到乳头（N）（图 2-4b）和乳头到乳房下皱襞（IMF）的距离。如果患者的 SN-N 距离较短，则选择高度较短、直径较小的假体，或者需要调整 IMF。N-IMF 距离也影响假体直径和高度的选择。

（3）确定乳房类型和顺应性或弹性。这有助于确定假体的凸度。可以通过客观或主观的方法确定，一般来说，皮肤罩可以分为紧的、一般的或松的。皮肤罩越松，假体就要越凸，或者需要进行乳房上提固定术和皮肤切除，使乳房和假体的体积相匹配（框 2-1 和图 2-4c）。

注意乳房下皱襞是很重要的。乳房下皱襞是乳房的关键基础。作者写了大量关于乳房下皱襞的文章，读者可以参考这些论文。理解乳房下皱襞的一个关键概念至关重要：静止的与实际的乳房下皱襞。外科医生倾向于在患者站立位或坐位时做标记，如果简单地将乳房向下推并做标记来确定下转折点，那么静止的乳房下皱襞就被界定了（图 2-5a）。然而，这并不是真实的乳房下皱襞。轻轻地从胸部提起乳房并用力向下压，会显示真实的乳房下皱襞（图 2-5b）。需要考虑到实际或真实的乳房下皱襞可能

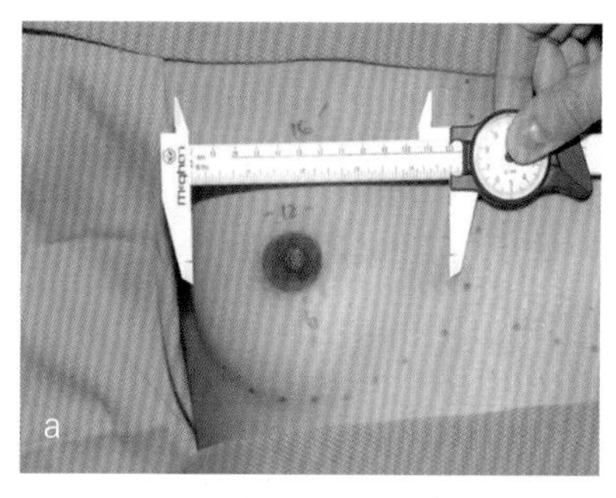
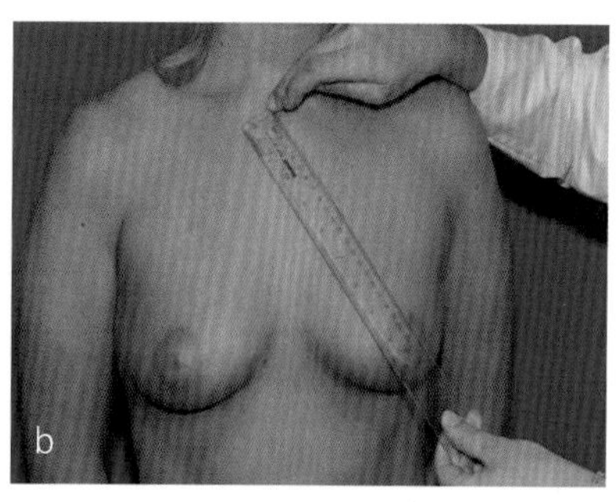
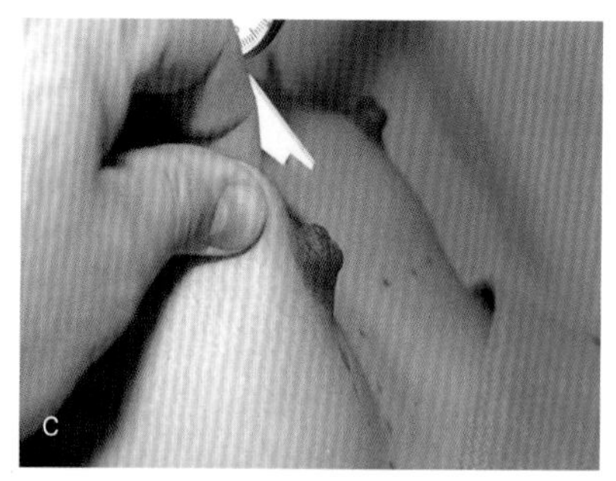

图 2-4　a. 乳房基底宽度（BBW）。b. SN-N 距离。c. 乳房弹性是第 3 个需要测量的关键评估因素，有助于确定假体范围、高度 / 直径和假体凸度

框 2-1　假体选择的基本原则

- 乳房基底宽度（BBW）有助于确定假体范围
- 胸骨切迹到乳头（SN-N）的距离和乳头到乳房下皱襞的距离，确定假体高度
- 乳房类型和顺应性 / 弹性
  - 紧的：0 ~ 2cm；一般的：2 ~ 3cm；松的：3 ~ 4cm
  - 帮助确定假体凸度
- 选择假体并设置 IMF

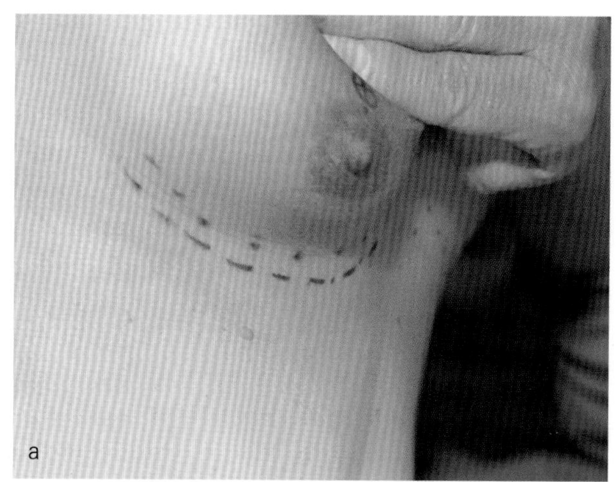
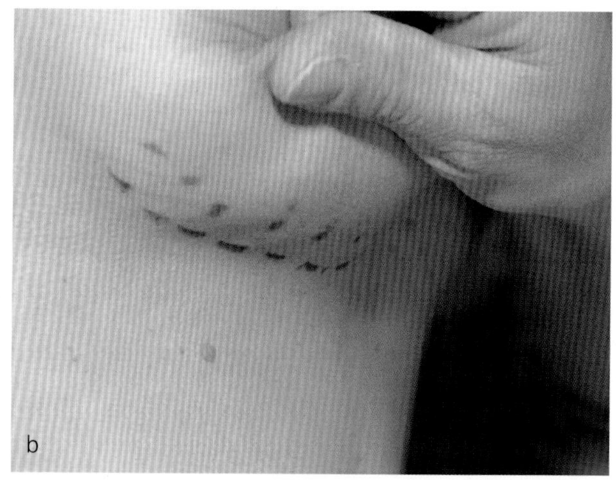

图 2-5　a. 静止的乳房下皱襞。b. 实际的或真实的乳房下皱襞；通过对比，静止的乳房下皱襞显示了静止状态下的乳房下部转折点，实际的或真实的乳房下皱襞是最终假体基底所处的位置。这就是为什么在全乳房上提固定术或乳房缩小成形术中，如果切口做在静止的乳房下皱襞中，紧密缝合后患者的乳房下部切口将上移到乳房的下极

比静止的乳房下皱襞低 1.5 ~ 2cm。这是新乳房下皱襞的位置，也是使用乳房下皱襞切口入路时放置切口的位置。

Acland 和同事对这种乳房下皱襞变化的原因进行了广泛的研究，并将其归因于筋膜纤维以倾斜的角度向下延伸，使得假体下降到较低的真实乳房下皱襞。

2.5 量身定制

在对患者进行评估并选择假体尺寸后，最后的也是越来越重要的一点是，所选假体的黏性和填充特征要最适合患者和手术应用。首先，应考虑手术应用：初次隆乳，乳房修复或乳房重建。这是个非常难以解决和讨论的表面上的排序问题，除非将选择过程分解成一个易于理解的格式。作者使用一种方法来选择实际假体，使其最适合每个患者，具体体现在名为“量身定制”的算法中。他做了几个假设，其中一个假设是在假体手术中观察到的最常见并发症是皱褶和波纹伴随增加的可触及性，这是最难修复的。因此，作者在以下患者中优先选择具有最大填充和黏性的假体：乳房重建患者、很多的乳房修复患者甚至一部分非常瘦的初次隆乳患者。这可能不是某些外科医生考虑或评估患者的方式，但作者鼓励读者使用这些原则来帮助引导这个关键的假体选择过程。

假体黏性在假体选择中起着越来越重要的作用。它也增加了假体选择的复杂性，每位患者有超过900种假体类型和外形的选择。每位患者都表现出覆盖、弹性、下垂或软组织紧缩等特殊特征，这些特征是假体选择过程中的推动力和需要优先考虑的事（图 2-6）。

那么，有这么多的选择，我们如何简化这个选择过程呢？量身定制算法总结了乳房假体手术的本质，包括以下 6 个方面：手术应用、乳房外形、乳房软组织质量、乳房柔软度、乳房类型和大小（图 2-7）。

决策的第一步是确定患者实际需要进行的手术类型。患者需要进行初次隆乳、乳房修复还是乳房重建（图 2-8）？这会引入某些假设，但一般来说，乳房重建患者的软组织覆盖差或者很差。因为软组织覆盖比其他因素都重要，作者优先考虑在软组织覆盖差的患者中使用最大填充和黏性的假体。在偏瘦的患者中，选择具有更高形态稳定性的、新的高黏性圆形或解剖型假体，以减少皱褶、波纹和可触及的问题。这样就去掉了 80% 的其他低黏性、低填充的假体，简化了假体的选择。然后焦点可以转移到下一步选择。

第二步是选择假体的外形。想要更圆的上极的患者更适合圆形的、高黏性的假体。然而，需要足够的软组织支撑来维持假体的位置，假体的黏性需要足够，以维持假体体积在上方，而不是塌陷到假体的下极。软组织覆盖量和软组织的弹性也很关键。较老的低黏性假体因内容物下降而更像解剖型外观，这还取决于软组织的支撑、覆盖量，以及最重要的软组织松弛程度。不好的方面是出现更大程度的外壳皱褶和波纹。然而，新的高黏性假体形态足够稳定，可以维持整个假体的外形，无论解剖型还是圆形的假体，只有很轻的外壳塌陷和不规则（图 2-9）。

第三步是非常关键的评估，测定患者的软组织（图 2-10）。这是个关键的步骤，因为皱褶和波纹是假体手术中最常见的不良事件，也是最难矫正的。假体皱褶和波纹的可见程度取决于患者、假体和外科医生。构成患者乳房类型的软组织厚度和弹性是首要的关键因素。较薄的软组织覆盖和更大的弹性导致更明显的假体可见度。可见度的潜在可能越大，假体的黏性就需要越高。外科医生的因素是选择的层次、肌肉下腔隙的覆盖最厚，以及是否进行辅助手术，如脂肪移植或使用额外的下极支架进行支撑。对于有皱褶和波纹的乳房修复患者，目前最好的选择是黏性最高的假体，将假体放置在肌肉下层次，在严重的情况下，需考虑脂肪移植和支架支撑。

我们开展了一项研究，在术后坐位和站立位，使用高分辨率超声（HRUS）体外对当前假体类型进

假体黏性的考虑因素

光面圆形假体

高黏性解剖型或者圆形假体

皮肤罩 / 假体不匹配
隆乳术后修复
明显的胸壁畸形——胸
下垂超过乳房下皱襞 3 ~ 4cm
明显的不对称
患者喜好
初次隆乳
紧的皮肤罩
乳房实质少
年轻患者
经常运动
安全意识
狭窄的乳房

一系列

a

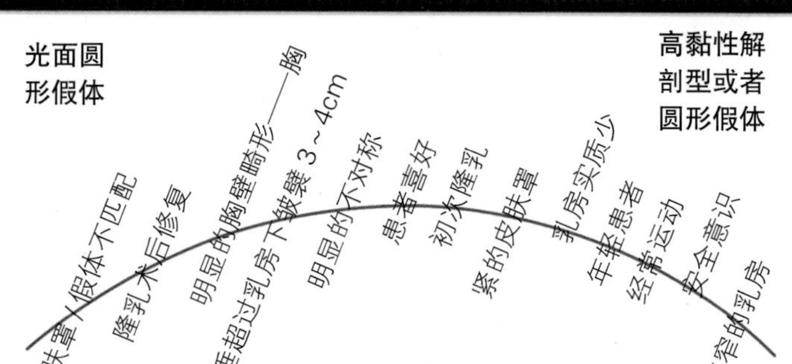

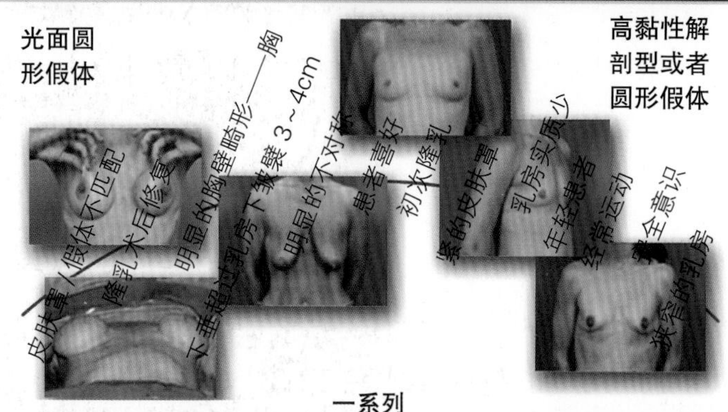

图 2-6　a ~ c. 假体黏性在假体选择中起着越来越重要的作用。它也增加了假体选择的复杂性，每位患者有超过 900 种假体类型和外形的选择。每位患者都表现出覆盖、弹性、下垂或软组织紧缩等特殊特征，这些特征是假体选择过程中的推动力和需要优先考虑的事

简化选择过程

手术应用（隆乳—修复—重建）

外形（410 型或者圆形）

软组织质量（弹性）

柔软度（黏性）

类型（凸度）

大小（体积）

图 2-7 作者目前使用的算法，简化了假体选择的过程

量身定制：

选择假体类型的算法

手术应用—外形—软组织质量—柔软度—类型—大小

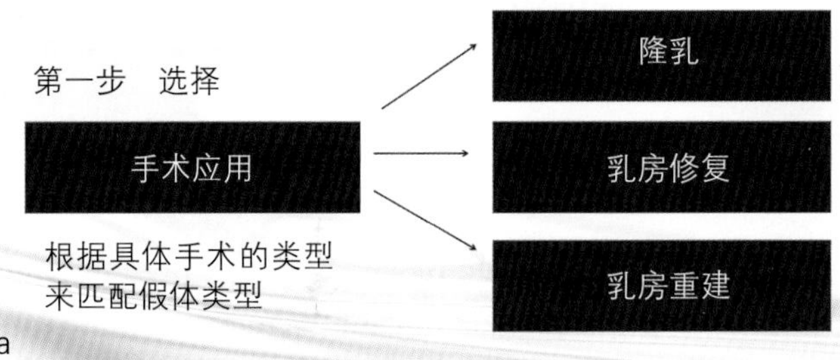

量身定制：

选择假体类型的算法

手术应用 – 外形 – 软组织质量 – 柔软度 – 类型 – 大小

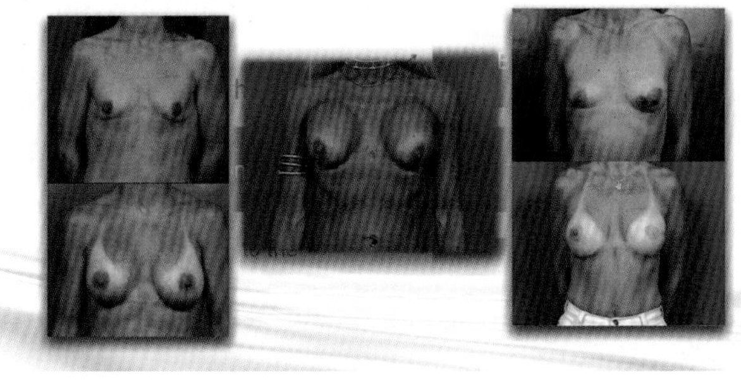

图 2-8 a. 量身定制算法的第一步是选择要进行的具体手术应用。b. 患者将要进行初次隆乳（左）、乳房修复（中）还是乳房重建（右）

行评估。我们的早期研究结果证实，黏性程度越高，由外壳塌陷引起的皱褶和波纹就越少。再次强调，腔隙是很重要的，因为如果腔隙很紧，压力可以使假体表面变平滑。然而，绝大多数患者的腔隙有足够的弹性，可以看出假体的特征。这与明显的包膜挛缩是相同的过程。假体的皱褶可能被坚硬的包膜完全掩盖，当使用低黏性的假体成功治疗包膜挛缩后，患者可能会抱怨假体的皱褶。图 2-11 ~ 图 2-13 分别显示需要逐渐增加假体黏性的患者，以及她们在站立位的超声图像。正如预期的那样，黏性程度越高，在站立位的临床和超声检查中，假体的皱褶和波纹就越不明显。

量身定制：

选择假体类型的算法

手术应用—**外形**—软组织质量—柔软度—类型—大小

第二步　选择

外形

根据期望的上极轮廓和乳房塑形的期望/需要来匹配假体外形

解剖型假体
逐渐平缓的上极

* 患者期望逐渐平缓的上极
* 弹性小/比较紧至正常的皮肤罩
* 狭窄的乳房或者乳房重建

* 患者期望更圆而饱满的上极
* 皮肤比较松弛/正常至松弛的皮肤罩
* 患者希望更大的乳房体积
* 乳房修复患者
* 非常大的乳房重建患者
* 明显的乳房下垂

椭圆形/圆形假体
圆形饱满的上极

a

量身定制：

选择假体类型的算法

手术应用—**外形**—软组织质量—柔软度—类型—大小

第二步　选择

外形

根据期望的上极轮廓和乳房塑形的期望/需要来匹配假体外形

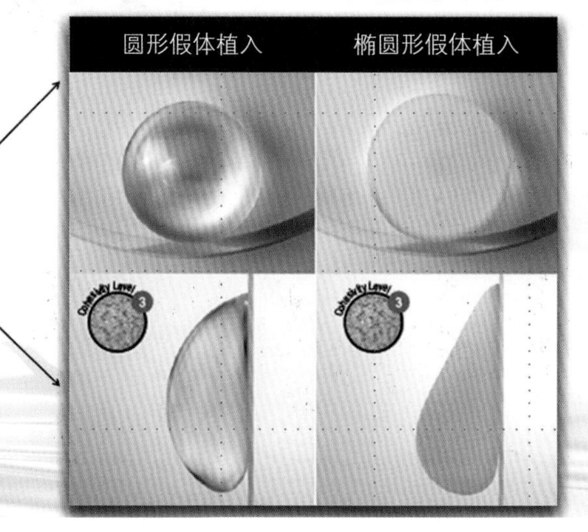

b

图 2-9　a、b. 量身定制算法的第二步是选择假体的外形。外形的保持取决于乳房类型、皮肤的弹性、软组织覆盖量，以及凝胶填充物的黏性。凝胶的黏性越强，患者直立时凝胶塌陷到假体下极的程度就越小，外形保持也就越好

算法中的第四步决策是确定假体相对于患者乳房实质的柔软度。量身定制算法中的这一环节是由患者和外科医生共同做出的。对于软组织覆盖充分、松弛程度相对正常的患者，外科医生和患者可以选择特征与患者的乳房实质特征相匹配的假体；对于乳房柔软、脂肪较多的患者，可以选择低黏性的假体；对于乳房非常紧实、致密或皮肤罩紧的患者，或是真性乳房狭窄的患者，可以使用高黏性圆形或解剖型

量身定制：

选择假体类型的算法

手术应用—外形—**软组织质量**—柔软度—类型—大小

第三步 测定

软组织厚度和弹性

根据软组织覆盖和弹性来匹配假体类型

软组织薄而
有弹性的皮肤

* 薄 / 非常薄的软组织
* 弹性差的皮肤，拉伸程度较大（ >3cm）
* 高黏性假体——圆形假体

* 较厚的软组织
* 软组织覆盖较好、较均匀
* 皮肤质量较好且皮肤较紧和皮肤弹性小及拉伸程度小（ <2cm）
* 低黏性假体或者解剖型假体

软组织厚而
较紧的皮肤

a

量身定制：

选择假体类型的算法

手术应用—外形—**软组织质量**—柔软度—类型—大小

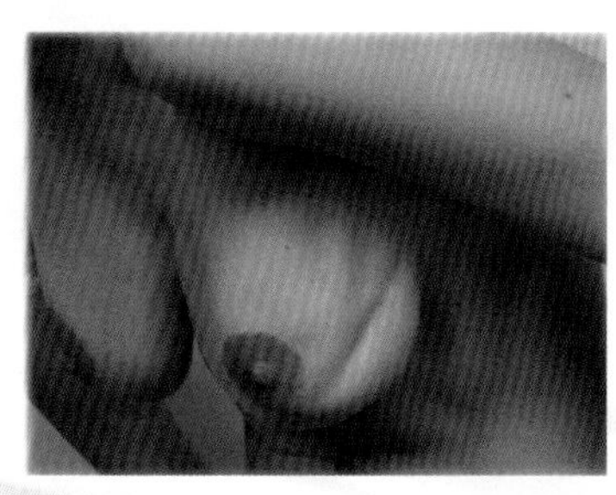

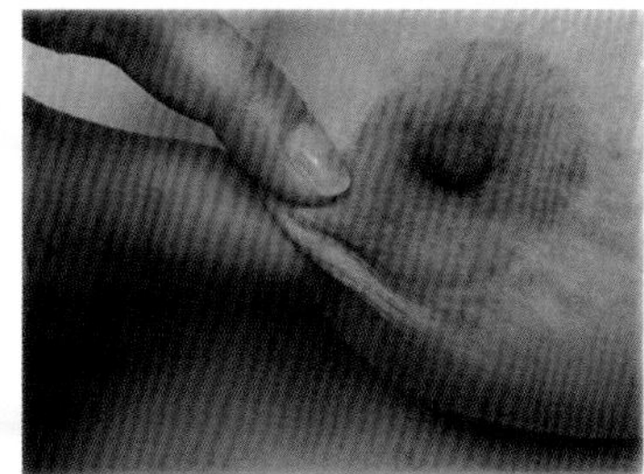

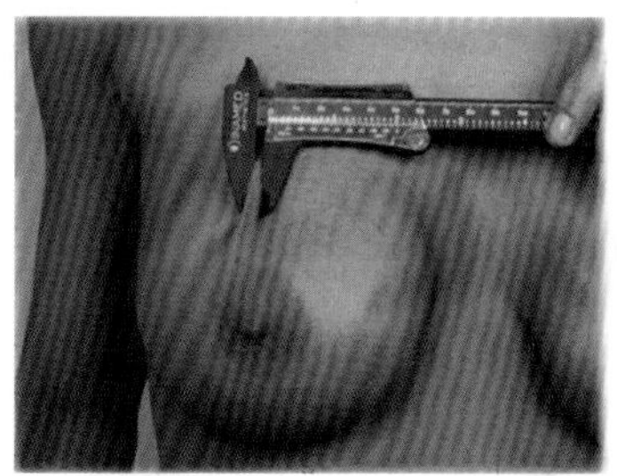

b

图 2-10 a、b. 量身定制算法中的第三步是非常关键的评估，测定患者的软组织厚度和弹性

假体（图 2-14）。

第五步决策是选择假体类型或者凸度。这在第 2.1 节中讨论过，是基于软组织的松弛程度。紧的皮肤罩适合凸度低的假体，而松的皮肤罩需要更凸的假体来填充体积。这种测量可以是主观的，也可以是客观的（图 2-15，图 2-16）。

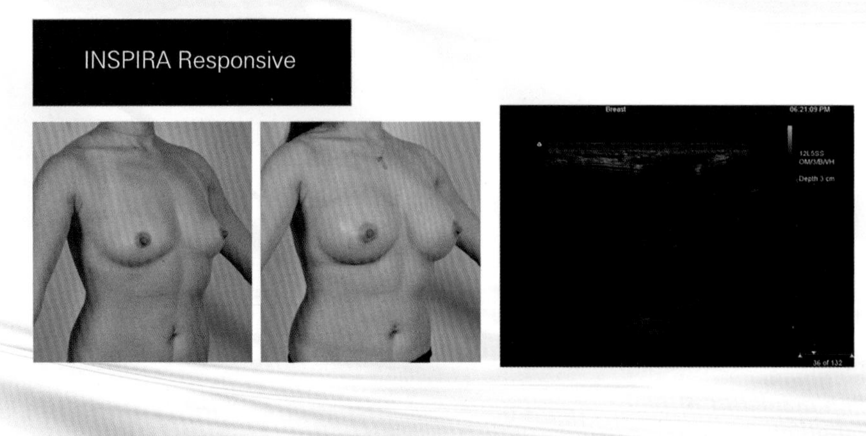

图 2-11　使用 15 型，397mL，Responsive 凝胶，非黏性假体患者的临床（术前和术后）和超声表现。假体位于肌肉下，夹捏厚度 3cm，患者没有临床可见的皱褶或波纹，但超声显示上极可见

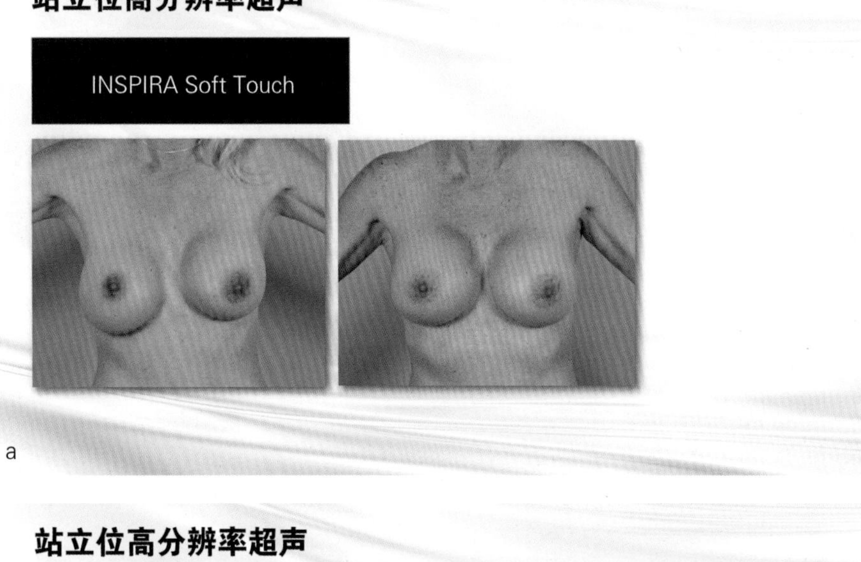

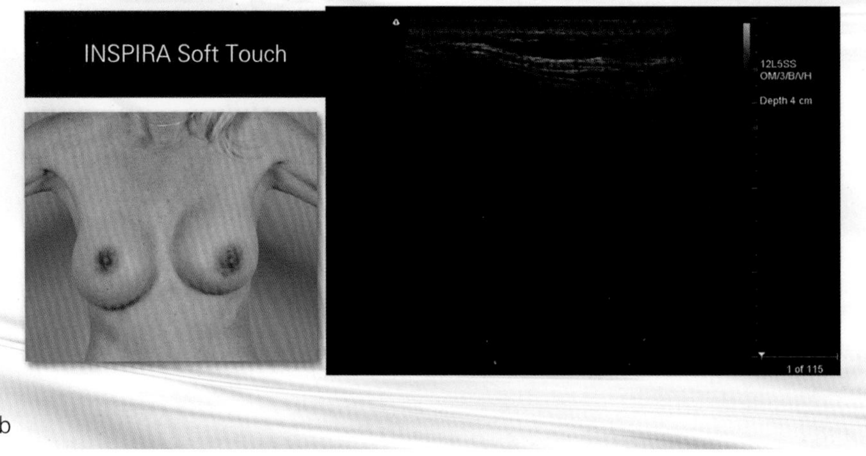

图 2-12　a. 修复患者用艾尔建 INSPIRA Soft Touch 黏性假体更换不对称和乳房下皱襞移位的盐水假体。b. 超声显示上极只有轻微的波纹

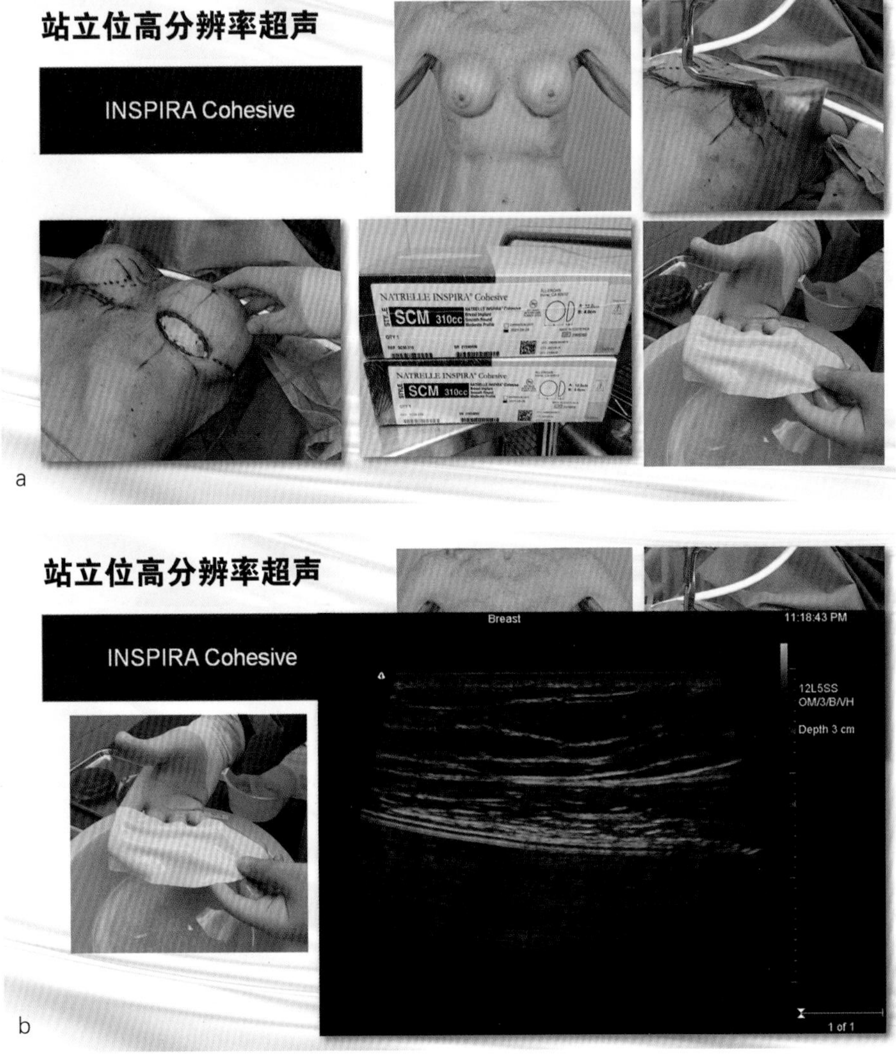

图 2-13　术前严重的双侧包膜挛缩。a. 双侧用高黏性假体和脱细胞真皮基质修复。b. 患者术后超声显示上极轮廓十分光滑

如第 2.1 节所述，最终假体大小范围是根据患者的乳房基底宽度进行选择的。乳房基底宽度是整个乳房宽度减去软组织厚度。最终，乳房基底宽度应与假体宽度密切匹配。这是基于组织条件设计的本质（图 2-17，图 2-18）。

2.6　结论

优化假体相关乳房手术的美学需要仔细分析患者的相关因素、患者的预期和期望、假体的相关变量，以及外科医生的方法和经验。使用三维成像和模拟可以为患者和外科医生提供一个有价值的工具，

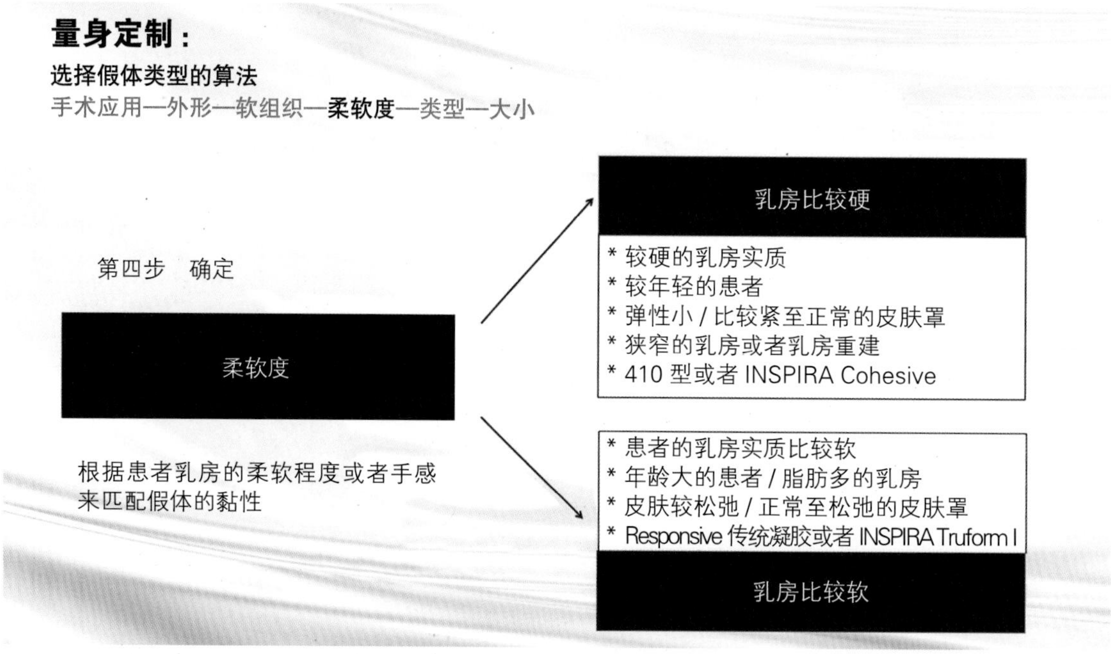

量身定制：

选择假体类型的算法

手术应用—外形—软组织—**柔软度**—类型—大小

第四步 确定

柔软度

根据患者乳房的柔软程度或者手感来匹配假体的黏性

乳房比较硬

* 较硬的乳房实质
* 较年轻的患者
* 弹性小/比较紧至正常的皮肤罩
* 狭窄的乳房或者乳房重建
* 410型或者INSPIRA Cohesive

* 患者的乳房实质比较软
* 年龄大的患者/脂肪多的乳房
* 皮肤较松弛/正常至松弛的皮肤罩
* Responsive传统凝胶或者INSPIRA Truform I

乳房比较软

图2-14 量身定制算法中的第四步决策是确定假体相对于患者乳房实质的柔软度

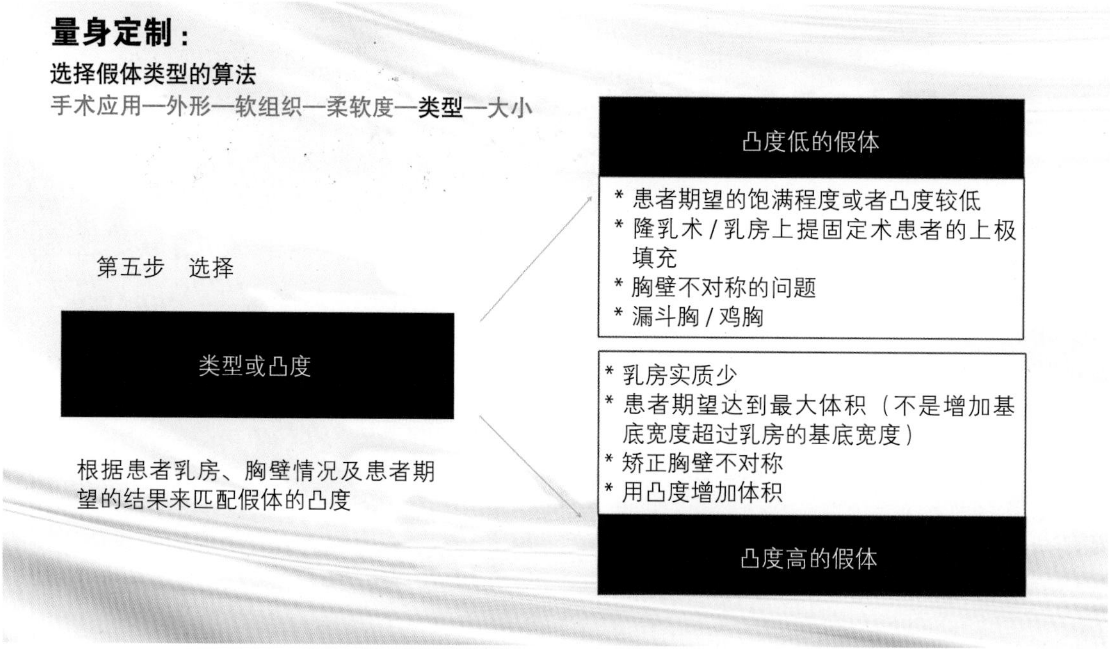

量身定制：

选择假体类型的算法

手术应用—外形—软组织—柔软度—**类型**—大小

第五步 选择

类型或凸度

根据患者乳房、胸壁情况及患者期望的结果来匹配假体的凸度

凸度低的假体

* 患者期望的饱满程度或者凸度较低
* 隆乳术/乳房上提固定术患者的上极填充
* 胸壁不对称的问题
* 漏斗胸/鸡胸

* 乳房实质少
* 患者期望达到最大体积（不是增加基底宽度超过乳房的基底宽度）
* 矫正胸壁不对称
* 用凸度增加体积

凸度高的假体

图2-15 量身定制算法中的第五步决策是选择假体类型或者凸度

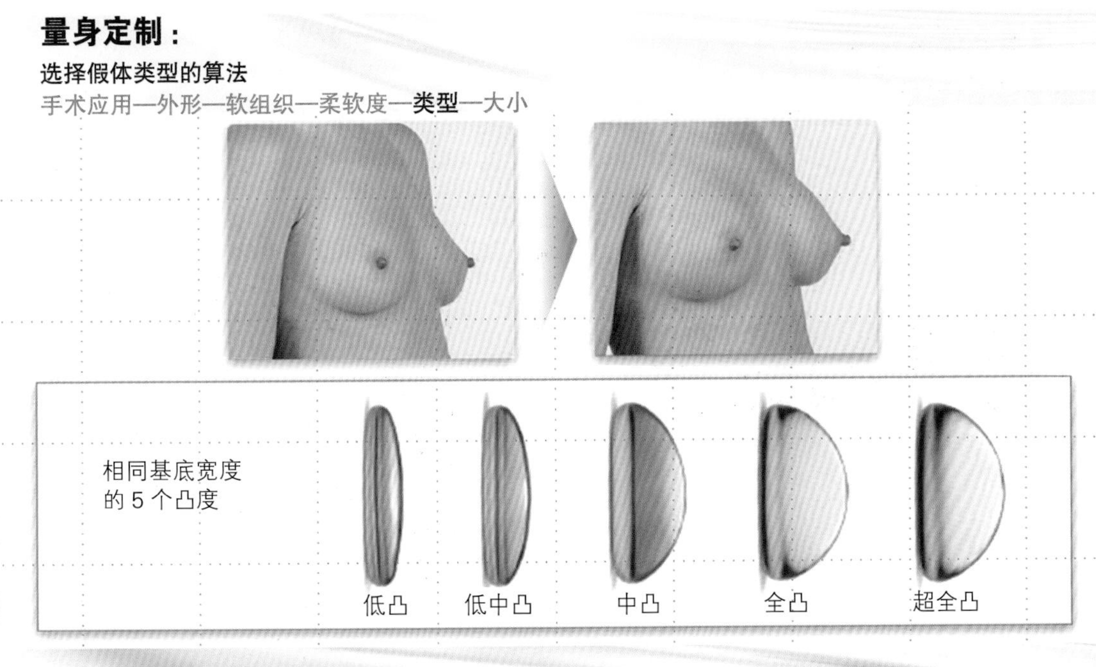

图 2-16 皮肤罩的松弛程度越大，就需要凸度越大的假体来填充假体腔隙

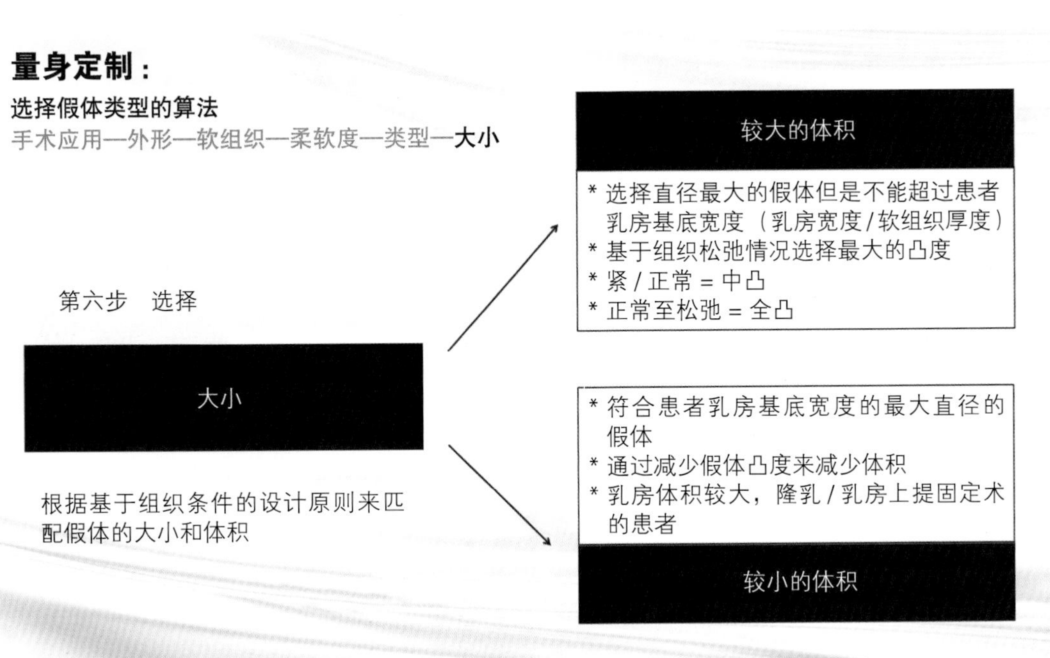

图 2-17 最终假体大小范围是根据患者的乳房基底宽度进行选择的

量身定制：

选择假体类型的算法

手术应用—外形—软组织—柔软度—类型—**大小**

第六步　选择

大小

根据基于组织条件的设计原则来匹配假体的大小和体积

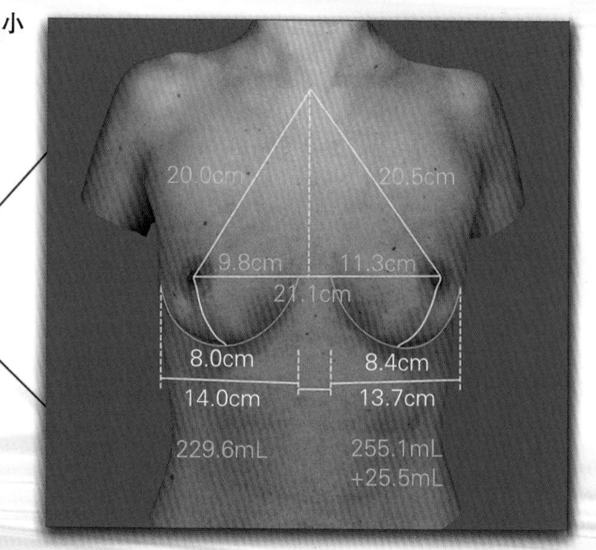

图 2-18　选择假体大小是量身定制假体选择算法的第六步，也是最后一步

以实现理想的结果并最大限度地减少改变大小的选择性修复。只有通过仔细的术前设计、了解患者的预期、术中考虑并仔细为每位患者选择最合适的假体，这些结果才能一致地实现。

关键点

- 隆乳是一个流程而不仅仅是一个手术。关键部分是全面的患者教育和知情同意、基于组织条件的手术设计、快速恢复的精细化手术技术和详细的术后教育。
- 作者的方法是确定患者的乳房基底宽度（BBW），即实际的乳房宽度减去软组织厚度（平均1.5cm）。实际的乳房宽度是从乳房的内侧转折点到外侧转折点的横向宽度，代表乳房的边界。乳房基底宽度至关重要，它决定了假体的总体范围。作者建议选择直径或宽度在 BBW 1cm 以内的假体。
- 理解乳房下皱襞（IMF）的一个关键概念至关重要：静止的与实际的乳房下皱襞。实际的或真实的乳房下皱襞是假体所处的位置。需要考虑到它比静止的乳房下皱襞低 1.5 ~ 2cm，这是新乳房下皱襞的位置，也是使用乳房下皱襞切口入路时放置切口的位置。
- 在对患者进行评估并选择假体尺寸后，最后的也是越来越重要的一点是，所选假体的黏性和填充特征要最适合患者和手术应用（隆乳、修复或重建）。

3 假体的选择

Marilyn Ng, *M. Shuja Shafqat*, *and Sameer A. Patel*

概要

在过去的几十年里，隆乳术的假体选择已有了显著的发展和改善。整形外科医生根据假体的体积、表面类型和外形有许多不同的选择。

关键词： 乳房假体，隆乳术，假体选择，盐水假体，硅胶假体

3.1 假体背景

隆乳手术是美国最常见的整形手术，在 2018 年进行了超过 30 万例隆乳手术。目前，整形外科医生有各种各样的乳房假体以实现理想的美学目标并提高生活质量。我们将简要地回顾乳房假体的发展和不同假体的特征。

3.2 假体的发展

1895 年，Vincenz Czerny 进行了首次隆乳手术，通过转移脂肪瘤来替换切除后的缺损情况。随后，外科医生尝试了各种固体异体假体材料，如聚氨酯、聚四氟乙烯（PTFE）和海绵状材料，但给患者带来的效果不理想。外科医生在隆乳术中应用硅胶，一开始使用的是游离硅胶进行乳房软组织注射隆乳，其结果是灾难性的，并导致了长期畸形。为了解决游离硅胶注射产生的并发症，Thomas Cronin 和 Frank Gerow 在 1962 年开发了第一个硅胶假体，由薄而光滑的硅胶弹性外壳包裹硅凝胶填充材料制成。1965 年，人们发明了盐水假体，作为固态硅胶假体的替代品。从那以后，硅凝胶填充的假体经历了几次技术和物理上的改良。各代硅胶假体都是由聚二甲基硅氧烷（PDMS）组成的，PDMS 是一种通过不同程度的交联来决定凝胶黏性的聚合物。

3.3 硅胶假体

表 3-1 总结了五代硅胶乳房假体。

3.3.1 各代硅胶假体

第一代硅胶假体（20 世纪 60 年代）

第一代硅胶假体是解剖型（泪滴形）假体，其后面有几个涤纶固定补片以保持假体的位置。外壳是两片厚而光滑、有弹性的硅胶外膜，硅胶外膜在外围密封接合，形成中等黏性的外壳。因为外壳特性和凝胶缺乏黏性，这一代假体产生了相对较高的挛缩率（图 3-1）。

第二代硅胶假体（20 世纪 70 年代）

为了降低包膜挛缩的发生率，又开发了圆形假体，这种假体有更薄的、无缝的弹性外壳且没有涤纶固定补片。这一代假体的硅凝胶填充物黏性较低，给人一种“自然的感觉”。不幸的是，这些假体与“凝胶渗漏”有关，因为凝胶的低黏性允许微小的硅胶分子通过薄而有渗透性的外壳扩散。在取出第二代假体时，包膜内的假体周围有油性、黏性的残留物。在这一代假体中，假体外壳破裂率也更高。

第三代硅胶假体（20 世纪 80 年代）

第三代假体引入了更黏稠的凝胶和带有阻隔层的更厚的多层硅胶弹性外壳，所以凝胶渗漏和假体外壳破裂情况减少，并且首次尝试将假体表面制成毛面，以减少包膜挛缩发生率。因为一项毫无根据的声称认为硅胶会导致癌症的发生，1992—2006 年，FDA 暂停了第三代假体的使用。它们仍然发生破裂和挛缩（图 3-2）。

表 3-1 五代硅胶乳房假体

代	时期	外壳	硅胶填充	毛面	外形	假体关注点
第一代	20 世纪 60 年代	厚	黏性	无	解剖型	后面的涤纶补片
第二代	20 世纪 70 年代	薄	低黏性	无	圆形	凝胶渗漏
第三代	20 世纪 80 年代	厚	黏性	有	圆形	FDA 安全召回
第四代	20 世纪 90 年代至今	厚	黏性	有	解剖型	更严格的制造标准
第五代	20 世纪 90 年代至今	厚	黏性	有	解剖型	—

Adapted from Henderson PW, Nash D, Laskowski M, Grant R. Objective comparison of commercially available breast implant devices. Aesth Plast Surg. 2015;39:724 - 732.
Additional data from Maxwell GP, Gabriel A. The evolution of breast implants. Plast Reconstr Surg 2014;134(1 Suppl):12S - 17S; Maxwell GP, Gabriel A. The evolution of breast implants. Clin Plast Surg 2009;36(1):1 - 13; O' Brien J. History of breast prostheses. Plast Surg Nurs 1999;19(2):59 - 61, 107.

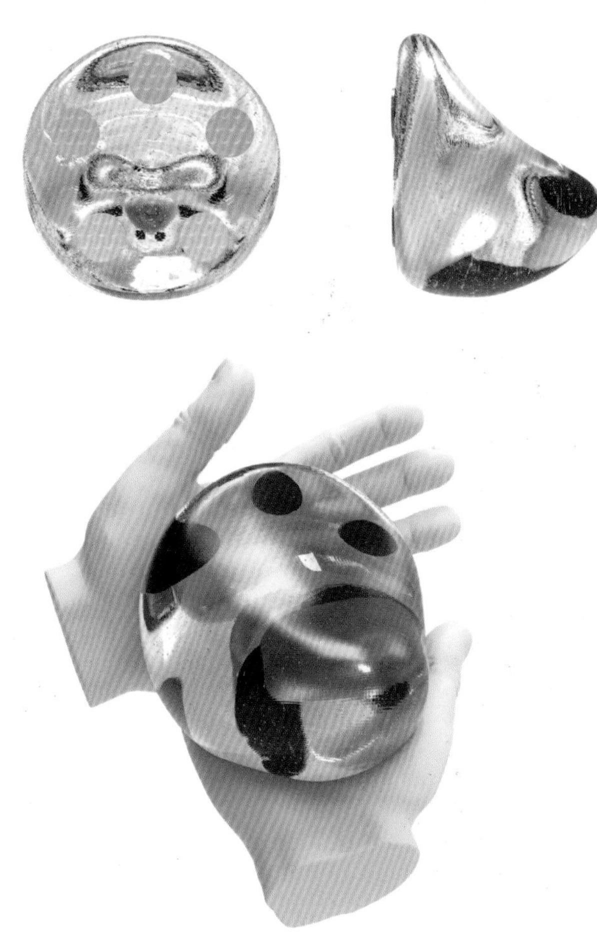

图 3-1　第一代永久性硅胶假体由 Cronin 和 Gerow 开发，由道康宁公司于 1963 年制造。这种泪滴形假体的特点是后面的涤纶补片将其固定于假体腔隙

第四代（20 世纪 90 年代至今）

第四代假体在上一代的基础上进行了改进，假体外壳厚度和黏性更大的凝胶在 FDA 严格的质量控制和标准下制造。假体的纹理和外形也更为多样化。

第五代（20 世纪 90 年代至今）

这些“形态稳定型”假体提供了自然的轮廓，不像圆形假体那样饱满。第五代假体也具有更大的凝胶黏性和毛面（图 3-3）。

3.3.2　适应证

接受永久性硅胶假体隆乳术的适应证为至少 22 岁的女性，并要告知她们按 FDA 要求推荐在假体植入后 3 年进行磁共振成像（MRI）监测，然后每 2 年进行一次监测。

3.3.3　外形和凸度

隆乳的目的是达到美观的比例、外形和体积。为此，假体的选择只是众多决策之一，包括术前评估（第 17 章）、选择手术入路（第 4 章）和假体放置层次的选择（第 5 章）。决定假体外形选择的影响因素

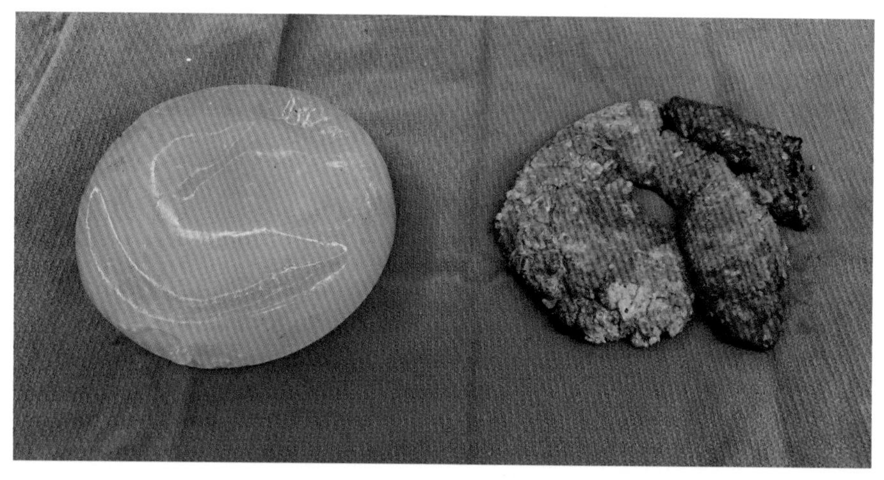

图 3-2　第三代永久性硅胶假体因破裂和严重包膜挛缩而取出。注意覆盖在假体表面的油性残留物和褪色的黄色硅胶“渗漏”穿过假体外壳。右图为假体周围的包膜，很厚并且钙化

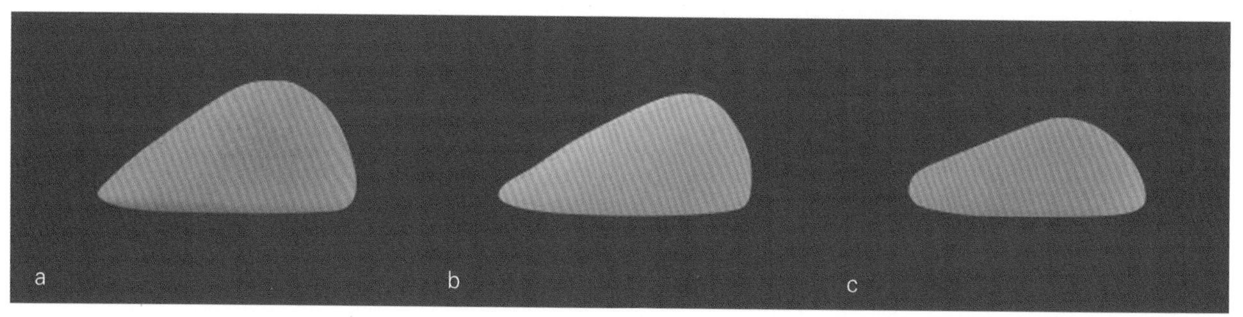

图 3-3　第五代永久性硅胶假体。a. Sientra 高强度黏性 + 硅胶假体轮廓。b. 艾尔建 410 解剖型“高黏性硅胶”假体的轮廓。c. 曼托 Contour Profile Gel“形态稳定型”黏性硅胶假体的轮廓

有假体的黏性，假体填充的程度、凸度、乳房分析（包括上下极乳房实质对假体的覆盖），以及计划假体放置的垂直位置。

假体外形选择的另一个因素由另外的 3 个组成部分决定：患者的期望、解剖学因素和患者的手术史。理解患者所期望的主观外观的重要性是不容低估的。谨慎的做法是展示其他患者的结果照片或使用三维成像工具来匹配患者和外科医生的期望。期望外观自然的患者，上极呈线性或略凹，可能更适合解剖型假体来模拟正常乳房。解剖型假体由于其“形态稳定型”硅胶配方而提供了期望的轮廓。一般来说，假体顶部逐渐变薄而底部更凸出。对于要求“隆过乳房”外观的患者，圆形假体会在给定的基底宽度下提供更大的体积，并能提供饱满的上极。在这两种情况下，选择假体时必须考虑患者的解剖。

影响假体外形选择的解剖学因素有乳房外形和软组织覆盖、下极狭窄、乳房不对称、胸壁畸形和下垂。一般来说，圆形假体的适应证是患者有良好的基础乳房外形和充分的软组织覆盖（$>$ 2cm）以掩盖假体的边缘。假体的外形对美学效果可能不会有很大的变化，特别是放置低凸或中凸假体时。相比之下，当满足以下一个或多个表现时，是解剖型假体的适应证：

（1）乳房外形小或软组织覆盖薄（$<$ 2cm）。

（2）下极狭窄或管状乳房，可以扩张下极和减少双泡畸形。

(3) 乳房和胸壁不对称，差异化定制可以矫正外形和体积不对称。

(4) 通过具有不同高度和凸度组合的解剖型假体来矫正乳房下垂，提升乳头乳晕复合体（NAC）并增大乳房下极。

最后要考虑的是患者的手术史。在假体旋转复发、无法精确控制假体腔隙的情况下，以及在包膜挛缩矫正后需要在假体腔隙中放置低黏性假体进行塑形的情况下，应使用圆形假体。

总之，假体外形的选择取决于几个因素，这些因素依赖于术前评估，以及患者和外科医生的共同目标。在美国，外科医生可能会选择由艾尔建、曼托和 Sientra 制造的圆形和解剖型假体。每家公司都提供了一系列不同基底宽度或直径的假体，允许定制大小（图 3-4）。相比早期的圆形假体，后来人们制造了更大凸度的假体来实现更大的凸度（图 3-5）。因此，对于给定的基底宽度或直径，更大的凸度允许每个假体的填充体积增加。这 3 家公司均提供具有不同凸度的解剖型假体（图 3-6）。类似地，这些公司生产的假体高度相对于基底宽度有高有低。然而，Sientra 是唯一一家提供圆形基底解剖型假体的公司。

3.3.4 纹理

决定选择毛面假体主要是基于放置在腺体下层次时最大限度地减少包膜挛缩的发生率。圆形假体可以是光面和毛面的。解剖型假体都是毛面的，以尽量减少在乳房腔隙内的异常旋转。与毛面假体相比，光面假体硬度低、假体周围包膜更薄。

不同的毛面假体是采用不同的制造工艺制造的（图 3-7）。Biocell（艾尔建，加利福尼亚州，欧文市）毛面假体是采用“盐蚀”技术制造的，在盐晶体层上覆盖一层薄薄的硅胶，并在层流烘箱中固化。Siltex（曼托，加利福尼亚州，圣巴巴拉市）毛面假体是采用“压印”技术制造的，将聚氨酯泡沫推入未固化的硅胶表面，用压力定型形成压痕。TRUE 毛面假体（Sientra，加利福尼亚州，圣巴巴拉市）是由小而空的孔隙和极小而薄的单元网构成的，在制造过程中不使用氯化钠或压力冲压。

3.4 永久性盐水假体

3.4.1 适应证

使用盐水填充的假体隆乳适用于 18 岁以上的女性。患者可能要求盐水填充的假体，因为它们仍然是安全的金标准，排除了硅胶假体破裂或凝胶外漏的担忧。盐水假体渗漏（破裂）是可见的并且是无害的，因为软组织可以吸收盐水溶液。其他适应证包括需要较小切口的患者，未充注的假体可以通过这些切口放入。

讨论与盐水假体相关的潜在不良结果特别重要，如假体边缘呈扇贝状、不自然的硬度和渗漏风险。由于盐水的黏性低，很难控制假体的填充分布来塑形相邻的乳腺组织。因此，盐水假体可能更适合具有良好乳房外形和足够软组织覆盖的患者。

3.4.2 盐水假体的选择

只有艾尔建和曼托两家公司销售永久性盐水假体。与永久性硅胶假体相比，盐水假体外形的种类是有限的。大多数盐水假体在手术室填充到最终体积。

然而，曼托制造了术后可调节的圆形盐水假体和解剖型盐水假体，分别称为 Spectrum 和 Contour

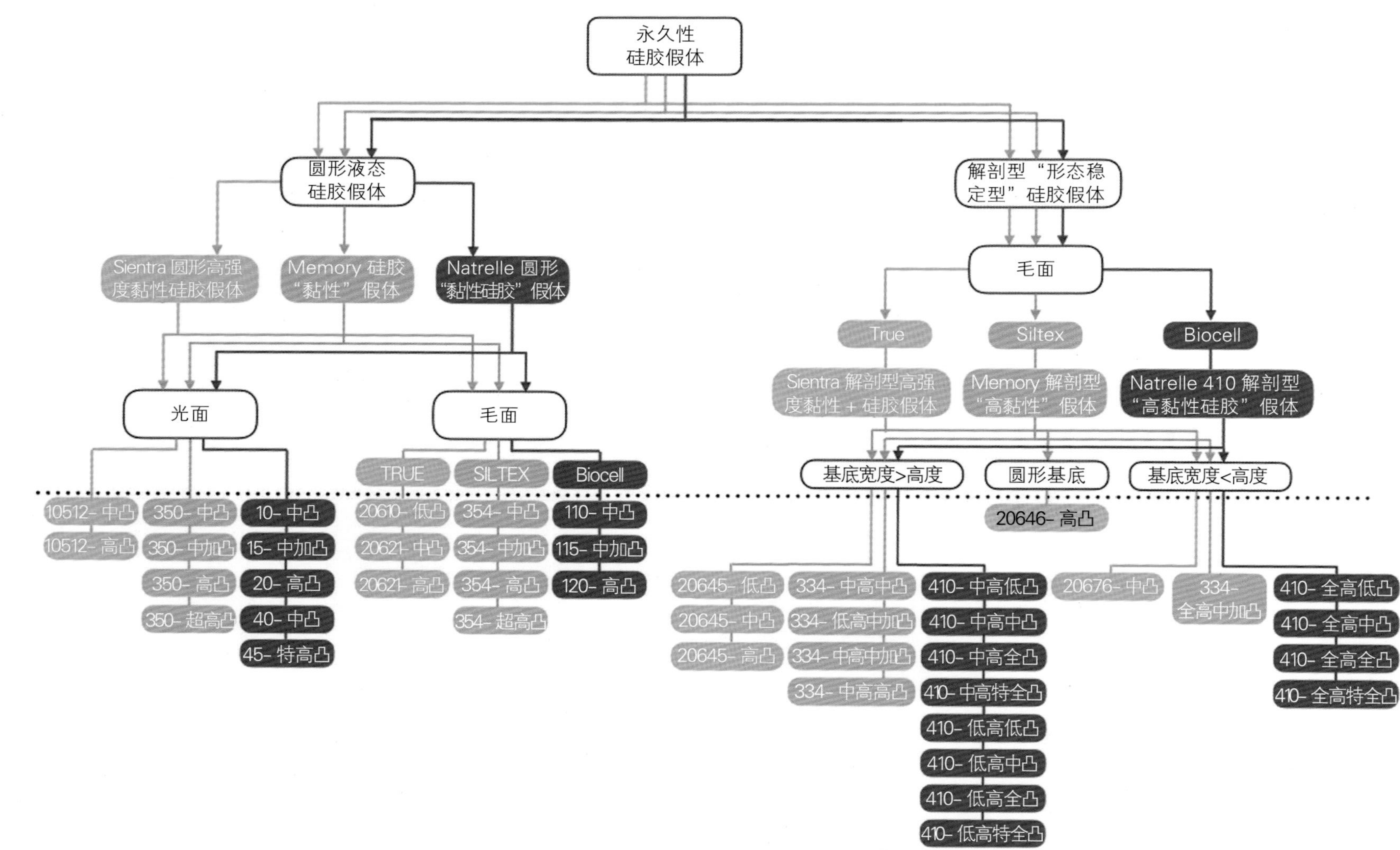

图 3-4　目前可用的 FDA 批准的永久性硅胶乳房假体［Adapted from Henderson P, Nash D, Laskowski M, Grant RT. Objective comparison of commercially available breast implant devices. Aesth Plast Surg 2015; 39(5):724－732.］

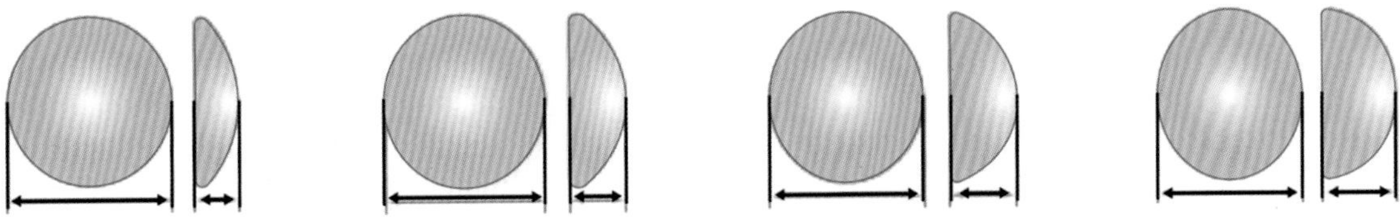

图 3-5　可供选择的不同凸度的圆形硅胶假体。每家美国公司都提供一定数量的凸度和不同的假体基底宽度或直径供选择

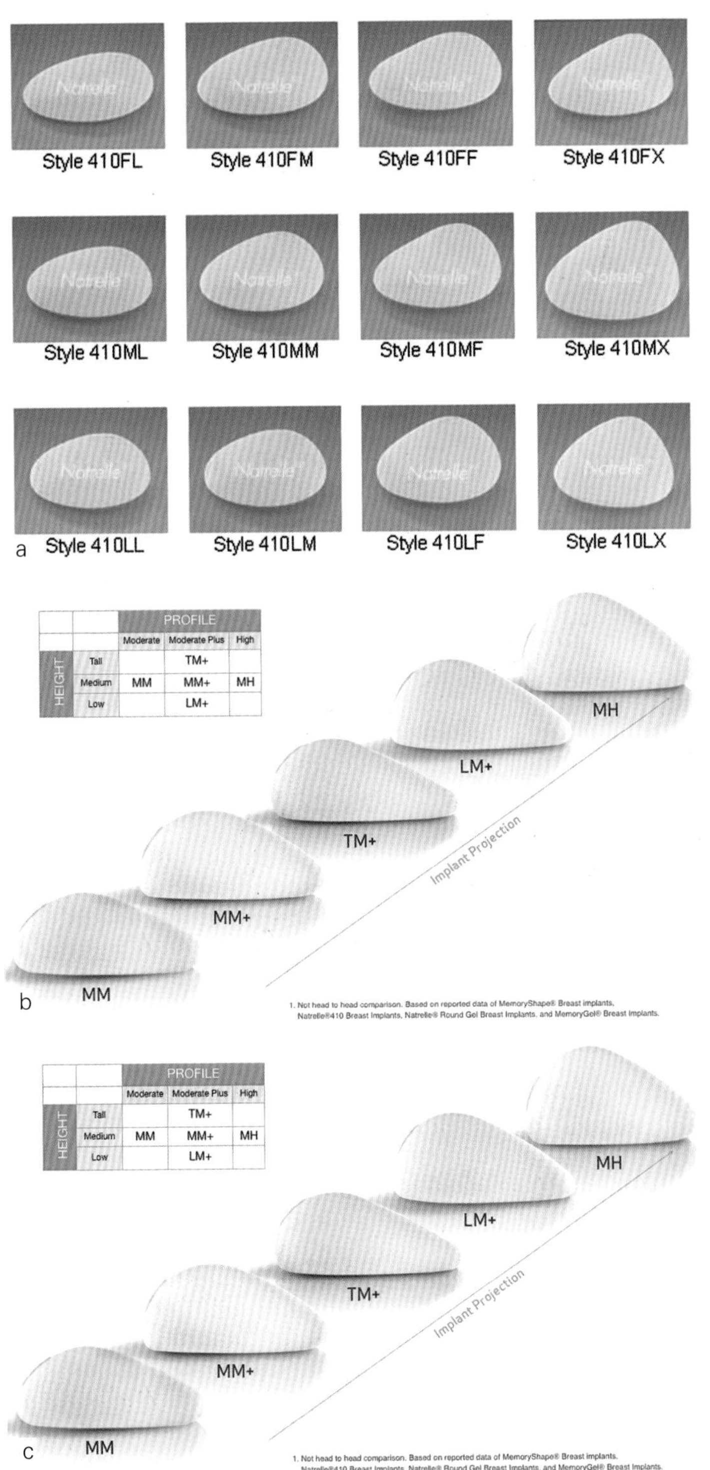

图 3-6　美国 FDA 批准的解剖型假体。a. 艾尔建 Natrelle 410 型解剖型假体。b. 曼托 Memory 解剖型假体。c. Sientra 高强度黏性 + 硅胶假体

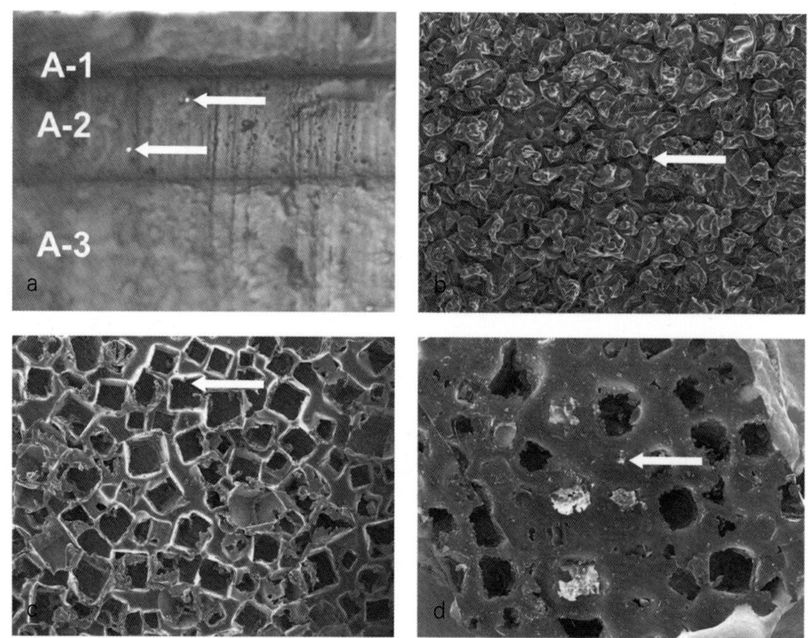

图 3-7　硅胶假体扫描的电镜图像。a. 光面硅胶假体的横断面图像（原始图像放大 25 倍）。b. 曼托 Siltex 毛面假体的外壳图像（原始图像放大 25 倍）。c、d. 未用过的 Silimed TRUE 毛面假体和取出的艾尔建 Biocell 假体的外壳表面图像（原始图像放大 25 倍）(Reproduced from Cohen M, Thaller S. The Unfavorable Result in Plastic Surgery: Avoidance and Treatment. 4th ed. New York, NY: Thieme Medical Publishers; 2018.)

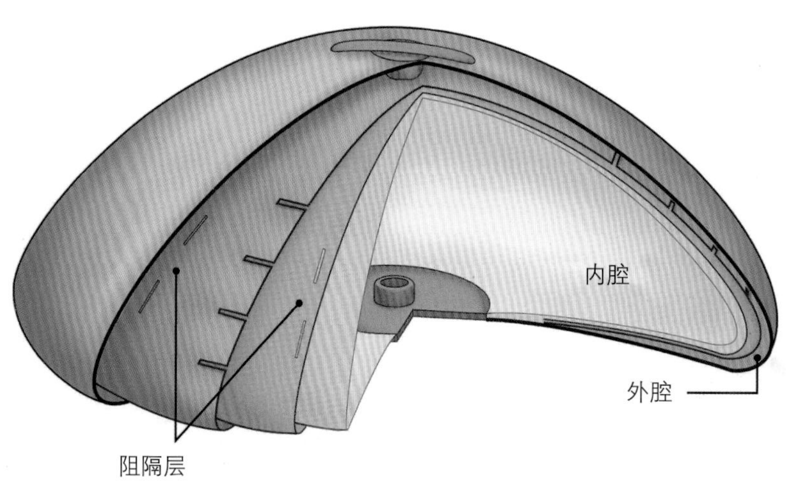

图 3-8　盐水填充的 Ideal 乳房假体结构示意图（Ideal 假体股份有限公司，得克萨斯州，欧文市）。较小体积的有 1 个阻隔层，中等体积的有 2 个阻隔层，较大体积的有 3 个阻隔层

Profile Spectrum。

艾尔建和曼托均有不可调节的光面和毛面的圆形盐水假体。解剖型盐水假体只有毛面的。

虽然大多数植入患者体内的盐水假体是单腔假体，但 2015 年，FDA 批准了一种双腔盐水假体，即 Ideal 假体（Ideal 假体股份有限公司，得克萨斯州，欧文市）可以在美国和加拿大使用。Ideal 假体包含一个阻隔结构，为假体边缘提供内部支撑并控制盐水移动（图 3-8，图 3-9）。一项结果研究表明，与单腔

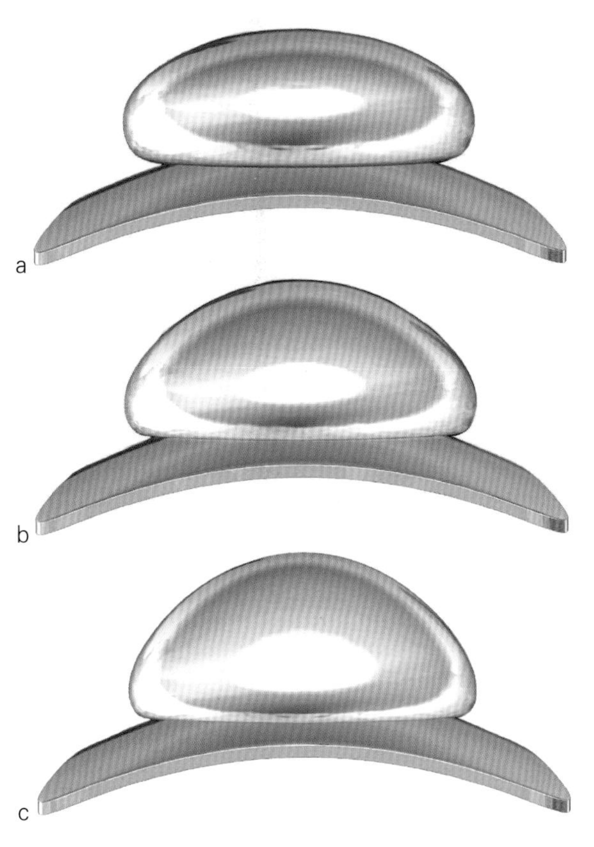

图 3-9 模拟胸壁凸面上的假体。a. 曼托 Memory 硅胶假体，中加凸（曼托全球有限责任公司，加利福尼亚州，圣巴巴拉市），350mL。b. 艾尔建 Natrelle 假体，15 型，中凸（艾尔建股份有限公司，加利福尼亚州，欧文市），371mL。c.Ideal 假体（Ideal 假体股份有限公司，得克萨斯州，欧文市），最小填充体积 405mL。Natrelle 假体和 Ideal 假体的边缘相对于胸壁的凸面较低，因此它们可以模拟胸壁形成更好的轮廓，并且与曼托假体更显球形的外形相比，它们的外形更自然、边缘逐渐变薄

盐水假体的报告数据相比，Ideal 假体皱褶和包膜挛缩较少，并且患者和外科医生报告的满意度也较高。

3.5 结论

以上讨论的硅胶假体和盐水假体目前已获得 FDA 批准，并作为安全和伦理选择的基础。随着技术和假体美学的进步，整形外科医生现在有大量的选择来提供一个精心挑选的假体，以满足隆乳美容患者的需求和期望。

关键点

- 假体隆乳是一种常见的美容手术。
- 盐水假体适用于 18 岁以上的女性。
- 硅胶假体在过去 60 年里不断地发展，包括黏性、体积、外形和纹理的扩展选择。

4 选择手术入路

Ziyad S. Hammoudeh and W. Grant Stevens

概要

假体隆乳可以通过各种手术切口完成，包括乳房下入路、乳晕周围入路、经腋窝入路和经脐入路。本章将讨论这些不同的选择，并讨论不同技术的考虑以及优缺点。

关键词： 隆乳，增大，假体，入路，切口

4.1 引言

选择切口位置是隆乳咨询的重要组成部分，患者和整形外科医生必须进行讨论。可供选择的入路包括乳房下入路、乳晕周围入路、经腋窝入路和经脐入路。每种技术都有其优缺点。整形外科医生应该充分了解各种入路，以选择最适合每个患者的入路（图 4-1）。对于所有类型的切口，外科医生都必须在利用不明显的瘢痕充分暴露进行剥离以容纳假体和将并发症发生率降至最低之间取得平衡。本章将重点讨论每种入路的技术方法，每种入路有利 / 不利的患者解剖，对乳头感觉和母乳喂养的影响，以及每种入路相关的包膜挛缩发生率。

4.2 入路

4.2.1 乳房下皱襞隆乳术

大多数已发表的关于隆乳的文献都涉及使用乳房下切口。因此，它无疑是被研究得最透彻的入路，也是大多数整形外科医生选择的切口。用手术刀在平行于乳房下皱襞（IMF）的皮肤上做一个 4 ~ 5cm 的横向切口。为了达到理想的美学效果，乳房下切口应以标记的乳房经线垂线为中心或略微移向外侧。移向内侧的切口往往更明显，因此不可取。用电刀以 45° 角切开乳房浅筋膜，直至到达胸大肌筋膜。然后，外科医生可以选择在胸肌下、腺体下或筋膜下形成用于移植假体的腔隙。

在设计乳房下切口时，必须特别注意原有乳房下皱襞的不对称。在大多数患者中，左侧乳房下皱襞的位置略高。从每个乳房下皱襞画一条水平切线到中线，可以更容易地观察到乳房下皱襞位置的差异。

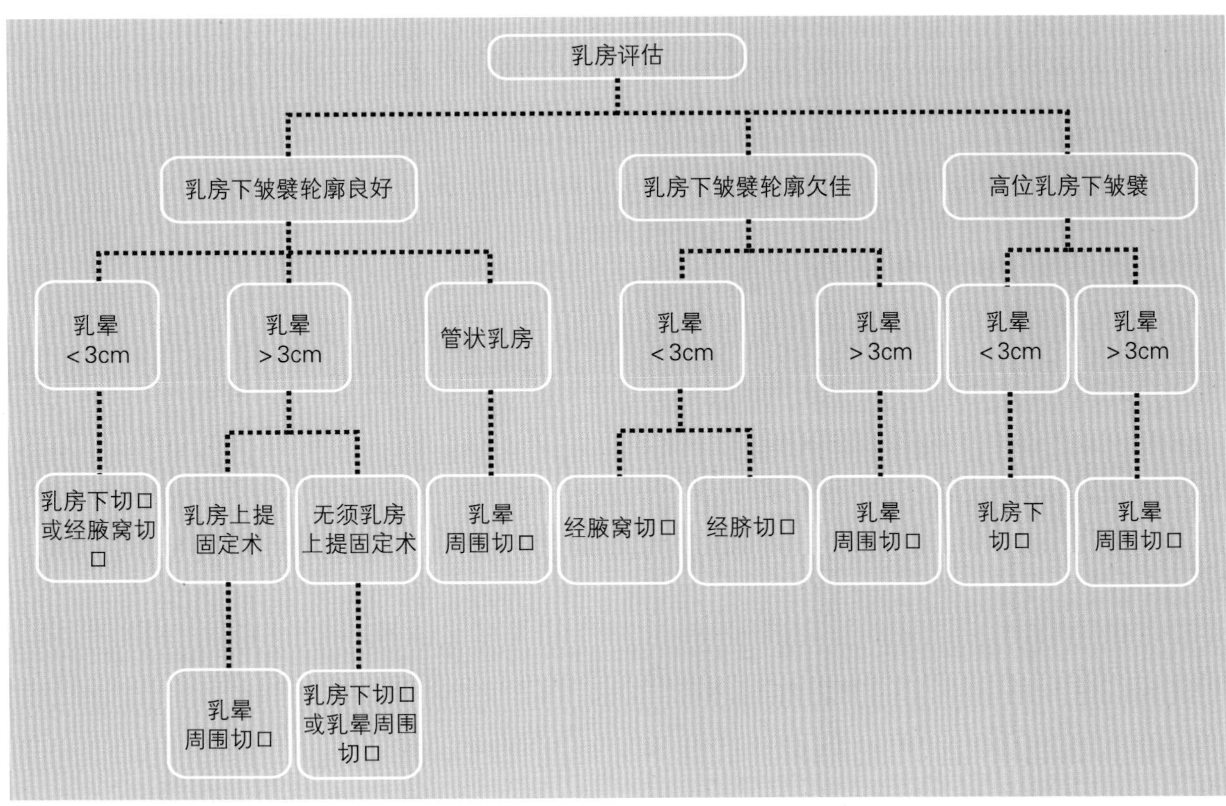

图 4-1 隆乳入路选择的算法

将双侧皮肤切口置于较低的水平切线位置，通过将位置较高的乳房下皱襞降低到较低位置，可以处理乳房下皱襞的位置差异。然而，这并不能纠正乳头乳晕复合体（NAC）头尾侧位置的不对称。例如，如果左侧乳房下皱襞和乳头乳晕复合体位置更高，那么将左侧乳房下皱襞降低到与右侧乳房下皱襞相同的位置并不会使左侧 NAC 位置比右侧 NAC 位置高。因此，尽管新的乳房下皱襞和乳房丘位置会显得更加对称，但双侧乳头到切口的距离不相同。

与其他入路相比，仔细设计乳房下切口的确切位置是至关重要的，以便在手术结束时切口精确地位于乳房下皱襞（图 4-2）。植入假体会拉伸乳房皮肤以适应增加的体积，通常会将腹部皮肤拉伸至乳房，从而将乳房下皱襞降到较低的位置。因此，对于乳头到乳房下皱襞距离相对较短的患者，在使用基底宽度较宽的假体进行隆乳时，切口应低于原有乳房下皱襞，位于腹壁上，植入假体后乳房下皱襞降低，切口最终位于乳房下皱襞。通过假体有效降低乳房下皱襞是组织移位的结果，从而保持乳房下缘结构的完整性，不应与医源性破坏乳房下皱襞相混淆，因为后者可能导致双泡畸形和假体向下移位。

根据假体的尺寸和乳头到乳房下皱襞的距离，已经提出了各种计算方法来选择乳房下切口的精确位置。Randquist 公式是一种简单的方法，在作者的实践中是有效的（表 4-1）。Randquist 和 High Five 系统是常用的公式，但由于其计算基于不一致的测量（如皮肤拉伸）而受到批评。最近，ICE 原则被引进，它与以下因素有关：假体的尺寸（*I*）、乳房的容量（*C*），以及容纳假体所需的多余组织（*E*），*E* 等于 *I* 和 *C* 之间的差值。通过基于假体尺寸和乳头到乳房下皱襞距离的计算，作者表明瘢痕位于乳房下皱襞内的准确率＞ 99%。

放置假体后，乳房下切口应分 3 层闭合（浅筋膜层、真皮深层和表皮下层）。一些作者主张在选定

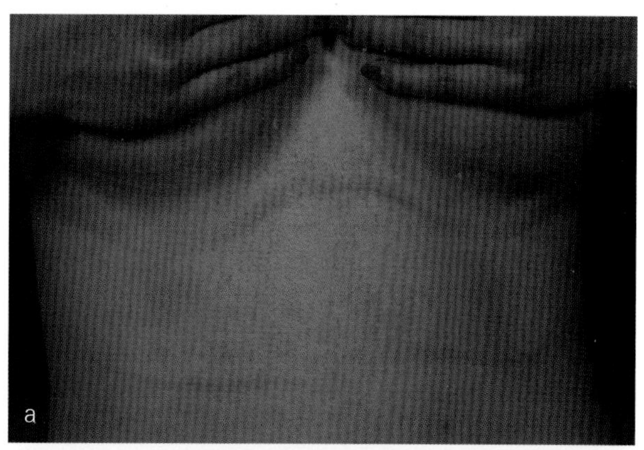

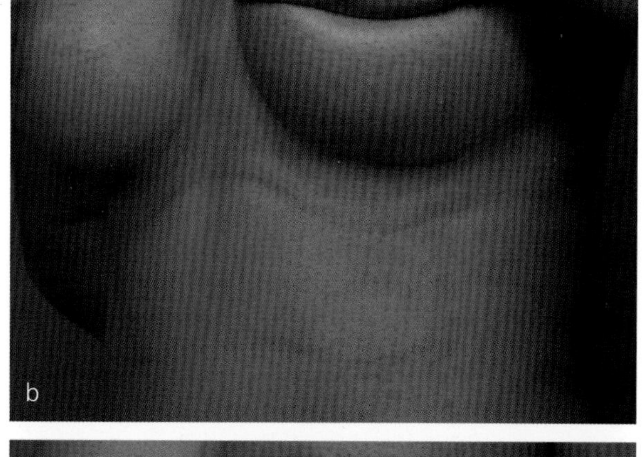

图 4-2 a ~ c. 术后 4 年乳房下切口愈合良好

表 4-1 基于假体基底宽度，放置乳房下切口的 Randquist 公式

假体宽度（cm）	新乳头到乳房下皱襞距离（cm）*
11.0	7.5
11.5	8.0
12.0	8.5
12.5	9.0
13.0	9.5

* 如果患者的皮肤罩紧或较硬而不能拉伸，则应增加 0.5cm。如果患者皮肤松弛或过度拉伸，应减去 0.5cm。
缩写：IMF，乳房下皱襞

的患者中，在乳房浅筋膜层、IMF 浅筋膜层和 IMF 深筋膜层之间进行三点缝合，以防止随着时间的推移出现下移错位。当假体放置在胸肌下腔隙时，IMF 会受到假体的反复向下的力，它是由假体表面胸大肌的收缩而产生的，这会导致 IMF 逐渐不稳定。

优点和缺点

乳房下入路的优点有：可直视乳房，以进行精确的腔隙剥离；学习曲线更容易；潜在的污染风险更低。在对文献的深入分析中，Namnoum 等发现，与乳晕周围入路和经腋窝入路相比，乳房下入路发生包膜挛缩、中度至重度移位和二次手术的风险相对较低。

乳房下入路的主要缺点是从乳房的基底位看和 IMF 轮廓不清的患者有更明显可见的瘢痕。在 IMF 内位置恰当的瘢痕，直立位时应该看不到。在术前有足够大的乳房和明显的 IMF 皱褶的患者，乳房下的瘢痕可以得到很好的隐藏，因为隆过的乳房下极在重力作用下下降超过乳房下皱襞。两位通过 IMF 隆乳的患者术前和术后照片如图 4-3（解剖型假体）和图 4-4（圆形假体）所示。

4.2.2 乳晕周围和经乳晕隆乳术

乳晕周围（PAr）入路

Jones 和 Tauras 于 1973 年首次描述了乳晕周围（PAr）入路隆乳术。PAr 入路的优点是，它可以在腔隙内从头侧直视 IMF。与乳房下入路相反，PAr 入路在需要时允许对 IMF 进行更可控的操作，它还通过避免剥离下皱襞（需要时）来维持 IMF，因为剥离可能会导致 IMF 的不稳定。一些人认为这是最通用的入路方式，因为它能从中央进入乳房，是最能降低 IMF 的切口。通过该入路方式容易进入乳房的 4 个象限，在进行二次手术（如包膜切除术）时提供最大的方便。

PAr 入路皮肤切开后，有两种可能的剥离路径到达胸大肌（图 4-5）。第 1 种选择是经乳房实质剥离，即用电刀直接向下朝后方穿过乳房实质（经乳房实质入路）。第 2 种选择是不破坏乳房实质，首先向尾侧 IMF 方向剥离，在浅筋膜层水平掀起乳房下极皮瓣，然后沿胸壁向头侧朝向胸大肌剥离（乳房实质周围入路）。掀起乳房下极皮瓣的优点是，对于乳房狭窄的患者，可以更有效地松解浅层条索，但缺点是使组织变薄，这可能导致一些患者愈合后下极轮廓扁平。经乳房实质路径的优点是更容易、更直接地进行剥离，影响乳房下极皮肤血供的可能性更小，但缺点是理论上从切断的乳腺导管释放细菌的风险更高。

PAr 切口的大小主要取决于乳晕的大小。如果暴露不足且仍在乳晕范围内，外科医生几乎没有能力在术中增加切口长度。对于乳晕较大的患者，PAr 入路技术是有利的。大的乳晕可以让外科医生形成一个较长的半圆形切口，以便在剥离过程中更好地暴露，同时在乳晕下缘留下隐藏良好的瘢痕（图 4-6a）。如果要同时进行乳晕缩小术或环乳晕乳房上提固定术，最好采用 PAr 入路以避免额外的瘢痕产生。因此，这种入路对管状乳房患者特别有利，这类患者有大而疝出的乳晕、高位（位置靠上的）IMF，乳头到 IMF 的距离较短。对于小乳晕患者，使用 PAr 入路暴露有限，因此剥离变得更加困难。但

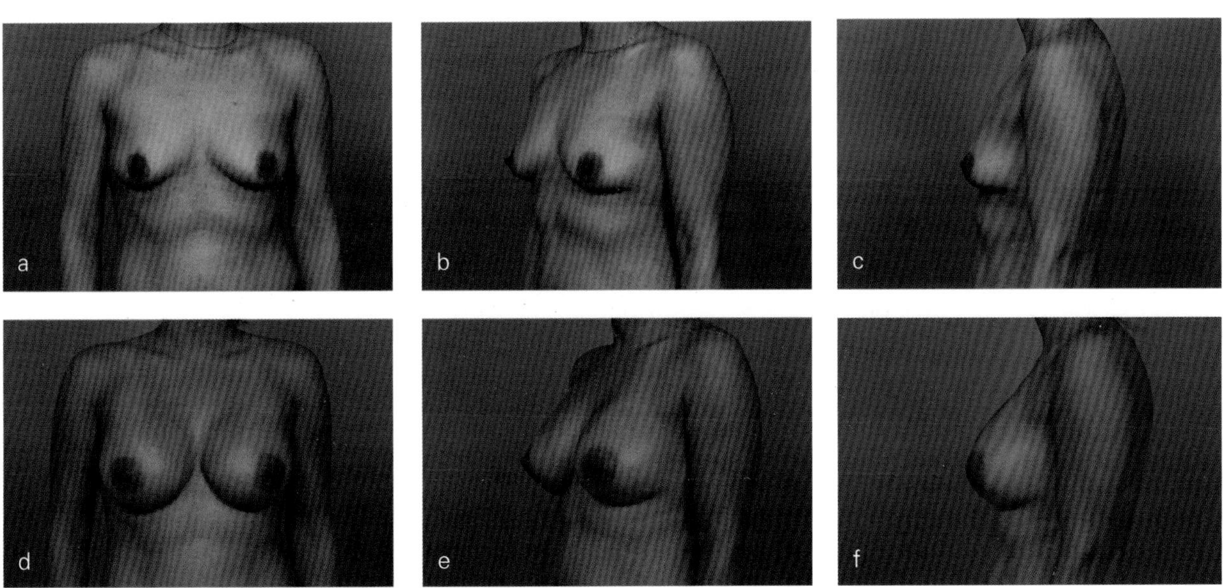

图 4-3 经乳房下皱襞切口在筋膜下层次使用解剖型假体的隆乳术（双侧 375mL）。a ~ c. 术前。d ~ f. 术后

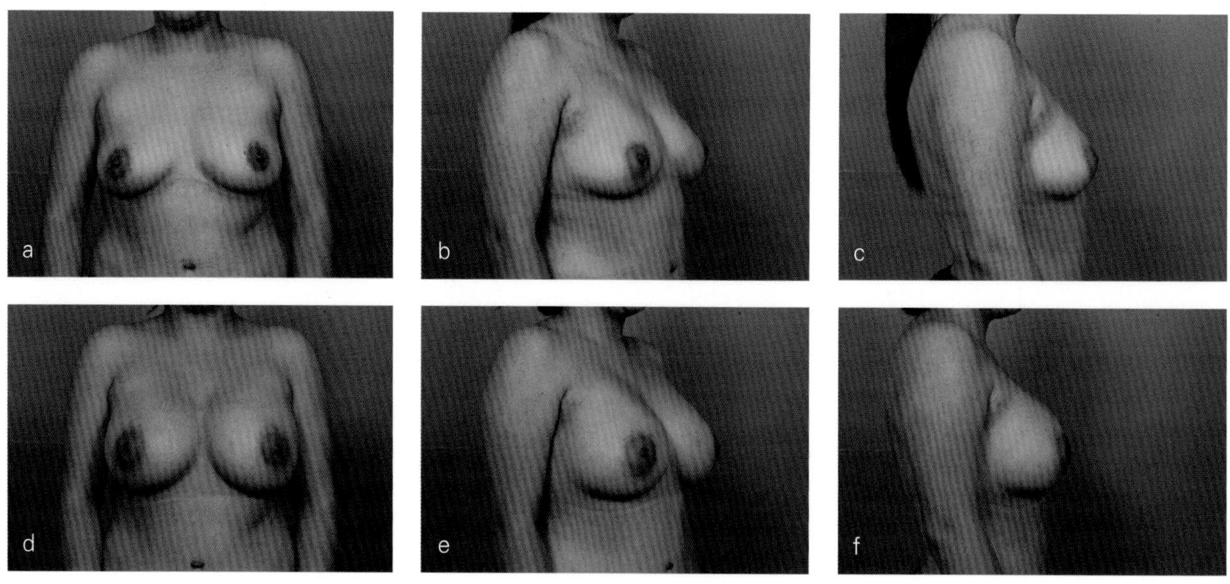

图 4-4　经乳房下皱襞切口在筋膜下层次使用圆形假体的隆乳术（双侧 485mL）。a ~ c. 术前。d ~ f. 术后

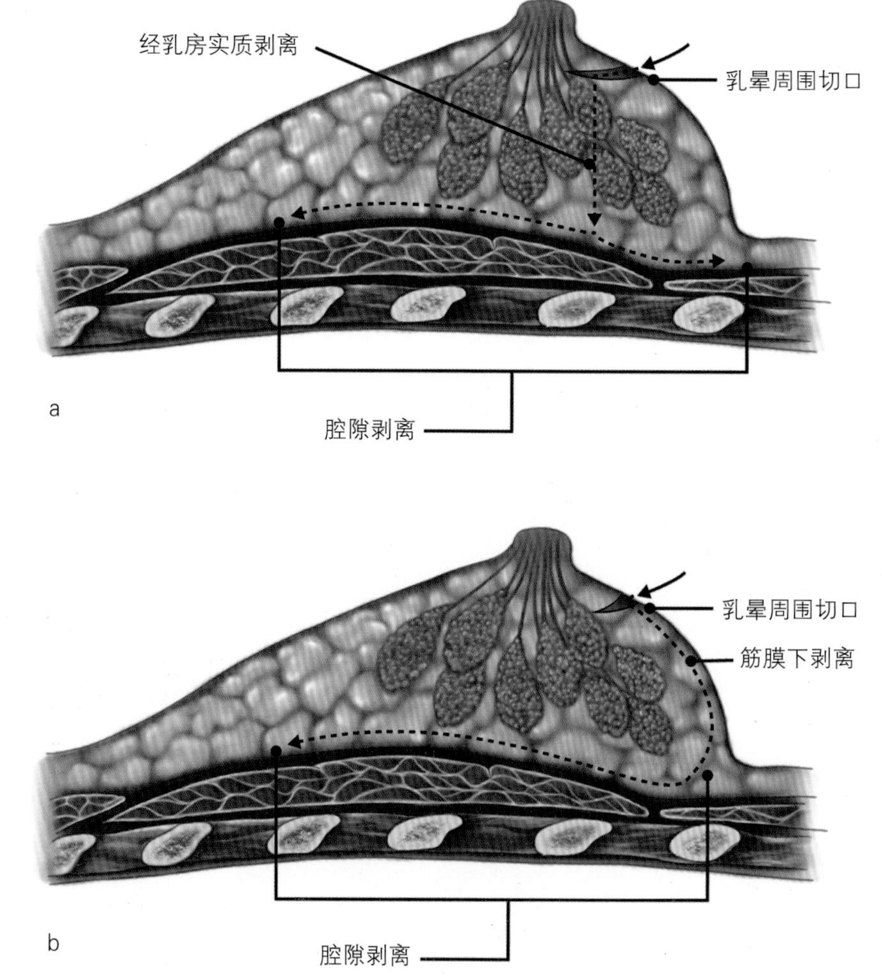

图 4-5　a. 经乳晕周围切口的经乳房实质剥离。b. 乳房实质周围入路（Adapted from Hammond DC. The periareolar approach to breast augmentation. Clin Plast Surg 2009;36:45 – 48.）

PAr 入路仍可用于小乳晕患者，可通过向乳晕有色边缘以外增加 Ω 形延伸，但这会产生更明显的瘢痕。PAr 入路在亚洲女性中有很好的效果。亚洲患者通常有小的乳晕，因此，已有使用跨乳晕边缘的锯齿形切口的描述。所提出的 PAr 入路锯齿形切口的优点有，延长有效切口长度和多向切口，减少了瘢痕挛缩的发生率（图 4-6b）。

经乳晕（TAr）入路

经乳晕（TAr）入路，也称为乳头周围入路，是一种类似 PAr 入路但有一些小差异的替代方法，使其更适合某些希望经 NAC 进行隆乳的患者。TAr 入路切口保持在乳晕主体内，但由于不在天然的乳房皮肤及乳晕交界处，所以不太隐蔽。经乳晕切口从乳晕 3～9 点钟的位置做横向标记，或略微倾斜成角，切口在乳晕中央沿着乳头的下缘继续（图 4-6c）。乳晕内乳头两侧的内侧和外侧延伸也可以呈锯齿形（图 4-6d），在乳晕小的情况下，这种锯齿形切口可用于延长切口的长度，以获得更大的剥离通道。对于边缘差异明显的深色乳晕患者，PAr 入路瘢痕可能较强于 TAr 入路瘢痕，因为当 TAr 入路瘢痕在深色乳晕皮肤内成熟时，有可能出现色素减退。相反，对于边缘差异不明显的浅色乳晕患者，PAr 入路瘢痕可能更明显。因此，对于具有这些生理特征的患者，TAr 入路可能是更好的选择。

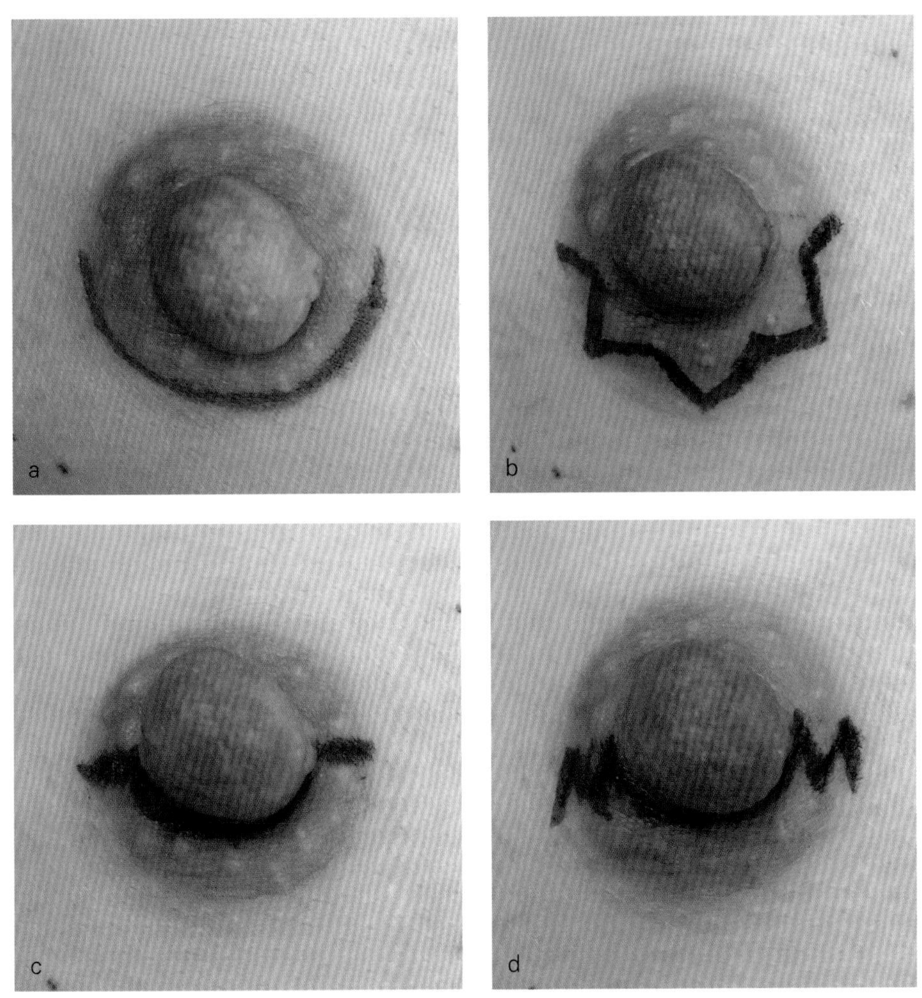

图 4-6 a. 乳晕周围传统切口。b. 乳晕周围锯齿形切口。c. 经乳晕传统切口。d. 经乳晕锯齿形切口

优点和缺点

PAr 入路和 TAr 入路的缺点是在乳头乳晕复合体（NAC）可见瘢痕，剥离时破坏输乳管和乳房实质。与其他方法相比，PAr/TAr 入路瘢痕在穿衣服很少或穿泳衣时隐藏得最好，但在不穿衣服的情况下，在直立位置时瘢痕最明显。对于那些职业要求赤裸的模特和女演员或在亲密关系中的人来说，这是一个重要的考虑因素。随着患者年龄的增长，如果对下垂进行乳房上提固定术，PAr 入路瘢痕比 TAr 入路瘢痕更可取，因为乳房上提固定术的切口可以设置于先前的 PAr 入路瘢痕。对 TAr 隆乳时获得的标本的显微分析表明存在皮肤菌群。乳晕区域存在的这种细菌可能导致包膜挛缩的形成。然而，Stoff-Khalili 等发现，通过筋膜下入路可减少 PAr 切口腺体下入路的并发症（如包膜挛缩）发生率，与胸肌下入路相似，且没有术后不适和肌肉收缩引起的动态畸形。图 4-7 和图 4-8 展示了两位通过 PAr 入路进行隆乳术的患者的术前和术后照片。

4.2.3 经腋窝（TAx）隆乳术

经腋窝（TAx）隆乳术最早于 20 世纪 70 年代早期被提出，并在 20 世纪 90 年代早期由于内镜的引入而得到发展。通过内镜和非内镜（盲视）技术，在紧靠胸大肌外缘以外做 4 ~ 5cm 的水平切口，切口位于腋窝尽可能靠头侧的皱褶，以便肩部外展成 90° 时能更好地被隐藏。在皮下层进行剥离，以避开腋窝淋巴和肋间臂神经，直到到达胸大肌筋膜层。据报道，如果在到达胸大肌之前在超过皮下层的深层进行剥离，则肋间臂神经损伤是一种常见的并发症。然后选择腺体下、胸肌下或筋膜下层次进行剥离。与 IMF 处相比，胸大肌头侧部分的胸大肌筋膜更厚，所以通过这种入路进行筋膜下层次剥离比从乳房下入路更容易开始。Pereira 报告了经腋窝入路不同层次剥离的对比，满意率相似。对于躯干长、乳房覆盖区低的患者，经腋窝入路更具挑战性，因此，躯干短、乳房覆盖区高的患者被认为是更好的人选。

在盲视技术中，用 Agris-Dingman 剥离器在所选择的层次进行钝性剥离形成腔隙。通过该技术进行的钝性剥离在胸肌下层次效果很好，胸大肌内下侧与胸壁的附着被撕脱（图 4-9a）。对于筋膜下入路，用长而直的拉钩和长电刀的尖端进行锐性剥离比使用 Agris-Dingman 剥离器更有效，因为胸大肌筋膜与肌肉不容易钝性分开。采用内镜技术，插入 10mm，30° 内镜（图 4-9b）。与盲视相比，使用内镜理论上可以精确地剥离腔隙，尤其是在 IMF 处，并能细致地止血。然而，这些假设是否有数据的充分支持，或者更具理论性，仍存在着争议。据 Roxo 等报道，内镜方法的手术时间明显更长，但安全性没有提高，效果也没有更好。据 Huang 等的 20 年经验表明，在 1682 例采用盲视方法手术的患者中，有 13% 的患者需要进行二次手术，这些患者出现移位（3.0%）、血肿（0.1%）、包膜挛缩（1.9%）的发生率低。

优点和缺点

经腋窝隆乳术的优点是：乳房上无可见瘢痕，腋窝自然皱褶处的瘢痕隐蔽性很好（图 4-10）。因此，这项技术对于瘢痕愈合不好或厌恶瘢痕又希望用硅胶假体隆乳的患者是理想的选择。对于那些乳房较小、下垂不超过 IMF 或 IMF 轮廓不清的患者来说，这也是一个很好的选择，因为 IMF 入路会使乳房下的瘢痕更加明显。由于这些原因，它通常是亚洲患者的首选技术。虽然亚洲患者有此偏好，但经腋窝入路与乳房下入路的瘢痕评估比较显示出相似的美学效果。相对于乳房下入路和乳晕周围入路，经腋窝

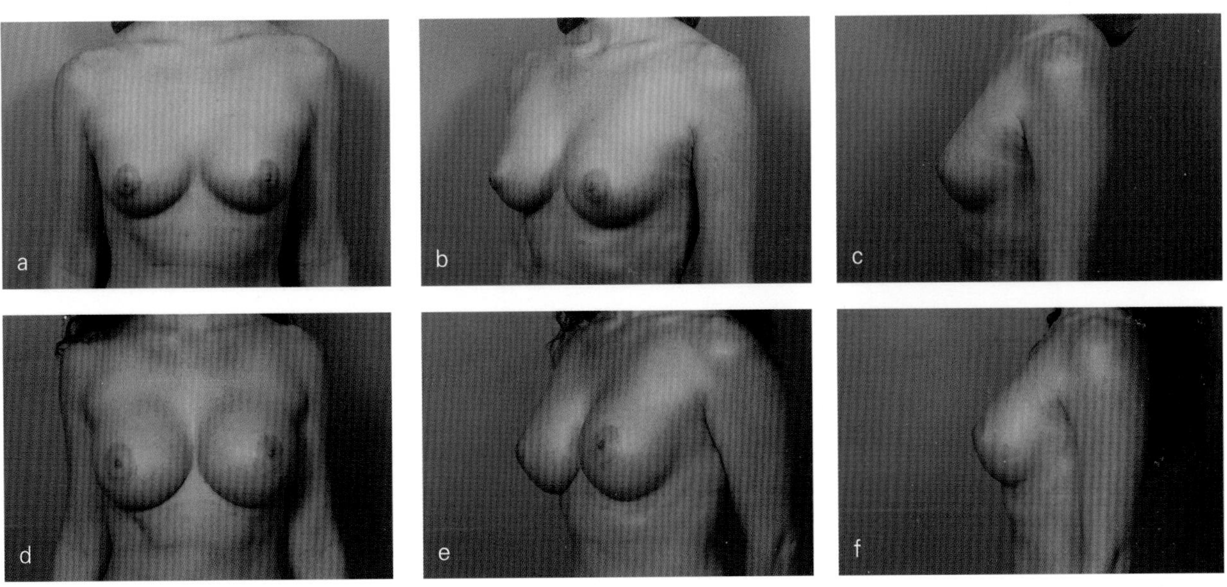

图 4-7 经乳晕周围切口在胸肌下层次使用圆形假体的隆乳术（双侧 375mL）。a ~ c. 术前。d ~ f. 术后

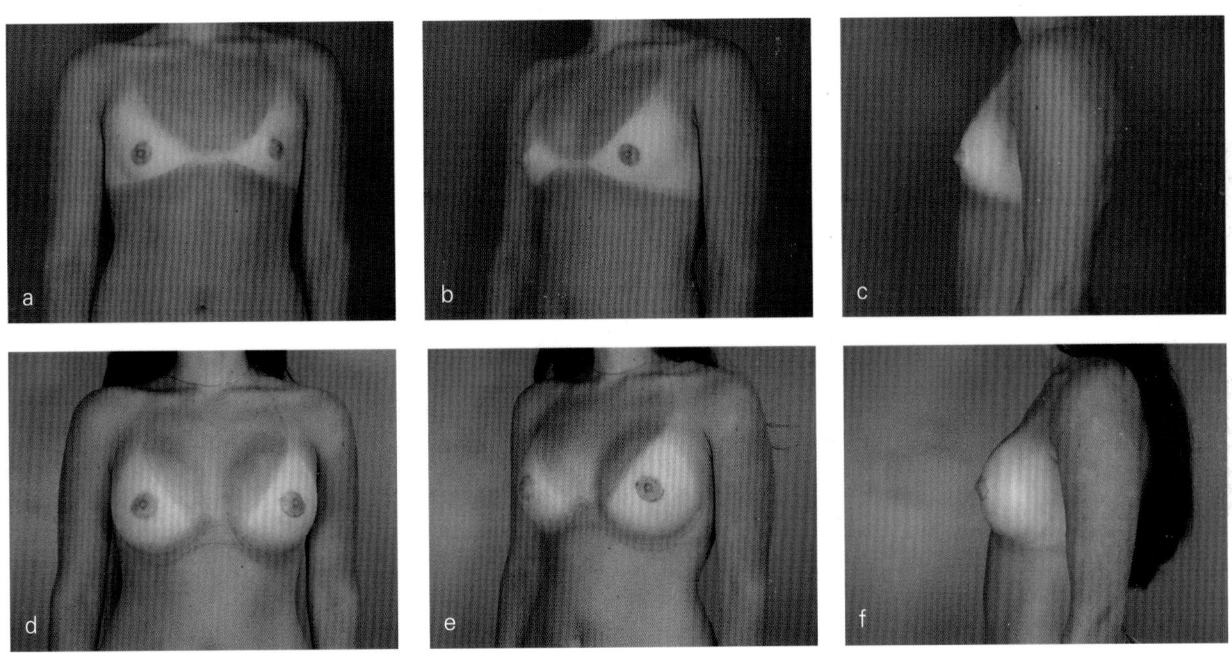

图 4-8 经乳晕周围切口在胸肌下层次使用圆形假体的隆乳术（双侧 385mL）。a ~ c. 术前。d ~ f. 术后

入路腔隙剥离较困难，但对于那些已经有很大的乳房并且只想进行少量增大的患者来说也是一个很好的选择。经腋窝入路的缺点是：学习曲线困难，腔隙剥离不精确可能导致不对称，潜在的假体上下移位可能，无法通过相同的腋窝切口进行所有的再次手术。通过相同的腋窝切口，很难或不可能上移下皱襞、矫正重度包膜挛缩、改变层次、矫正下垂和修复复杂的腔隙。

经腋窝入路的主要问题是假体向下移位或假体“沉底 – 脱垂”，这是因为 IMF 松解过度。相反，由于胸肌前筋膜松解不充分，假体向上移位也很常见。为预防移位，出现了盲视技术的改进，包括破坏延伸的胸肌筋膜。为了防止假体沉底 – 脱垂，术后技术也得到了发展。Mills 等发明了鞋带式乳房铸型以

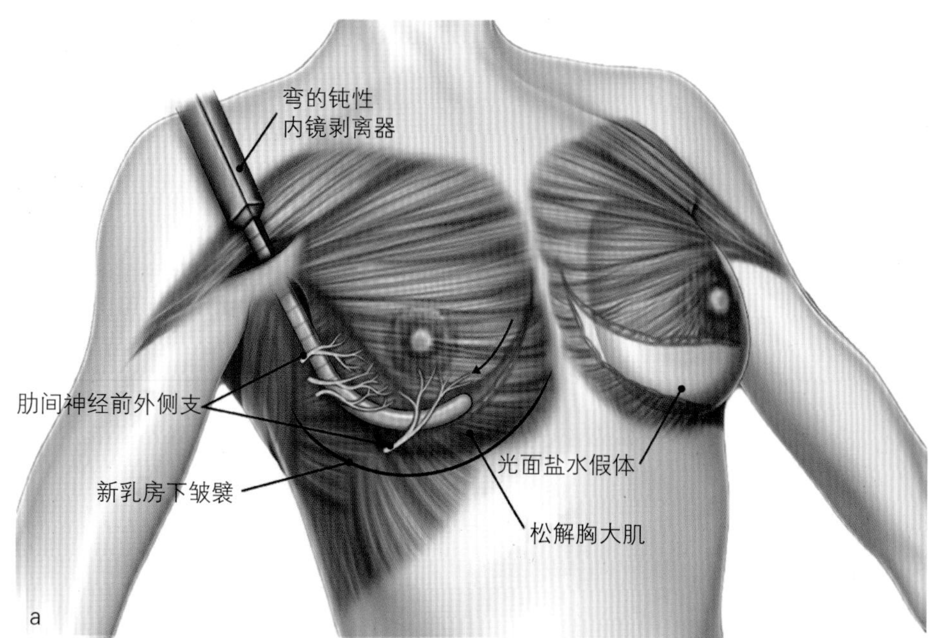

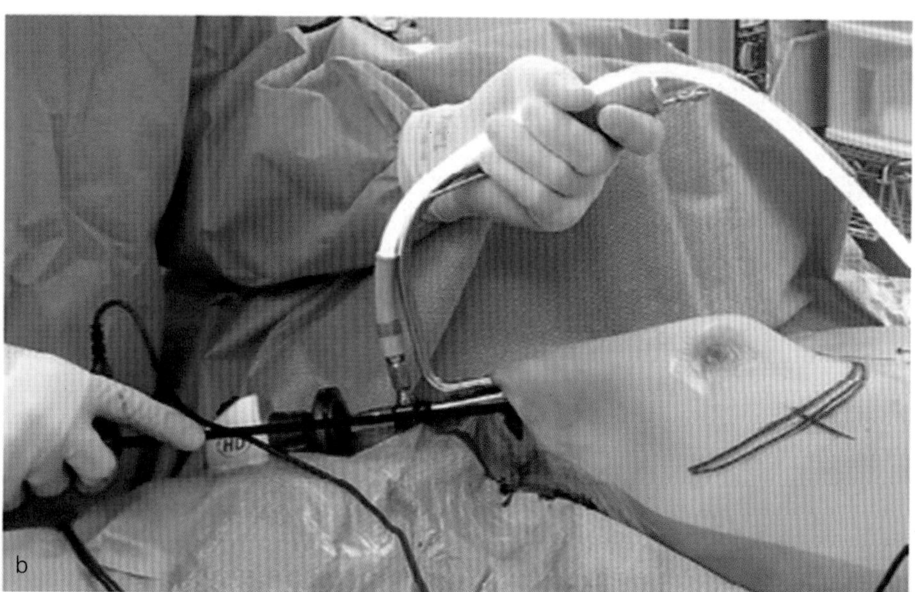

图 4-9 a ~ b. 经腋窝用 Agris-Dingman 进行钝性剥离胸肌下腔隙的盲视方法（Adapted from Day CR, Nahai F. Transaxillary endoscopically assisted subpectoral augmentation mammoplasty. Oper Tech Plast Reconstr Surg 2000;7:107 - 115.)

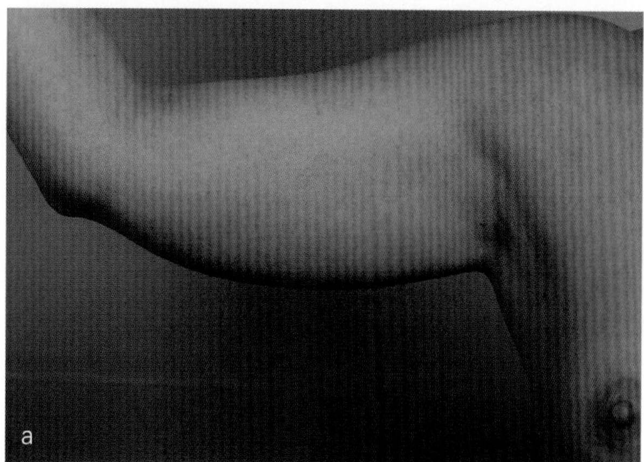

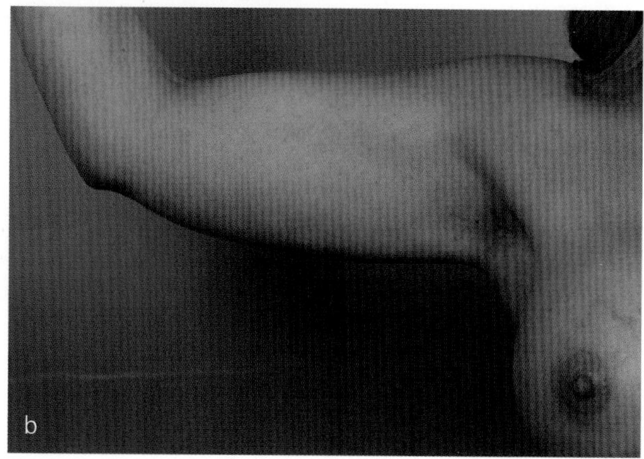

图 4-10 接受经腋窝隆乳术患者的腋窝。a. 术前。b. 术后 3 个月，切口尽可能位于腋窝头侧

加强 IMF，直到腔隙封闭、包膜成熟、假体位于适当的位置。出于对技术控制的考虑，许多外科医生倾向于经腋窝入路时使用圆形假体。然而，据其他作者报道，使用解剖型假体也取得了成功。

经腋窝入路也因为破坏腋窝淋巴结而受到批评，因为它对以后的前哨淋巴结活检（SLNB）造成潜在干扰。这是合理的担忧，考虑到隆乳术的主要对象是年轻女性，每 8 名女性就有 1 人在一生中会罹患乳腺癌。Sado 等和 Weck-Roxo 等在术前、术后 1 个月内和术后 6 个月进行淋巴显像的研究发现，经腋窝隆乳术后的一些患者可能会经历淋巴流量的短暂减少，随后恢复正常。他们认为，术后早期水肿或假体可能对淋巴管产生压力，术后后期淋巴通路会正常化或具有适应 / 再生能力，而不会因淋巴管瘢痕性纤维化造成永久性阻塞。

据报道，经腋窝入路的患者满意度很高。据 Momeni 等报道，经腋窝入路比乳房下入路的患者满意度更高。许多报道并发症的现有研究来自不常进行经腋窝入路的作者。经验丰富的作者报告的并发症发生率较低。在 2500 多例经腋窝隆乳术中，Gelfant 发现只有 7 例血肿和 1 例感染需要取出的情况，包膜挛缩发生率约为 1%。图 4-11 和图 4-12 展示了两位经腋窝隆乳的患者的术前和术后照片。

4.2.4 经脐（TUBA）隆乳术

TUBA 入路技术最早是在 1993 年由 Johnson 和 Christ 提出的。它利用了充注式盐水假体可通过小而远的切口置入，用预填充硅胶假体通常是不可能做到的。假体可以放置在腺体下层次或胸肌下层次。

这个过程是用一种称为乳房镜或内导管的仪器来完成的。乳房镜的基本结构为乙状结肠镜（10mm，0° 内镜），但长度更长（30cm），封闭器上有一个扩大的手柄，以便在通过组织时更好地控制，并能够跨越较长的距离到乳房。标记剥离路径，从脐开始画一条线，与双侧乳晕内侧缘相切（图 4-13）。胸大肌的外侧缘在这条线的外侧。在脐边缘做一个切口，通过这个切口插入内含乳房镜的封闭器。乳房镜及封闭器穿过深层皮下组织，刚好位于腹壁筋膜的浅层（类似于吸脂管的方式），到达 NAC 的上方（图 4-14a）。当通过套管时，用非优势手分别从腹壁和胸壁肌肉组织提起皮下组织和乳房。然后取出封闭

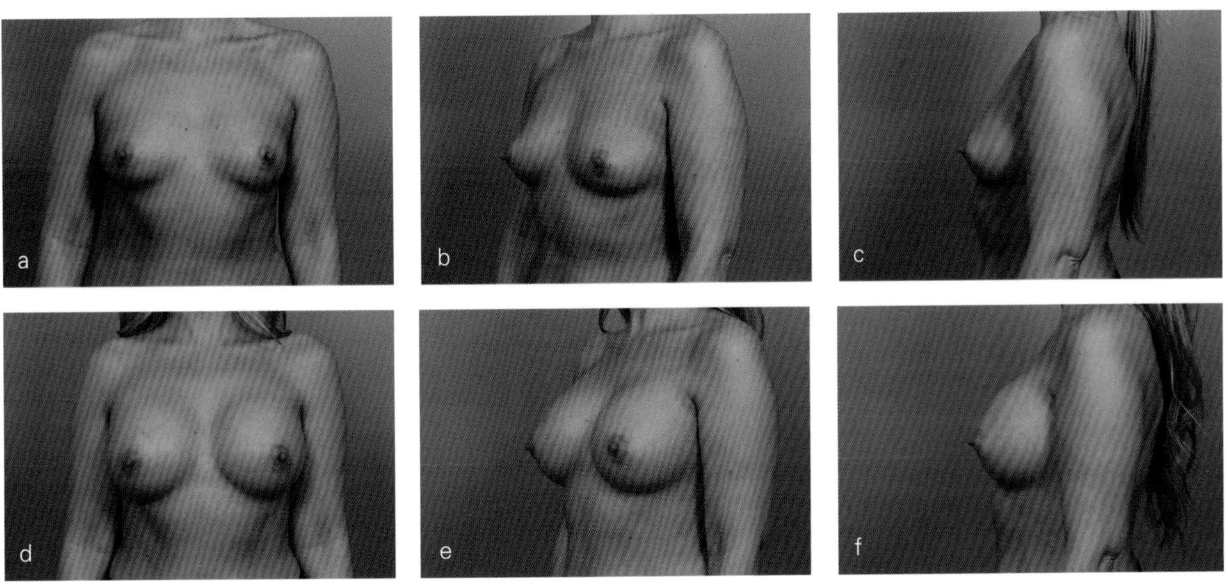

图 4-11 经腋窝切口在胸肌下层次使用圆形假体的隆乳术（双侧 355mL）。a ~ c. 术前。d ~ f. 术后

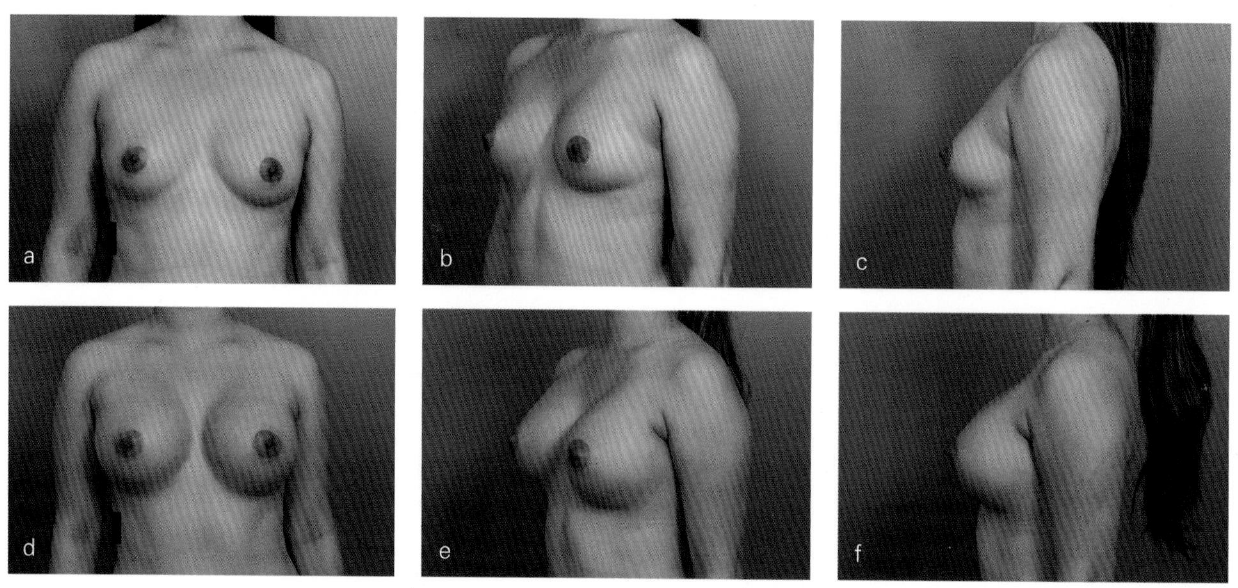

图 4-12 经腋窝切口在胸肌下层次使用圆形假体的隆乳术（右侧 385mL，左侧 355mL）。a ~ c. 术前。d ~ f. 术后

器，用乳房镜检查剥离层次，确认术野无血（图 4-14b），然后取出乳房镜并载入假体。图示为腺体下层次，正如最初描述的技术。

盐水假体被卷绕在其填充管周围，填充管通过乳房镜连接到延长管，假体被载入乳房镜中（图 4-15）。然后将装载假体的乳房镜通过先前制作的隧道推入乳房，填充管面对下方的筋膜。通过轻轻地摇动释放乳房镜，将乳房镜从体内撤出，从而将排空的假体展开，以确保填充管不要过早脱落（图 4-16a）。如果填充管过早脱落，外科医生可以从脐部开口逆行挤出假体，将假体重新连接至填充管，然后用乳房镜将其重新置入。用盐水过度填充腔隙内的假体（图 4-16b），通过体外手动操作假体来调整剥离的腔隙。对侧乳房重复同样的操作，一旦乳房体积对称，手动牵引取出填充管（图 4-16c）。如果假体在部分填充时填充管脱落，则必须故意排空假体，以便移除并使用新的假体。

优点和缺点

TUBA 入路确实提供了最远离乳房的最不明显的瘢痕。然而，经脐入路有明显缺点，它需要用盐水假体。类似经腋窝隆乳术，因为到乳房的通道较远，TUBA 入路也有制作腔隙不精确的缺点，并且通过脐部切口几乎不可能修复并发症。TUBA 入路的独特缺点是形成痕迹标记的轮廓畸形。然而，对于有经验的医生来说，这种风险可以降至最低。上腹部疝是相对禁忌证，因为它有可能对肠道造成损伤。既往在上腹部手术留下的瘢痕也可能使通过脐部进行剥离更加困难。或者，这些瘢痕可以用于置入。

当盐水假体为主要的假体材料用于初次隆乳时，TUBA 入路曾经是一种流行的方法。1992—2006 年，硅胶乳房假体禁令取消后，许多外科医生已不再青睐这项技术。因为硅胶假体已重新流行，因此 TUBA 入路目前主要被认为具有历史的重要性。然而，韩国的一组研究人员最近描述了通过经脐入路放置圆形硅胶假体。

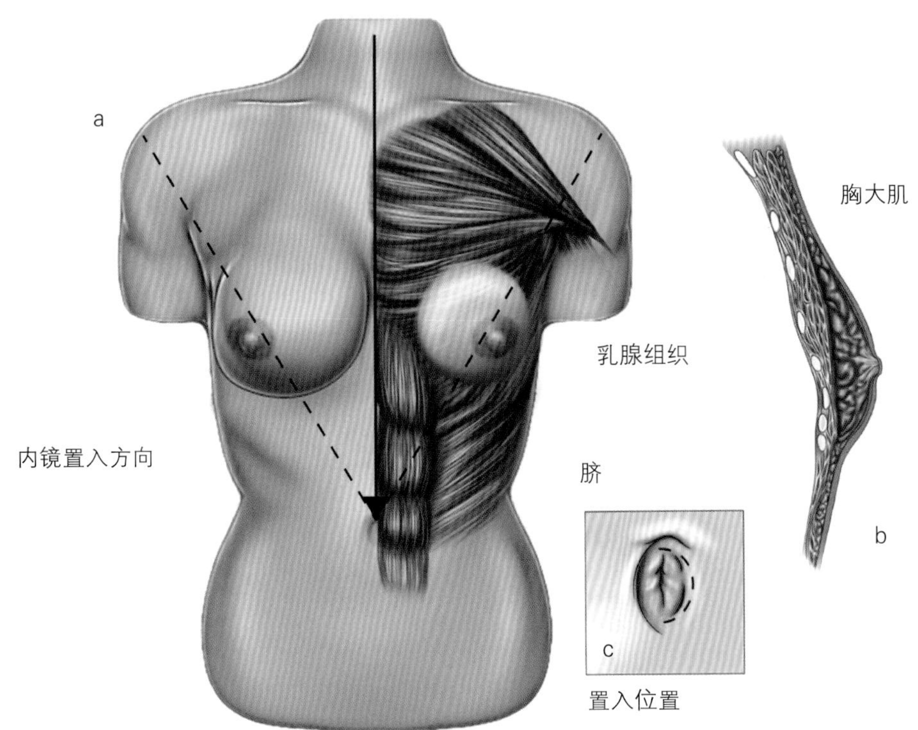

图 4-13 a. 从脐上缘至乳头乳晕复合体内侧缘的剥离路径。b. 从侧面看乳房的横截面。c. 脐部切口（Adapted from Johnson GW, Christ JE. The endoscopic breast augmentation: the transumbilical insertion of saline-filled breast implants. Plast Reconstr Surg 1993;92:801 – 808.）

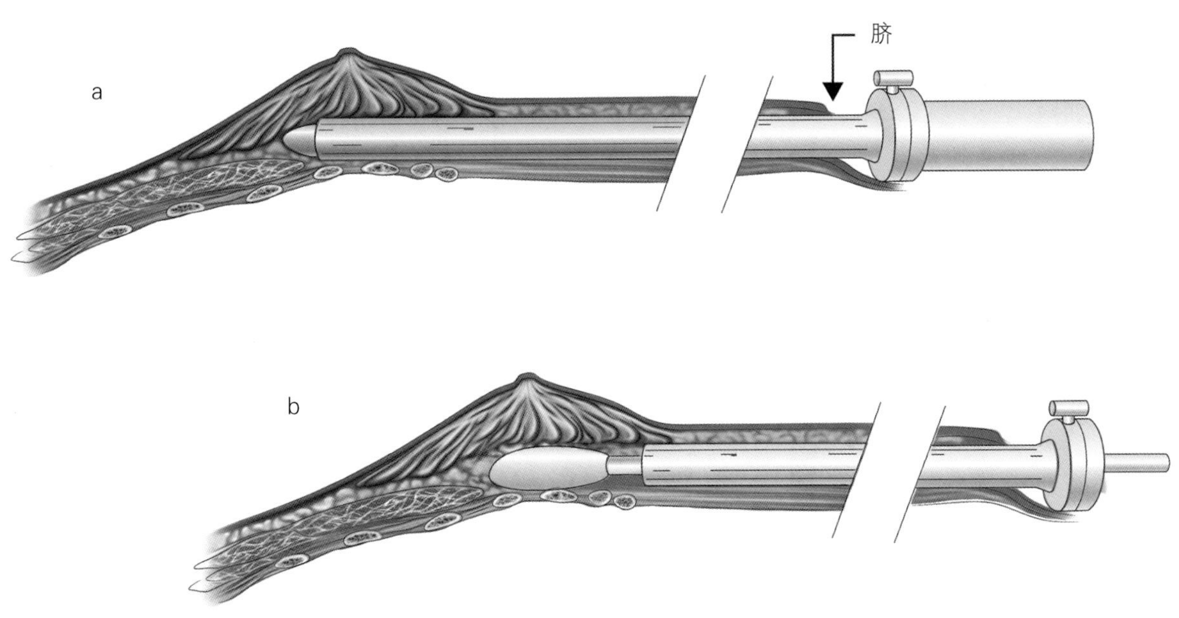

图 4-14 a. 乳房镜从置入部位（即脐部）到腺体下层次的皮下和筋膜上隧道。b. 取出封闭器；内镜观察术野应确认干燥（Adapted from Johnson GW, Christ JE. The endoscopic breast augmentation: the transumbilical insertion of saline-filled breast implants. Plast Reconstr Surg 1993;92:801 – 808.）

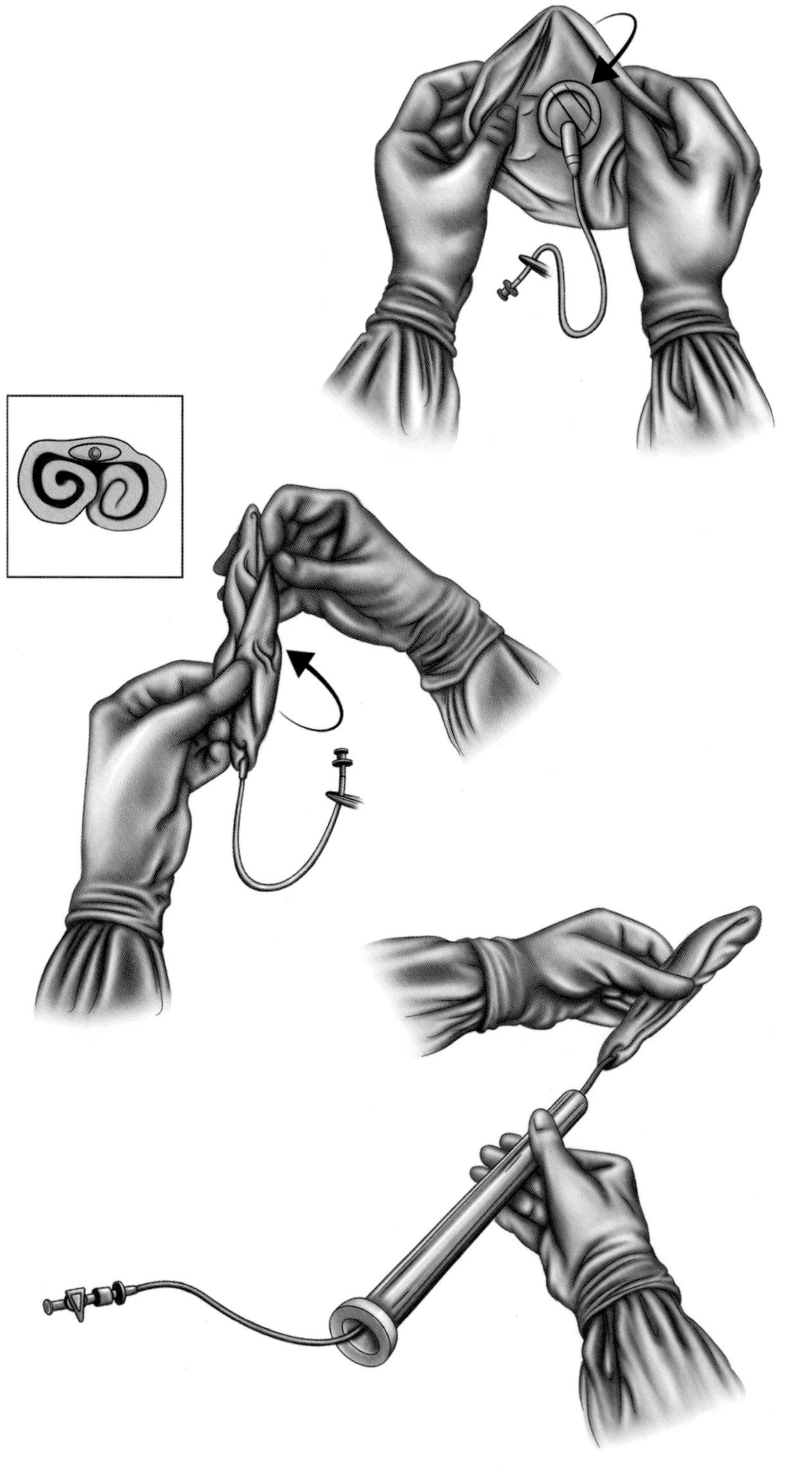

图 4-15　排空的盐水假体内侧和外侧缘向后卷起，填充管位于后方。然后将排空的假体载入乳房镜进行置入（Adapted from Johnson GW, Christ JE. The endoscopic breast augmentation: the transumbilical insertion of saline-filled breast implants. Plast Reconstr Surg 1993;92:801－808.）

4.3 包膜挛缩

包膜挛缩是隆乳术后最常见的并发症。据报道，术后前 2 年内发生率为 4%～5%，术后 9 年增加

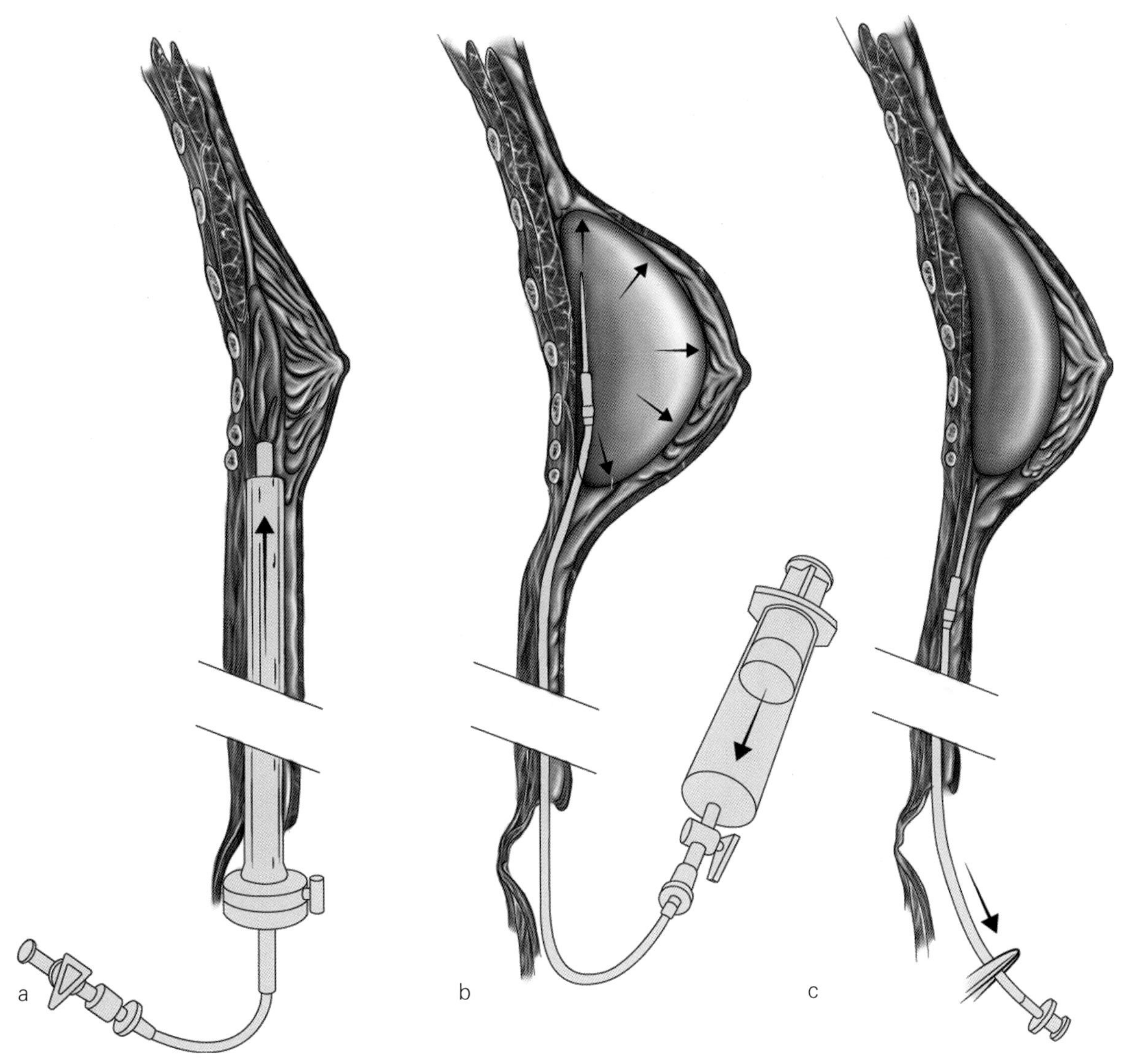

图 4-16　a. 将载入假体的乳房镜适当地放置在乳房内，轻轻地摇动释放乳房镜并从体内撤出，从而将排空的假体展开。b. 用 60mL 注射器将生理盐水注射到假体中，达到所需的体积。c. 手动牵引取出填充管（Adapted from Johnson GW, Christ JE. The endoscopic breast augmentation: the transumbilical insertion of saline-filled breast implants. Plast Reconstr Surg 1993;92:801－808.）

至 11%～18%。一些研究表明，随着隆乳术时间的增加，包膜挛缩的发生率更高，但其他研究表明，超过 90% 的挛缩发生在隆乳术后 1 年内。确切的病因还不完全清楚，但感染理论是目前主要的假说。不同解剖位置的切口暴露于细菌中，可能导致假体表面生物膜的形成并导致包膜挛缩的形成。有些作者推测通过乳晕周围切口置入假体时，较高的包膜挛缩发生率可能与乳头周围导管内的细菌有关。

如前所述，Namnoum 等发现乳房下入路较乳晕周围入路和经腋窝入路发生包膜挛缩的风险相对较低。Jacobson 等报告 336 例隆乳术，平均随访 1 年以上，包膜挛缩的总发生率为 1.8%。他们发现经腋窝切口的包膜挛缩发生率在统计学上显著高于乳晕周围或乳房下切口。他们认为乳晕周围入路较乳房下入路可能增加包膜挛缩的发生率，但无统计学意义。在大多数比较不同切口类型的包膜挛缩发生率的研究中，经腋窝入路使用频率最低，手术时间和难度增加，导致腔隙内细菌暴露增加及随后的包膜挛缩形成。

在比较乳房下隆乳术和乳晕周围隆乳术时，Wiener 报告乳晕周围隆乳术后包膜挛缩的发生率在统计学上明显更高。Stutman 等在 1238 例隆乳术中发现，切口位置对包膜挛缩、波纹、假体破裂、血肿或感染等并发症在统计学上无显著影响。因此，文献关于不同入路在包膜挛缩方面的差异只有含糊的证据。

4.4 乳头感觉与母乳喂养

1976 年，Courtiss 和 Goldwyn 报告，在各种乳房整形手术后（包括隆乳术），患者的感觉减退。有一个理论上的担忧，乳晕周围入路由于切口接近 NAC，与其他入路的隆乳术相比，患者 NAC 感觉受损的风险增加。仅有 3 项研究对乳房下入路和乳晕周围入路进行了直接比较，因此在此逐一详细讨论。Mofid 等对 20 名接受过隆乳术的女性和 9 名没有接受过隆乳术的女性定量测量了 NAC 的皮肤压力阈值，发现隆乳术患者感觉结果在统计学上有显著的负面影响，但乳房下入路和乳晕周围入路之间患者的感觉结果没有差异。在一项前瞻性研究中，Okwueze 等发现术后 6 个月的乳房下入路和乳晕周围入路之间的 NAC 感觉定量测量没有显著差异；然而，他们确实发现与乳晕周围入路相比，乳房下入路下极的感觉减退。Araco 等回顾性研究了 1222 名隆乳患者（乳晕周围入路占 15.5%）的主观评估，发现 95% 的患者没有感觉改变；然而，与之前的研究相反，乳晕周围入路组患者 NAC 感觉受损和疼痛的发生率显著高于乳房下入路组患者的 3 倍。

20 世纪 90 年代的产科文献研究表明，乳晕周围切口与哺乳障碍有关。但由于样本量较小和研究受限，结论被认为不是决定性的。2010 年，Cruz 和 Korchin 发现，隆乳术后母乳喂养的成功率显著下降了 25%，补充母乳喂养的需求增加了 19%，但乳晕周围入路和乳房下入路之间无显著性差异。他们还报告了 2% 的患者乳头感觉丧失，乳晕周围入路和乳房下入路之间没有显著差异。

因此，没有强有力的证据表明乳晕周围入路与其他入路相比，母乳喂养有负面影响。有限的、含糊的证据表明乳晕周围入路与其他入路相比，损害乳头感觉。

4.5 结论

隆乳术可以通过各种入路进行，包括乳房下入路、乳晕周围入路、经乳晕入路、经脐入路和经腋窝入路。在与患者讨论隆乳时，应考虑患者的期望以及这些不同入路的优缺点。

关键点

- 可供选择的入路包括乳房下入路、乳晕周围入路、经腋窝入路和经脐入路。每种技术都有其优缺点。
- 对于所有类型的切口，外科医生必须在期望不明显的瘢痕充分暴露进行剥离以容纳假体和将并发症发生率降至最低之间取得平衡。
- 包膜挛缩的确切病因还不完全清楚，但感染理论是目前主要的假说。不同解剖位置的切口暴露于细菌中，可能导致假体周围生物膜的形成并导致包膜挛缩的形成。有些作者推测，通过乳晕周围入路置入假体时，较高的挛缩发生率可能与乳头周围导管内的细菌有关。
- 文献关于不同入路在包膜挛缩方面的差异只有含糊的证据。
- 乳房下隆乳术是最受欢迎的入路，具有容易的学习曲线和可直视的腔隙，但可能会产生更明显的瘢痕。术前必须仔细计划，以确保隆乳术后切口位于 IMF 内。
- 乳晕周围入路或经乳晕入路在乳房中央点处有瘢痕，并且较小的切口可能限制可视性，但有多种方法可以隐藏瘢痕并扩大通道。对于狭窄的乳房来说，它可能是更好的切口，因为可以直视 IMF，对于需要乳房上提固定术的患者，它也是更好的切口。
- 经腋窝隆乳术既可盲视进行，也可在内镜下进行。乳房上没有可见的瘢痕，这种入路可用于有较差瘢痕病史的患者、希望避免在乳房留有瘢痕的患者以及亚洲患者。学习曲线更困难，假体移位风险可能更高，进行二次修复可能更难。
- 经脐入路瘢痕最不明显，但只能用盐水假体，而且腔隙难以控制，无法通过相同的入路进行二次修复。
- 减少包膜挛缩发生率的方法有很多种，但是哪种入路是最好的，文献没有定论。
- 此外，没有确凿证据表明乳晕周围入路会影响未来的感觉或母乳喂养。

5 假体放置层次的选择

Maurice Y. Nahabedian

概要

目前隆乳方法多种多样且存在争议。一个长期讨论的话题是，将乳房假体放置在腺体下、筋膜下还是胸肌下的位置，理想位置的选择通常是基于患者乳房的特征，但有趣的是，从全球角度来看有地理差异性。决策通常取决于自然乳房的大小、患者体力活动的程度，以及对患者期望的评估。对于所有的选择，都很容易实现乳房增大的目的，不良事件很少发生，患者满意度高。本章将回顾腺体下、筋膜下和胸肌下隆乳术的许多突出方面，重点是技术和结果。

关键词： 隆乳术，腺体下，筋膜下，胸肌下，乳房假体，胸大肌，胸肌筋膜

5.1 引言

决定理想的隆乳层次一直是长期争论和争议的话题。假体位置的选择包括腺体下、胸肌下和筋膜下位置。这些层次各有优缺点。显然，所有层次都可以增大体积和轮廓。但是，假体放置层次会影响其他结果，如包膜挛缩、动态畸形、波纹、皱褶以及移位。本章的目的是回顾隆乳术中假体位置的选择。

5.2 解剖

我们将回顾与隆乳相关的乳房解剖。乳房的自然边界包括乳房下皱襞（IMF）、腋前线、胸骨内侧缘和锁骨。乳房由实质组织（包括小叶和导管）以及皮下层组成，厚度为 0.01 ~ 3cm，平均厚度为 1cm。当皮下层接近乳头乳晕复合体（NAC）时，皮下层逐渐自然变薄。乳房的其他组成部分有 Cooper 韧带（耻骨梳韧带）、浅筋膜的深层和浅层以及胸大肌筋膜。乳晕直径的变化很大，为 3 ~ 8cm。

在考虑剥离层次时，乳房的血管分布是另一个需要考虑的重要问题。乳房的主要血管供应来源于胸廓内动脉（IMA）的穿支。Van Deventer 已证明，从内侧肋间隙发出 6 个起源于 IMA 的穿支，其中第三穿支最常见，其次是第 2 穿支、第 1 穿支和第 4 穿支。许多穿支在乳晕周围形成吻合丛，增强了 NAC 的血管供应。这些吻合主要由胸外侧和胸廓内血管穿支形成。Le Roux 证实 IMA 穿支走行较浅，在皮肤表

面下 1cm 处。优势血管起源于第 3 肋间隙或第 4 肋间隙，在 NAC 边缘处深度为 10.3mm，其内侧 3cm 处的深度为 14.2mm。Würinger 研究表明，IMA 的第 2、第 3 和第 4 穿支在乳房内侧垂直韧带内朝向乳头方向走行。乳房的其余血管供应来自胸外侧动脉、肋间前动脉、胸肩峰动脉、肋间后动脉和胸浅动脉。值得注意的是，尽管乳房的血管分布通常是可预测的，但胚胎变异可能导致 NAC 血管的不可预测性。

解剖学研究表明，乳房的神经支配来自第 1～7 肋间神经，而 NAC 的神经支配主要来自第 4 肋间神经。NAC 的主要神经支配来自第 3、第 4 和第 5 肋间神经的外侧皮支和前皮支（图 5-1）。Schlenz 研究表明，最稳定的神经支配模式来自第 4 外侧皮支（79%）和第 3、第 4 前皮支（57%）。这些感觉神经在乳房内的具体路径相对恒定。皮神经前支走行较浅，在皮下组织内，止于 NAC 内侧缘，而皮神经外侧支走行较深，在胸肌筋膜内，从 NAC 的后面到达 NAC。

乳房实质的下面是胸肌筋膜和胸大肌（图 5-2）。胸大肌起源于锁骨的胸骨段、胸骨的前表面并延伸到第 6 和第 7 肋，以及腹外斜肌腱膜，止于肱骨的结节间沟。胸内侧和胸外侧神经支配胸大肌。当出现乳房假体相关的动态畸形问题时，了解这种神经支配尤其重要。胸内侧神经和胸外侧神经从外侧到内侧进入胸肌间隙。胸内侧神经在支配胸大肌之前穿出胸小肌。胸外侧神经直接穿入胸大肌。进一步的解剖学研究表明，胸外侧神经和胸内侧神经的分支从胸骨外侧缘数厘米处穿入胸大肌，因此最大限度地减

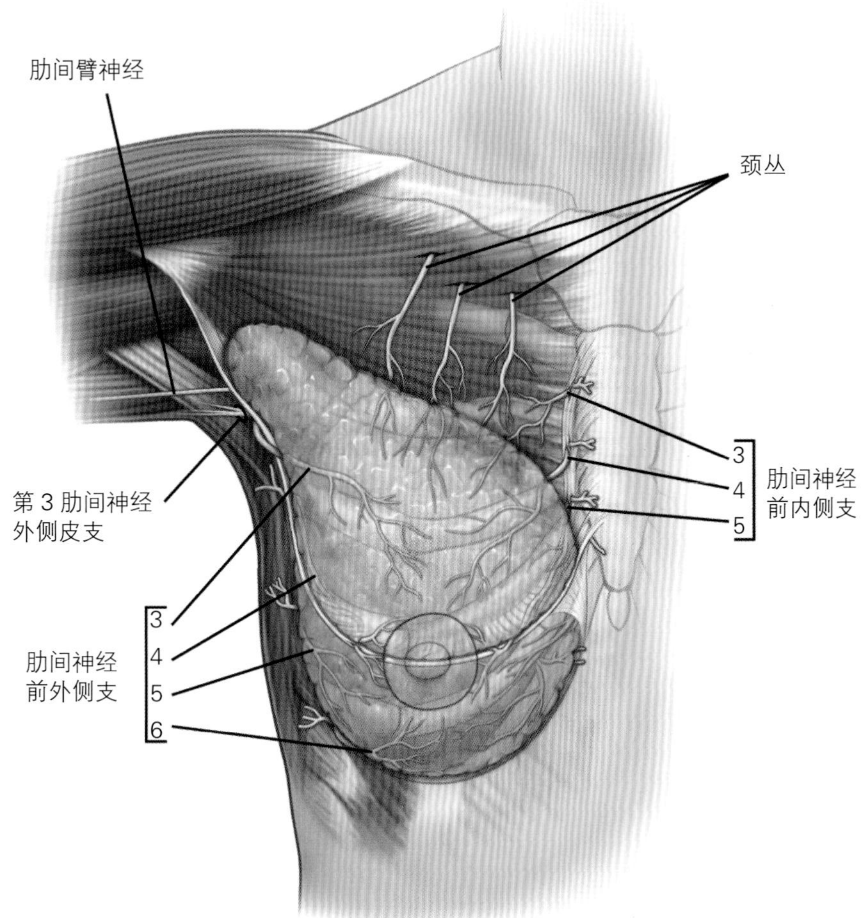

图 5-1　乳房和乳头乳晕复合体的感觉神经支配主要来自第 2～6 肋间神经的内侧和外侧分支（Reproduced from Nahai F. The Art of Aesthetic Surgery: Principles & Techniques. 2nd ed. New York, NY: Thieme Medical Publishers; 2011.）

少了隆乳手术时胸内侧神经损伤的风险。

描述胸大肌和腹外斜肌之间关系的解剖学研究表明，胸大肌的肋部起源于第 5 肋（25%）、第 6 肋（70%）或第 7 肋（5%）。从锁骨中线到胸大肌外侧缘的距离，在第 4 ~ 6 肋处分别为 49.8mm、30.5mm 和 6.3mm。胸大肌与腹外斜肌在锁骨中线附近重叠率占 90%，重叠宽度约为 25mm。

随着筋膜下隆乳术的出现，胸肌筋膜的解剖变得非常重要。保留胸肌筋膜 – 乳房实质交界面的好处有很多，包括保留 Cooper 韧带附着以及 Würinger 水平隔。解剖学研究表明，胸肌筋膜在上方和内侧起源于锁骨和胸骨并延伸至肌肉表面。Lin 等研究表明胸肌筋膜的厚度为 0.2 ~ 1.1mm。Tebbetts 研究表明，胸肌筋膜的厚度为 0.1 ~ 0.5mm，而 Graf 发现胸肌筋膜的厚度在中央约为 0.2mm，在外侧和内侧约为 1.0mm。

5.3 患者选择

隆乳术患者选择为，首先要有完整的病史和体格检查。其中包括全面评估患者的期望和对风险及利益的理解。这些问题在前几章中做了详细解释。关于理想剥离层次的讨论，部分取决于体格检查和外科

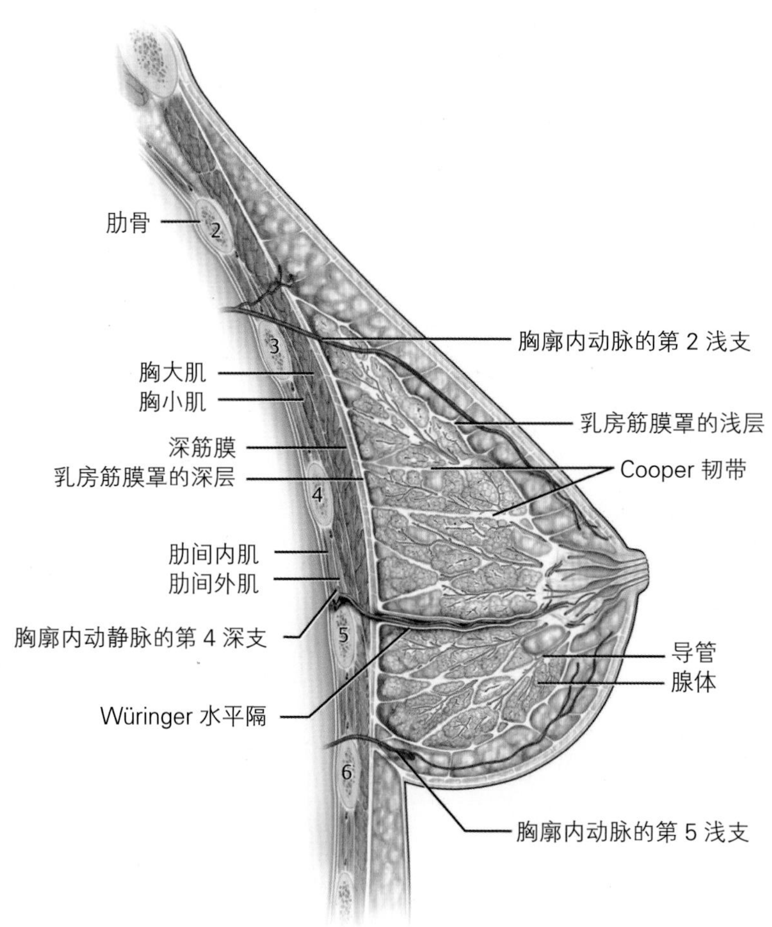

图 5-2 乳房实质以及浅筋膜的浅层和深层（Reproduced from Hall-Findlay EJ. Aesthetic Breast Surgery: Concepts & Techniques. New York: Thieme Medical Publishers; 2011.）

医生的偏好。在腺体下和筋膜下放置假体的患者选择本质上是相同的，因为这 2 个层次的假体都位于胸大肌浅层。然而，在某些情况下需放置于胸肌下，它们的选择标准可能是不同的。一般来说，体格较瘦且上极夹捏试验< 2cm 的患者，通常建议采用胸肌下位置，而对于上极夹捏厚度> 2cm 的患者，可考虑采用腺体下或筋膜下层次位置。

5.4　优点和缺点

腺体下放置乳房假体可产生理想的凸度，然而，在偏瘦的患者中，假体可见可能是个问题，表现为波纹、皱褶以及边缘可见。当原有乳房上极厚度> 2cm 时，假体可见和出现波纹的可能性最小。腺体下放置乳房假体推荐用于乳房较大的女性或更爱运动的女性，以尽量减少与胸大肌收缩相关的扭曲和压迫。采用腺体下的剥离层次，Cooper 韧带被离断，随着时间的推移，腺体下垂的可能性会增加。

随着最新一代硅胶假体的出现，包括最佳填充和高黏性的假体，偏瘦患者的可见度可以降到最低。有各种各样的解剖型假体，即使是放置在腺体下，也可以最大限度地减少上极可见度，减少波纹和皱褶的发生率。由于这些假体与传统的低黏性硅胶假体具有不同的处理特征，因此较瘦的患者也可以考虑将其放置于腺体下。

胸肌下放置乳房假体通常会改善乳房上极的轮廓，特别是在夹捏试验< 2cm 的患者中，因为该假体的上极被肌肉自然地压迫，可见度更小。此外，有研究表明，当假体放置在胸肌下层次时，包膜挛缩的发生率是最低的。然而，在腺体下放置毛面假体的包膜挛缩发生率与在胸肌下放置类似。研究还表明，当假体位于胸肌下位置时，乳房成像（即乳房 X 线检查）更容易，由于胸肌筋膜 - 乳房实质交界面更清晰可见。胸肌下放置假体的局限性是胸大肌随意收缩时形成与之相关的动态畸形。胸肌下放置假体的其他缺点包括移位、扭曲、不对称。Banbury 评估了 47 例胸肌下隆乳术后患者的胸大肌功能，从术前至术后 3 个月和 6 个月，并没有发现任何肌肉屈曲、伸展或内收的改变。

假体放置在筋膜下的优点是提供更好的凸度，类似于放置在腺体下，但假体边缘不可见，因为假体上极位于胸肌筋膜下。这个层次的另一个好处是它将假体与乳房实质分开，并且与放置在腺体下相比，包膜挛缩的发生率降低，其发生率与放置在胸肌下相似。此外，有理论认为，由于保留了 Cooper 韧带，随着时间的推移，腺体下垂情况可能会减少；然而，没有研究证实这一点。

5.5　技术

对于将乳房假体放置在腺体下、筋膜下、胸肌下这 3 个层次，标记和切口位置可以是相同的。通常的标记包括画出胸骨中线和乳房覆盖区的外周轮廓。画出 IMF 水平并延伸至中线，以确保位置一致。测量 NAC 到 IMF 拉伸和不拉伸的距离，以及胸骨切迹到 NAC 的距离。通过上极夹捏试验来评估软组织的厚度，有助于决定在腺体下、筋膜下还是胸肌下放置假体。Hidalgo 最近对美国 1067 名整形外科医生的回顾证实，最常见的腔隙位置是部分肌肉下或双平面（79.5%）、完全肌肉下（12.7%）、腺体下（5.4%）和筋膜下（2.4%）。这些比例在全球范围内有所不同，因为在欧洲和南美洲，乳房假体放置在筋膜下更为普遍。乳房假体放置在胸肌下、腺体下和筋膜下的切口位置选择包括乳房下、乳晕周围和经腋窝切口。在 Hidalgo 的回顾中，美国最常见的切口位置选择是乳房下切口（83.9%），其次是乳晕周围切口（12.6%）、经腋窝切口（3.3%）和经脐切口（0.2%）。

5.5.1 腺体下隆乳术

Cronin 和 Gerow 于 1962 年进行了首次硅胶假体隆乳手术，假体位于腺体下。尽管腺体下放置假体通常具有良好的体积和轮廓且易于恢复，但缺点是假体可见（尤其是组织较薄的患者）以及包膜挛缩发生率增加。一些外科医生质疑假体置于腺体下间隙乳房外形的长久性，因为假体下垂是一个潜在的问题，这是由于乳房实质和胸肌筋膜之间的大部分结缔组织纤维在腺体下剥离时被破坏（Hunstad）。

接下来将介绍腺体下隆乳技术的突出细节。患者站立位时，画出相关的乳房标志，包括乳房覆盖区和计划的切口。切口入路可通过乳晕周围、乳房下或经腋窝区域。切口长度为 3 ~ 5cm，这取决于假体的大小。接下来描述最常见的乳房下入路。用手术刀切开真皮层至皮下脂肪层。用双齿皮肤拉钩拉开真皮缘，用电刀剥离至筋膜水平。在乳房下皱襞水平，筋膜可能来自腹直肌或胸大肌。用窄的 90° 拉钩提起上部软组织，朝头侧方向继续剥离。识别胸大肌下缘，然后在胸大肌和胸肌筋膜上向内侧、上部和外侧继续进行剥离。剥离层次的边界包括胸大肌的内侧缘、乳房实质覆盖区的上部和胸大肌的外侧缘。在出血前识别剥离层次内的所有穿支并电凝。重要的是不要过度扩大腔隙，而是创造一个间隙像手戴手套一样适合假体。止血完成后，用适当的溶液冲洗腺体下间隙。图 5-3 显示了患者腺体下隆乳术的术前与术后照片。

5.5.2 筋膜下隆乳术

Graf 等在 2002 年首次描述了筋膜下隆乳技术。认识到假体放置在筋膜下的好处不是在皮肤和假体之间提供额外的厚度是很重要的。它真正的好处是双重的，因为它在乳房实质和假体之间提供了屏障功能，此外还通过保留连接乳房实质到胸壁的 Cooper 韧带，对假体提供了额外的支撑。胸肌筋膜本质上起着支撑假体的内部乳罩作用，并最大限度地减少与腺体下放置假体有关的假体下移情况。支持者声称，通过减少假体上极的可见度、减少包膜挛缩的发生率，以及减少假体随胸大肌的活动，可以提高美学效果。如前所述，胸肌筋膜很薄，其厚度根据具体部分而有所不同。上方厚度测量值为 0.49mm，外侧肌肉边缘和腋筋膜处厚度为 0.68mm，第 2 ~ 4 肋表面的胸骨缘附着处厚度为 0.52mm。下方与背阔肌表面的筋膜融合。尽管胸肌筋膜很薄，但它可以作为坚固独立的结构完整的层次来进行剥离。剥离时上部胸肌筋膜的致密附着可以预防假体向上移位，提供对乳房上极的压迫，降低假体上方的可见度。

Graf 根据切口的位置描述了筋膜下隆乳技术，包括经腋窝、乳晕周围和乳房下入路。

对于腋窝通路，在胸大肌外侧缘后约 1cm 处沿腋窝皱褶设计一个 4cm 的 S 形切口。剥离时必须小心，通过向上朝胸大肌的外上缘方向进行剥离，来避免损伤该区域的淋巴管。切开胸肌筋膜，用电刀剥离形成筋膜下腔隙。筋膜切口应垂直于胸肌纤维的方向。

当选择乳晕周围切口时，在患者站立位时，沿乳晕下缘标记计划切口的准确位置是很重要的。一旦患者仰卧位，准备好并进行局部麻醉浸润后，乳晕边缘可能不那么清晰。筋膜切口制作在与锁骨中线垂直的、距离 NAC 几厘米的位置，以尽量减少感觉神经损伤的风险。朝向 IMF 进行剥离时，是沿着乳房实质 - 皮下脂肪层进行的。避免经腺体入路，以尽量减少对乳腺导管的损伤，因为乳腺导管常含有细

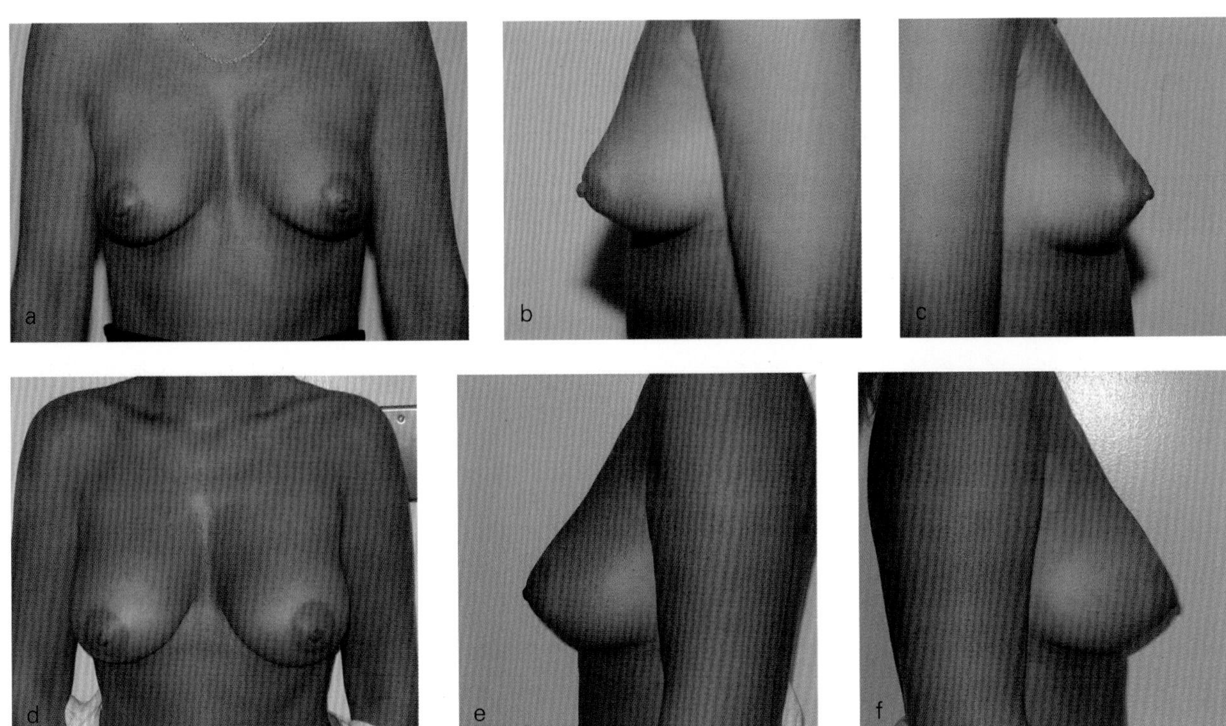

图 5-3　使用 300mL 光面圆形硅胶假体的腺体下隆乳术，术前和术后 6 年的视图。a. 术前前面观。b. 术前左侧面观。c. 术前右侧面观。d. 术后前面观。e. 术后左侧面观。f. 术后右侧面观

菌。剥离延伸至胸壁，然后朝向胸大肌向头侧延伸。在 NAC 水平切开胸肌筋膜。

当选择乳房下入路时，沿着皱褶做 3 ~ 5cm 的切口。在 IMF 水平需要调整的情况下，切口位置需相应地修改，使最后的切口位于皱褶内。朝胸大肌下缘进行剥离。一旦识别胸肌筋膜，就将其切开并在筋膜下层次进行剥离。

实际制作筋膜下腔隙时需要注意几个要点。在潜行分离过程中，应注意避免损伤筋膜，如热损伤和穿孔。在胸肌筋膜非常薄的情况下，掀起筋膜时可包含薄层胸肌纤维。在电凝模式下使用低挡电凝进行剥离，以减少任何潜在的出血情况。也可先用手指剥离形成筋膜下层次，最后放入内镜以帮助剥离。Stoff–Khalili 主张在做乳腺组织剥离时，从胸大肌外侧缘开始，再继续剥离至胸肌筋膜水平。一旦识别筋膜，用电凝剪刀将其与肌肉分开。值得注意的是，筋膜厚度从胸大肌下方约 0.1mm 增加到胸大肌上 1/3 处约 0.5mm。按照 Stoff–Khalili 的观点，这种厚度的增加足以将假体波纹降至最少。其他便于剥离的操作有向上牵拉乳房。剥离边界通常为上方至第 2 肋间隙，内侧距胸骨中线 1 ~ 2cm，下方至 NAC 下方 5 ~ 8cm，外侧到腋前线。为防止假体向外侧移位，剥离时避免超过胸大肌外侧缘是很重要的。在置入假体之前确保止血和冲洗腔隙也是很重要的。图 5-4 所示为筋膜下隆乳患者的术前和术后照片。

5.5.3　胸肌下隆乳术

Dempsey 和 Latham 首次考虑将假体放置在胸肌下，并于 1968 年进行了首次胸肌下隆乳术。与放置在腺体下相比，优势是假体可见度低、下垂减少、包膜挛缩减少和长久性增加。与腺体下和筋膜下技术一样，胸肌下隆乳术也可以通过各种通道切口进行，包括乳晕周围切口、经腋窝切口和乳房下切口。胸

肌下隆乳术可以使用全肌肉覆盖法和部分肌肉覆盖法。全肌肉下层次手术采用较少，主要是因为乳房的自然轮廓可能受到影响，因为为了外侧覆盖，有时涉及掀起前锯肌。全肌肉覆盖法的适应证很少。部分胸肌下覆盖法已经变得更加普遍。松解胸大肌的下方起点可以改善乳房下极的凸度和轮廓。放置在胸肌下的另一个好处是：与放置在腺体下相比，包膜挛缩的发生率通常较低。然而，这也取决于假体的表面纹理。

部分胸肌下覆盖法的演变已由 Tebbetts 进行了细化和更准确的定义，现在通常称为双平面隆乳术。双平面隆乳术包括松解胸大肌的下方起点，而不松解胸骨缘的肌肉，以及不同程度的腺体下剥离。根据 Tebbetts 的观点，双平面隆乳术的定义特征如下：

- 乳房假体部分位于胸大肌后方，部分位于乳房实质后方。
- 离断胸大肌起点的特定部分以改变胸大肌相对于假体的位置，最终目的是改变假体与乳房实质之间的关系。
- 通过充分改变胸大肌 – 乳房实质交界面来改变乳房实质 – 假体的动态性关系。

双平面隆乳术有 3 种类型。1 型双平面定义为仅松解胸大肌下方起点，适用于无腺体下垂、乳房实质 – 肌肉交界面附着紧密和下极拉伸轻微的患者（图 5–5)。2 型双平面定义为松解胸大肌下方起点，并在腺体下剥离至乳晕下缘水平，适用于轻度腺体下垂、肌肉 – 乳房实质交界面附着较松、下极更多拉伸的患者（图 5–6)。3 型双平面定义为松解胸大肌下方起点，并在腺体下剥离至乳晕上缘水平，适

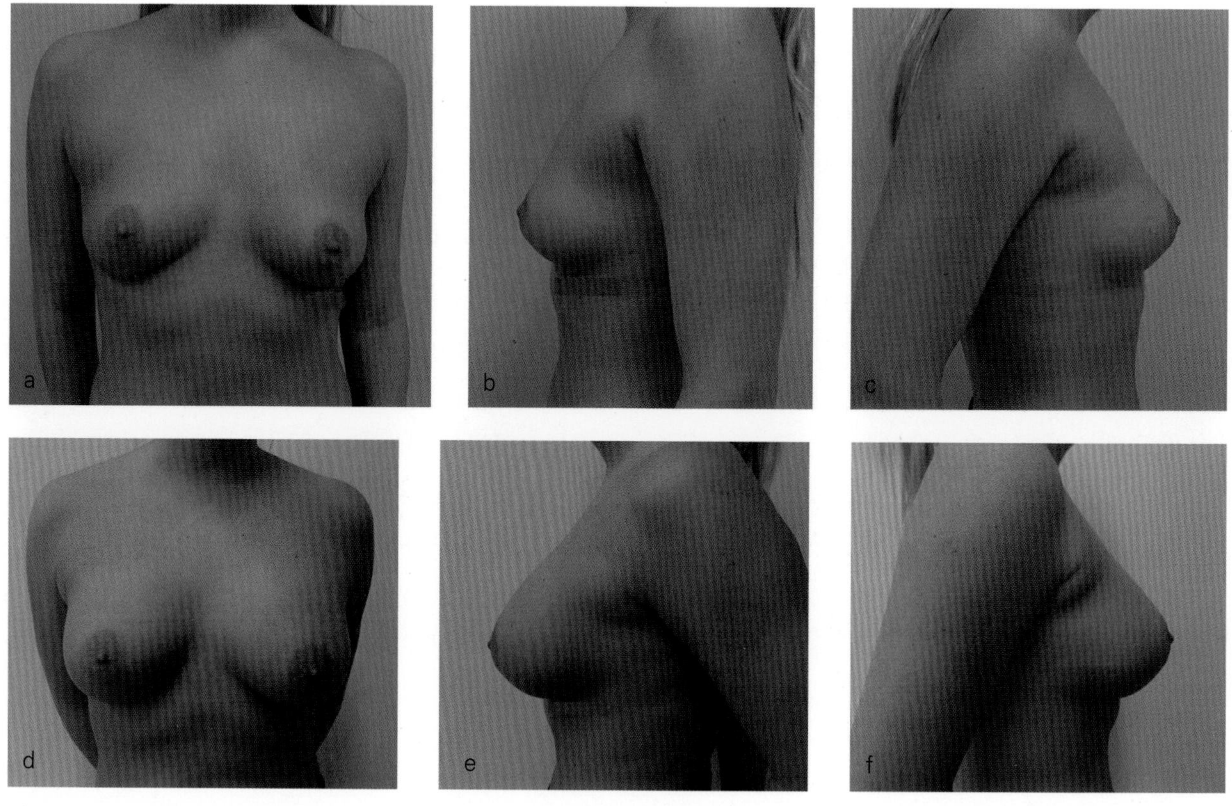

图 5–4 使用 350mL 光面圆形硅胶假体的筋膜下隆乳术，术前和术后 1 年视图。a. 术前前面观。b. 术前左侧面观；c. 术前右侧面观。d. 术后前面观。e. 术后左侧面观。f. 术后右侧面观

用于超过 1/3 的乳房实质低于期望的 IMF 的腺体下垂、肌肉 – 乳房实质交界面附着较松、下极明显拉伸以及下极狭窄的患者（图 5–7）。广泛地松解内侧和上方的胸大肌可导致肌肉向上退缩，称为百叶窗，也可能导致动态畸形。沿胸大肌内侧起点过度剥离也可能导致并乳，因为胸骨表面的软组织附着逐渐减弱，最终导致假体与假体接触。

胸肌下技术的主要特点如下：术前要在患者站立位时做标记。与假体植入的其他层次一样，切口入路可以是乳晕周围、经腋窝或乳房下。选择乳房下入路时，切开皮肤和皮下脂肪层，剥离至深筋膜水平。这个筋膜通常是腹直肌筋膜。在筋膜上进行剥离至胸大肌下缘，然后从内下侧起点延伸到锁骨中线切开。图 5–8 显示了患者在胸肌下隆乳的术前术后照片。此时考虑双平面剥离的 3 种变化。

1 型双平面

进入胸肌下层次，在胸壁留一个 1cm 长的下方胸大肌袖。胸肌切口从胸大肌的胸骨下缘延伸至外下缘。胸大肌 – 乳房实质交界面不分离。最好朝向乳晕内侧进入胸肌下间隙。使用电刀进行胸肌下剥离。当胸廓内动静脉的穿支穿过胸肌筋膜和肋间隙时，必须注意识别和电凝。采用钝性剥离技术将胸大肌与胸小肌及前锯肌分离开。制作的胸肌下腔隙的尺寸或覆盖区应近似于所需假体的尺寸。最初对双平面技术的描述建议剥离的上方范围延伸到胸肩峰血管蒂水平。然而，不再推荐这种程度的剥离。外侧剥离不应超过胸大肌外侧缘。内侧剥离应延伸至胸大肌的内侧起点，不应完全离断以避免将来发生并乳。

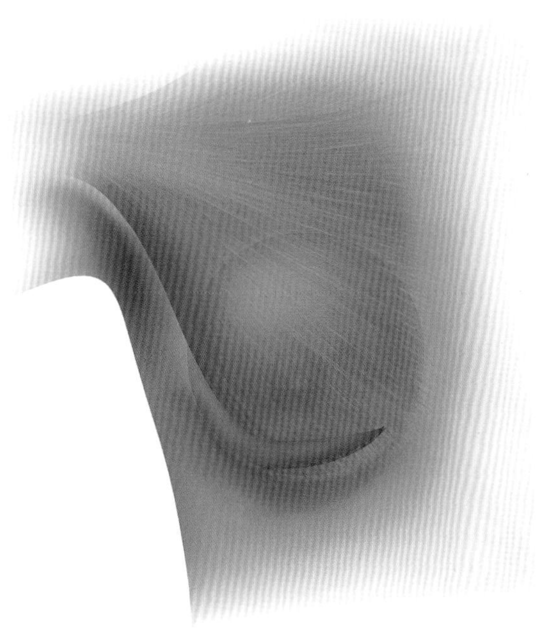

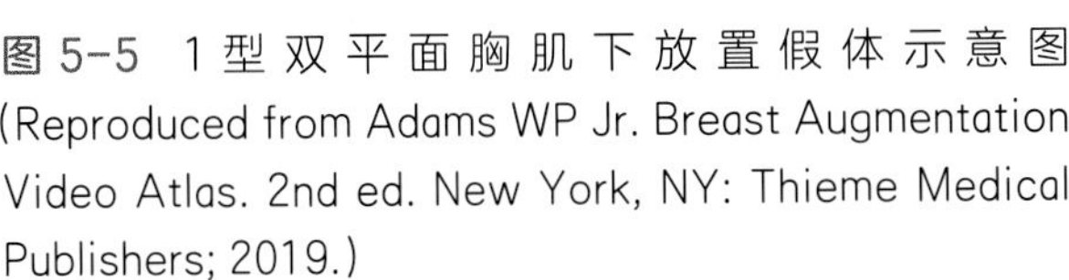

图 5–5 1 型双平面胸肌下放置假体示意图 (Reproduced from Adams WP Jr. Breast Augmentation Video Atlas. 2nd ed. New York, NY: Thieme Medical Publishers; 2019.)

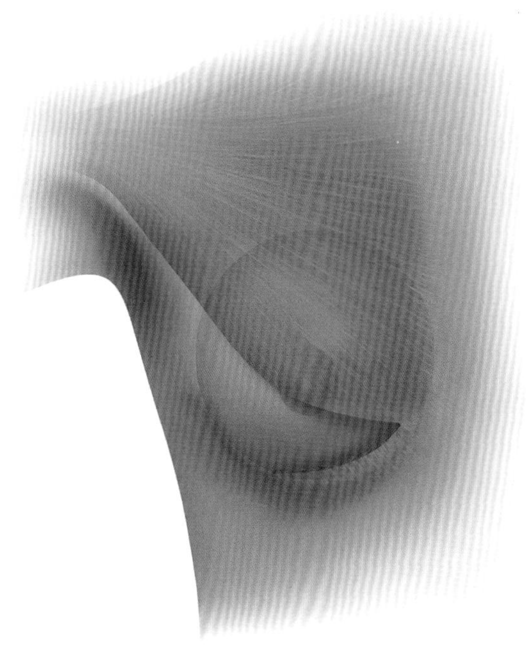

图 5–6 2 型双平面胸肌下放置假体示意图（Reproduced from Adams WP Jr. Breast Augmentation Video Atlas. 2nd ed. New York, NY: Thieme Medical Publishers; 2019.)

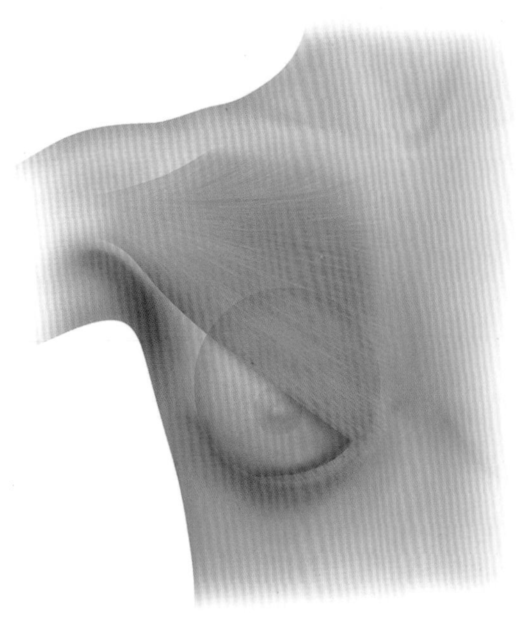

图 5-7　3 型双平面胸肌下放置假体示意图（Reproduced from Adams WP Jr. Breast Augmentation Video Atlas. 2nd ed. New York, NY: Thieme Medical Publishers; 2019.）

2 型和 3 型双平面

2 型和 3 型双平面开始与 1 型双平面完全相同。一旦完成了胸肌下腔隙的制作，就向上牵拉乳房实质，识别胸肌 - 乳房实质交界面。然后用电刀将交界面从内侧向外侧分离。外侧边界是胸大肌的外侧缘。对于 2 型双平面，剥离大约延伸至乳晕下缘，而对于 3 型双平面，剥离大约延伸至乳晕上缘。松解肌肉 - 乳房实质交界面，直到内部肌肉条索消失，因为该条索可能会限制假体的凸度。

5.6　并发症

根据假体的放置层次，与隆乳术相关的不良结果多种多样，包括包膜挛缩、动态畸形、假体移位、感觉受损和软组织改变。这些不良结果的发生率可能受到置入层次的影响，因此必须加以重视。随后的部分将回顾这些不良事件，以及假体放置在胸肌下、筋膜下和腺体下位置是如何影响这些不良事件发生率的。

5.6.1　包膜挛缩

当比较腺体下和胸肌下放置乳房假体时，胸肌下放置假体的优点之一是减少了包膜挛缩的发生率。虽然许多人认为假体的放置位置是包膜挛缩最重要的预测因素，但假体的表面特征也很重要。在对 5109 例乳房假体隆乳术的回顾中，包膜挛缩的发生率因假体植入层次和假体表面纹理的不同而不同。当放置毛面假体时，腺体下放置假体包膜挛缩的发生率为 4.9%，胸肌下放置假体包膜挛缩的发生率为 2.1%。当使用光面假体时，腺体下放置假体包膜挛缩的发生率为 21%，胸肌下放置假体包膜挛缩的发生率为 5.1%。大量研究表明，胸肌下放置假体可降低包膜挛缩的发生率。尽管这种关系已被普遍接受，但 Codner 等未能证实假体放置在腺体下和胸肌下包膜挛缩发生率的差异。

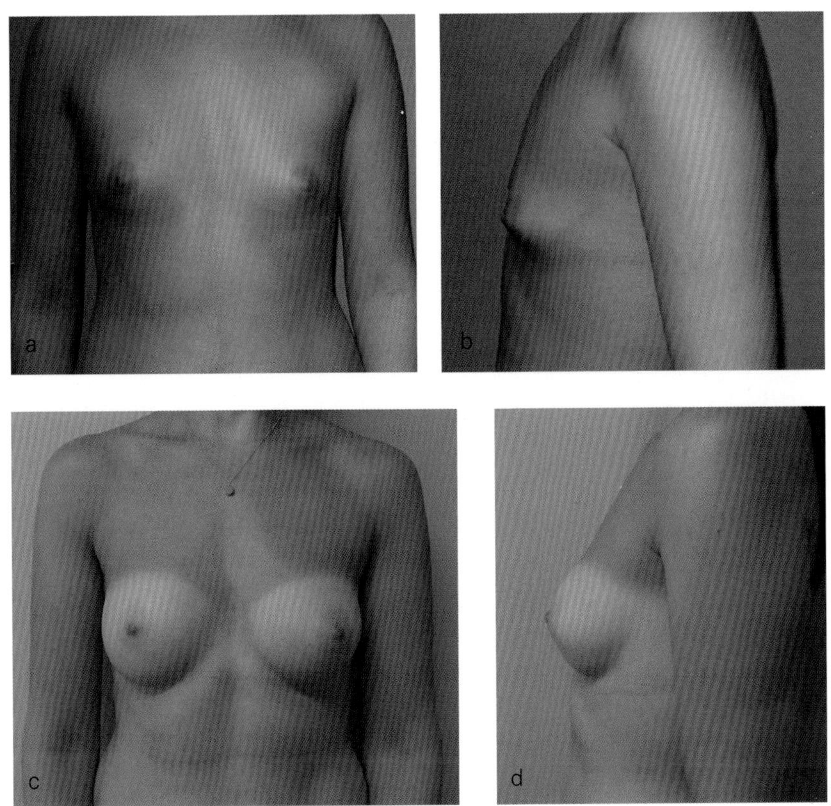

图 5-8 使用 225mL 光面圆形硅胶假体的胸肌下隆乳术，术前和术后 10 年视图。a. 术前前面观。b. 术前左侧面观。c. 术后前面观。d. 术后左侧面观

假体放置在腺体下和胸肌下相关的并发症已有研究。在一项对 328 例隆乳术后患者的回顾中，Stoff-Khalili 证实，49% 的腺体下隆乳术后患者和 16% 的胸肌下隆乳术后患者出现了术后并发症（$P < 0.001$）。另一方面，从胸肌下组到筋膜下组，并发症的发生率从 16% 下降到 6.7%（$P < 0.031$）。Baker 3 级包膜挛缩的发生率：腺体下放置毛面假体为 14.35%，胸肌下放置毛面假体为 4.5%，胸肌下放置光面假体为 1.9%，筋膜下放置光面假体为 1.5%。在腺体下组中，37% 的患者进行了修复。8 例 Baker 3 级或 4 级包膜挛缩的患者进行了假体取出、包膜切开术，未再进行隆乳手术。同样在这个腺体下组中，14 例 Baker 3 级包膜挛缩的患者（13.3%）进行了假体取出、包膜切除术并在胸肌下放置新的光面假体。在胸肌下组中，二次修复率为 9.1%，而腺体下组的二次修复率为 37%（$P < 0.05$）。对本研究的批评是，任何像这样的比较研究要具有科学有效性，患者队列样本必须在术前相似。

腺体下位置隆乳术后包膜挛缩的矫正已被描述。Spear 等回顾了 85 例包膜挛缩患者（54 例胸肌下隆乳术，31 例腺体下隆乳术），采用双平面方法进行矫正。腺体下挛缩患者的治疗方法是采用腔隙转换至部分胸肌下间隙，将胸大肌下缘用木偶线缝合的方式固定在上覆皮肤。胸肌下包膜挛缩患者的治疗方法是松解胸大肌下方起点并制作出延伸至乳晕下缘的部分腺体下层次。85 例患者中有 3 例患者（3.5%）因假体移位引起并发症需再次手术。在转换为双平面位置的患者中没有出现 Baker 3 级或 4 级包膜挛缩。然而，有 2% 的患者为 Baker 2 级包膜挛缩。

Mofid 等描述了一种取出腺体下假体并进行包膜切除术的技术。切开胸大肌下方起点，在胸肌下层次进行剥离，形成双平面或胸肌下腔隙，使用脱细胞真皮基质（ADM）固定胸大肌的位置，放置新的

假体。他们将该技术的结果与 Spear 描述的不使用 ADM 的传统腔隙转换技术进行了比较，证实了基于假体移位、疼痛和需要修复，使用 ADM 的不良事件显著减少。

5.6.2 动态畸形

伴随胸大肌收缩出现的动态畸形愈发被认为是胸肌下假体隆乳术患者会出现的问题。Spear 等回顾了 40 例胸肌下隆乳术后的患者，通过照相分析发现，9 例患者（22.5%）没有变形，25 例患者（62.5%）有轻微变形，4 例患者（10%）有中度变形，2 例患者（5%）有严重变形。在随后的问卷调查中，56 例患者（82%）描述为轻度至无变形，7 例患者（10%）描述为中度变形，5 例患者（7%）描述为严重变形。最常见的加剧随动的运动包括举重和锻炼（分别为 24% 和 19%）。作者的结论是：对于非常爱运动和经常锻炼的患者，应考虑将假体放置在腺体下。Adams 指出，基于分离胸大肌和乳房实质的 2 型和 3 型双平面技术可以减少随动。Brown、Graf 和 Hunstad 指出，与放置在胸肌下相比，假体放置在筋膜下随动要少一些。

理解随动的机制很重要。原始的胸大肌上方起源于锁骨，内侧起源于胸骨缘，下方起源于肋缘。它止于肱骨，收缩时起到内收和屈曲肱骨的作用。当肌肉的下方起点被离断时，收缩将导致肌肉在垂直方向上的缩短。当假体被放置在胸大肌下时，产生的瘢痕或包膜本质上是将假体固定于胸大肌。当肌肉收缩并垂直缩短时，会牵拉包膜及假体，导致动态畸形。根据瘢痕或包膜的致密程度、假体周围间隙内的松弛程度、覆盖在胸大肌上的乳房实质的量，以及胸大肌的强度，不同患者的随动程度会有所不同。

对有问题的动态畸形的最佳治疗方法是将胸肌下假体转换到腺体下或筋膜下位置。Lesavoy 等回顾了 36 例动态畸形的患者，通过取出胸肌下假体，将胸大肌重新悬吊于胸壁，并在腺体下间隙置入新的假体证实可以完全矫正。其基础是当肌肉被替换到其解剖位置时，肌肉收缩对假体产生的压力被消除。新放置的腺体下假体会压迫胸肌下腔隙，这样就消除了假体移动回到原腔隙和腔隙内积液的潜在风险。这项技术对移位、包膜挛缩及并乳的患者同样有效。

5.6.3 乳房实质萎缩

与初次隆乳术相关的乳房实质萎缩是另一个讨论和争议的话题。Handel 说："长期存在的假体通常会导致乳房解剖和生理的改变，包括乳房实质萎缩、组织变薄和皮肤血液供应减少。" Tebbetts 和 Teitelbaum 指出："与较小或凸度低的假体相比，高凸和超高凸假体的重量和压力可能会导致乳房包被（皮肤和皮下组织）更多的拉伸和变薄，以及更多的实质萎缩。" 因此，与乳房假体相关的长期改变可能对乳房实质、胸大肌和胸壁产生显著影响。

假体放置在腺体下和胸肌下会导致乳房实质和胸大肌萎缩，已有研究进行评估。先前的研究表明，与腺体下隆乳术相比，肌肉下隆乳术可减少轮廓畸形，降低假体边缘可见度、波纹和包膜挛缩发生率。然而，胸肌下隆乳术有更高的假体移位和乳房不对称的风险。研究对软组织施加压力的后果表明，肌肉最容易因缺血和变形而受到损害。

在一项由 Roxo 等进行的随机前瞻性研究中，作者研究了 58 例患者，其中 24 例患者被随机分为腺体下组，24 例患者被分为胸肌下组，其中 10 例患者为未手术对照组。在不同的时间点（包括 0 个月、6 个月和 12 个月）对腺体下组和胸肌下组与未手术对照组进行比较。所有组间的患者和假体特征相似。乳房实质体积的磁共振成像（MRI）分析显示，6 个月时，乳房实质腺体下组和胸肌下组乳房实质体积显著减少（分别为 27.7% 和 23.08%）。当假体放置在胸肌下位置时，在 6 个月和 12 个月时，胸大肌的体积显著减少（分别为 46.38% 和 49.8%）。这项研究的结论是：两组患者术后 6 个月的乳房实质体积都显著减少，但胸肌下组的体积比腺体下组少 16.6%。此外，在 12 个月的随访中，两组的乳房实质体积都有显著的恢复。然而，腺体下组的乳房实质体积仍有显著的减少（$P < 0.001$）。隆乳术后 12 个月，胸肌下组没有明显的乳房实质体积损失。最后，证明了胸大肌容易受到压力相关的压缩，在研究的时段内，这种压缩并没有改善。

其他研究也证明了与 Roxo 研究类似的观点。Kovacs 等测量了 17 名患者（34 个乳房）用圆形假体在胸肌下隆乳术后的三维表面积，以及 10 名患者（20 个乳房）通过腋窝或乳房下入路放置解剖型假体后的三维表面积。在术前和术后 6 个月进行测量。根据制造商的假体参数，圆形假体的乳房凸度增加比预期的少 22%，解剖型假体的乳房凸度增加比预期的少 25%（$P < 0.01$），在手术切口方面没有本质差异。研究显示，在术后 6 个月应用圆形假体行胸肌下隆乳术后的乳房凸度比预期的少 22%。Tepper 等也对 14 名隆乳术后患者（28 个乳房）进行了三维乳房体积测量，研究显示，术后 6 个月的乳房凸度比预期的少 20.9%。三维成像扫描显示隆乳术后发生的实际变化，包括乳房体积、乳房凸度内错角的增加，以及胸骨切迹到乳头的距离。作者还发现隆乳术导致的前后凸度比预期的要少，可能是由于假体前面的组织发生了萎缩。

除了假体的位置外，其他因素如假体的体积和凸度也会影响隆乳术后乳房的软组织特征。Tebbetts 和 Teitelbaum 认为，与较小或凸度低的假体相比，高凸假体的重量和压力会导致乳房皮肤和皮下组织更多的拉伸和变薄，以及导致更多的乳房实质萎缩。虽然有时确实如此，但这也取决于其他因素，如假体体积与乳房实质体积的比例以及软组织顺应性。先前的研究表明，当置入假体后，施加在乳房和周围组织的力会导致一定程度的重塑，以抵抗这种力的影响。短期影响与蠕变和应力松弛有关。如果周围的组织不能充分代偿，就可能产生长期和潜在的不可逆影响。这包括乳房实质萎缩、真皮变薄和骨（胸廓）变形。这些变化是否与假体轮廓（高凸度）或假体体积有关？ Nahabedian 曾说过：“临界点不仅仅基于假体的凸度，还取决于假体的体积、软组织顺应性和乳房实质体积之间的关系，因为无论凸度如何，任何乳房假体都可能导致变形改变。” Slavin 曾说过：“Tebbetts 和 Teitelbaum 关于增加假体的凸度可能对乳腺组织有害的观点是正确的，但低凸和中凸假体尚未被证明是万能药。”

5.6.4 感觉改变

腺体下、筋膜下和胸肌下隆乳术后乳房感觉的改变已有描述。通常认为，高达 50% 的患者可能会有乳房和 NAC 短暂的感觉改变，高达 16% 的患者可能经历永久性的感觉改变。有人提出，胸肌下隆乳术导致的感觉障碍可能比腺体下和筋膜下隆乳术导致的感觉障碍更少，因为神经路径破坏得较少。

解剖学研究表明，NAC 的感觉是通过第 3 ~ 6 肋间神经的内侧和外侧皮支支配的。第 4 外侧皮神经是 79% 的患者的主要感觉神经，在 93% 的乳房中，它走行在胸肌筋膜内并在腋中线穿出胸筋膜，然后在锁骨中线进入乳房实质，最后到达 NAC。

在对 36 项研究的系统综述中，Ducic 等研究表明隆乳术后神经损伤的风险为 13.57% ~ 15.44%。损伤最常见的神经有肋间皮神经，风险为 8.86% ~ 10.01%；其次是到 NAC 的 T3 ~ T5 肋间皮神经，风险为 4.64% ~ 5.43%；再次是肋间臂神经（0.05%）和胸长神经（0.01%）。在这篇回顾中，作者们研究了假体放置在胸肌下层次或腺体下层次是否有区别。在一项研究中，胸肌下放置假体与感觉改变有关，而在另一项研究中，腺体下放置假体与感觉改变有关。然而，总的来说，荟萃分析显示，胸肌下和腺体下放置假体，两者之间乳房感觉改变没有差异（P=0.2613)。

关于隆乳术后感觉的个人研究结果不一。Banbury 和同事评估了 47 名患者在胸肌下隆乳术后的乳房感觉，包括 NAC 和 4 个外周象限。他们的研究表明，在术后 3 个月和 6 个月的振动感觉有显著差异，而压力在 3 个月时有显著变化，但在 6 个月时无变化。Courtiss 和 Goldwyn 评估了 249 个乳房在腺体下隆乳术后的乳房感觉，证实术后 2 年患者 NAC 感觉降低了 15%。Brown 等评估了 162 名接受筋膜下隆乳术的女性术前和术后、12 周时的感觉变化。术后 2 周乳房各部位的感觉均有统计学上的下降（$P < 0.01$)。大多数女性（92.5%）在 12 周后，除外下象限的乳房所有部位，都恢复到术前的感觉水平。术后 12 周，4% 的 NAC 和 16.15% 的外下象限感觉未能恢复至正常。

5.6.5 并乳

隆乳术后并乳是一种少见的情况，假体放置在腺体下和胸肌下均可发生并乳。在腺体下放置假体，通常是由于内侧剥离过度或放置的乳房假体过大所致。在胸肌下放置假体，通常与胸大肌内侧起点的分离有关。在这两种情况下，假体可以直接接触或极为贴近。

目前已描述了各种各样纠正并乳的技术。当原有假体位于腺体下时，制作胸肌下腔隙通常可以纠正这个问题。当原有假体位于胸肌下时，有几种方法可供选择：包括制作新的胸肌下腔隙、内侧包膜缝合术、使用包膜瓣，用或不用人工或生物材料加固。Spear 等描述了在 23 名并乳患者中制作新腔隙的作用，平均随访 22 个月没有发现复发情况。

5.6.6 乳腺癌，影像学和监测

乳房肿瘤与假体的关系一直是人们关注的问题。多年来，一些流行病学研究基本上证实了两者之间没有联系。隆乳术后乳腺癌的发病率通常与没有隆乳的女性相似。大多数的这些癌通常累及乳房实质组织，但也有一些累及胸壁或包膜组织。据报道，在乳房假体存在的情况下，这些肿瘤的诊断是复杂的。研究表明，大约 30% 女性的乳房成像会有遮挡。幸运的是，有各种专门的技术可以帮助诊断，包括乳房 X 线检查和核磁共振扫描时的假体移位技术。

假体放置在胸肌下或腺体下被认为会影响乳腺癌检测和成像的准确性。Spear 等先前的研究表明，胸肌下放置假体的女性（75%）比腺体下放置假体的女性（43.8%）更容易通过触诊发现乳腺癌。也有人认为，单纯通过乳房 X 线检查，对腺体下或筋膜下放置假体的女性进行评估会更困难，因为胸肌 - 乳房实质交界面可能被遮挡，而在胸肌下放置假体的女性中更容易识别。

在最近的一项病例对照研究中，比较了 48 名曾接受过隆乳术的患乳腺癌女性和 302 名没有隆乳术史的乳腺癌女性对照组，研究了假体放置在腺体下和胸肌下两者之间的关系。人口统计学评估表明，胸肌下放置假体（68.9%）的女性多于腺体下放置假体（31.1%）的女性。无论假体是位于胸肌下还是腺体下，在肿瘤的检测方法、活检技术、诊断分期和手术治疗方面均无临床相关的差异。此外，在肿瘤大小、淋巴结扩散或转移方面，胸肌下和腺体下隆乳两者之间没有差异。其他有趣的发现有识别可触及的肿块和乳房 X 线检查诊断的结果比较。与 Spear 的研究结果相反，Sosin 研究发现，57.1% 腺体下放置假体的患者和 54.8% 胸肌下放置假体的患者发现了可触及的肿块。两组乳房病变的乳房 X 线检查发现比率相似，腺体下组和胸肌下组分别为 78.6% 和 71%。腺体下组的假阴性率（14.3%）低于胸肌下组

(25.8%)。乳腺影像学报告和数据系统（BIRADS）平均评分几乎相同，腺体下组为4.0分，胸肌下组为3.95分。乳房X线检查胸肌下假体患者（41.9%）乳腺癌的敏感性是腺体下假体患者（28.6%）的1.5倍。有趣的是，与胸肌下放置假体的女性（3.2%）相比，腺体下放置假体的女性（14.3%）进行MRI筛查更为频繁。一部分原因可能是更多的腺体下放置假体的患者是*BRCA*基因突变的携带者，并不是乳房X线检查的理想人选。

隆乳术后如果诊断为乳腺癌，所有的肿瘤治疗选择仍然可用，包括保乳治疗和乳房切除术。乳房切除术可以保留皮肤或乳头，重建包括使用假体或自体皮瓣。曾行隆乳的患者行乳房切除术后的假体重建可使用组织扩张器或假体来完成。如果先前的假体位于腺体下，则可将假体放置在胸肌前或胸肌下间隙来进行假体重建。如果先前的假体位于胸肌下，那么通常使用相同的胸肌下腔隙。然而，重置于胸肌前也是可以考虑的。这些重建可以用假体或组织扩张器一期或两期完成。如果选择皮瓣，胸大肌总是放回胸壁，皮瓣放在胸大肌的上方。

5.7 结论

腺体下、筋膜下和胸肌下进行隆乳术都是安全的。放置在腺体下可增加凸度，但包膜挛缩发生率较高。放置在胸肌下可减少包膜挛缩发生率，但增加了乳房随动。放置在筋膜下可减少包膜挛缩发生率，但在肌肉和乳房实质之间有一薄层结构。

关键点

- 决策通常取决于自然乳房的大小、患者体力活动的程度，以及对患者期望的评估。
- 一般情况下，体格较瘦且上极夹捏厚度< 2cm的患者，通常建议采用胸肌下隆乳术，而对于上极夹捏厚度> 2cm的患者，则可考虑采用腺体下或筋膜下隆乳术。
- 最常见的腔隙位置是部分肌肉下或双平面（79.5%）、完全肌肉下（12.7%）、腺体下（5.4%）和筋膜下（2.4%）。这些比例在全球范围内有所不同，因为在欧洲和南美洲，假体放置在筋膜下更为普遍。
- 假体放置在腺体下可增加凸度，但包膜挛缩发生率较高。
- 假体放置在胸肌下可减少包膜挛缩发生率，但增加了乳房随动。
- 假体放置在筋膜下可减少包膜挛缩发生率，但在肌肉和乳房实质之间有一薄层结构。

6 脂肪移植初次隆乳术

Ash Patel, *Kristen Rezak*, *and Emily Van Kouwenberg*

概要

本章将重点介绍脂肪移植在初次隆乳术中的应用。我们将讨论患者的选择，移植物存活的过程，脂肪移植的技术、结果和并发症，肿瘤学的考虑，以及术后乳腺癌筛查。尽管关于脂肪移植的初次隆乳术仍然存在一些争议，但这项技术在整形外科医生中继续流行。在进行乳房脂肪移植之前，患者应该接受广泛的咨询，包括潜在的风险、并发症，以及对将来癌症筛查的影响。

关键词： 脂肪移植，初次隆乳术，基质血管成分，脂肪源性干细胞，脂肪注射，脂肪移植存活，脂肪坏死

6.1 引言

1893 年，Gustav Adolf Neuber 首次描述脂肪移植用于面部瘢痕的重建。1895 年，Vincenz Czerny 成功地将背部脂肪瘤转移填充乳房缺损后，又描述了自体脂肪转移到乳房的手术。脂肪转移手术继续发展，直到 20 世纪中期，因为脂肪移植吸收率高而不再流行。Peer 在 1950 年的一项研究中报道，脂肪移植术后 1 年平均吸收率为 45%。当吸脂术获取脂肪成为一种微创技术时，脂肪移植在 20 世纪 80 年代重新流行起来。1987 年，Bircoll 报告了 1 例成功的、持久的使用吸脂将脂肪转移到乳房的病例。同年晚些时候，乳房脂肪移植被美国整形和重建外科医师协会［ASPRS，随后命名为美国整形外科医师协会（ASPS）］新手术特设委员会谴责对乳腺癌检测有潜在干扰。

2007 年，ASPS 脂肪移植特别工作组成立，评估乳房脂肪移植的有效性和安全性。2009 年，该组织发布了一份报告，指出乳房和其他部位脂肪移植的潜在作用，但没有足够的数据来提出具体的建议。他们对文献的回顾包括乳房脂肪移植治疗乳房过小、隆乳后畸形、先天性畸形如 Poland 综合征和管状乳房畸形，以及乳腺癌手术切除后缺损的报道。脂肪移植术后没有发现乳腺癌检出延迟的证据，并发症不多，只有极少数严重并发症和死亡病例；效果不好的主要原因是移植物体积减少。特别工作组报告说："脂肪移植可以被认为是一种增大和矫正与各种医疗疾病相关的缺陷的安全方法。"这项研究的结论是，虽然可以考虑将脂肪移植到乳房和其他部位，但结果取决于外科医生的技术。从那时起，随着旨在提高脂肪保留率的创新，乳房脂肪移植又重新流行起来。

6.2 患者选择和术前评估

乳房脂肪移植有多种潜在用途，包括乳房切除术或乳房肿瘤切除术后的初次乳房重建、修复重建、矫正 Poland 综合征或管状乳房畸形等先天性畸形，以及初次或二次隆乳术。自体脂肪的优点是可获得性，获取简单，最重要的是缺乏免疫原性反应。在进行乳房脂肪移植之前，患者应该接受广泛的咨询，包括潜在的风险、并发症以及对将来癌症筛查的影响。患者必须了解移植物部分吸收的可能性，可能需要进行多次手术，以及效果不好或不充分的可能性。患者必须就脂肪移植的争议接受咨询。

脂肪移植隆乳术的最佳人选是有适当期望、供区足够肥胖、体重稳定和乳房不下垂的患者。希望更明显的乳房增大和明显凸度的患者可能更适合假体隆乳。虽然最理想的人选供区足够肥胖，但低体重指数（BMI）并不是绝对禁忌证。研究表明，体重过轻（BMI $\leqslant$ 18.5kg/m^2）的患者可以获得满意的增大效果。术前体重稳定将有助于获得更可预测的结果，因为脂肪移植后体重显著减轻或增加将导致受区产生类似的效果。乳房下垂应该在脂肪移植隆乳术前进行乳房上提固定术，将这些整合到一次手术中可能会由于暂时性的乳房灌注减少而降低脂肪存活率。单纯的脂肪移植并不能解决下垂的问题，而不矫正下垂就会导致不理想的结果。

对于乳腺癌风险增加的患者，如有家族史、个人史或相关基因突变的患者，需要慎重考虑。目前还没有研究证明自体脂肪移植到乳房后乳腺癌检出延迟或乳腺癌风险增加，但这些话题仍有争议。然而，鉴于这些争议，美国整形外科医师协会（ASPS）宣布乳房脂肪移植不应再被视为一种实验性做法，而应被视为乳腺癌患者重建手术的一部分。虽然这些患者没有绝对禁忌证，但需要接受广泛的咨询。患者必须明白，术后乳房的改变可能导致影像学改变，并增加需要活检的可能性。

手术前，应拍摄照片并确定需要增大的具体部位。与患者的沟通对于确定预期和目标非常重要，包括增大的体积。根据期望的体积，应重新强调多次治疗的可能性。术前应根据现有的肥胖部位和患者偏好选择供区。术前应进行乳房 X 线检查，患者应同意在术后 1 年，由同一放射科医生复查乳房 X 线，以建立一个新的基线。

在优化现有医疗疾病的情况下，患者应是总体健康的。术前应进行风险分级，包括围手术期静脉血栓栓塞（VTE）的风险，VTE 风险增加的患者应采取适当的预防措施。腹部吸脂前应进行全面腹部检查以排除腹疝的可能。

6.3 移植物存活过程

移植脂肪的存活最初取决于周围血浆中营养物质的扩散，直到新生血管形成，通常在 48h 内。因此，理想的移植脂肪应具有高的表面积与体积比，以优化来自周围组织的营养物质的吸收，使移植物存活。虽然脂肪填充必须足够多以保留细胞成分，但填充过多有较高的中央坏死的可能性。脂肪最终会因缺血、细胞凋亡或脂肪细胞去分化而损失。在移植过程中，脂肪的均匀分布对于最大限度地吸收不能存活的移植物也很重要。

除脂肪细胞外，获取的脂肪中还含有一部分称为基质血管成分（SVF）的基质细胞。SVF 中含有高比例的脂肪源性干细胞（ADSCs），可以分化为血管生成所需的脂肪细胞或上皮细胞，这些细胞还分泌促进血管生成和移植物存活的生长因子。研究表明，在非血管化移植的脂肪中存在不同的存活区域。外周区移植的脂肪细胞存活率最高，而中心区移植的脂肪细胞和基质细胞的损失率最高。在这些层之间是一个中间区域，这里脂肪细胞的存活率低，但保留了有活性的脂肪来源的基质细胞。这一层被认为是再生区，由于保留了基质细胞，最终新的脂肪细胞会替换损失的脂肪细胞。这一理论强调了基质细胞活性对最终移植物体积保留的重要性。死亡的脂肪细胞被缓慢吸收，并为最终新脂肪细胞替换保留空间，脂肪形成通常在 12 周内完成。如果死亡的脂肪细胞没有被巨噬细胞充分清除，则会导致油性囊肿、纤维化和钙化。

脂肪移植物的存活率可以通过非创伤性获取、处理和注射等方法来优化，尽管这些技术还没有被标准化。非创伤性技术可以最大限度地提高活性脂肪细胞和基质细胞的比率，这对移植物的保留至关重要。不同患者的脂肪细胞血管再生能力不同，虽然还不完全理解，但年龄较大可能会对这一过程产生负面影响。

6.4 技术

6.4.1 术前准备和麻醉

术前 3 天在家使用抗菌皮肤清洁剂。站在术前等候区，对患者进行标记。标记应包括乳房解剖边界、期望增大的部位和任何需要矫正的轮廓不规则。标记获取脂肪的供区，以及应避免吸脂的部位（例如，粘连区）。

虽然脂肪移植隆乳术通常是在全身麻醉下进行的，但在经授权的手术机构中也可以使用局部麻醉和镇静麻醉进行。患者最初的体位取决于获取的部位。对于腹部、侧腰部、大腿外侧和内侧，以及膝部的吸脂手术，仰卧位可能就足够了，但从背部或臀部获取脂肪可能需要俯卧位，然后重新摆放体位进行注射。为了防止静脉血栓栓塞，应尽可能放置连续加压设备。所有压力点都应充分垫衬。除禁忌外，氯己定用于无菌准备。

围手术期抗生素通常在手术前使用。仔细监测血容量以避免复苏不足或过度，并根据生命体征和尿量给予补液。

6.4.2 获取脂肪

应根据患者的形态选择获取脂肪的供区，可选的部位有腹部、侧腰部、背部、髋部、大腿和臀部。根据目前的研究，不同部位获取脂肪的结果相似，并且没有首选的获取部位。入口切口应不对称地做在松弛的皮肤张力线内或与其平行处或既往的瘢痕处。通常采用超湿技术，使用含有肾上腺素和利多卡因或者只有肾上腺素的肿胀溶液以减少失血。如果含有利多卡因，35mg/kg 的血药浓度被广泛认为是安全的。患者通常在浸润 8～28h 后，利多卡因及其活性代谢物单乙基甘氨酸二甲苯胺的血清浓度达到峰值。应该避免在肿胀液中使用丁哌卡因，因为它的作用持续时间更长，增加了全身风险。目前的研究表明，采用湿性吸脂或干性吸脂技术获取的脂肪细胞活性相似。如果注射前充分清洗，暴露于利多卡因和肾上腺素不会影响脂肪细胞的活性或保留，但局部麻醉药清除不充分会对脂肪细胞功能产生负面影响。

研究表明，与粗吸脂针相比，使用细的吸脂针获取（如 2～4mm 的吸脂针）可能会导致移植物保留较少，尽管最终使用的是细注脂针。粗的吸脂针对获取的脂肪损伤较小，部分原因是剪切应力较小。在采用肿胀浸润技术时，评估吸脂针大小的数据有限，尚不清楚使用肿胀液是否可以降低与较小吸脂针相关的剪切应力。然而，较大吸脂针获取的脂肪片段较大，这可能会导致在使用较小注脂针时发生意外的团块状注射。因此，通常使用带有多孔的 3mm 吸脂针。获取需转移的脂肪时应使用一次性吸脂针（图 6–1）。

脂肪最常见的获取方式是传统的负压辅助或动力辅助吸脂。应避免较高的负压，因为这可能会减少最终活性脂肪细胞和基质血管成分细胞的数量。应注意保留浅层脂肪组织，避免形成轮廓不规则。在较浅或关键部位应使用较小的吸脂针。

手动获取脂肪是另一种常用的技术，使用 10mL 注射器连接钝性吸脂针，将活塞保持在部分向后拉的位置以获得负压。一些作者认为，与机械吸脂相比，这种技术可以最大限度地减少对脂肪细胞的损伤，然而，目前没有证据表明哪种方法能获得更好的结果。尽管一些研究表明，与机械技术相比，手动技术获取的脂肪具有更多的活性脂肪细胞计数或更高的酶活性，但其他研究表明，通过负压辅助或超声辅助吸脂获取的脂肪具有相似的脂肪细胞、ADSCs 活性和功能。相反，激光辅助吸脂与基质细胞的活性和功能降低有关，因此应避免使用。一种新的水动力辅助吸脂法在脂肪移植中具有潜在的应用前景，研究表明这种方法比手动获取方法能保留更多的脂肪细胞。

应获取足够的脂肪，以弥补处理过程中脂肪的损失，并且应在脂肪注射过程中过度矫正。入口部位用快速可吸收线单纯缝合关闭。

6.4.3 脂肪处理

随着时间的推移，最常见的脂肪处理方法是离心法。离心法将脂肪抽吸混合物分为 3 层：顶层是含有乳糜微粒和甘油三酯的油层，中层是最适合移植的脂肪层，底层含有血液成分、血清和浸润的肿胀液。取下注射器底部的盖子，可以使底层流走，然后倒掉上层，留下纯化的脂肪。通过离心法分离脂肪增加移植物中脂肪细胞的浓度，并去除脂肪酶、蛋白酶和其他导致脂肪降解的酶。无活性的细胞也被清除，减少了术后的炎症反应。虽然没有标准化的持续时间或每分钟转数（rpm），但 Emmanuel Delay 报告 3200rpm 处理 3min，而 Sydney Coleman 建议 3000rpm 处理 3min。研究表明，过大的离心力会导致机械吸脂获取的脂肪中脂肪细胞和 ADSCs 的损伤增加。相反，较低的离心力可能会留下残余碎片。Son 等发现，4000rpm 以下的离心力是安全的，不会影响脂肪细胞或基质细胞的活性。

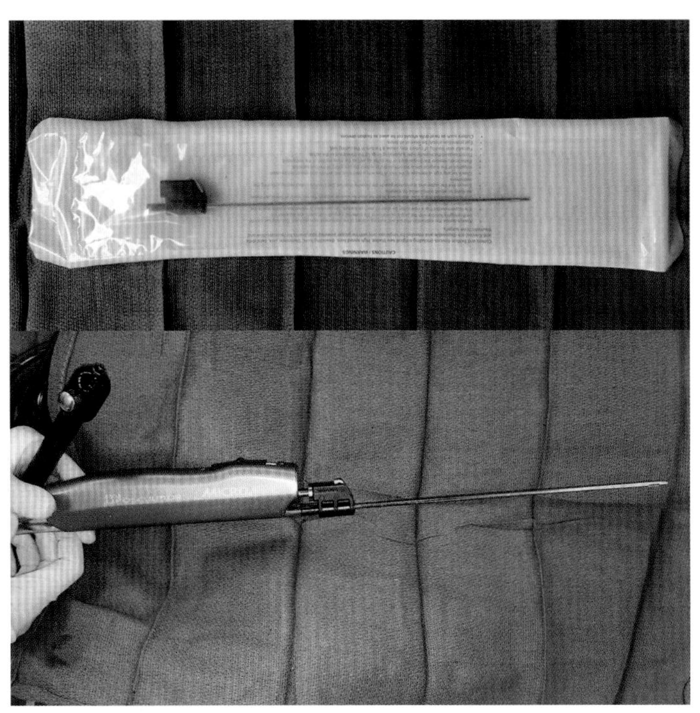

图 6–1　一次性 3mm 吸脂针

另一种选择是静置法，即脂肪组织和相关液体在重力作用下分离。尽管存在商业装置，但通常直接在注射器中进行（图 6-2）。静置法是一种廉价且简单的脂肪处理方法，但它常常导致液体去除不足。残留的浸润的肿胀液和脂肪分泌的细胞因子和酶可导致脂肪细胞活性降低和吸收增加。用棉纱翻滚分离是另一种廉价的方法，它是将脂肪轻轻地在不黏附的纱布上翻滚以去除液体。虽然这是少量脂肪移植的可行选择，但处理大量的脂肪抽吸混合物并不实用。

在过滤技术中，脂肪抽吸混合物通过过滤器以保留较大的颗粒，同时去除液体和较小的颗粒。许多商用过滤装置都增加了清洗步骤，以帮助清除浸润的肿胀液和炎性分子，从而提高移植物存活率。作者建议使用清洗和过滤技术对脂肪抽吸混合物进行有效和高效的处理，使用封闭系统可减少脂肪干燥和污染（图 6-3）。

尽管许多研究对这些方法进行了比较，但结果相互矛盾，没有一种技术被证明能够提供更好的结果。一些作者试图通过补充各种生物制品，包括胰岛素、血管内皮生长因子（VEGF）或富血小板血浆（PRP）来增加脂肪移植物的保留。在其他国家，细胞辅助的脂肪转移（CAL）正在受到重视，利用自体干细胞浓缩技术来提高移植物的存活率。

6.4.4 脂肪注射

脂肪注射技术是影响脂肪保留和患者效果的最关键因素。脂肪被分装到带有小直径注脂针的小注射器里，使用 5mL 或 10mL 注射器和 2mm 钝性注脂针（图 6-4）。钝性注脂针可最大限度地降低血管内注射的风险，并使脂肪更好地分散成小份。乳房注射脂肪的入口部位用 16 号针，尽量使用既往的瘢痕，避开胸骨以防止增生性瘢痕的产生。可能需要几个入口部位，以便沿多个方向和层次进行转移。为了减少气胸的风险，插入注脂针时注脂针尖端稍微向前倾斜，以避免过深穿入胸壁。此外，注脂针应轻轻地插入，避免对抗阻力强行进入。

首先用注脂针制作多个隧道，然后在撤回注脂针的过程中进行注射。每个来回注射少量脂肪，约 0.2mL。避免团块状注射，因为它可增加脂肪坏死、脂肪坏死囊肿和手术部位感染的发生率。为了防止剪切应力引起的移植物损伤，最好采用缓慢的速度注射。虽然作者采用手动注射，但自动注射装置可以帮助以最小剪切应力控制少量脂肪的释放。脂肪从多个方向和多个层次转移，由深到浅形成蜂窝状分布的脂肪。

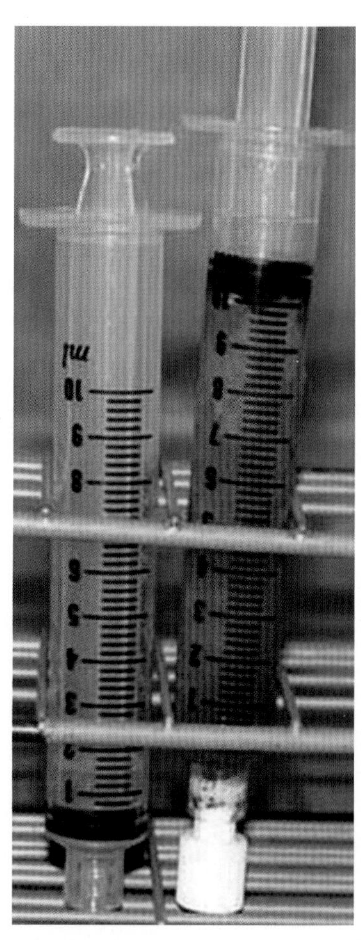

图 6-2　静置法分离脂肪（Reproduced from Herman CK, Strauch B. Encyclopedia of Aesthetic Rejuvenation through Volume Enhancement. New York, NY: Thieme Medical Publishers; 2014.）

大多数外科医生建议将脂肪分布在皮下、腺体后或肌肉周围间隙，同时避免注射到腺体组织中。避开乳房实质使注射更容易，理论上降低了感染的风险。虽然 ADSCs 对乳腺癌细胞和癌前细胞的影

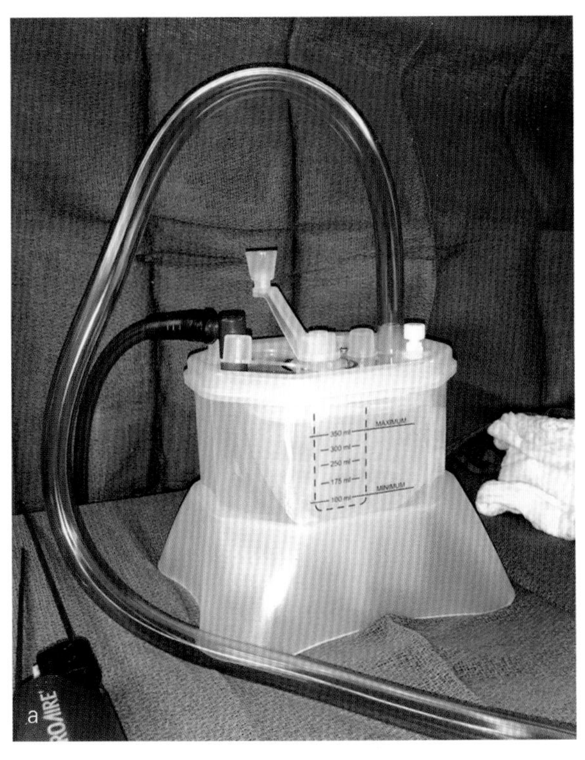

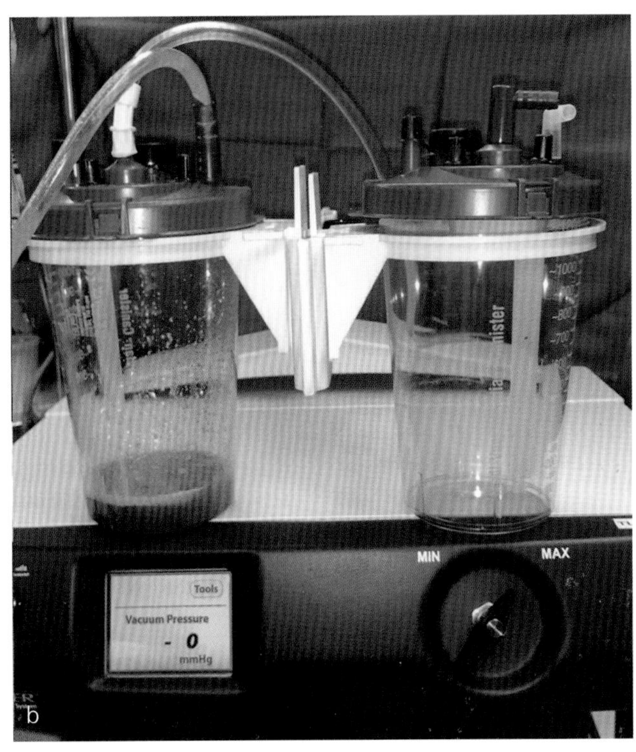

图 6-3　a、b. 用于清洗和过滤所获取脂肪的一次性封闭系统装置（Revolve System, Allergan PLC, Dublin, Ireland.）

响尚不清楚，但避免向乳腺组织注射也能最大限度地减少任何潜在的相互影响。尽管肌肉灌注良好，但通常避免向肌肉内注射，因为脂肪保留量比其他层次少，这可能是由于在胸大肌收缩时移植物移位所致。因此，作者主要将脂肪注射到皮下和腺体后间隙。

受区所能容纳的程度通常限制了脂肪注射量，它取决于皮肤罩的柔韧性和血管分布。如果可能的话，应该尝试过度矫正 40% 来解决再吸收问题。同时，脂肪移植应保守，不要超过受区所能容纳的程度。过度移植将会导致间隙压力增加和移植物缺血，这将导致吸收和脂肪坏死的风险增加。外科医生在权衡这些考虑因素时必须谨慎判断。对于皮肤罩紧的患者，术前可考虑使用预扩张假体，使受区准备好接受更大容量的移植物。完成后，用快速吸收缝线单纯缝合关闭入口部位。研究报告称，每次单侧乳房注射 50 ~ 600mL，共注射 1 ~ 5 次。作

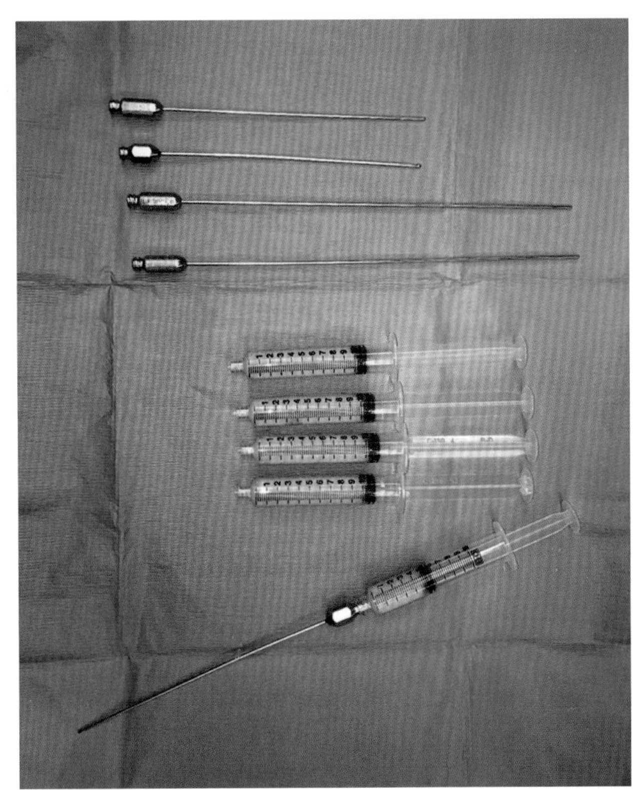

图 6-4　注射器和钝性注脂针

者通常为大多数女性的每侧乳房注射 200～250mL；然而，乳房大的女性通常能够容纳更多。

Coleman 技术也可以使用，系统回顾发现该技术具有良好和持久的效果。该技术用 10mL 注射器和双孔吸脂针手动抽吸，再进行离心处理。再将脂肪转移到 3mL 注射器中，使用钝性注脂针进行注射。脂肪主要注射到胸大肌内和肌肉周围间隙，避免注射到乳房实质。乳房塑形是通过皮下注射来实现的。可以说这种方法最重要的技术点是从多个方向小量注射。

6.5 术后管理

脂肪移植隆乳术后，在供区部位穿紧身衣至少 2 周。当进行小容量吸脂术时，患者通常可以在 5 天内恢复轻负荷工作，而进行大容量吸脂术的患者则需要 7～10 天才能恢复工作。6 周内避免对乳房施压，乳房 X 线检查推迟到 6 个月。患者一般可以在术后 4 周恢复锻炼和正常活动。

术后大部分水肿在 1 个月后消退。但是，应告知患者，在接下来的几个月内，由于脂肪吸收，乳房的总体积将继续减少。对于体重稳定的患者，体积通常在术后 3～6 个月后稳定。发表的文献各不相同，报道需要进行 1～5 次脂肪移植才能达到预期的增大效果（图 6-5）。术后 6 个月可重复进行脂肪移植手术。

6.6 结果

结果在很大程度上取决于外科医生的技术，但还没有标准化。通常 30%～40% 的脂肪会在 3～6 个月的时间因吸收而减少。当脂肪没有得到充分的纯化就进行转移时，随着时间的延长，吸收率可能会更高。在随后的再次脂肪移植手术中，脂肪吸收量通常会减少。在最初的吸收后，体积通常会长期保持稳定，这已通过三维（3D）成像技术研究证实。需要注意的是，移植的脂肪会受患者体重波动的影响，体重的增加或减少会引起乳房的增大或变小。

脂肪移植的增大通常是适度的，每次只限于增加一个罩杯。与假体隆乳术相比，脂肪移植需要进行多次手术才能达到足够的增大，假体隆乳在一次手术中能提供可重复的结果。然而，考虑到脂肪移植是自体的，避免了与异物相关的并发症，包括假体感染、排出、移位、破裂、包膜挛缩和可能置换的需求。还可以避免乳房假体相关间变性大细胞淋巴瘤（BIA-ALCL）的风险。脂肪移植还有另外的好处，减少了瘢痕，有改善皮肤质量和膨胀纹的潜能，以及有更自然的外观。

Spear 等进行的一项前瞻性研究发现，虽然只是适度的增大，但乳房脂肪移植术后患者的满意度却非常高。患者报告说“在性活动中感觉更有吸引力，对性活动更自信、更放松”。

6.7 并发症

自体脂肪移植术后最常见的早期并发症有手术部位感染、轮廓不规则和增大不足。较少见的并发症

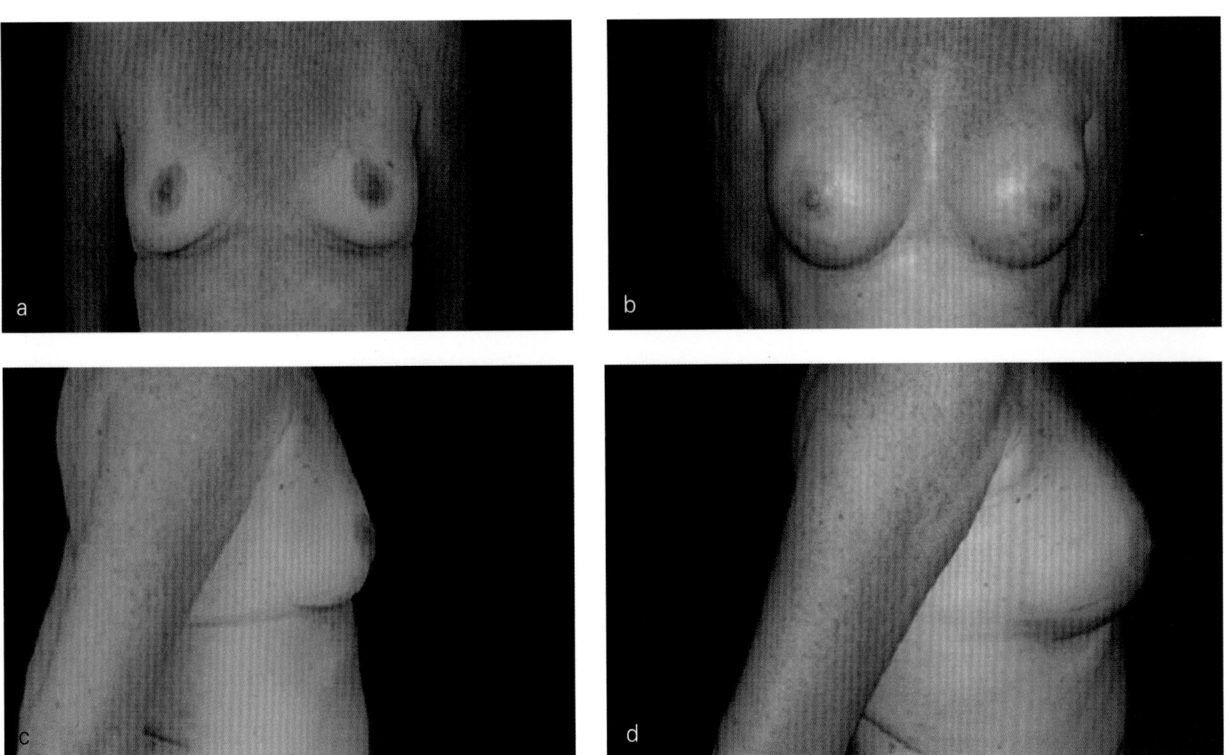

图 6-5 a、c. 3 次脂肪移植隆乳的术前照片。b、d. 3 次脂肪移植隆乳的术后照片。右乳共注射 253mL，左乳注射 249mL（Reproduced from Herman CK, Strauch B. Encyclopedia of Aesthetic Rejuvenation through Volume Enhancement. New York, NY: Thieme Medical Publishers; 2014.）

有败血症、注脂针穿入引起的气胸或血管内注射引起的脂肪栓塞。晚期并发症通常是脂肪坏死的结果，包括脂肪吸收、脂肪坏死囊肿和钙化形成。乳头感觉改变或泌乳在脂肪移植隆乳术后是不可预料的。早期和晚期并发症与外科医生的技术密切相关，文献报道的并发症发生率差异很大证实了这一点。

局部感染可发生在供区或受区，通常可通过拆线、伤口护理和使用抗生素来治疗。给予填充部位足够的时间愈合和稳定后，可以通过额外的几次脂肪移植来解决轮廓不规则和增大不足的问题。

虽然气胸的发生是罕见的，但这一风险不应被忽视，并应采取预防措施。如果气胸确实发生，通常表现为呼吸功能损伤伴血氧饱和度降低，需要进行紧急胸部 X 线检查。气胸的治疗应根据患者的稳定性采用空针减压、胸腔引流管或血管介入放射学（VIR）图像引导下的猪尾引流术进行。通常情况下，患者会完全康复，没有长期后遗症。

如果脂肪注射到大血管中，也有发生脂肪栓塞的风险，典型表现为精神状态改变、呼吸功能损伤和淤点皮疹的三联症。为了将风险降到最低，使用钝性注脂针，在快速撤出注脂针时注射脂肪，同时避免团块状注射。评估臀部脂肪移植术后脂肪栓塞的研究表明，肌肉内注射会增加风险。因此，通常避免向胸大肌内大穿支所在部位进行注射。胸壁畸形患者的风险可能更高，例如 Poland 综合征患者的锁骨下血管向下移位。患者需接受支持性治疗。

由经验丰富的外科医生实施的手术中，约有 3% 的病例出现了临床上明显的脂肪坏死，但根据所采用的技术，发生率可能会更高，将脂肪大量注射或过量注射到受区，更容易发生脂肪坏死。脂肪坏死表现为轻微触痛的肿块。虽然脂肪坏死通常可以在体格检查中发现，但偶尔也需要影像学检查。术后前 6

个月应避免乳房 X 线检查，术后早期发现的任何令人担忧的肿块应通过超声或磁共振成像（MRI）进行评估。

供区也可能发生并发症，与一般吸脂术相似。如果不注意吸脂技术，最常见的情况是供区出现轮廓不规则。其他美学并发症有入口部位的增生性瘢痕或粘连区消失。供区感染虽然少见，但偶尔会发展为脓肿，需要引流，更罕见的是发展为败血症。

最近的一项荟萃分析发现，脂肪移植隆乳术后并发症发生率为 12.6%，其中细胞坏死病变发生率＜ 3%，大多数并发症为急性或亚急性，只有很少的远期并发症报道。在这项研究中，2203 例患者中只有 16 例因并发症需要再次手术。相比之下，Hidalgo 等报道了高达 36% 的假体隆乳患者需要在未来 10 年内进行二次手术来处理包膜挛缩、假体移位和假体破裂等并发症。

6.8 术后乳房筛查

任何乳房手术后的改变都可以在乳房 X 线检查或其他影像上看到，有可能导致结构扭曲。自体脂肪移植后的乳房 X 线检查常见表现是脂肪坏死，可表现为油性囊肿、微小钙化、粗大钙化、局限性肿块或不透明性增加的毛刺状区域。油性囊肿在团块状注射后更为常见，表现为射线透明的圆形或椭圆形病变，周围有薄而光滑的钙化的“蛋壳状”边缘。一项荟萃分析发现，75.7% 的患者在乳房脂肪移植术后发生放射学改变，最常见的改变包括良性钙化或脂肪坏死囊肿。纳入荟萃分析的 10 项研究专门专注于脂肪移植术后的放射学评估，没有一项研究显示这些改变会干扰乳腺癌筛查。

2008 年的一项研究评估了 20 名有自体脂肪移植史患者的这些改变的发生和特征，所有乳房 X 线检查评估均在手术后至少 6 个月进行。最常见的发现是双侧散在的微小钙化，其次是伴有或不伴有微小钙化的油性囊肿；另一个常见的发现是胸肌密度不均匀，有时伴有微小钙化。85% 的患者被归类为乳腺影像学报告和数据系统（BI-RADS）2（“良性发现”），而 15% 的患者被发现有群集性的微小钙化，导致初步的 BI-RADS 3（“可能是良性发现”，建议进行短期内乳房 X 线检查随访）。所有 BI-RADS 3 患者在乳房 X 线检查随访后被重新分类为 BI-RADS 2。

Rubin 等的另一项研究比较了脂肪移植隆乳术后和乳房缩小成形术后 1 年的乳房 X 线检查改变，所有患者术前乳房 X 线检查均正常。术后 1 年进行乳房 X 线检查，由乳腺放射科医生以单盲形式进行回顾。研究发现，与乳房缩小成形术组相比，脂肪移植隆乳术组的放射学异常明显较少，BI-RADS 评分明显较低，活检建议也更少。

在训练有素的乳腺放射科医生的指导下，脂肪移植隆乳术后的癌症筛查应该不成问题。术前及术后 1 年可进行乳房 X 线检查，以建立基线影像。不想有任何术后担忧的患者会被告知接受与普通人群相同的乳房筛查。

6.9 肿瘤安全性

脂肪移植可能增加乳腺癌风险的担忧源于脂肪细胞和 ADSCs 可促进肿瘤细胞产生的理论。所提出的机制包括脂肪来源的芳香化酶导致的局部雌激素产生增加和 ADSCs 导致的血管生成增加。

2003 年的一项研究评估了小鼠脂肪细胞对肿瘤细胞的影响，结果表明，脂肪细胞分泌的细胞因子在恶性乳腺导管上皮细胞存在的情况下可促进肿瘤的发生。研究发现，这些细胞因子可诱导转录因子从而增加血管生成，以及细胞存活、增殖和侵袭潜能。还发现，脂肪细胞分泌因子通过降低抑制剂的表达来稳定致癌因子。2003 年的另一项使用大鼠模型的研究发现，成熟脂肪细胞可促进雌激素受体（ER）阳性的肿瘤细胞，这种现象被假设与脂肪细胞产生雌激素有关。与成熟脂肪细胞相比，早熟脂肪细胞不促进肿瘤的发生，并与肿瘤抑制剂表达的增加有关。

还有多项研究来评估 ADSCs 和乳腺癌细胞之间的相互作用。2009 年的一项小鼠研究发现，人类 ADSCs 可促进人类乳腺癌细胞的增殖，而另一项小鼠模型研究则报道了干细胞对乳腺癌的保护作用。后一项研究表明，将脂肪来源的间充质基质细胞注射到同样注射了乳腺癌细胞的小鼠乳腺组织中，可以抑制肿瘤的生长和转移。尽管多项研究表明基质细胞具有抗肿瘤作用，但其他研究表明没有这种作用或起到相反的作用，其差异取决于所用的基质细胞和肿瘤细胞的类型。

如前所述，目前的研究显示，关于脂肪细胞和 ADSCs 与乳腺癌细胞的相互作用及其对肿瘤发生的影响的证据相互矛盾。在最近的一项荟萃分析中，对 2023 名接受脂肪移植隆乳术的患者，平均随访 22 个月，只有两名（0.09%）患者在随访期间被诊断为乳腺癌，本研究中没有专门研究乳房脂肪移植术后肿瘤风险的评估。在一项以重建或美容增大为目的的乳房脂肪移植临床研究中，通过 10 年随访发现脂肪移植患者乳腺癌复发或新发乳腺癌的风险没有增加。研究还专门针对已知乳腺癌病史的患者，评估了脂肪移植的影响。Myckatyn 等进行的一项包括 1197 名患者的多中心病例队列研究，没有发现在乳房切除术后接受脂肪移植作为即刻重建一部分的患者有更高的复发率。同样，Petit 等对 644 名接受保乳治疗的患者进行的配对病例对照研究，也没有发现接受脂肪移植患者的复发率或其他原发性乳腺癌的发生率更高。同一作者小组先前的一项研究发现，原位癌脂肪移植术后局部复发率增加，年龄越小（< 50 岁）、高级别癌症、Ki-67 阳性和行象限切除术的患者，潜在风险可能增加，该研究还表明，手术切除术和脂肪移植重建术之间的时间越短，风险越高。然而，在他们的随访研究中，作者报告说，对同一系列患者进行长期随访后的额外分析显示，接受脂肪移植的患者和未接受脂肪移植的患者在复发率方面没有任何统计学上的显著差异。尽管动物研究表明脂肪细胞和 ADSCs 的存在可能增加癌症风险，但在人类研究中尚未被发现。

需要进一步的研究来澄清围绕脂肪移植的争议，包括大型的前瞻性对照研究。目前，法国正在进行一项Ⅲ期随机多中心试验，名为“脂肪组织转移治疗中度保乳治疗后遗症（GRATSEC）”，以评估脂肪移植对乳腺癌监测和复发的影响。整形外科基金会还发起了一项自体脂肪移植（GRAFT）总登记项目，以获取美国的国家数据。不同学会的建议各不相同，但大多数人一致认为，对于乳腺癌高危患者应避免进行脂肪移植隆乳术，并且所有患者都应接受术前放射学评估和术后定期筛查。在美国，有乳房脂肪移植史的患者通常接受与没有乳房脂肪移植史患者相同的筛查方案。

6.10 其他适应证

除了美容性隆乳外，乳房脂肪移植还有许多适应证，包括肿瘤缺陷或先天畸形的乳房重建。脂肪移植可用于乳房肿瘤切除术或乳房切除术后的初次重建，也可用于乳房重建的修复，以达到增大或矫正轮廓畸形的目的（图 6-6)。脂肪移植也可用于改善放疗后乳房皮肤的质量，在这种情况下，由于血管减少，注射的体积应该更保守。

通过自体脂肪移植可以处理各种乳房畸形，例如胸骨肋骨凹陷伴漏斗胸。脂肪集中移植到这些患者的缺陷部位，可以单独进行或与定制的假体联合进行，以显著改善乳房外观。管状乳房畸形可以通过定向脂肪移植来改善轮廓、上极饱满度和总体积，并增加乳房基底宽度（图 6-7)。尽管这是轻度病例的一种选择，但 Brault 等发现，与脂肪移植相比，接受假体隆乳治疗的管状乳房畸形患者满意度更高。脂肪移植也可用于乳房不对称的病例，与假体隆乳术相比，脂肪移植隆乳术可以获得更自然的外观，以匹配对侧乳房。这种情况的畸形，脂肪移植隆乳比假体隆乳更有优势，因为它能够在特定部位提供局部增大。

脂肪移植也可用于初次假体隆乳或假体隆乳的修复手术。对于那些希望获得比单纯脂肪移植更大体积的患者来说，假体和脂肪移植同时进行的一期复合隆乳是一个很好的选择，而且比单纯假体隆乳能获得更自然的外观。增加的脂肪移植可以在上极和胸部之间提供更柔和的过渡、更自然的乳沟并增加假体的软组织覆盖，这些对偏瘦的患者特别有用。用移植的脂肪掩饰假体也可以让原本不适合的患者将假体放置在筋膜下或胸肌前，以减少持续疼痛和动态畸形的风险。此外，不使用解剖型假体也可以实现自然的外形，消除了异常旋转的风险。

脂肪移植的适应证还包括假体隆乳术后的二次手术，以及矫正小或大的轮廓畸形（图 6-8)。对于抱怨乳房间距过宽的患者，脂肪移植可用于减少乳房间距离。这是假体手术很难解决的问题，因为在手术剥离过程中应保留解剖覆盖区。在接受隆乳术的跨性别患者中，宽的乳房间距是个常见的挑战，脂肪移植可以用于这些患者以获得更女性化的外观。单纯脂肪移植治疗包膜挛缩和双泡畸形也有成功的报道。

6.11 创新

为了提高移植物的存活率，人们进行了多项创新。最具争议的可能就是添加脂肪来源的再生细胞（ADRCs)，如 ADSCs。2006 年 Matsumoto 描述了细胞辅助的脂肪转移（CAL）技术，它是将从脂肪抽吸混合物中分离出来的 ADSCs 在注射前添加到脂肪中。在这项动物模型研究中，发现 CAL 脂肪存活率增

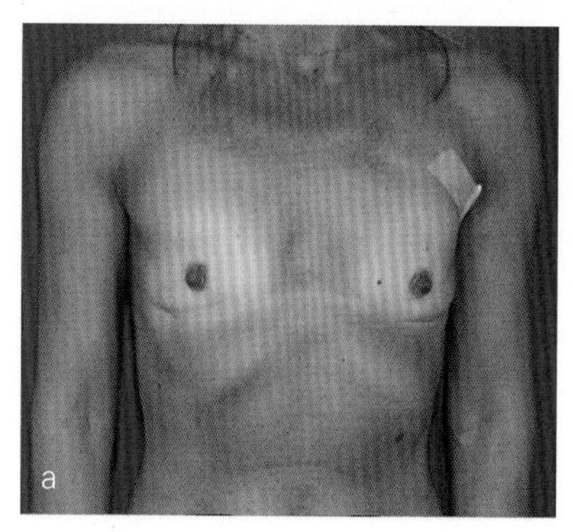
a

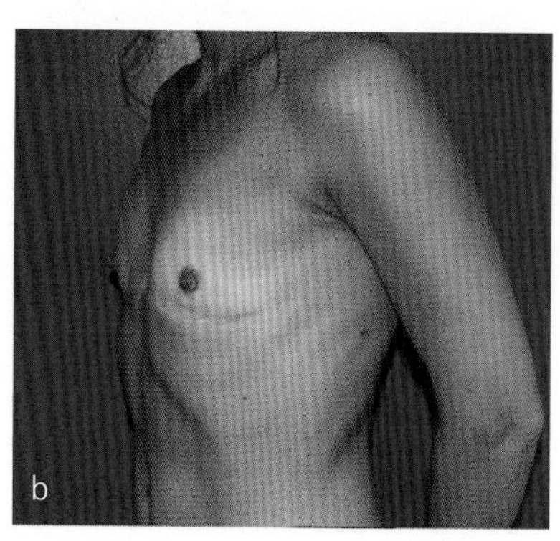
b

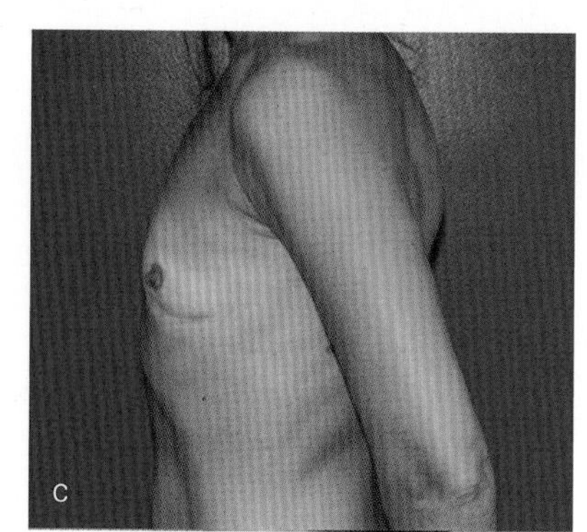
c

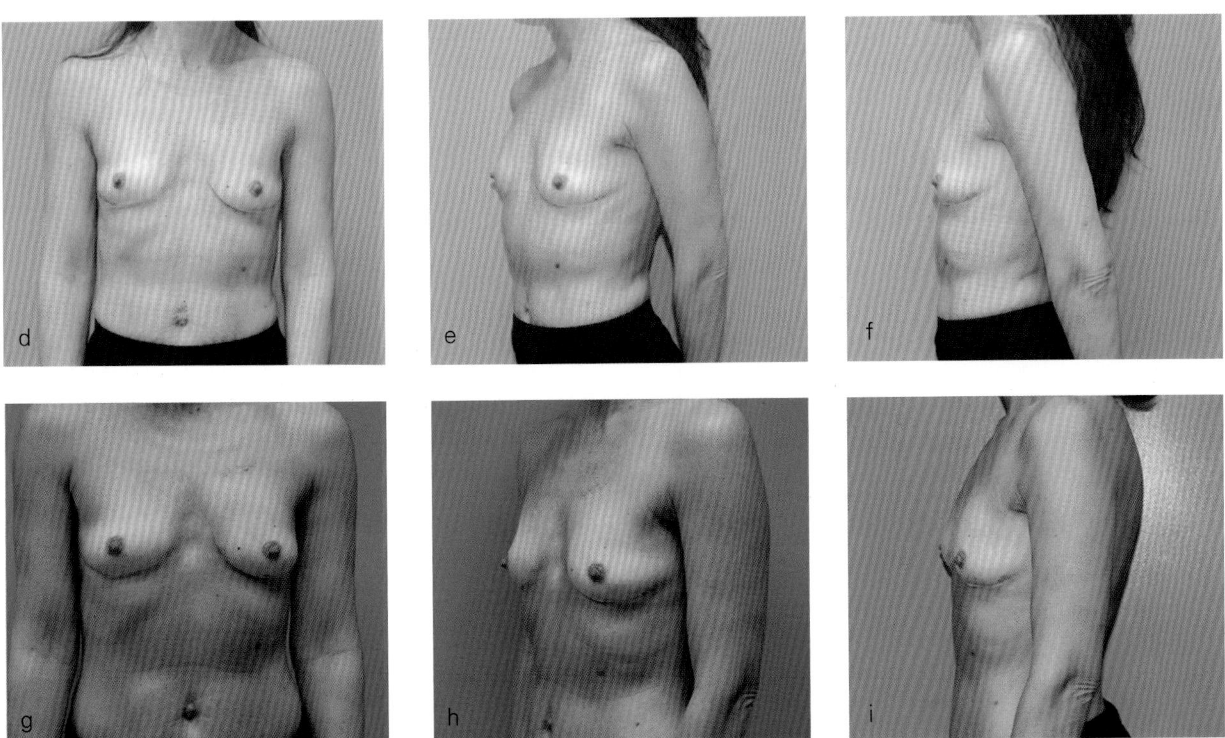

图 6-6　两次脂肪移植双侧乳房重建术前及术后照片。患者既往有双侧硅胶假体破裂后多次乳房手术史，最终取出假体并切除左侧乳房良性肿块。结果，患者残留乳腺组织极少且轮廓异常需要重建。a ~ c. 术前。d ~ f. 第一次注射后 4 个月（每个乳房注射 100mL）。g ~ i. 第二次脂肪移植术后 2 个月（每个乳房注射 100mL）

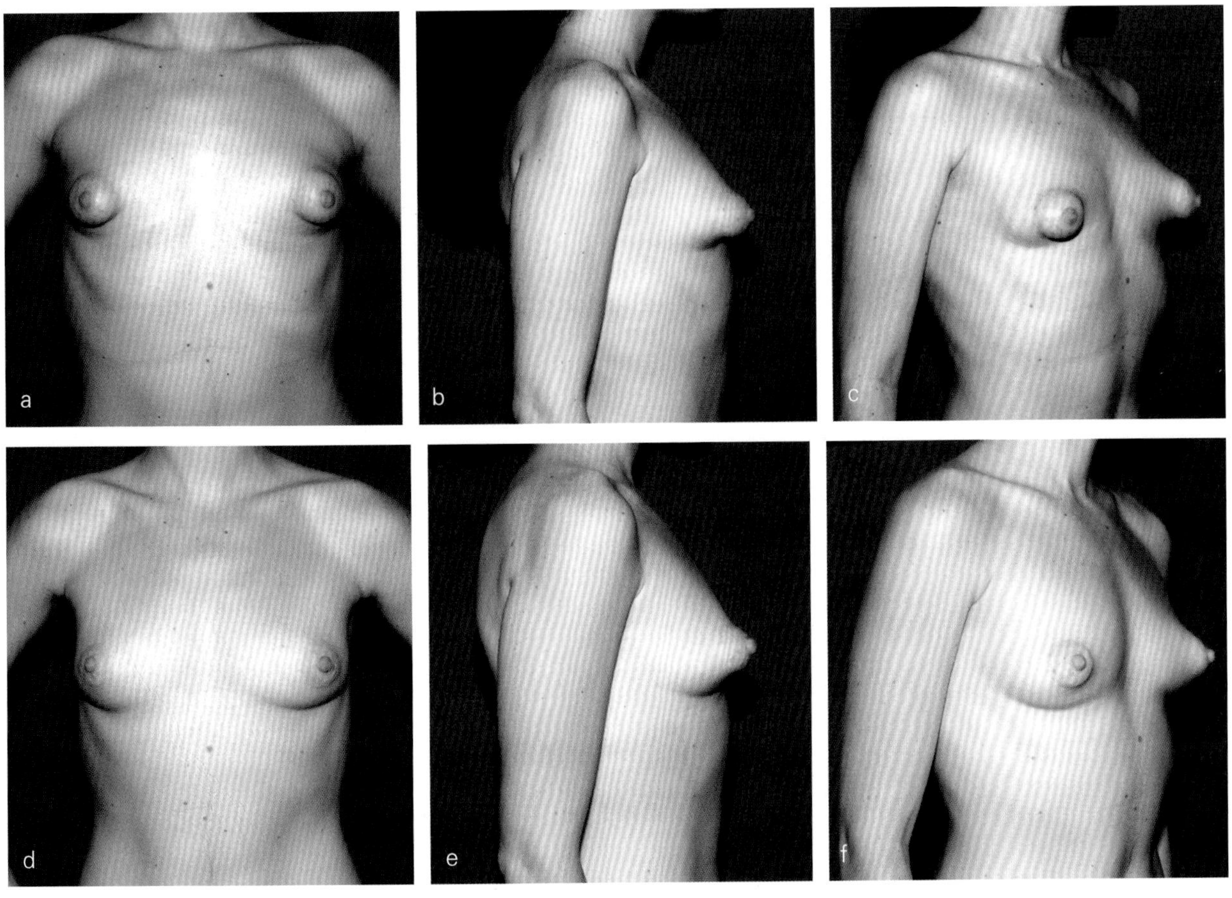

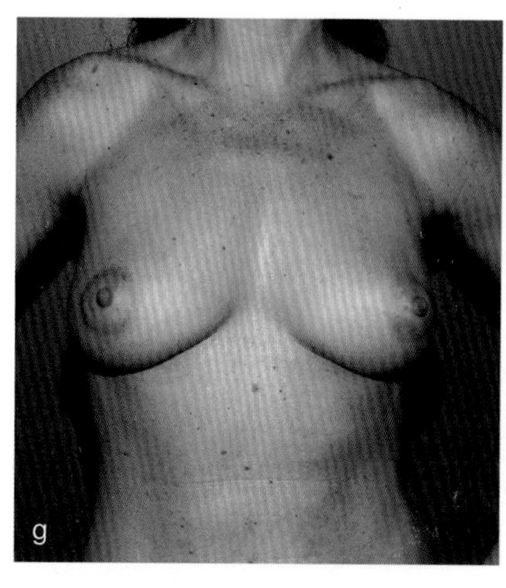

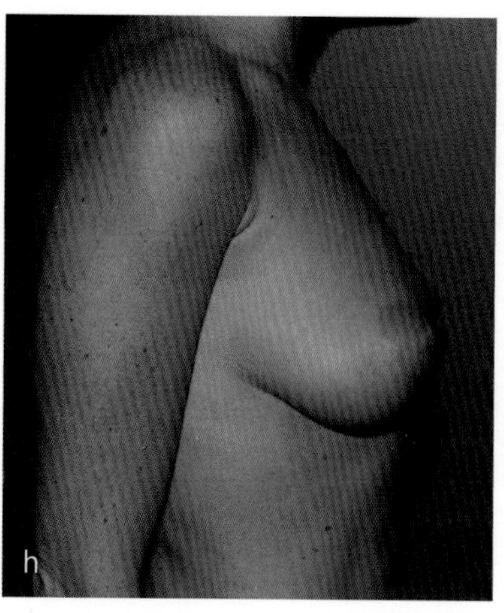

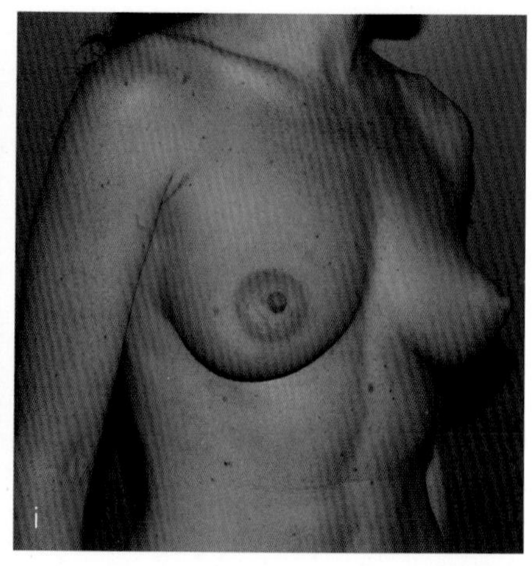

图 6-7 管状乳房畸形重建脂肪移植隆乳术前及术后照片。a ~ c. 术前。d ~ f. 第一次脂肪移植术后 8 个月（右乳注射 380mL，左乳注射 370mL）。g ~ i. 第二次脂肪移植术后近 5 年（右乳注射 340mL，左乳注射 300mL）(Reproduced from Coleman SR, Mazzola RF, Pu LLQ. Fat Injection: from Filling to Regeneration. 2nd Edition. New York, NY: Thieme Medical Publishers; 2018.)

加 35%，并改善了新生血管形成。研究表明，添加物可以增加新生血管形成、脂肪细胞分化，最终长期保留移植物，同时防止细胞凋亡，尤其是在缺氧条件下。

这可能是 ADSCs 表达多种生长因子的结果，如 VEGF 和 IGF-1。ADSCs 也被发现具有免疫抑制作用，可减少炎症引起的移植物损失。用胶原酶消化脂肪，然后离心分离，可从获取的脂肪中得到含有 ADSCs 的基质血管成分（SVF），SVF 细胞可通过培养扩增或立即使用。SVF 也可以从脂肪抽吸液中获得，尽管这种方法得到的 ADSCs 比率较小。

尽管一些研究显示了有希望的数据，但许多其他研究，包括最近的荟萃分析，都没有发现这种技术具有更好的移植物保留和体积增加。此外，CAL 需要更大的脂肪获取量、更多的手术时间和用于脂肪处理的实验室。鉴于有差异的报告，额外的时间和费用以及潜在的肿瘤问题，CAL 不应常规使用，尽管它在不理想的受区可能有潜在的应用，如放疗过的乳房。目前，虽然对这种方法的肿瘤学风险仍知之甚少，但没有任何临床研究表明应用于乳腺癌患者会增加复发率。

优化受区是创新的另一个动力。预扩张假体（如 Brava 假体）可用于受区的术前准备。预扩张的目的是增加组织间隙的空间，从而增加受区可安全接受的脂肪体积。该假体的工作原理是对乳房施加负压，使液体流入，从而使乳房暂时增大。负压还有增加血管生成的好处，进一步地优化受区。在夜间佩戴时，Brava 假体可以在 4 ~ 6 周使乳房增加一个罩杯。Khouri 建议在移植前将乳房预扩张超过最终目标体积。术后也提倡使用 Brava 假体来固定脂肪移植物并进一步促进血管生成。Brava 假体与更大的脂肪注射量和更高的移植物存活率相关，据报道平均存活率可达 82%（图 6-9）。Brava 假体需要额外的费用，并需要患者的依从性。

6.12 结论

经过彻底咨询后，在选定的患者中可以考虑自体脂肪移植隆乳术。外科医生具有精细的技术和手术

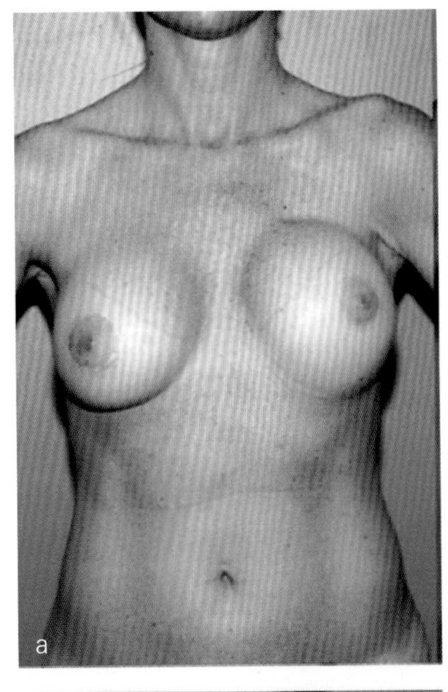
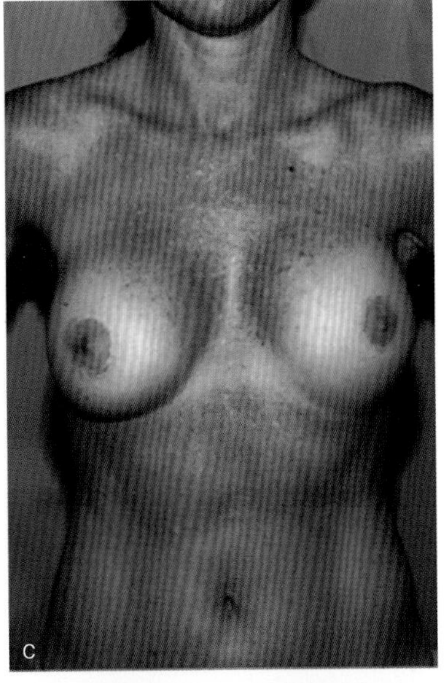
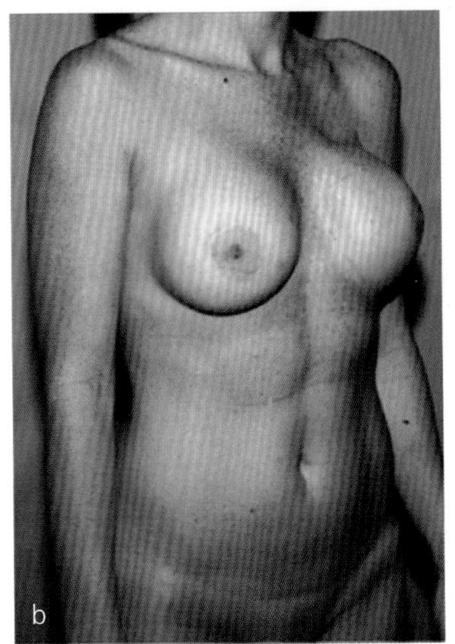
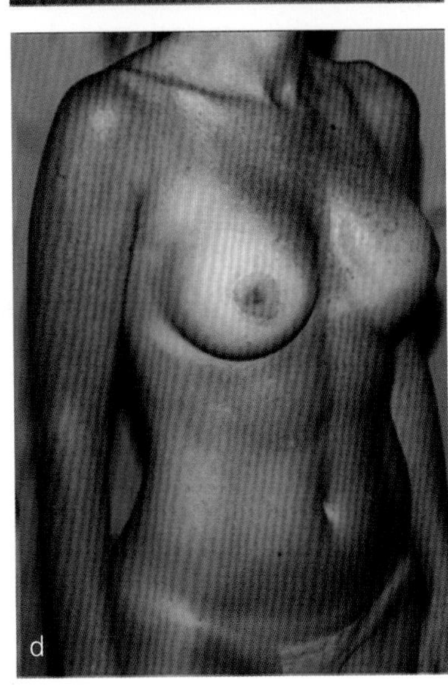
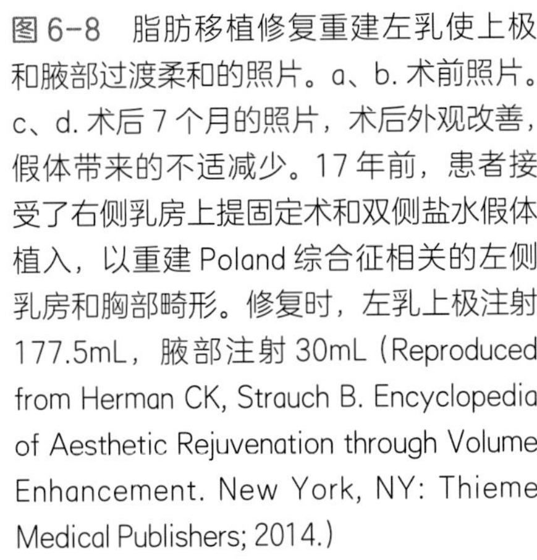

图 6-8 脂肪移植修复重建左乳使上极和腋部过渡柔和的照片。a、b. 术前照片。c、d. 术后 7 个月的照片，术后外观改善，假体带来的不适减少。17 年前，患者接受了右侧乳房上提固定术和双侧盐水假体植入，以重建 Poland 综合征相关的左侧乳房和胸部畸形。修复时，左乳上极注射 177.5mL，腋部注射 30mL（Reproduced from Herman CK, Strauch B. Encyclopedia of Aesthetic Rejuvenation through Volume Enhancement. New York, NY: Thieme Medical Publishers; 2014.）

经验，良好的、持久的、可重复的结果是可能的。在进行乳房脂肪移植之前，患者应该接受广泛的咨询，包括潜在的风险、并发症，以及对将来癌症筛查的影响。患者必须了解移植物部分吸收的可能性，可能需要进行多次手术，以及效果不好或不充分的可能性。还必须告知患者关于脂肪移植的争议。

关键点

- 自体脂肪的优点有缺乏免疫原性反应、可获得性、获取简单、减少了瘢痕、有改善皮肤质量和膨胀纹的潜能，以及自然的外观。自体脂肪可避免与异物相关的并发症，如假体感染、排出、移位、破裂、包膜挛缩和可能的置换需求。
- 在进行乳房脂肪移植之前，患者应接受广泛的咨询，包括移植物部分吸收的可能性、可能需要进行多次手术、潜在的风险和并发症、对将来癌症筛查的影响，以及脂肪移植的争议。对于乳腺癌

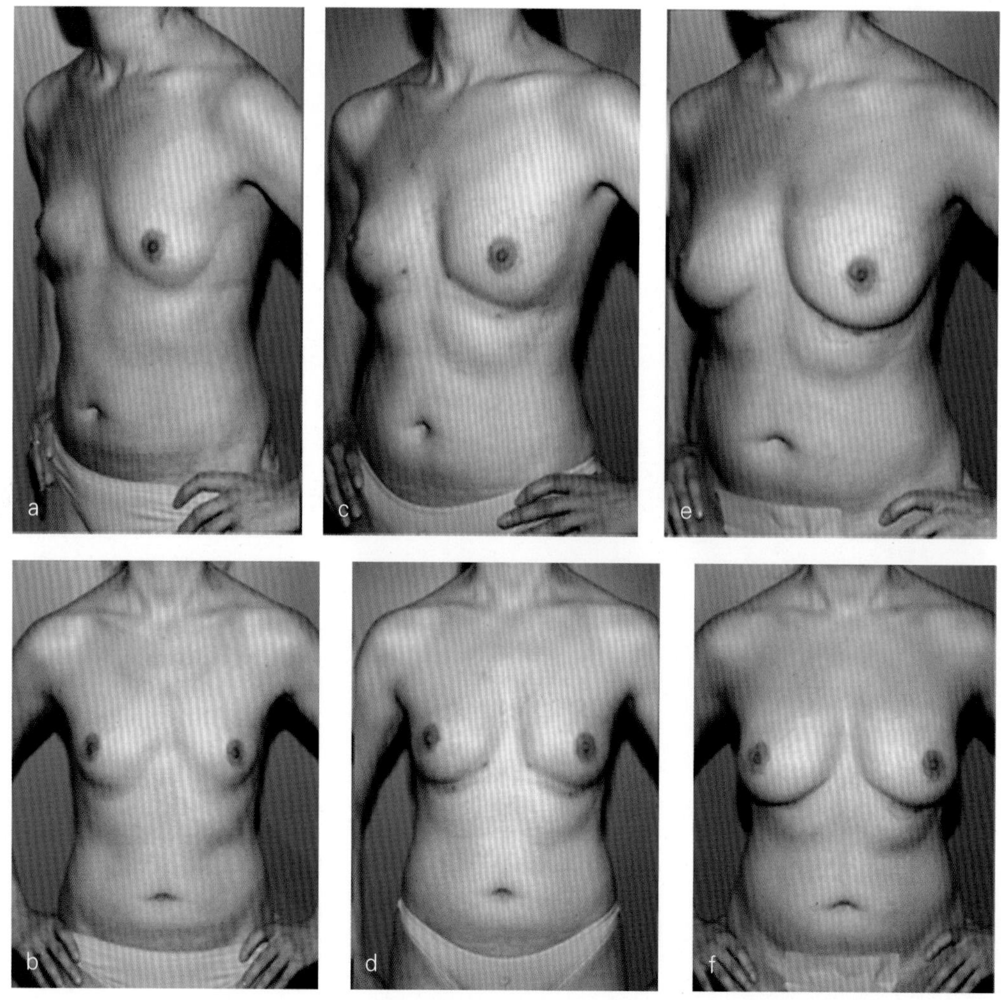

图 6-9 术前使用 Brava 假体扩张进行脂肪移植隆乳（Brava，LLC，佛罗里达州，迈阿密）。a、b. 术前照片。c、d. 第一次注射后 3 个月（右乳注射 232.5mL，左乳注射 230mL）。e、f. 第二次脂肪移植术后 21 个月（右乳注射 237.5mL，左乳 287.5mL）（Reproduced from Herman CK, Strauch B. Encyclopedia of Aesthetic Rejuvenation through Volume Enhancement. New York, NY: Thieme Medical Publishers; 2014.）

高危患者需要慎重考虑。

- 脂肪移植隆乳术的最佳人选是有适当期望、供区足够肥胖、体重稳定和乳房不下垂的患者。
- 脂肪移植隆乳术后的结果在很大程度上取决于外科医生的技术，但还没有标准化。
- 需要非创伤性地获取、处理和注射，以最大限度地提高活性脂肪细胞和基质细胞的比率，这对移植物保留至关重要，脂肪注射技术是影响效果的最关键因素。
- 乳房脂肪移植后的术后改变可以在乳房影像上看到，有可能导致结构扭曲。虽然这些改变有可能增加活检率，但当由训练有素的乳腺放射科医生阅读影像时，通常可以避免这种情况。在美国，有乳房脂肪移植史的患者通常接受与没有乳房脂肪移植史患者相同的筛查方案。
- 目前的动物研究显示，关于脂肪细胞和 ADSCs 与乳腺癌细胞的相互作用及其对肿瘤发生的影响的证据相互矛盾。然而，大量的人体研究尚未表明乳房脂肪移植后会增加患癌症的风险。需要进一步的研究来澄清围绕脂肪移植的争议，包括大型的前瞻性对照研究。

第三部分

乳房下垂的治疗

7 巨乳症和乳房下垂患者的术前评估

Katherine H. Carruthers, *Pankaj Tiwari*, *and Ergun Kocak*

概要

巨乳症和乳房下垂患者的术前评估是个复杂的话题，因为巨乳症的定义并不总是很明确。人们普遍认为，乳房缩小成形术是一种治疗性手术而不是单纯的美容手术。然而，无论乳房缩小成形术是出于美容还是治疗目的，其本质都是相同的。手术目标是减少乳房的重量和体积，改善乳房外形和不对称，去除多余的皮肤并重新定位乳头乳晕复合体（NAC）。实现这些目标的结果是重新获得更年轻的外观。全面的病史和体格检查是术前评估的重要组成部分，使医生能够识别可控的危险因素。然而，外科医生不应由于独立的并发症限制患者使用这种治疗方法。据广泛报道，乳房缩小成形术是所有整形手术中满意率最高的手术之一，术后结果被反复证明可以提高生活质量并能提供积极的情感和持久的美学效果。

关键词：巨乳症，乳房下垂，乳房缩小成形术，术前计划

7.1 引言

乳房缩小成形术是最常见的整形外科手术之一，每年有超过 60 000 例手术。人们普遍认为乳房缩小成形术是一种治疗性手术而不是单纯的美容手术。然而，无论乳房缩小成形术是出于美容还是治疗目的，手术本质是相同的。手术目标是减少乳房重量和体积，改善乳房外形和不对称，去除多余的皮肤并重新定位乳头乳晕复合体（NAC）。实现这些目标的结果是重新获得更年轻的外观。据广泛报道，乳房缩小成形术是所有整形手术中满意率最高的手术之一。在有症状的巨乳症患者中，超过 90% 的患者报告在手术治疗后症状得到改善或消失。术后结果被反复证明可以提高生活质量并能提供积极的情感和持久的美学效果。

巨乳症的定义

巨乳症的定义并不总是很明确，因此乳房肥大患者的术前处理是个复杂的话题。然而，有一些最低标准必须满足，以将患者分类为有症状的巨乳症。病史和体格检查是术前评估的重要组成部分，以下章节所述的某些话题，必须提到以充分支持诊断。有观点认为，有症状的巨乳症最好是由体格检查和情感

性主诉的复杂组合来定义，而不是简单地由乳房体积和要切除的组织量来定义。

7.2 术前咨询

术前初步咨询的目的是了解患者目前的主诉，确定患者的手术目标是美容、治疗还是两者兼有，并确定手术干预的风险和利益。术前记录是医生能做的最简单的事情之一，可以确保选择性乳房手术的成功。至少，说明严重乳房肥大的照片是必要的，其他相关症状的报告也可能是有用的，特别是当患者寻求手术的保险覆盖时。术前全面评估的组成部分将在本节和以下各节中详细讨论。

7.2.1 呈现的症状

如果确定手术的动机是治疗性的而不是美容性的，大多数保险公司要求患者获得外科手术的预授权。外科医生必须在术前预约时了解所需的信息和文件，因为预授权在很大程度上是基于主观信息和症状持续时间，除非提出适当的问题，否则这些信息和症状持续时间可能不会出现（框 7-1，框 7-2）。

颈痛、肩痛、下背痛和乳痛的主观病史是巨乳症患者最常见的症状组合。这些症状必须造成超过 1 年的明显疼痛，才能得到保险公司的认可。通常的自然病史包括青春期后期开始疼痛，随着时间的推移乳房完全发育，症状进展缓慢。乳房肥大最终可能导致姿势的改变，导致进行性脊柱后凸，可能是下意识地试图掩盖乳房肥大，也可能是前胸壁超重的必然结果。当出现脊柱后凸时，应通过颈椎和胸椎的 X 线片记录，任何有慢性背痛的患者都应该由合格的脊柱外科医生进行评估，以排除神经病理因素。

患者可能会尝试使用宽肩带的支撑胸罩，甚至多个运动胸罩来抵消其乳房肥大所增加的重量。然而，这往往无法改善疼痛，而且由于胸罩肩带的压力，实际上可能会导致新的肩痛和肩部沟槽。使用多个支撑或紧身衣自然会导致擦烂皮肤情况的发生。婴儿爽身粉或止汗剂可暂时改善症状。然而，最终会发生慢性皮肤刺激，导致浅表细菌或真菌感染和组织被浸渍，并导致皮肤破裂。此外，长期的巨乳症最终导致乳房下垂。体积过大的乳房重量会将组织拉向尾侧，因此，需要使用持续支撑的胸罩，这进一步

框 7-1 评估乳房缩小成形术并发症风险的病史关键要素

- 患者症状和预期
- 并发症（包括糖尿病、高血压、凝血病、结缔组织疾病、肥胖）
- 既往增生性瘢痕
- 吸烟习惯
- 产科病史
- 药物
- 乳房 X 线检查状况

框 7-2 评估乳房缩小成形术后并发症风险的体格检查关键要素

- 外形
- 对称性
- 轮廓
- 瘢痕位置
- 皮肤质量和弹性
- 乳头乳晕复合体（NAC）外形
- NAC 相对于乳房下皱襞（IMF）的位置
- NAC 相对于乳房体积的位置
- 皮肤和实质的体积分布
- 具体测量（胸骨上切迹到乳头的距离、乳房基底宽度、乳头到 IMF 的距离、乳头到中线的距离）
- 估计切除的体积

加剧了如前所述的擦烂皮肤的问题。

其他与巨乳症相关的常见严重主诉有呼吸困难，这会导致患者无法锻炼，最终导致功能能力下降。在严重病例中，这种虚弱会使患者无法从事体力劳动，导致终身残疾。不常见的主诉有神经症状，如尺侧感觉异常和慢性枕部头痛。由于患者可能不知道乳房肥大与这些主诉之间的关系，除非医生专门询问，否则她们可能不会提及这些主诉。

一般建议在进行乳房缩小成形术前尝试保守治疗。保险公司可能会要求证明患者在申请批准治疗性乳房缩小成形术前采取保守治疗无效至少 3 个月的文件。非手术治疗的选择包括使用非甾体抗炎药、皮肤问题的皮肤科干预，以及使用专业的支撑胸罩。手术干预前，也鼓励物理治疗和脊柱按摩治疗。然而，这些非手术干预在长期改善症状方面很少成功。

患者就诊并提出评估可能进行的乳房缩小成形术的原因，除了身体表现外，心理表现也很有意义。特别是在年轻患者群体中，巨乳症会导致自信心下降，特别是在可能引起性注意的社交场合和个人需要穿着运动服或泳装的运动场所。这个不仅仅是美学的问题，它还有可能导致青少年情感发展的实际障碍。尽管如此，一些保险公司不覆盖 18 岁以下患者的乳房缩小成形术。这一青少年群体的选择性乳房手术将在第 7.2.5 节中详细讨论。

值得注意的是，在这里列出的所有主诉中，症状的严重程度并不总是与乳房肥大的程度相关。因此，如果已确定患者的主诉确实是由于其乳房肥大而不是其他躯体或心理病理原因，医生不应劝阻相对轻微的巨乳症患者进行手术。

7.2.2 病史和手术史

彻底获得主诉后，获取完整的病史和手术史是很重要的，因为这可以识别手术并发症的早期危险因素，并开始优化手术过程。必须对药物进行回顾，特别是确定任何当前或长期使用类固醇的病史，这可能会对伤口愈合产生负面影响；抗凝药物可能导致术中和术后出血和血肿形成的风险增加；使用激素节育或口服雌激素，可显著增加术后深静脉血栓形成（DVT）或肺栓塞（PE）的可能性。如果发现这些药物，外科医生必须与初级保健医生和专科医生合作，确定暂时停止使用这些药物进行手术是否安全，或者这样做的风险是否超过这种选择性手术的好处。

在任何乳房相关手术的术前计划中，其他几个因素也是重要的。首先是患者的个人体重史，包括体重大量减轻，例如在减肥后的情况下，这可能会对所采用的乳房缩小技术和手术结果产生极大的影响。其次应确定既往软组织感染史，尤其是耐甲氧西林金黄色葡萄球菌（MRSA）感染史，因为这些可增加未来感染的风险，任何术中的抗生素治疗可能都需要相应调整。最后应回顾瘢痕疙瘩或不良瘢痕的个人史或家族病史。由于乳房缩小成形术需要较长的切口，因此会导致广泛的瘢痕，因此术前应讨论瘢痕增生、色素沉着或瘢痕疙瘩形成的风险。

7.2.3 乳房病史

详细的乳房病史对于提供适当的患者治疗和预防术后潜在的不良并发症是绝对必要的。任何目前或既往的乳房肿块都应该彻底检查，以确保排除恶性肿瘤。此外，任何既往的乳腺活检，无论是良性还是恶性；任何个人乳腺癌病史，无论是否接受过手术治疗，以及任何乳腺癌家族史都需要描述。还应记录患者最后一次乳房 X 线检查的日期以及检查结果和二次检查。术前确定将来有乳腺恶性肿瘤的高危患者，如果术中发现隐匿性恶性肿瘤，应谨慎地与患者讨论手术计划。

除乳腺癌外，其他方面的乳房病史也应该讨论，因为它们可能会对手术计划产生影响。任何既往的乳房手术，如既往的隆乳术、乳房缩小成形术或乳房上提固定术都需要确定。另外，任何未来的怀孕计划都应该探讨，因为这会极大地改变乳房体积和下垂的程度。因此，一些医生建议将选择性乳房手术推迟到不再计划生育后进行。推迟手术也减轻了对术后母乳喂养能力的担忧，这将在第 7.5.1 节“可能的并发症”中详细讨论。

7.2.4 并发症

在彻底评估了身体和情感状态，确定有症状的巨乳症的准确诊断后，讨论应转向并发症的话题。矫正与乳房肥大和下垂相关症状的唯一方法是手术，这将在第 8 章“乳房上提固定术的基本原则”中详细讨论，识别可能影响手术成功的并发症是至关重要的。

使用烟草制品

无论是计划进行乳房缩小成形术还是单独的乳房上提固定术，都必须分离乳头的血管蒂，而吸烟对移位乳头的伤口愈合或血流有很大影响。据报道，吸烟可使术后主要并发症的风险增加 2 倍甚至 3 倍，特别是脂肪坏死和其他导致再次手术的伤口并发症。如果患者目前吸烟，则必须在术前至少 3 ~ 4 周停止使用所有的烟草制品。即使是被动吸烟或二手烟在临床上也会对血管灌注和伤口愈合产生显著的负面影响。如果可能的话，术后戒断尼古丁制品应该持续 3 ~ 4 周，以促进伤口的愈合。最近有一种趋势，即术前通过尿可替宁检测，对患者进行烟草暴露筛查。大多数门诊测试可以检测过去 4 天内的直接或被动暴露情况，是一种极好的经济方便的验证尼古丁制品戒断的方法。无论出于何种原因，如果没有完全戒断，但手术仍在进行，医生应限制乳头移位的距离，进行剥离时不要激进，以期维持皮肤的血流。

肥胖

任何体重指数（BMI）≥ 30kg/m^2 的患者都被认为是肥胖的。高 BMI 已被证明与伤口愈合并发症相关，如皮肤和脂肪坏死以及感染的风险大大增加。在一项根据肥胖程度对患者进行分组的研究中，与普通人群相比，中度肥胖者（BMI 30 ~ 35kg/m^2）乳房缩小成形术后主要并发症的相对风险（RR）为 1.45，重度肥胖者（BMI 35 ~ 40kg/m^2）乳房缩小成形术后主要并发症的相对风险（RR）为 1.71。此外，肥胖患者的麻醉风险也会增加。

虽然外科医生在术前访视时计算患者的 BMI 是合理的，但患者个体的手术风险分级应与初级保健医生（PCP）合作确定。此外，肥胖患者应进行糖尿病筛查，因为这是肥胖患者术后并发症的一个独立危险因素，可导致乳头坏死的风险显著增高。在肥胖糖尿病患者进行乳房缩小成形术的情况下，外科医生可能需要接受较小的体积缩小，以防止与代谢综合征相关的并发症。

由于 BMI 的增加是一个可控的危险因素，如果可能的话，应该鼓励所有超重和肥胖患者选择术前减重。对于 BMI 超过 30kg/m^2 的患者，这甚至可能被一些保险机构要求作为拟进行乳房缩小成形术承保的先决条件。然而，一些人认为，由于第 7.2.1 节所述的功能能力下降，有症状的巨乳症患者体重减轻可能很难实现，而手术可能会促进恢复后额外的体重减轻。有研究表明，肥胖患者在接受乳房缩小成形术后平均减重近 4kg，这远远超过了手术切除乳腺组织所减轻的体重。一项乳房缩小成形术评估：价值和结果（BRAVO）的大型多中心前瞻性试验研究表明，肥胖并没有改变乳房缩小成形术的收益，尽管有来自保险公司的压力，但医生不应该用肥胖作为不手术治疗有症状的巨乳症的理由。但是应告知患者术后体重明显增加或减少的影响，因为这可能永久性地扭曲先前可接受的美学效果。

7.2.5 年龄

虽然大多数要求评估有症状的巨乳症的就诊患者年龄为 30 ~ 40 岁，但有一小部分就诊患者在这个年龄之前或之后因乳房肥大或下垂而寻求手术干预。在考虑这类年轻或老年患者的巨乳症治疗时，应在术前多花一些时间，因为需要特别考虑以确保适当的治疗。

青少年患者

青少年女性患者群体通常定义为 11 ~ 17 岁的女孩。过去，人们普遍不愿意对这些患者进行手术治疗，因为人们认为出于美容原因的干预应该推迟到成年以后。然而，最近的多项研究表明，如果巨乳症不治疗，可能会发生严重的情感后遗症，因此在更早的年龄进行干预的趋势正在缓慢增长。例如，青少年巨乳症会引起社会问题和压力源，导致青少年患者避开有可能遭到嘲笑或其他同伴讨论的不受欢迎的社交场合。这种不愿参与社交的态度最终会阻碍情感的成长。因此，越来越多的年轻患者被她们的儿科医生、PCP 或妇科医生推荐接受整形外科对乳房肥大的评估以及可能的治疗。在这些病例中，医生应该鼓励父母的参与和教育，因为 18 岁以下的患者是被保护人群，任何手术干预都需要父母或监护人的同意。此外，值得注意的是，青少年患者比成人患者更倾向于关注美容问题。因此，在进行乳房缩小成形术之前，外科医生需要确保患者及其父母明白，她们将用乳房大小换取广泛的永久性瘢痕。

医生们普遍认为，不管年龄多大，最好等到乳房发育完全后再手术。然而，如上述因巨乳症而出现情感障碍的病例，在乳房大小稳定 1 ~ 2 年后，可以合理地尽早进行手术。采取这种预防措施是为了减少或预防术后过量的乳腺组织复发的风险。

此外，为了确保适当的治疗，确定每位患者呈现的巨乳症类型是很重要的，因为某些类型的巨乳症有更高的复发率，因此应相应地进行治疗。通常，青少年患者有所谓的青少年巨乳症。在这种情况下，一旦乳房大小稳定下来，乳房缩小成形术就是一个合理的选择。然而，BMI 超过 $30kg/m^2$ 的患者中，有越来越多的人患有与肥胖相关的乳房肥大。在这种情况下，应强烈鼓励患者减重，因为这样做往往可以显著缩小乳房大小，而其他类型的巨乳症则不一定如此。很少有青少年巨乳症患者会就诊并提出手术评估。这些患者在年龄很小的时候就有乳房肥大的严重症状，由于症状复发率很高，应告知需要重复进行乳房缩小成形术的可能性增加。

老年患者

偶尔有 65 岁以上的患者会就诊并提出乳房缩小成形术咨询。然而，她们的问题往往更多的是乳房下垂，而不是实际的巨乳症。此外，她们往往更倾向于控制症状，而不是美学方面的考虑。在根据这一点制定手术计划时，医生必须考虑到老年患者群体有更明显更多的并发症，因此手术风险会增加。这种风险不仅包括伤口愈合，还包括全身麻醉风险的增加。因此，这些患者的术前评估应与 PCP 或专科医生协调，以安排和检查任何必要的心电图（EKG）、胸部 X 线检查或其他筛查检查。在安排任何选择性手术之前，还应获得这些会诊医生的书面批准。

患者需要就其手术并发症的个人风险进行咨询，以决定这是否超过手术带来的好处。医生应记住，通过适当的患者选择和与会诊医生的合作，尽管需要进一步检查，但老年患者可以安全地进行乳房缩小成形术和乳房上提固定术。总的来说，选择性乳房手术是一种低风险手术，严重失血的可能性很小，不应仅根据年龄就将老年人排除在手术范围之外。

7.2.6 放疗后

评估进行选择性乳房手术的放疗后患者是一项艰难的工作，因为据报道该人群的并发症发生率为50% ~60%。研究表明，放疗量与手术并发症的风险成正比，如伤口延迟愈合、乳头坏死和长时间的红斑。因此，如果尝试手术，外科医生在手术中需要很谨慎，设计较短、较宽蒂的皮瓣，避免过度潜行分离皮瓣，以给组织提供最佳存活机会。此外，蒂的选择可能需要根据既往乳房肿瘤切除术的位置来确定，要认识到既往手术可能破坏了正常的血流，因此如果可能的话，不应该将乳房肿瘤切除术的部位包含在蒂内。如果术后出现伤口并发症，医生可以考虑使用高压氧治疗，这已被证明可以改善放疗后患者伤口的延迟愈合。总的来说，只要患者接受了对放疗后组织进行手术的风险教育，就不应该因为对称或其他美容问题而劝阻她们进行乳房缩小成形术。

或者，作为避免对放疗后组织进行额外手术的一种方法，即一些已知存在乳腺恶性肿瘤的患者在进行乳房肿瘤切除术时，可以选择在肿块切除的同时进行肿瘤整形缩小术。这不仅减少了手术的总次数，还可以在任何放射治疗开始前就进行缩小手术，可显著降低伤口愈合并发症的发生率。

7.2.7 社会心理因素

大约 30% 寻求乳房缩小成形术的患者有精神疾病史，需要某种形式的治疗。尽管大多数疾病是轻度的焦虑或抑郁，但识别有精神病史的患者很重要，因为抑郁症患者通常有不切实际的期望，并认为她们的手术结果比普通人群更糟。即使患者没有确诊的疾病，那些应对机制或支持系统较差的患者可能也不是选择性手术的良好人选。在这些情况下，手术可能无法解决她们的情感困扰，患者对乳房的不满可能会在术后转移到身体的其他部位。

在最初的术前预约评估患者时，医生应该考虑将复杂的精神病史或多次美容手术病史作为更复杂的情感或心理状况的指标。然而，在特定的病例中，研究表明对于情感困扰的真正来源是乳房大，乳房缩小成形术被认为是可以显著改善患者抑郁、焦虑和自卑的方法。在这些患者中显示出，术后积极的情感结果可以持续 5 年。

7.2.8 体格检查

全面了解患者的术前乳房美学是很重要的，便于计划可能的手术干预。应检查的乳房要素有术前乳房大小、乳晕直径、NAC 位置和乳头下垂程度。乳房和乳头下垂可以通过分析 NAC 与乳房下皱襞（IMF）的关系来评估。Regnault 在一篇早期的论文中讨论了这项技术并将乳房下垂分为三大类：将一度或轻度下垂描述为“乳头位于乳房下皱襞水平，位于腺体和皮肤罩下部轮廓的上方”；当“乳头位于乳房下皱襞水平的下方，但仍位于乳房和皮肤罩下部轮廓的上方”时，称为二度或中度下垂；最后，当“乳头位于乳房下皱襞水平的下方，位于乳房和皮肤罩下部轮廓处”时，称为三度或重度下垂（图 7-1）。此外，医生应提及任何已存在的不对称，例如外形、体积的差异，以及解剖结构的差异，如狭窄的乳房。

乳房皮肤的评估也应作为体格检查的一部分。应该注意皮肤质量、皮肤多余量，以及是否存在可能影响蒂部设计的瘢痕。这对于减肥后的患者尤其重要，因为她们通常有过度松弛的皮肤和萎缩的组织（见第 10 章）。此外，医生必须触诊整个乳房是否有肿块。最后，应记录患者前后位（AP 位）、斜位和侧位的照片。这些图片可用于患者的病历、术前计划和任何所需的保险文件。

一些医生主张在术前预约时记录具体的乳房表面测量值。通常记录的标准测量有胸骨切迹到乳头的距离、IMF 到乳头的距离、乳头间距离和胸围。提出的其他测量方法有乳房表面测量（图 7-2）。乳房水平距离是通过从胸壁上乳房丘的最外侧点，经过乳头到胸骨上乳房丘的最内侧点测量的。乳房垂直距离是通过从可触及的乳腺组织的最头侧点，经过乳头到乳房下皱襞来测量并记录的（图 7-3）。记录这些测量值不仅可用于确定术前乳房大小和下垂程度，还可用于预测乳房缩小成形术切除的重量，如第 7.4 节所述，“术前计划：切除重量和大小目标”。

7.3 术前检查

术前评估并没有以初次咨询作为结束。外科医生应与初级保健医生合作，优化患者术前的总体健康状况。如前所述，包括消除或改善任何可控的危险因素或并发症。尽管患者往往渴望进行手术干预，但医生必须记住，乳房缩小成形术和乳房上提固定术是选择性手术，应推迟到患者得到适当优化后。

7.3.1 实验室检查

术前血液检查是术前评估患者总体健康状况的重要工具。全血计数（CBC）、生化全套（CMP）和凝血检查，如凝血酶原时间（PT）、活化部分凝血活酶时间（aPTT）和国际标准化比值（INR），都是可以提供患者总体健康状况是否良好的基础检查。如果担心有营养不良，除了基础实验室检查外，还应考虑特定的营养实验室检查，如白蛋白和前白蛋白检查，因为这对术后愈合有极大的影响。值得注意的是，即使是肥胖患者也可能营养不良，无论 BMI 如何，都应该进行低白蛋白血症筛查。当检测显示白

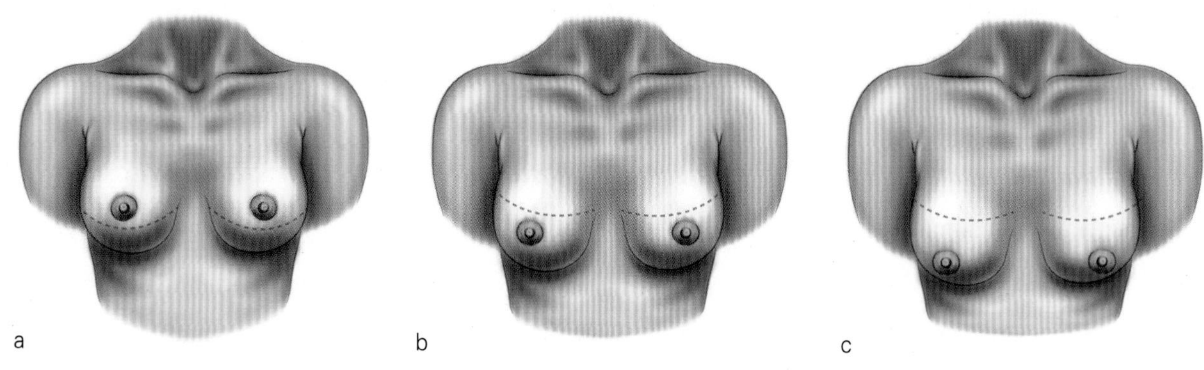

图 7-1 Regnault 的乳房下垂分类系统。a. 一度 / 轻度下垂：乳头位于乳房下皱襞水平，位于腺体和皮肤罩下部轮廓的上方。b. 二度 / 中度下垂：乳头位于乳房下皱襞水平的下方，但仍位于乳房和皮肤罩下部轮廓的上方。c. 三度 / 重度下垂：乳头位于乳房下皱襞水平的下方，位于乳房和皮肤罩下部轮廓处［Adapted from Regnault P. Breast ptosis. Definition and treatment. Clin Plast Surg 1976;3(2):193 – 203.］

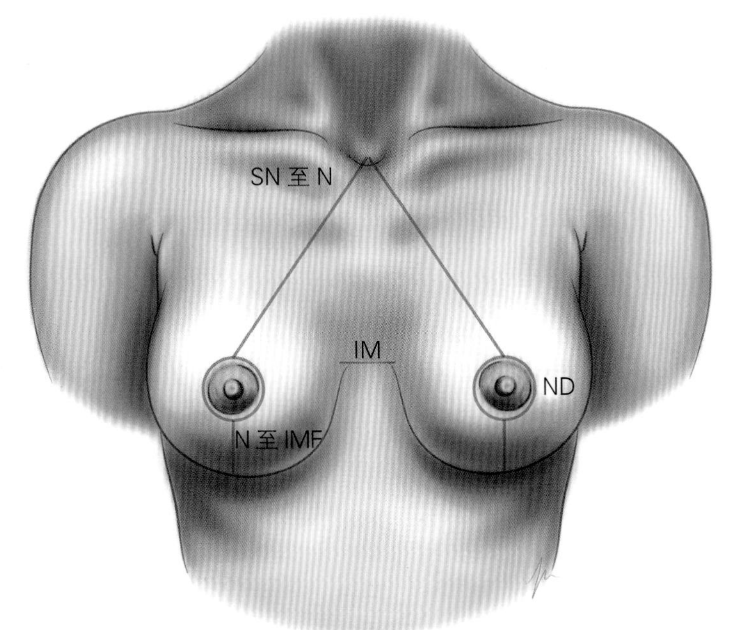

图 7-2 乳房表面测量。SN 至 N：胸骨切迹到乳头；IM：乳房间距；N 至 IMF：乳头至乳房下皱襞；ND：乳头直径

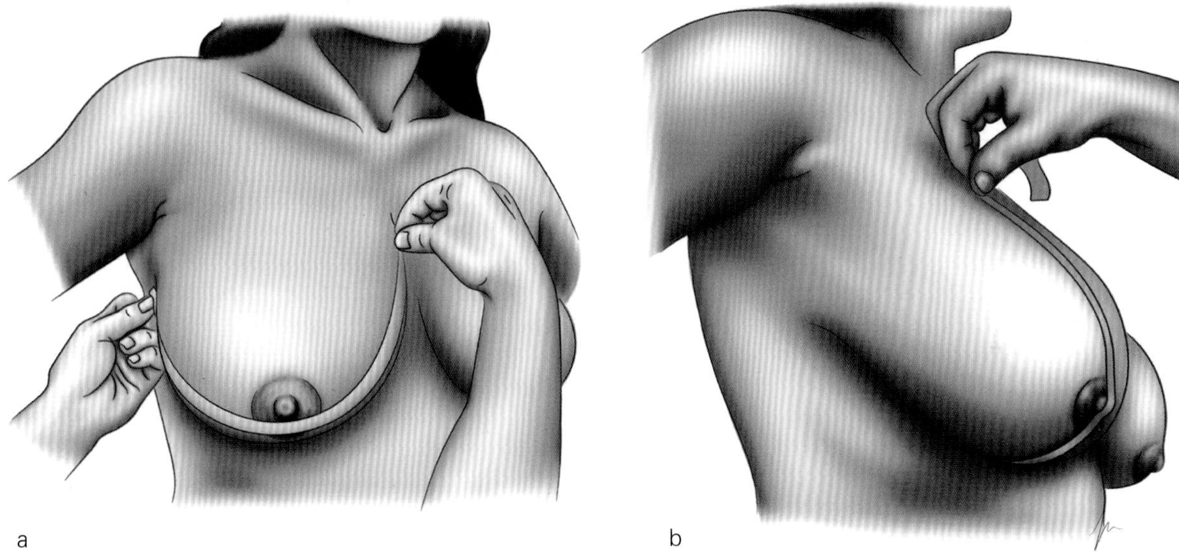

图 7-3 a. 水平测量从乳房下皱襞（IMF）外侧水平的乳房外侧点处开始，然后向下，在接近胸骨处的乳房下皱襞内侧点结束。b. 垂直尺寸是从 IMF 的中央，经过乳房经线到乳房最上点测量的［Adapted from Kocak E, Carruthers KH, McMahan JD. A reliable method for the preoperative estimation of tissue to be removed during reduction mammaplasty. Plast Reconstr Surg 2011;127(3):1059－1064.］

蛋白水平≤ 3.0g/dL 时，考虑补充蛋白质是合理的。一旦开始，这些补充应持续到术后早期，以促进最初的伤口愈合。

7.3.2 影像学检查

尽管建议在选择性乳房手术前进行乳房 X 线筛查没有什么不利之处，但美国外科医师学会（ACS）

并没有发布关于术前或术后成像的正式建议。因此，医生至少应该建议患者遵循与普通人群中非手术、无症状患者相同的指南。这些指南建议 45 岁以上的患者或任何既往有乳腺癌个人史的患者每年进行一次乳房 X 线检查。在特定的病例中，如果有强烈的乳腺癌家族史，超过 25 岁的患者可以接受筛查。通常不建议 25 岁以下的患者进行乳房 X 线检查，因为它对年轻患者致密的乳腺组织敏感性低。在年轻患者需要乳房影像学检查的罕见病例中，超声是可选的影像学检查方式。大多数外科医生需要在术前 12 ~ 24 个月进行乳房 X 线检查。在某些情况下，在这段时间内进行正常乳房 X 线检查也是保险要求的。如果筛查性乳房 X 线检查正常，则术前不需要进行更高级的影像学检查。

在全国范围内，11% 的乳房 X 线检查需要进一步评估和后续检测。应该注意的是，BMI > $30kg/m^2$ 的患者假阳性率较高。尽管如此，对所有可疑的肿块都应该进行彻底检查，不管患者的 BMI 如何。据报道，大约 1.5% 的乳房缩小成形术标本中发现恶性肿瘤，这一发现可能会使临床情况变得极为复杂。通过要求患者近期进行正常乳房 X 线检查或在适当的时候进行彻底的恶性肿瘤检查，希望这个数字会随着时间的推移而下降。

由于乳房缩小成形术和乳房上提固定术会引起包括脂肪坏死、纤维化和瘢痕形成等改变，这些改变在随后所有的术后乳房影像中都可以看到，因此，一些医生建议术后 6 ~ 12 个月进行新的乳房 X 线基线检查（图 7-4）。尽管有争议，但有人认为建立一个新的基线，在将来的影像学检查中会降低发现恶性肿瘤的难度。

7.4 术前计划：切除重量和大小目标

当讨论目前的乳房大小和术后大小目标时，大多数患者都愿意讨论罩杯大小和胸围测量值。然而，她们往往没有意识到，这种尺寸系统没有标准化，也不是量化乳房大小的理想方法（另见第 2 章）。因此，照片可作为有用的工具来帮助说明实际的术后大小选择，并了解患者关于手术时需要切除乳腺组织量的目标。然而，考虑到患者术前的乳房大小，需要告知患者什么样的术后大小目标是现实的。广泛切除蒂部组织并削薄皮瓣可导致严重的并发症。因此，非常大体积地减少乳房组织量并非总能实现。

预测乳腺组织切除的重量是术前计划的重要组成部分，这通常是保险预授权所必需的。保险公司将利用这些信息来确定他们是否相信手术会为患者带来医疗利益。通常，对于拥有平均体表面积（BSA）的患者，每侧至少需要切除 400 ~ 500mL 的乳腺组织才能获得保险批准。如果要切除的乳腺组织少于 400mL，但有多余的乳房皮肤，则美容性乳房上提固定术可能更合适。对于有 1kg 或以上多余乳腺组织的患者，无论 BSA 大小如何，通常都要进行治疗性乳房缩小成形术。此外，乳房不对称大于一个罩杯的患者，不管预测的切除重量是多少，都可能有资格获得保险。

大多数保险公司都采用了 Schnur 滑动量表作为工具，以进一步确定哪些患者会从乳房缩小成形术中获得医疗利益。1991 年，Schnur 发表了他的技术，该技术基于患者的个体 BSA，通过身高和体重测量值以及 Mosteller 公式计算，以预测每个乳房的切除重量。如果进入 Schnur 表格，根据患者的体表面积，如果切除的重量低于第 22 百分位，则认为该手术是美容性的，没有医疗上的必要。然而，自本报告首次发表以来，Schnur 等报告说，该表实际上不是预测症状改善的有用工具。该技术不仅没有考虑到骨骼结构较小的患者，而且基于切除重量预测医疗利益的准确性、可靠性和实用性也存在很大争议。过

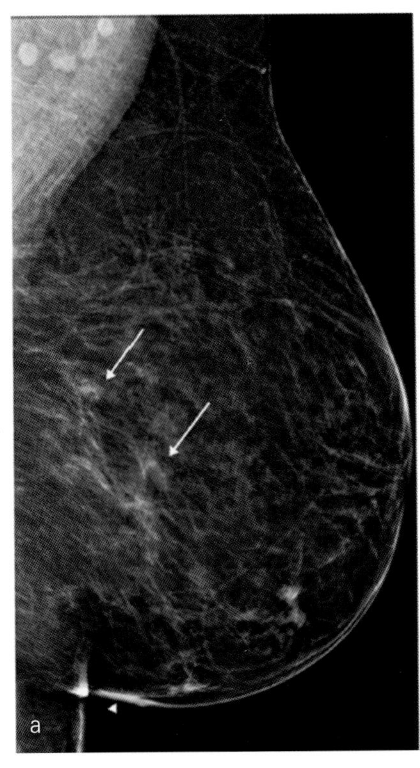

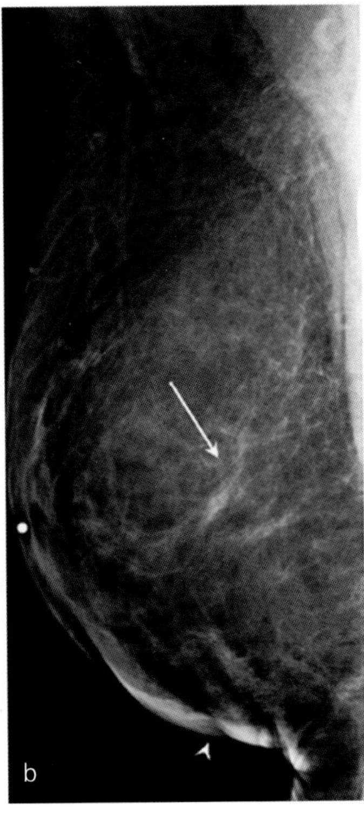

图 7-4 a. 内外侧斜位乳房 X 线检查显示乳房内一条斜向的轻度扭曲的组织（长箭头），在正常乳房实质分布中不常见，但在乳房缩小后的改变中是常见的。注意乳房下皱襞区域的皮肤增厚（箭头），这也是一种常见的乳房缩小后改变。b. 另一例患者的内外侧斜位图显示特征性的乳房缩小后瘢痕组织条索（长箭头）和从乳头向下延伸至乳房下皱襞的显著增厚的皮肤（箭头）。注意乳头在乳房上的高度（标记球）

去发表的多篇研究表明切除重量与症状改善之间没有显著的相关性。

大多数执业医师会争论说："乳房大小与身体结构成比例比满足特定的切除重量更重要。"因此，在预测乳腺组织切除重量时，开始出现提倡采用胸部和乳房人体测量的出版物，而不是 BSA 或 BMI 的计算。这更好地考虑到了胸壁大小的变异性，减少了对全身体积的依赖。胸围、胸骨切迹到乳头的距离、乳头到 IMF 的距离，以及基于表面的水平和垂直乳房测量都已被提出。获得这些测量值的精确技术已在前文概述。在一项已发表的研究中表明，仅水平和垂直乳房表面测量就可以准确地估计切除的重量。因此，如果保险公司继续要求术前近似的切除重量，医生应该考虑使用表面测量来提供更能反映骨骼结构和身体比例的估计，尽管数据显示在预测有症状的巨乳症的改善程度方面，这不是有用的方法。

7.5 患者教育

在患者同意进行任何手术干预之前，了解手术的风险和利益是非常重要的。教育患者术后可能出现的并发症以及预期的结果，对于患者认为她们的手术是否成功至关重要。根据 BRAVO 研究，切除重量越大，并发症风险率越高。然而，无论切除体积如何，总的手术并发症风险率约为 5%。从医学法律的角度来看，在签署任何手术同意书之前，必须充分告知患者这些信息。

7.5.1 可能的并发症

乳房缩小成形术后最常见的并发症是伤口延迟愈合。其他并发症有乳房不对称、沉底 – 脱垂和感觉丧失。偶尔，患者可能会遇到脂肪坏死导致伤口渗出、血肿或血清肿形成、感染，甚至 NAC 坏死，这通常与较大的切除重量和较长的蒂部长度有关。

丧失母乳喂养能力是另一个主要问题。据文献记载，无论采用何种手术技术，乳房缩小成形术后有大约 50% 的概率无法进行母乳喂养。因此，医生必须确定患者目前是否能够母乳喂养，以及她将来母乳喂养的愿望有多强烈。如果她坚持在术后保持这种能力，这又是一个将手术推迟到患者生完孩子之后的原因。

患者必须始终明白的一点是：她们是在用乳房的缩小换取永久性的乳房瘢痕。手术后可能会形成增生性瘢痕、瘢痕疙瘩和疼痛性瘢痕，但通常要等 6 ~ 12 个月才能考虑瘢痕修复。由于乳房缩小成形术或乳房上提固定术的瘢痕可能是广泛的，如果不在术前进行讨论，可能导致患者对术后结果不满意。

7.5.2 预期的结果

尽管有上述可能的并发症，但研究表明，绝大多数患者对乳房缩小成形术感到满意，约 75% 的患者表示，即使只切除了适量的组织，她们对结果也“非常满意”。此外，97% 的患者会接受再次手术，表明术后生活质量得到明显改善。肩痛和乳房痛是手术后最常得到改善的症状，但也有报道表明手术也能改善姿势，至少能部分矫正术前脊柱不正。另一项研究表明，乳房手术可以改善功能，约 75% 术前有工作障碍的患者在乳房缩小成形术后可以重返工作岗位。还有报告称，术后患者锻炼能力提高，社交能力和情感稳定性提高，性功能得到改善。甚至有研究表明，患者自我形象的改善至少会持续到 3 ~ 6 个月的随访期。

7.6 结论

选择性乳房手术有乳房缩小成形术和乳房上提固定术，被认为是整形外科领域最成功的手术之一。在进行术前评估时，全面的病史和体格检查是必不可少的，使医生能够确定每个患者的手术动机。实施这些手术的医生必须了解乳房缩小成形术的保险标准。然而，外科医生不应基于有症状的巨乳症的严格定义来限制患者进行乳房缩小成形术。无论切除的乳腺组织重量如何，大多数患者在乳房缩小成形术后都获能得更年轻的外观和生活质量的长期改善。

关键点

- 乳房缩小成形术的目标是减少乳房的重量和体积，改善外形和不对称并重新定位乳头乳晕复合体(NAC)。
- 患者就诊咨询的主诉包括颈痛、胸罩肩带勒出的肩部沟槽和擦烂皮肤等病史。
- 应检查的乳房要素有术前乳房大小、乳晕直径、NAC 位置和乳头下垂程度。
- 乳房缩小成形术的瘢痕是广泛的，每个患者都有瘢痕增生、色素沉着或瘢痕疙瘩形成的个人风险。
- 在决定特定患者在特定时间内是否适合进行乳房缩小成形术时，必须考虑潜在的母乳喂养能力丧失的问题。

8 乳房上提固定术的基本原则

Elizabeth J. Hall-Findlay

概要

目前报道了许多关于乳房上提固定术的技术。本章回顾了理解乳房覆盖区的关键概念，以及如何获得良好持久和可预测的效果。重新评价对乳房下垂的评估以使制定手术计划更容易。手术强调乳房实质重新分布的概念，因为把皮肤作为乳罩会导致手术失败。本章回顾了不同的方法并重点介绍最有效的术式——Ribeiro 下极组织瓣。

关键词： 乳房上提固定术，下垂，乳头下垂，腺体下垂，乳房覆盖区，乳房上缘，下极组织瓣，乳房上提固定术，乳房实质重新分布，皮肤罩

8.1 引言

乳房上提固定术后最常见的并发症是下垂复发，出现该问题是由于缺乏对乳房美容手术原则的理解。大多数适合乳房上提固定术的患者，她们的皮肤作为乳罩的功能较差，因而试图通过收紧皮肤罩，期待皮肤对抗重力来维持乳房外形的做法注定会失败。

为了在乳房上提固定术中获得良好持久的效果，关键是首先要理解乳房覆盖区的作用。然后，外科医生需要理解乳头下垂和腺体下垂的区别，并进行相应的手术计划。矫正乳头下垂是容易做到的部分。矫正腺体下垂需要理解什么是真正的下垂，以及乳房实质重塑对最终手术结果的重要性。

多年来，我们都被教导认为乳房下皱襞（IMF）是决定下垂的最佳标志，但不幸的是，该分类方法具有误导性，因为它仅涉及乳头的下垂而没有考虑腺体的下垂。相较于 IMF，乳房上缘是计划乳房上提固定术的更好标志。

8.2 关键概念

8.2.1 乳房覆盖区

乳房与胸壁的实际附着（覆盖区或基底）因人而异且差别显著。手术能改变乳房边界的程度非常有限。有些患者是“高位乳房”，有些患者是“低位乳房”。乳房的边界只能通过增加或去除体积来改

变，理解这点很重要。乳房上缘只能通过置入假体（或脂肪注射）才能提升，而乳房下缘（IMF）在去除重量后会提升，增加重量后会下移。增加体积（假体）或去除体积（吸脂）可以调整乳房的内、外侧边缘。所以影响乳房边界的是体积和重量而非皮肤（图 8-1，图 8-2）。

8.2.2 乳头下垂

乳头需位于乳房丘的中央。为了确定理想的乳头位置，外科医生不仅需要理解乳房覆盖区，还需要

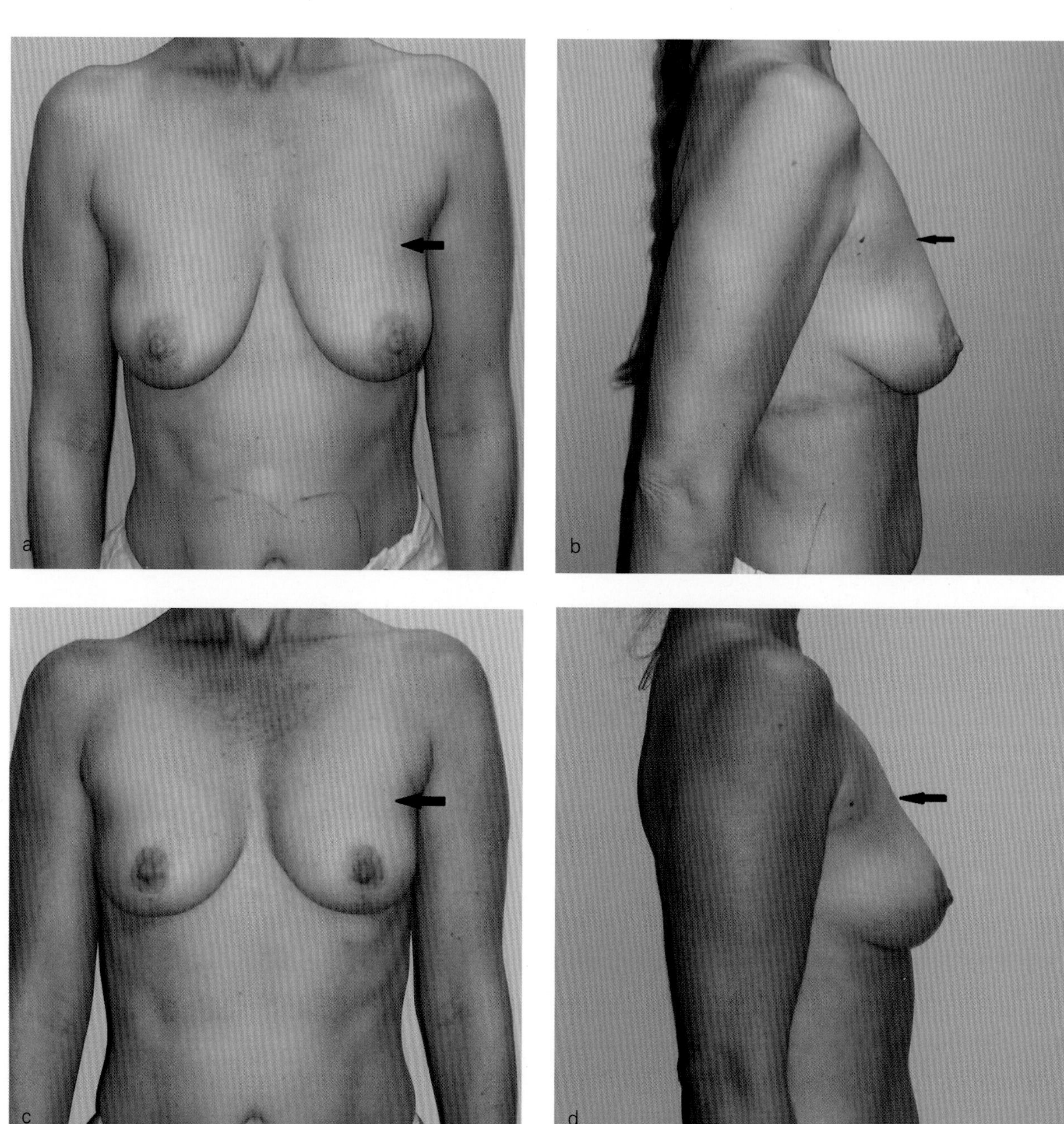

图 8-1 高覆盖区患者的乳房上提固定术。a、b. 患者就诊时年龄 41 岁。黑色箭头表示较高的乳房上缘，乳房上提固定术后位置没有改变。她身高 157cm，体重 50kg，去除的组织仅是双侧乳房的皮肤等。c、d. 术后 15 个月，通过下极组织瓣“移动”下垂的腺体。在该病例中，下极组织瓣固定在胸肌条带的下方。尽管胸肌条带强有力，但是有时组织瓣会形成一个肿块，所以，最好是将组织瓣与乳房实质作为一个单位下降

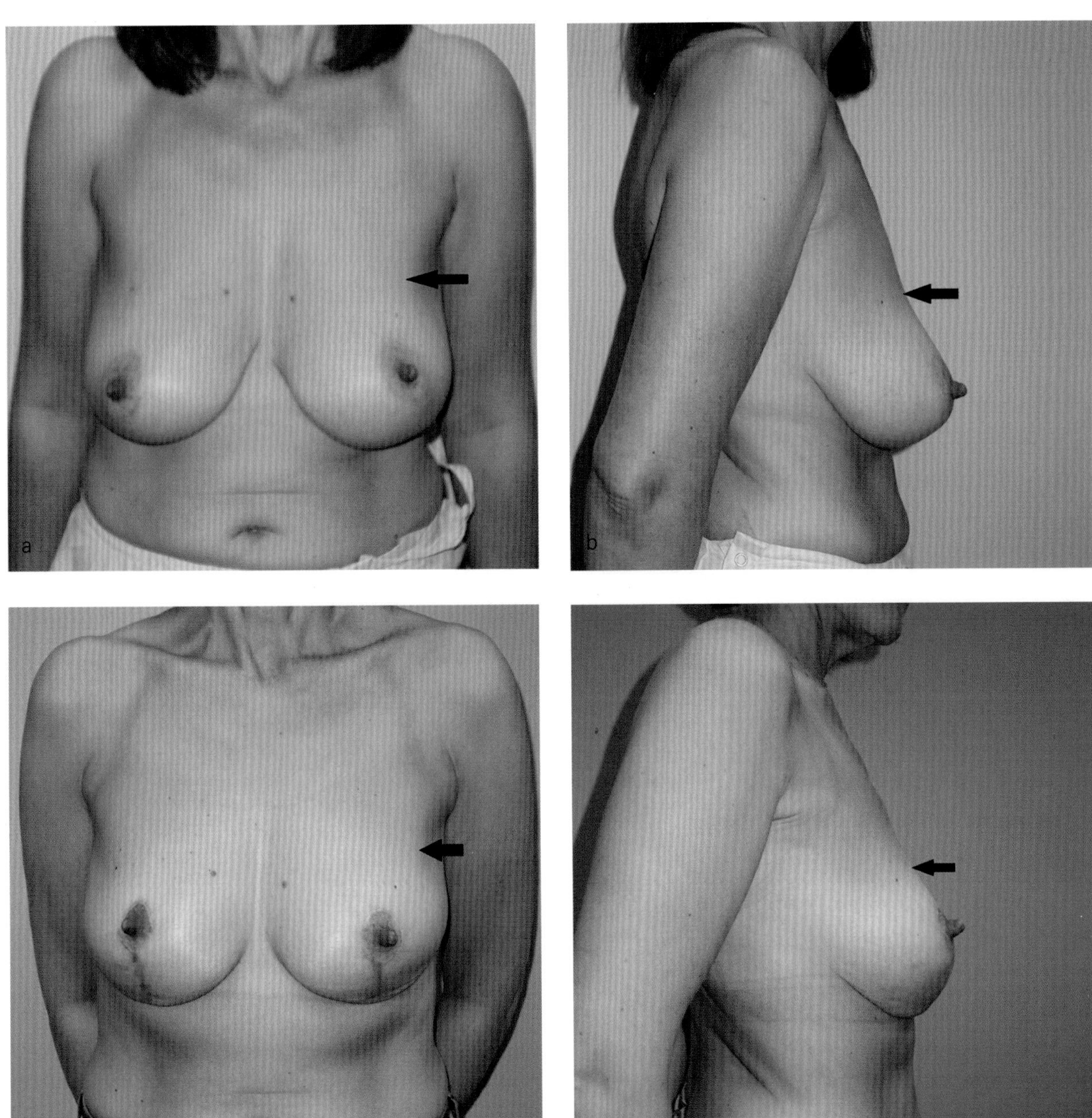

图 8-2 低覆盖区患者的乳房上提固定术。a、b. 患者就诊时年龄 46 岁，黑色箭头表示相对较低的乳房上缘，乳房上提固定术后或乳房缩小成形术后位置没有改变。她身高 160cm，体重 55kg，右侧乳房去除 64g 组织，左侧乳房去除 181g 组织，并通过吸脂去除 250mL 脂肪。c、d. 术后 9 个月，去除了下垂的腺体。注意术后乳房上缘没有改变（大箭头）

理解通过操作乳房丘可以实现什么，不能实现什么。对于一个普通女性平均大小为 C 罩杯的乳房，理想的乳头位于乳房上缘下 8 ~ 10cm，距胸正中线 8 ~ 10cm（直线距离而非沿乳房的弧线）。虽然有些外科医生认为，当乳头位于乳房底部 55%，刚好在水平经线上方时，这样的乳房最好看，但是这可能导致患者的不满意。随着时间的推移，乳房倾向于沉底脱垂，对于患者而言，乳头位置太高就难以藏于衣服和泳衣里，可能会出现“乳头滑出”。在杂志中，背部拱起、手臂抬高以减少腺体下垂的高位乳头可能看起来很好，但是高位乳头对于穿衣来说就是个问题（图 8-3）。

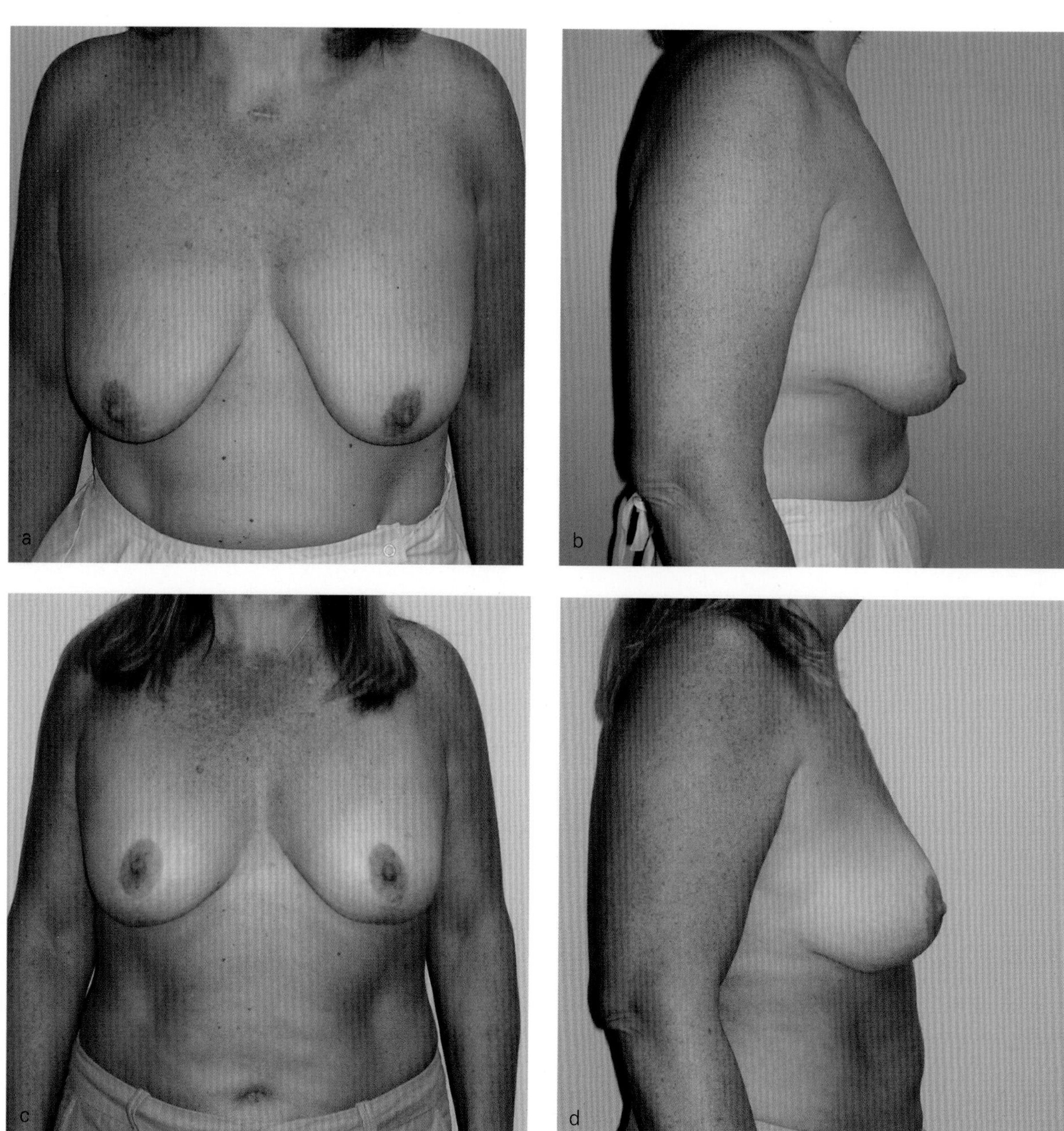

图 8-3　乳头下垂。a、b. 患者就诊时年龄 23 岁，表现为乳头下垂，只有少量的腺体下垂。她身高 165cm，体重 74kg，去除的组织仅是双侧乳房的皮肤。c、d. 术后 6 年，腺体下垂部分矫正，但主要是乳头下垂的矫正。她使用了下极组织瓣并固定于胸肌条带（是可以而不是必要的）

8.2.3　腺体下垂

外科医生需要确定腺体下垂的程度并进行矫正。下垂的腺体组织既可以去除（乳房缩小成形术），也可以移动（乳房上提固定术）。虽然重新定位乳头可以轻松矫正乳头下垂，但乳房丘则需要通过重塑乳房实质来矫正。调整皮肤罩并不能矫正腺体下垂，所以，IMF 的位置不如实际的腺体下垂量那么重要（图 8-4）。

从以上描述可以清楚地看出，Regnault 的乳房下垂分类（乳头位置与 IMF 的关系）具有误导性。

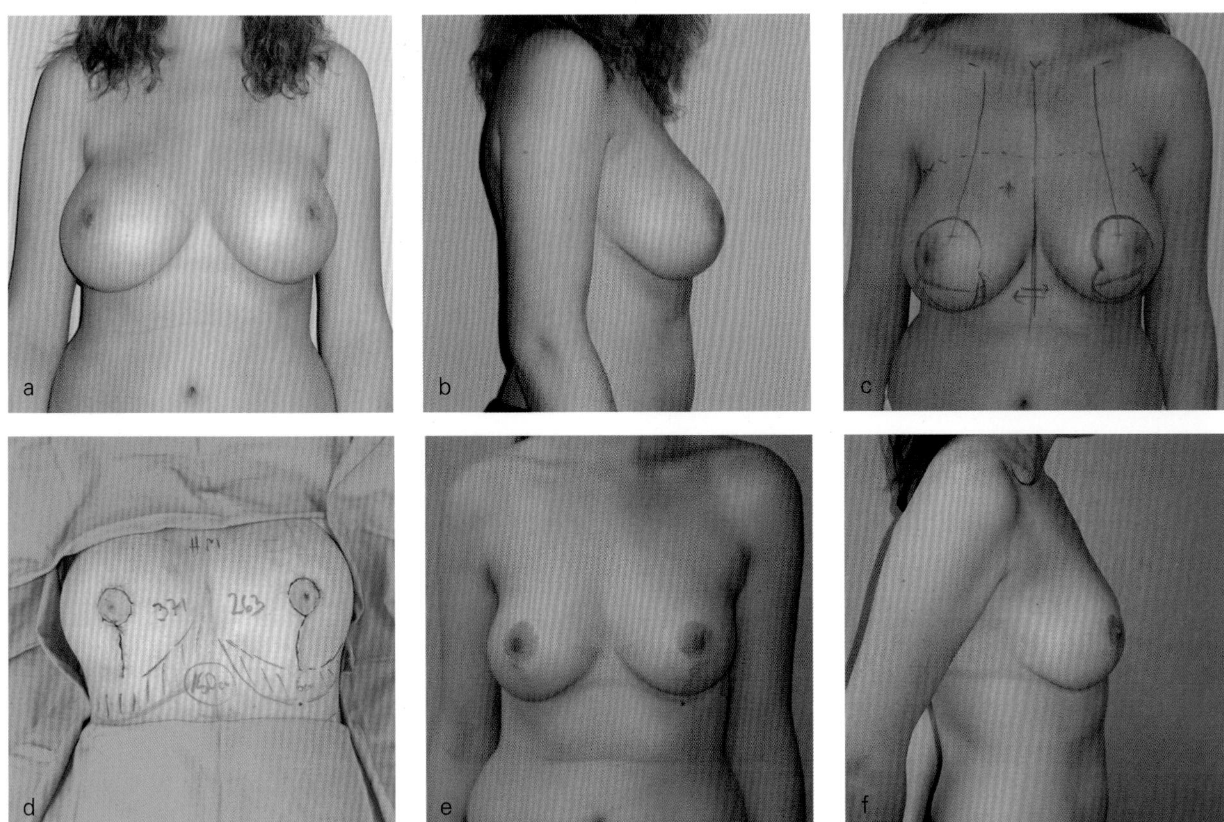

图 8-4 腺体下垂。a、b. 患者就诊时年龄 18 岁，表现为腺体下垂，但无乳头下垂，所以乳头位置与乳房下皱襞（IMF）的关系是不适用的。她身高 173cm，体重 69kg。c、d. 右侧乳房去除 371g 组织，左侧乳房去除 263g 组织来矫正腺体下垂，同时吸脂去除 150mL 脂肪。然而乳头太靠外，需要移动到理想的乳房经线上。e、f. 患者乳房缩小成形术后 2 年。通过去除 IMF 上方的组织，她的 IMF 上移了 2cm。重量的去除使得乳房下皱襞的位置上移

重要的是评估乳房丘的情况——包括腺体下垂量和乳头下垂的程度。IMF 的位置会误导手术计划。然而，重要的是，外科医生要理解覆盖区的上部不会改变。乳房上缘是做决策的更好的标志（Spear S；个人交流）。

8.2.4 皮肤罩和乳房实质重塑

重力作用是导致乳房下垂的关键因素。皮肤并不是非常好的乳罩，尤其是当它已经不能保持乳房在较上方的位置时，而这发生于大多数寻求乳房上提固定术的患者中（图 8-5）。

8.2.5 Wise 模板

外科医生用 Wise 模板（不仅仅是锁孔开口）作为乳房实质的模板（而非皮肤）很重要。Robert Wise 通过解构胸罩而发明了该模板。注意该模板闭合时，可以形成一个良好的圆锥形乳房。他将该模板用于皮肤模式，但它更适合用于乳房实质模式（图 8-6a、b）。

在乳房缩小成形术中，所有超出 Wise 模板范围的组织都要切除。去除下极垂直楔形的乳腺组织和皮肤，超出 Wise 模板范围的任何多余组织通过直接切除方法去除，然后通过周围的吸脂进行修整。无张力对合两侧腺体柱，使剩余的乳房形成良好的凸度。注意当乳房下皱襞上移时，可以通过这种方式动

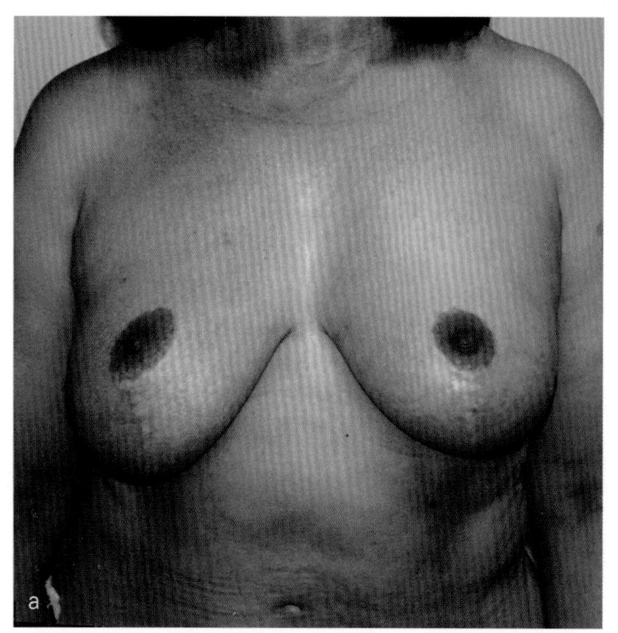

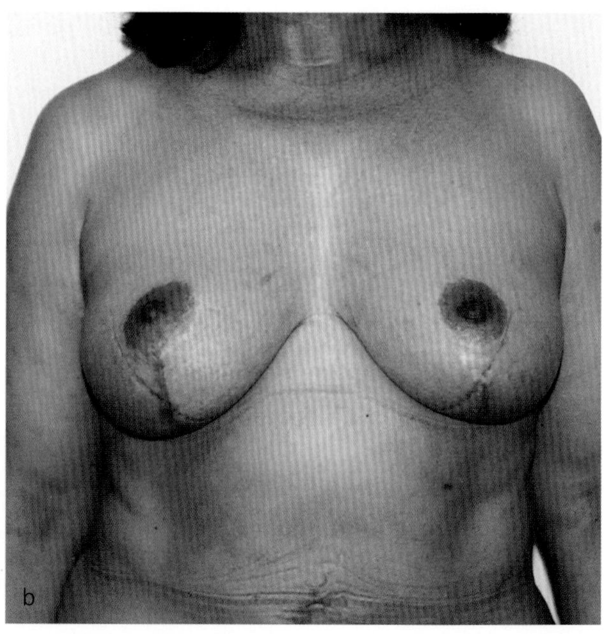

图 8-5　乳房上提固定术的原则。a. 患者接受了乳房缩小成形术，左侧乳房去除了下垂的腺体，右侧乳房仅利用真皮瓣折叠进行了乳房上提固定术。图示为术后 6 年。她下垂的乳头得以矫正，但是右侧乳房仍有腺体下垂。该结果表明真皮瓣矫正腺体下垂的远期效果并不好。我们知道皮肤在张力下会出现拉伸（皮肤扩张），除非下垂的乳房实质得到矫正，否则皮肤不能作为很好的乳罩。乳房实质要么需要通过乳房缩小成形术去除（左侧乳房），要么就应该像右侧乳房那样进行“移动”。b. 在随后的矫正中，患者右侧乳房去除了 150g 下垂的腺体组织

员乳房下极的组织。在乳房上提固定术中，下极的这些组织被“移动”而不是被“去除”（图 8-6c ~ f）。

整形外科医生更擅长将多余的组织往下拉（腹壁成形术）而不是向上拉（面部提升术）。乳房手术成功的关键是要认识到我们不能在胸壁上“提升”乳房，只有将沉重的下极“去除”或“移动”，以及将剩余的上极组织重塑为锥形时，才能取得最持久的效果。年轻而富有弹性的皮肤可以作为很好的乳罩，但就诊患者的皮肤质量通常较差。我们都很清楚，最好的衣服要用最好的面料，但在外科手术中，我们常常被迫妥协使用质量差的材料（皮肤）。我们必须与重力对抗，这意味着我们应该处理下极组织，而不是尝试提升组织或将组织向上推。

8.3　解剖

乳房是第 4 肋间隙的一种皮下结构，在乳头水平附着于皮肤。在乳房后方，乳房与胸肌筋膜仅有疏松附着（这就是为什么我们过去用手指就能很容易地剥出腺体下腔隙来置入乳房假体）。

乳房与胸壁的附着很疏松，所以它的位置是通过 IMF 和胸骨表面的皮肤 – 筋膜附着维持的（很像臀部的臀沟和骶骨；图 8-7）。当女性侧躺时，上方的乳房在胸骨表面形成皱褶，而下方的乳房则滑向外侧。当女性倒立时，乳房则滑向下巴方向。乳房的外侧或上方没有明显的皮肤 – 筋膜附着。粘连区位于内侧和下方，它们不是来自乳房的附着，而是独立的皮肤 – 筋膜附着。

试图将乳腺组织缝合到胸肌筋膜上是不太可能成功的。任何与筋膜的实际粘连都会导致瘢痕挛缩和

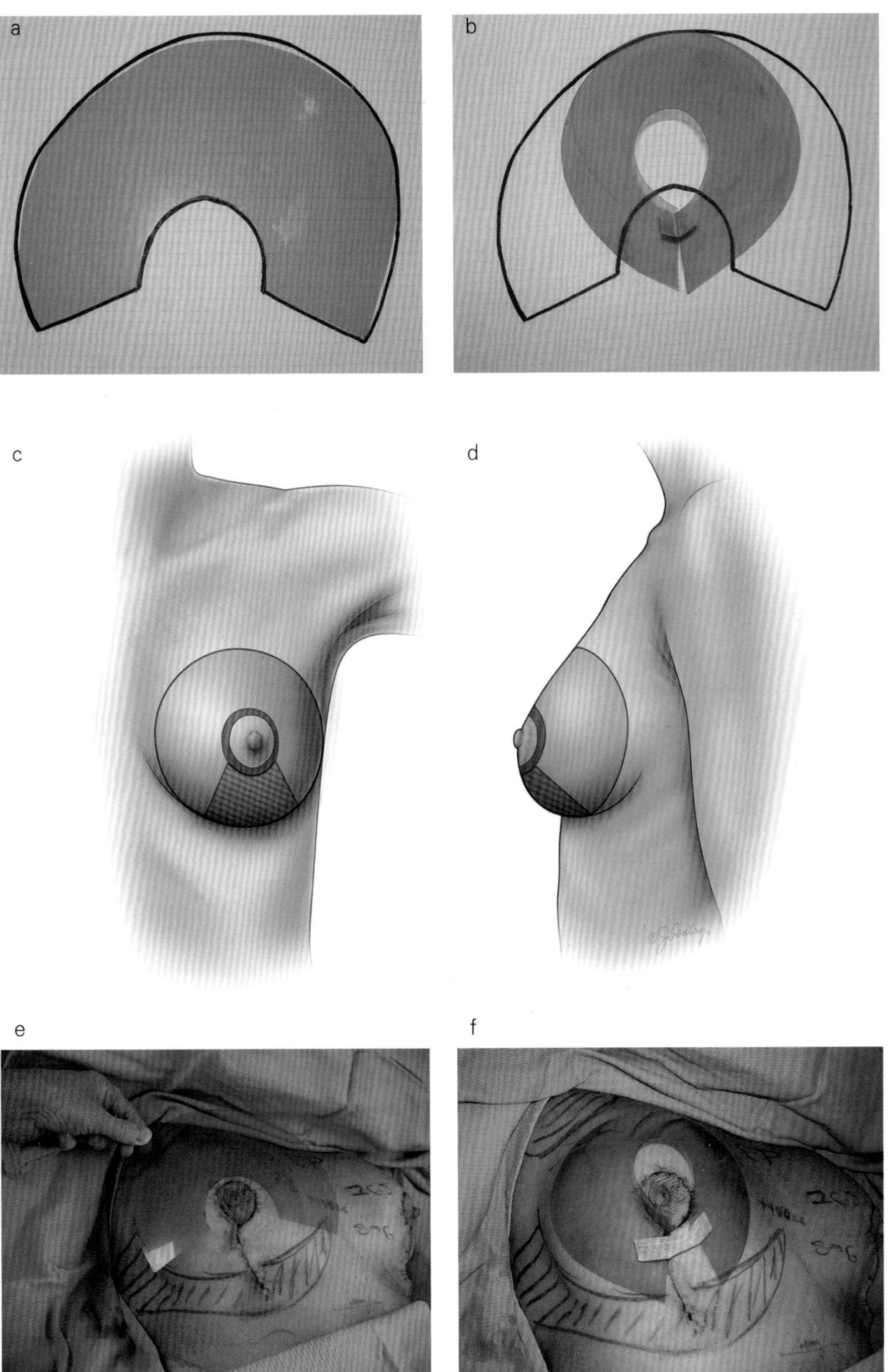

图 8-6　Wise 模板。a、b. 最初的 Wise 模板是由 Robert Wise 从胸罩设计发明的，他将其用作皮肤切除模式，但是实际上用作保留的乳房实质模式更好。闭合该模板可以形成一个良好的圆锥形乳房。c、d. 展示模板的概念。超出 Wise 模板范围的乳房实质通过直接切除去除并通过吸脂（阴影部位）进行修整。e、f. 在乳房上展示 Wise 模板的设计。下极垂直楔形的皮肤以及乳腺组织需要去除，当模板对合时，就形成了凸度良好的乳房外形（Reproduced from HallFindlay EJ. Aesthetic Breast Surgery: Concepts & Techniques. New York, NY: Thieme Medical Publishers; 2011.）

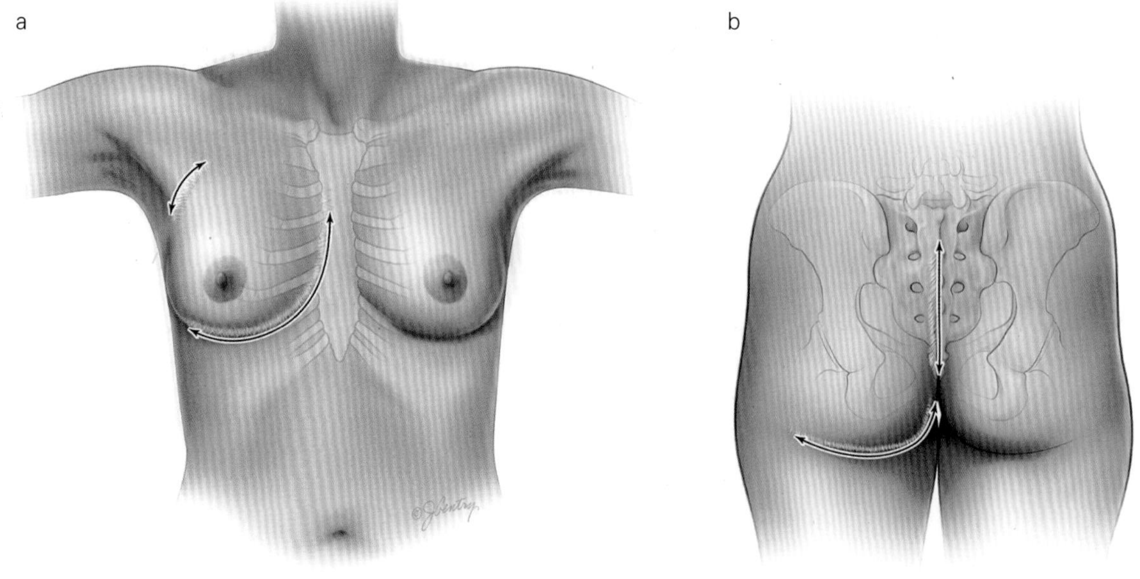

图 8-7　乳房解剖。a. 乳房是一种皮下结构，在乳头水平附着于皮肤。乳房与胸肌筋膜仅有疏松附着。乳房位置是通过连接至胸壁的皮肤筋膜附着（粘连区）维持的。b. 乳房下皱襞与胸骨表面的附着很像臀沟和骶骨处的附着，它们并不是乳房的结构 (Reproduced from Hall-Findlay EJ. Aesthetic Breast Surgery: Concepts & Techniques. New York, NY: Thieme Medical Publishers; 2011.)

乳腺组织随肌肉的运动而收缩。McKissock 指出，将乳腺组织向上缝合到胸壁的概念非常诱人，注定要被反复尝试（并失败）。另一方面，乳房缩小成形术或再次缩小术中，积极地去除乳房下皱襞上方的组织，去除下极的重量将会上移 IMF。

乳房的主要血液供应由来自第 4 肋间隙（来自胸廓内动脉系统）的动脉和静脉组成，刚好在第 5 肋上方，乳房经线的内侧进入乳房后表面。其余的血液供应在乳房实质浅层的皮下组织内，随着乳房的发育，它被推向外面。乳房静脉独立走行，主要回流至内上方。乳房的外侧部分则是由胸外侧系统的浅表分支供应的，但主要血液供应还是来自胸廓内动脉（图 8-8）。

乳头的神经支配不仅来自外侧第 4 肋间神经（包括深支和浅支），也来自内侧肋间神经。在分析垂直切口乳房缩小成形术后患者报告的感觉时，内侧蒂的感觉与下蒂的感觉大致相同（85% 恢复到正常或接近正常的感觉），但优于外侧蒂（76%）和上蒂（67%）。

乳房缩小成形术和乳房上提固定术都会切断乳腺导管，但许多导管术后重新连通。Cruz-Korchin 仔细研究了采用内侧蒂垂直切口乳房缩小成形术后的母乳喂养情况，发现结果与未做手术的大乳房患者相同：约 60% 的患者能够进行母乳喂养，25% 的患者需要额外补充配方奶进行喂养。

8.4　乳房上提固定术的设计

掌握乳房解剖使我们能够设计出“移动”下垂腺体的方法，乳头通常是需要移动的，所以了解蒂的

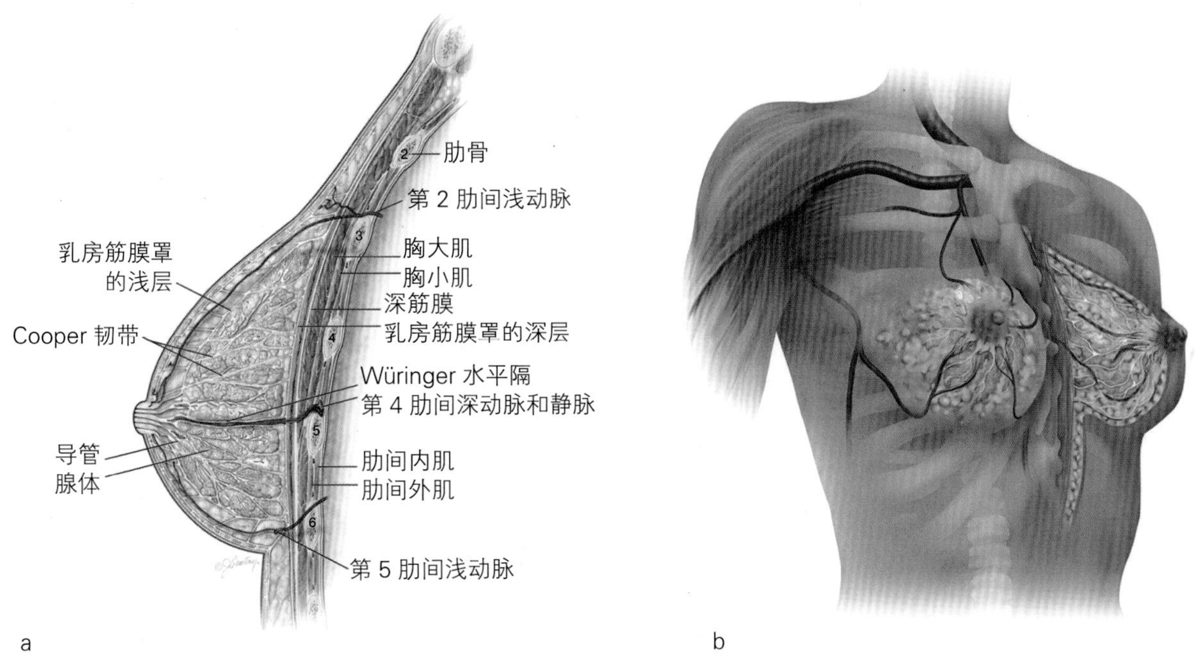

图 8-8 乳房血液供应。a、b. 乳房的血液供应主要在皮下组织内，围绕乳房实质在其浅层弧形向上走行。血液供应大部分来自胸廓内系统，有些来自胸外侧动脉的浅表分支。穿过乳房实质供应乳头和乳晕的唯一深动脉（连同伴行静脉）通常来自第 4 肋间隙的胸廓内动脉，其沿着胸壁内部走行，穿过肋间肌和胸肌，经乳房实质到乳头。有些外侧分支（在 W ü ringer 水平隔中）和血管供应乳房实质本身。其余的血液供应起自胸骨缘深处，弧形向上走行至皮下组织内，并不穿过乳房实质。静脉独立于动脉走行，刚好走行在真皮下（在组织蒂去表皮时可见）(Reproduced from Hall-Findlay EJ. Aesthetic Breast Surgery: Concepts & Techniques. New York, NY: Thieme Medical Publishers; 2010.)

各种血液供应是很重要的。本章所述的大多数乳房上提固定术，都是通过上蒂或内上蒂来移动乳头，通过下极组织瓣来移动或重新排列下垂的腺体。

有多种设计可用于移动多余的腺体，但最有效的是第 8.4.4 节中描述的 Ribeiro 下极组织瓣。内侧蒂延伸瓣是一个有效的方法，但它不能大量移动下极乳房实质。上蒂延伸瓣是向上折叠在上蒂的底部，但乳房可能难以关闭，而且乳房实质几乎没有向上推进。这些方法都不如下极组织瓣有效。

8.4.1 内侧蒂延伸瓣

图 8-9 展示了内侧蒂延伸瓣的设计和操作。注意该瓣的 NAC 难以纳入，因此仅能用于最低限度的腺体下垂矫正。对于该患者来说，延伸瓣的结果显示并没有产生太大的区别。

8.4.2 上蒂延伸瓣

上蒂血液供应非常好，其延伸部分可以由在乳房缩小成形术中将被去除的下极楔形组织形成。随后将其在乳晕下向上折叠，可让乳房外观更饱满。不幸的是，很难在不向下牵拉乳晕的情况下将其纳入，如图 8-10 所示。组织瓣也有张力，可能会下垂。患者在术后 3 个月会感到双侧乳房“下降”。

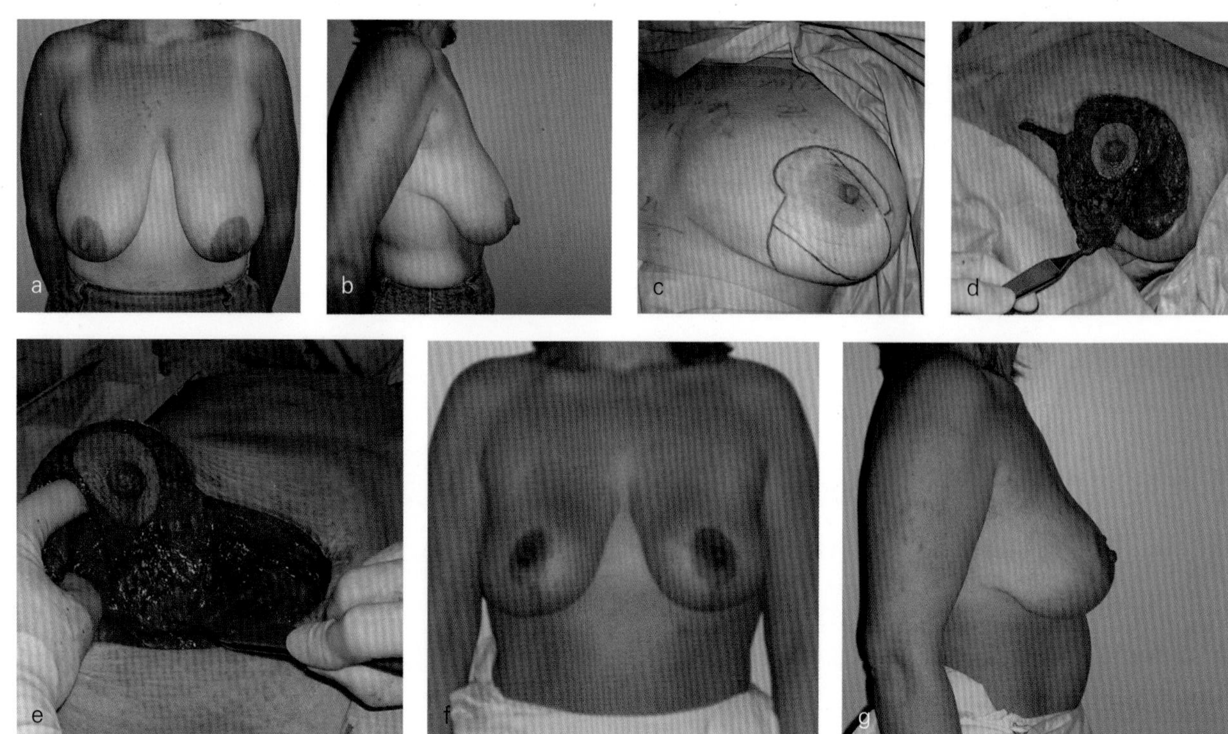

图 8-9　内侧蒂延伸瓣。a、b. 患者就诊时年龄 44 岁，体重 78kg，身高 173cm，她采用了内侧蒂延伸瓣，右侧乳房去除 240g 组织，左侧乳房去除 255g 组织。c. 乳房标记。d. 掀起去表皮的组织瓣。e. 组织瓣旋转到位。f、g. 术后 9 个月

8.4.3　其他重新分布皮瓣

认识到皮肤罩（包括真皮瓣）矫正腺体下垂无效后，作者尝试了多种不同的方法来重新分布乳房实质，然后发现下一节讨论的下极组织瓣是最可靠的。图 8-11 中的患者采用外侧蒂带两个内侧组织瓣（一个在蒂上方用于填充乳房上极，另一个在蒂下方放置到乳房中点）来重新分布乳腺组织。

8.4.4　下极胸壁蒂组织瓣（Ribeiro 下极组织瓣）

Liacyr Ribeiro 所描述的下极组织瓣已被证明是乳房上提固定术中重新分布乳腺组织最有效的方法。该组织瓣的移动性比所描述的其他组织瓣都好。这是在乳房缩小成形术中去除的组织，而在乳房上提固定术中需要被移动。该组织瓣的移动性比前面所描述的任何其他组织瓣都好，而且乳房和组织瓣是一起移动的。组织瓣不能愈合到胸肌筋膜。相反，组织瓣的前表面愈合到蒂的后表面。随后，如果患者决定置入假体，那胸肌筋膜和下极组织瓣之间仍有一个可供置入的良好层次。不幸的是，Ribeiro 的文章题目是“下蒂”，但在英语文献中是错误的，事实上他使用的是上蒂下极组织瓣。

如图 8-1 和图 8-3 所示，患者使用了该类型的组织瓣，图 8-12 展示了后者的术中照片。两位患者都采用了如 Daniel 和 Graf 所述的下极组织瓣，并用胸肌条带固定，但是用胸肌条带固定是没有必要的。因为组织瓣周围的乳腺组织有时候会下降，从而留下一个难看的肿块，特别是体重大量减少的患者，所以作者不再使用胸肌条带固定的方法。Ribeiro 的最初描述是给作者提供最佳效果的方法。乳房和组织瓣最好是同时下降的。

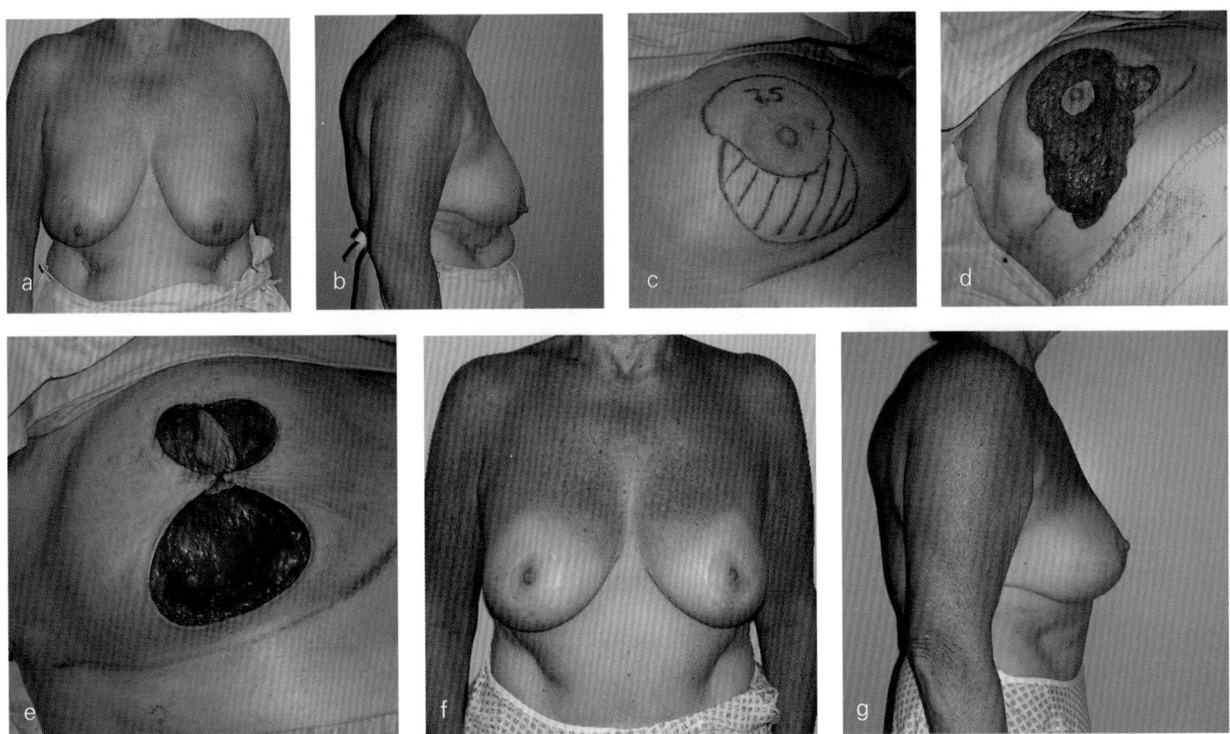

图 8-10 上蒂延伸瓣。a、b. 患者就诊时年龄 68 岁，身高 160cm，体重 61kg。c. 乳房标记。d. 掀起去表皮的组织瓣。e. 组织瓣旋转到位。f、g. 患者术后 4 年

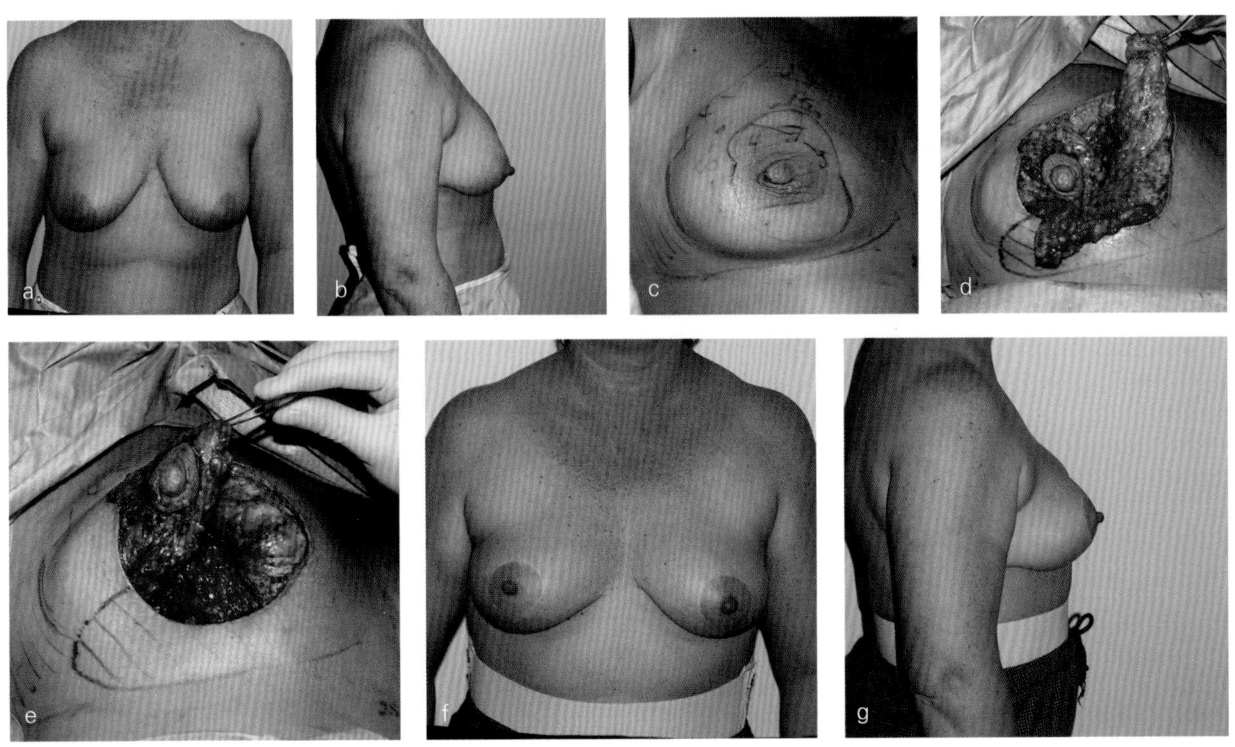

图 8-11 外侧蒂带两个内侧组织瓣。a、b. 患者就诊时年龄 44 岁，身高 163cm，体重 77kg。c. 乳房标记。d. 掀起去表皮的内侧组织瓣。e. 组织瓣移动。内侧基底在上方的组织瓣用于填充乳房上极，内侧基底在下方的组织瓣用于矫正腺体下垂。f、g. 术后 1 年

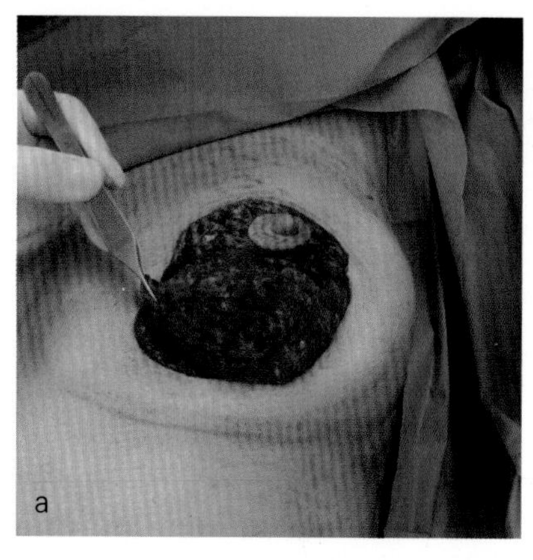

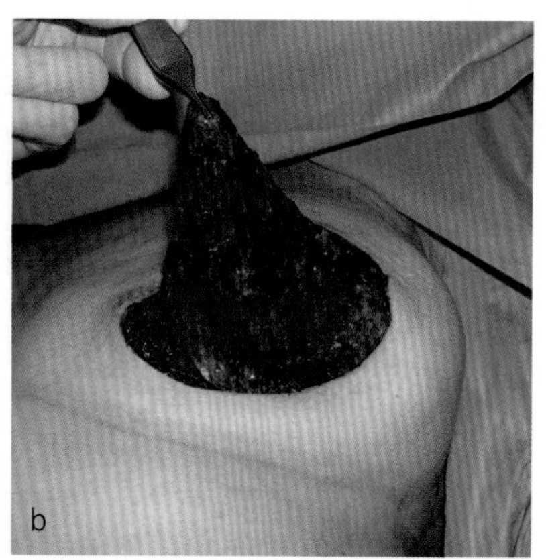

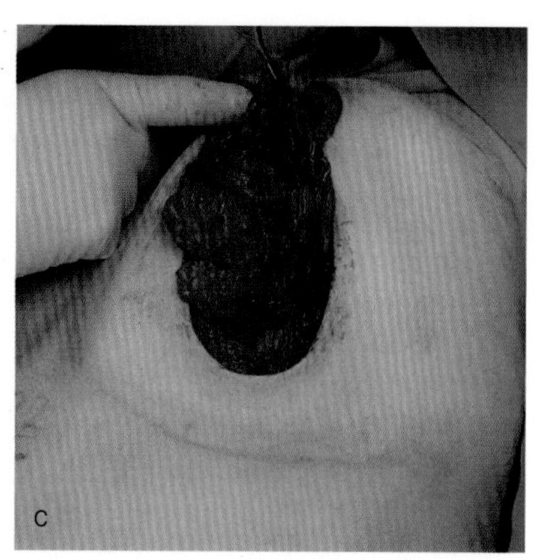

图 8-12 Ribeiro 下极组织瓣。利用胸肌条带固定组织瓣，但这是没有必要的。a. 下极组织瓣（乳房缩小成形术中需要去除的楔形皮肤与乳房实质）去表皮。b. 从四周分开组织瓣，使组织瓣可移动，但该组织瓣需要以胸壁为蒂（血液供应同下蒂一样，来自第 4 肋间隙刚好在乳房经线内侧穿过肌肉的血管）。c. 上蒂从胸壁掀起，将组织瓣缝合固定到胸肌筋膜上，直至组织瓣的前表面能够与蒂的后表面愈合。组织瓣最终并不会愈合到胸肌筋膜

8.5 手术技术

关于倒 T 形和垂直切口的乳房上提固定术的描述有很多，且都有各自的优点。对外科医生来说，最佳的乳房上提固定术就是外科医生做的最好的乳房上提固定术。所有的长期效果都涉及乳房实质的重新分布。接下来的方法就描述了作者做的最好的手术方法。作者认为移动多余位置（下方和外侧）的多余乳腺组织是很重要的。在乳房缩小成形术中，“去除”下垂的腺体很重要，而在乳房上提固定术中，“移动”下垂的腺体很重要。

8.5.1 标记

乳房上缘

与 IMF 相比，乳房上缘是确定新乳头位置的更好标志，Scott Spear 也认为如此（Spear S，个人交流）。不管是乳房缩小成形术还是乳房上提固定术，乳房上缘位置在术前和术后并不会发生改变。相反，IMF 会因不同患者有很大差异（图 8-1）。有些患者的乳房覆盖区垂直方向较长，而有些患者的乳房覆盖区垂直方向较短。虽然乳房缩小成形术或乳房上提固定术后乳房上缘保持不变，但是 IMF 位置是可以调整的。

乳房上缘（图 8-13a 中小的垂直箭头）是胸壁与乳房起始的连接处。它起自腋前饱满处（大的水平箭头）与乳房外侧弧线的连接处。如果不明显，可以将乳房向上折叠（不仅仅是向上推），如图 8-13b 所示，分界线就会变得更加清晰（小的垂直箭头）。

图 8-13 的患者显示，外科医生不仅需要评估腺体下垂，还需要全方位评估乳头的位置，而不仅仅是提升。注意在术后（18 个月）的照片中（图 8-13c），乳房上缘与其原有位置相比没有改变。

乳房经线

标记新乳房经线不应经原有乳头的位置，而应在理想乳头的位置，通常距胸部中线 8 ~ 10cm（悬空

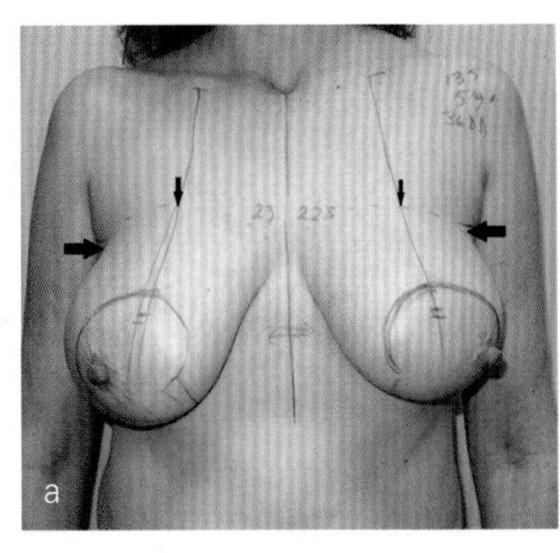

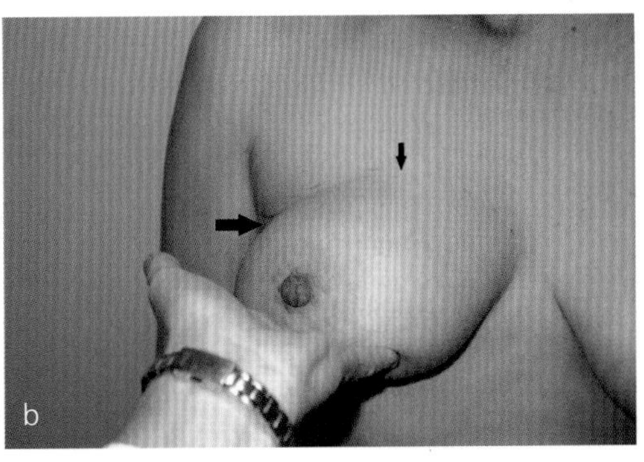

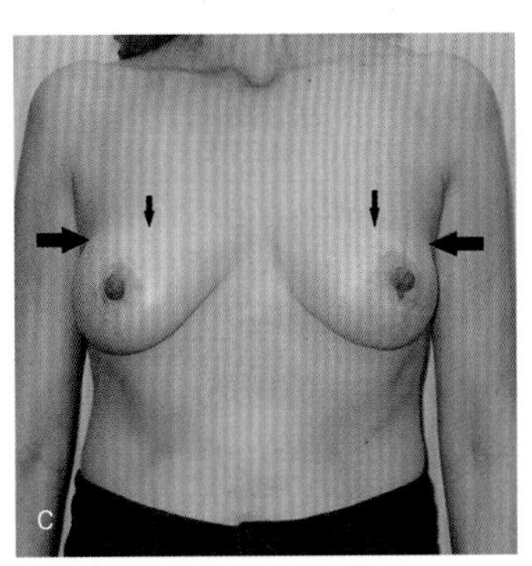

图 8-13 标记原则。乳房缩小成形术（去除下极楔形）以及乳房上提固定术（移动下极楔形）的标记原则大致相同。这位乳房缩小成形术 / 乳房上提固定术患者显示了术后的乳房上缘没有改变，新乳房经线应该经理想乳头的位置进行标记，而不应经原有乳头的位置进行标记。患者就诊时年龄 53 岁，身高 175cm，体重 63kg。a. 标记显示了乳房上缘和理想的乳房经线。b. 向上折叠乳房（不是向上推）可显示乳房上缘，乳房上缘的外侧起自腋前皱襞与乳房外侧弧线连接处。c. 右侧乳房去除 230g 组织、左侧乳房去除 190g 组织后 18 个月的最终效果

画，不是沿着乳房画）。在倒 T 形乳房缩小成形术中，新乳房经线应该放置得稍向外侧，因为与大多数垂直切口乳房缩小成形术相比，其最终的乳房基底会更宽。

注意，图 8-13a 中患者的乳头位置非常不对称且很靠外。标记新乳房经线不应经原有乳头的位置，否则乳头仍然不对称且很靠外。

新乳头位置

由于术后乳房上缘保持不变，所以外科医生很容易想象最终效果（见图 8-14 中标记在左乳房的线）。对于大多数平均大小为 C 罩杯乳房的患者，理想的乳头在乳房上缘下 8 ~ 10cm、距胸部中线 8 ~ 10cm（悬空画，不是沿着乳房画）的预期乳房经线上。标记该点后，外科医生向后退，观察理想的标志。在 8 ~ 10cm 的最终选择将取决于患者乳房的高度、大小，以及预期的最终结果。外科医生应该在术前和术后对患者进行测量以确定属于自己的测量系统。

新乳头位置应位于最终乳房丘的上 1/3 ~ 1/2 处，否则乳晕就会向上滑出，暴露于泳衣或内衣之外。尽管 IMF 是新乳头位置很好的标志，但它具有误导性。如前所述，乳房上缘是更精确的标志，因为它的位置在术后不会改变。

乳晕开口

新乳晕开口标记在新乳头上 2cm 处，长度约 16cm，对应直径为 5cm 的乳晕。14cm 的周长对应直径为 4.5cm 的乳晕。最重要的并不是乳晕本身的标记，因为乳晕皮肤会伸展开，与皮肤开口相匹配。同样重要的是，对于较大的乳房，应将新乳头乳晕的位置标记得稍微低一点。

乳房上缘用虚线标记。乳房经线标记在理想的位置——图 8-15 所示的患者接近原有的位置。右侧乳房表面的画线说明外科医生如何想象最终效果。

咨询时拍摄患者的照片并标记画线（图 8-15e ~ h），向患者显示预计的结果。术后照片（图 8-15b、d）显示效果与术前标记有多接近。

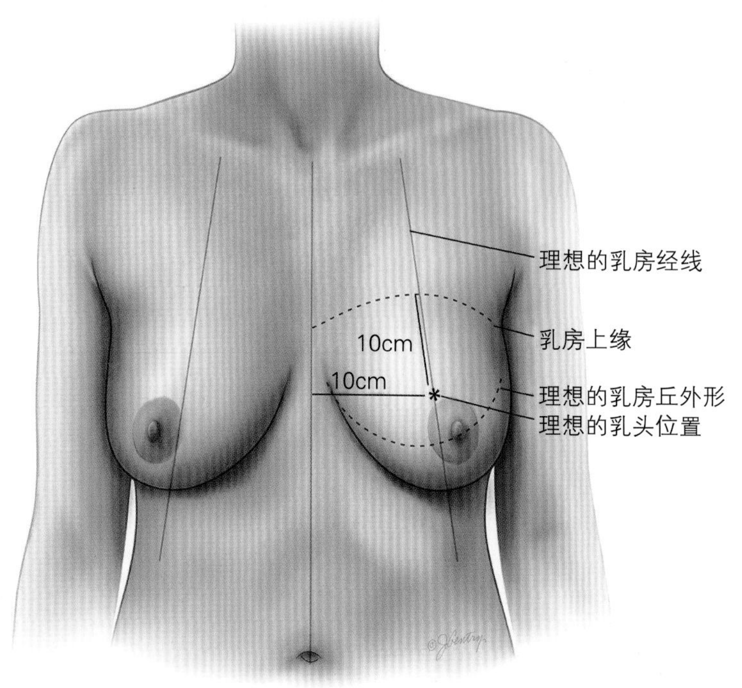

图 8-14 理想的乳头位置。平均身高为 168cm 的患者，理想的乳头位置在乳房上缘下约 10cm 处，距胸部中线约 10cm 处（用直尺测量，不是沿着乳房弧度测量）(Reproduced from Hall-Findlay EJ. Aesthetic Breast Surgery: Concepts & Techniques. New York, NY: Thieme Medical Publishers; 2011.)

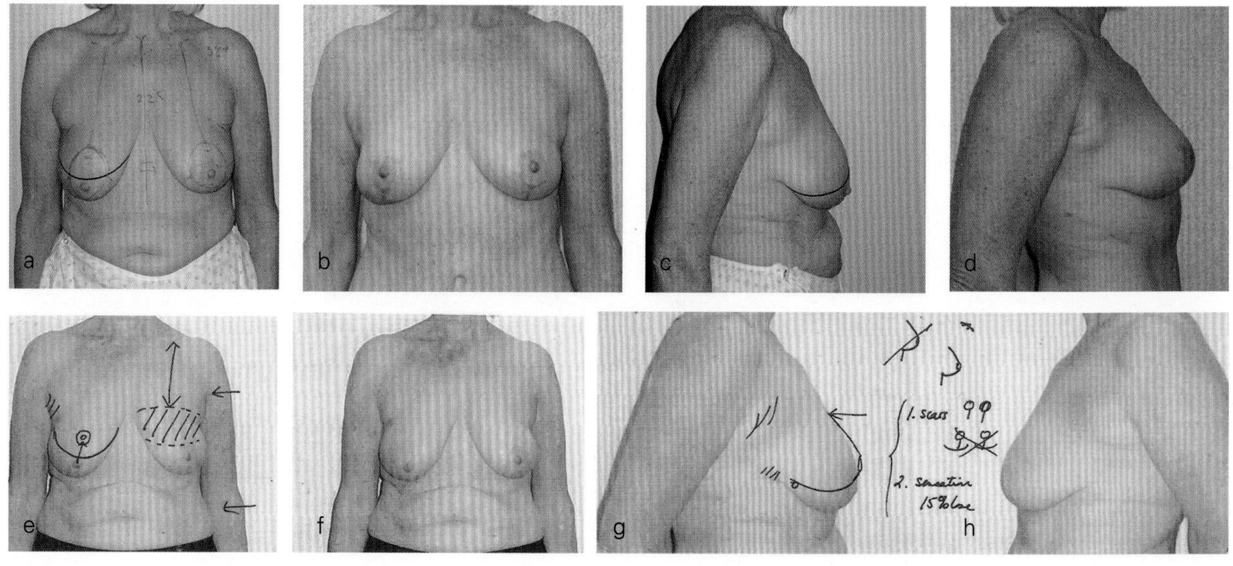

图 8-15 乳房上提固定术的咨询计划。患者就诊时年龄 59 岁，她接受了下极组织瓣（Ribeiro）法的乳房上提固定术，左侧去除的组织仅是皮肤，右侧乳房还去除了 22g 组织。她身高 168cm，体重 66kg。a、b. 术前（显示标记）和术后 1 年的前面观。c、d. 术前和术后 1 年的侧面观。e ~ h. 咨询时照片的标记显示如何预测手术效果，以及管理患者的预期

蒂部设计

皮肤切除模式的垂直臂与倒 T 形切口的垂直臂相似，但不需要那么精确，因为该手术并不是皮肤罩的手术。这个设计就像一个雪人，两个垂直臂在 IMF 上至少 2 ~ 4cm 处相连。注意图 8-4c 所示患者，

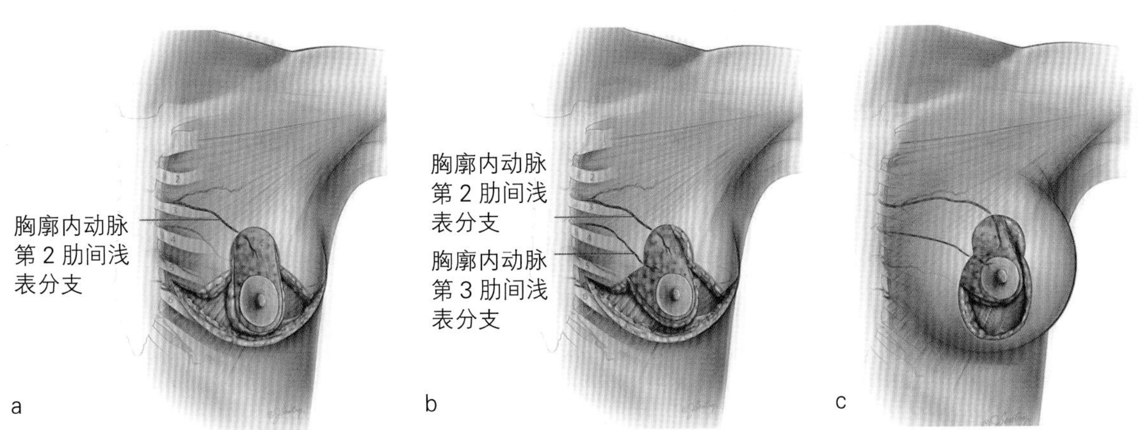

图 8-16 蒂部设计的血液供应考虑。a. 上蒂通常与下极组织瓣用于乳房上提固定术。它在乳房实质前面的皮下组织内的血液供应非常可靠，通常来自第 2 肋间隙的胸廓内动脉。b. 真正的内上蒂具有双重轴性血液供应。蒂的基底应携带刚好在乳房经线外侧的部分，以确保包含来自第 2 肋间隙的动脉，必要时可用笔式多普勒探测。图中显示的是倒 T 形皮肤切除模式的蒂。c. 真正的上内侧蒂以及垂直皮肤切除模式（Reproduced from Hall-Findlay EJ. Aesthetic Breast Surgery: Concepts & Techniques. New York, NY: Thieme Medical Publishers; 2011.）

标记的新乳头位置明显高于 IMF 水平，而在有些患者中，需要标记的位置远低于 IMF。在确定乳头位置时，乳房上缘是一个比 IMF 更好的标志。

上蒂（图 8-16a）或内上蒂（图 8-16b、c）可用于垂直皮肤切除模式或倒 T 形模式。对于非常大的乳房，皮肤切除模式可能需要倒 T 形模式，但皮肤不应有张力，因为更广泛的皮肤切除模式是由需要去除的多余皮肤决定的，而不是使用皮肤作为乳罩来支撑沉重的下极乳腺组织。

上蒂具有极好的血液供应，在皮下组织内走行并供应乳头和乳晕。上蒂不仅可以安全地从胸肌筋膜上被提起，还可根据需要进行削薄处理。在乳房上提固定术中，当乳头不需要移动太多时，上蒂是最佳的选择。

在乳房上提固定术中，当乳头需要明显提升时，可以使用真正的内上蒂。真正的内上蒂具有双重轴性血液供应，因为它包括来自第 2 肋间隙的降动脉和来自第 3 肋间隙的动脉。真正的内上蒂比单纯内侧蒂（更易于旋转）更难以纳入，但如果需要，可以去除深层组织，以便蒂在纳入时不被压迫。第 2 肋间隙的降动脉在靠近乳房经线处进入乳晕开口处的皮下组织（笔式多普勒检测了 85 例），它距离皮肤表面大约只有 1cm 深，所以可以安全地切除深层的组织。穿过乳房实质到达乳头的唯一血液供应在第 4 肋间隙（供应下蒂，而内侧蒂或内上蒂不需要），其余血液供应向上并围绕乳房实质走行在皮下组织。

下极组织瓣设计

下极组织瓣与下蒂有相同的血液供应。组织瓣依赖于直接来自第 4 肋间隙胸壁的深动脉和伴随的静脉。这是唯一的穿过乳房实质供应乳头和乳晕的动脉和静脉。在这种情况下，乳头血液供应靠上蒂供应，而下极组织瓣由胸壁血液供应。

如果既往置入过假体，那么组织瓣的血液供应就不可再用了。假体是放置在腺体下还是胸肌下腔隙并不重要，重要的是制作的假体腔隙会损伤这些深层动脉和静脉。

下极组织瓣需要从四周分离，形成以胸壁为蒂的组织瓣。如果下极组织瓣不能彻底移动，那么术后组织瓣就会收缩并变形。外科医生需要小心地释放组织瓣，直到它可以被推进，而不牵拉下极皮肤。皮

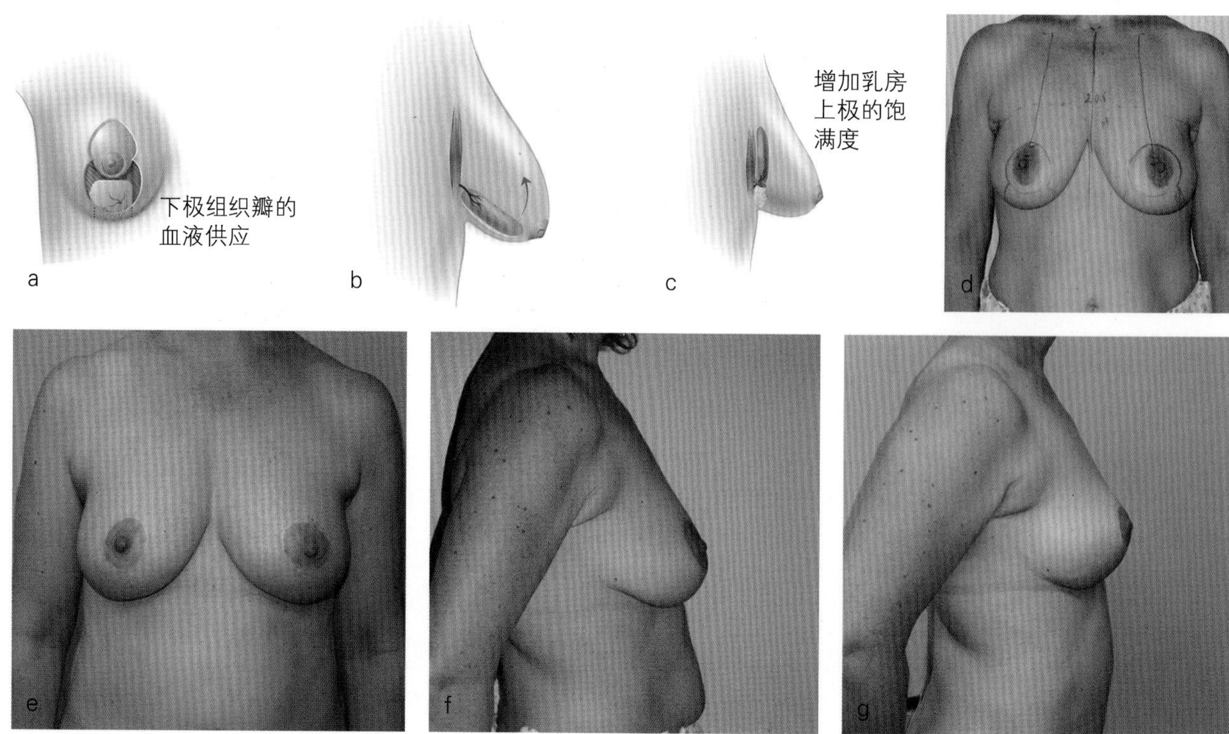

图 8-17 Ribeiro 下极组织瓣乳房上提固定术的设计。a. 上蒂与下极组织瓣联合应用。b. 侧面观显示下极组织瓣重新分布乳腺组织矫正腺体下垂的有效性。c. 将下极组织瓣向上缝合至胸壁，使组织瓣的前表面愈合到乳房实质的后表面，从而长期固定其位置。d、e. 患者就诊时年龄 49 岁，术前及术后 3 年前面观，右侧乳房去除的组织仅是皮肤，左侧乳房还去除了 48g 组织。患者身高 165cm，体重 66kg。f、g. 术前及术后 3 年的侧面观显示腺体下垂得到良好的矫正 (Reproduced from Hall-Findlay EJ. Aesthetic Breast Surgery: Concepts & Techniques. New York, NY: Thieme Medical Publishers; 2011.)

瓣的血液供应通常刚好在第 5 肋上方的乳房经线的内侧（图 8-17a）。

图 8-17 中患者接受了 Ribeiro 下极组织瓣法的乳房上提固定术。该患者右侧乳房去除的组织仅是皮肤，左侧乳房还去除了 48g 组织。图 8-17e、g 显示患者乳房上提固定术后 3 年的效果。避免腺体下垂复发的关键是重新分布乳腺组织而不是依靠皮肤罩。下极组织瓣技术提供了最佳和最持久的长期效果。

8.5.2 手术技术

浸润麻醉

只有进行吸脂的部位（如有指征）需要浸润麻醉。肿胀液用于需要更广泛吸脂的肥胖患者。重要的是不要注射到切口所在部位的皮肤，因为可能会损伤血管。

皮肤切口

沿着术前的标记切开皮肤。乳房上提固定术不是皮肤罩的手术，重要的是不要去除太多的皮肤，所以皮肤不需要在张力下缝合。下极组织瓣需足够宽来矫正腺体下垂。如果需要的话，随后可以去除更多的皮肤，但重要的是要认识到，不需要皮肤来支撑乳房。如果皮肤有明显的冗余，皮肤切除模式可以增加为倒 T 形、J 形或 L 形切口。

蒂的制作

上蒂需要略微向上倾斜，以此避免损伤下极组织瓣的血液供应。

刚好在新乳房经线外侧的部分携带真正的内上蒂，以确保包含来自第 2 肋间隙的降动脉。如果蒂比较短，则可以单纯地使用上蒂。

下极组织瓣的制作

在乳房缩小成形术中，作为被切除的下极楔形乳房实质可以保留制作成下极胸壁蒂组织瓣（视频 9.1）。重要的是要牢记 Wise 模板，以它为模板塑形剩余的乳房实质。腺体柱的长度大约为 7cm，吸脂可以用来修整沿 IMF 分布的任何多余的脂肪。外侧和内侧的皮瓣应该至少有 1cm 的厚度，真皮下附着足够的脂肪可以预防瘢痕挛缩。

需要注意防止下极组织瓣与其胸壁蒂部血液供应分离，在上蒂的深层，开始时最好采用斜切的方式，然后将组织瓣从外侧腺体柱剥离出来。因为下极组织瓣的血液供应更靠内，所以下方和内侧的剥离需要斜切，以保留通常来自刚好在第 5 肋上方和乳房经线内侧的动脉和静脉。同时，重要的是要释放所有束缚的筋膜附着，使组织瓣容易移动而不牵拉下极皮肤。

组织瓣推进至上蒂深层

然后将可移动的组织瓣缝合至上蒂深层的胸肌筋膜（视频 9.1）。试图利用组织瓣形成更大的乳房上极饱满度，可能会导致形成一个难看的小肿块，对体重大量减少的患者尤其如此，因为她们的乳房倾向于在提升的组织瓣周围下降下来。当组织瓣用胸肌条带方法固定过高的时候，这个问题更容易发生。最好的假设是该皮瓣是用来矫正腺体下垂并可给予更多的乳房凸度，而不是给予更多的乳房上极饱满度。

将组织瓣缝合至胸肌筋膜并不是期望它愈合到筋膜（它不会），而是为了让组织瓣固定在这个位置有足够长的时间，待其愈合至上覆的乳腺组织。这种缺乏愈合到胸肌筋膜的情况，可在那些后期想通过置入假体使乳房上极更饱满的患者中见到。组织瓣愈合至上覆的乳腺组织，很容易在组织瓣与筋膜之间制作腺体下层次。

腺体柱的缝合

在组织瓣的尾侧，将两侧腺体柱缝合在一起。只需要几针就可以将两侧腺体柱对合，这样它们就可以无张力愈合。

两侧腺体柱的缝合不要向下延伸至皮肤切除或 IMF 那么远的尾侧。实际上，腺体柱的下端与 Wise 模板的皮肤切除模式位于同一水平位置。

真皮的缝合

通过深层间断缝合在无张力的情况下缝合真皮，真皮与真皮刚好对合就已足够。因为皮肤不是用作乳罩，所以缝合不必过紧。

周围吸脂

一旦缝合真皮后，就更容易评估需要去除的任何多余组织。任何多余的腺体组织都需要直接切除，但是多余的脂肪组织可以通过吸脂术去除。在原有的 IMF 和期望的（弧形的）新 IMF 之间的外侧进行抽吸是很重要的。术后产生的皱褶都是多余的皮下组织的问题，而很少是多余的皮肤问题。

皮肤缝合

用疏松的皮下缝合法缝合皮肤，皮肤不需要“聚拢”或者“收紧”缝合。这种操作并不会缩短垂直切口的瘢痕，反而会引起伤口愈合的问题。需要用垂直方向上多余的皮肤长度来容纳乳房的凸度，皮肤会折叠在腺体柱的后方。

然而，重要的是真皮下要保留足够多的脂肪以防止瘢痕挛缩。皮肤需要在深层组织和下极组织瓣表面自由地滑动。将皱褶向下缝合至胸壁可能很容易操作，但是该操作可能会形成粘连，需要在几个月后的修复手术中进行释放。

外科医生需要意识到，需要一个长的垂直距离来容纳垂直切口增加的凸度。因为使用下蒂的倒 T 形手术会出现沉底 - 脱垂，所以我们被教导将垂直臂设计为 5 ~ 7cm，但这种情况是因为利用皮肤压迫乳房以支撑乳房实质。在应用垂直切口方法时，任何沉底脱垂的发生都是因为乳房实质重新分布的不充分。一个良好的 B 罩杯乳房从乳晕下缘到 IMF 的垂直距离为 7cm，C 罩杯乳房从乳晕下缘到 IMF 的垂直距离为 9cm，D 罩杯乳房从乳晕下缘到 IMF 的垂直距离为 11cm。

如果需要增加倒 T 形皮肤切除模式，重要的是切除时需弧形向上，以保证瘢痕远高于 IMF。术后，乳房下皱襞会上移，所以重要的是瘢痕不要落在胸壁上，而要落在乳房的下部。

引流

通常，术后不必要引流。因为引流并不能预防血肿。寻找已知的动脉，确保彻底止血是很重要的。术后会发生血清肿，无须抽吸也可以消散。为了处理任何潜在的血清肿，引流管需要放置 1 周以上。

胶布、绷带和胸罩的应用：切口可用微孔纸胶布（3M，圣保罗，明尼苏达州）覆盖。要鼓励患者术后第二天洗澡并把胶布拍干。3M 胶布可用于切口，3 ~ 4 周无须更换。先使用绷带，然后用外科胸罩固定绷带的位置。不管是胶布还是胸罩都不是用于压迫和塑形乳房的。是手术切除给予乳房最终的外观，而不是皮肤、胶布和衣服。

8.5.3 并发症

使用下极组织瓣的垂直切口乳房上提固定术的并发症与其他类型的乳房手术非常相似，稍有区别的是，只要切口皮肤缝合没有张力，伤口愈合的问题就很少。

血肿或血清肿

明显的血肿是需要清除的，但血清肿倾向于自行吸收。大的血肿可能会压迫蒂部。并不总是能找到一个特定的出血点。血肿的发生率应＜ 1% ~ 2%。

脂肪坏死

如果在剥离时破坏了胸壁蒂部的血液供应，那么下极组织瓣就有坏死的风险。

感染

因乳腺导管跟外界相通，所以导管内有细菌。术前可以用一组头孢类抗生素，且作者发现使用抗菌单乔缝线（表面含抗菌三氯生涂层；爱惜康公司，布里奇沃特，新泽西州）可以防止线结外露。感染率应＜ 1% ~2%。

伤口愈合问题

张力可引起伤口难以愈合，尤其是倒 T 形乳房上提固定术的 T 形交界处，因为皮肤组织被用于上提固定乳房。让伤口二期愈合是最好的选择。

沉底 – 脱垂

尽管制作了下极组织瓣，但是腺体下垂复发仍然是一个问题。对于大乳房，有大量的腺体在重力作用下下垂，最好把它们做得更小。

乳头坏死

乳房缩小成形术中最可怕的并发症就是乳头坏死。真正的内上蒂血液供应极好，因为具有双重轴型动脉供应和大量向内上方的静脉回流，只有在有任何可能的压迫或因静脉压迫出现乳晕肿胀时，才进行干预。一旦乳头坏死不可避免，最好的做法是让其自行恢复，除非绝对必要，避免对其清创。乳头乳晕似乎有些特殊，边观察边等待可能会带来比预期好的结果。

皮肤皱褶

多余的皮肤和皮下组织是垂直切口乳房手术最常见的并发症。大多数皱褶是由多余的皮下组织导致的，但真皮下需要留有足够的脂肪以防止瘢痕挛缩。将皮肤向下缝合至胸壁不是一个好方法，因为这样做会导致粘连，后期需要进行修复。当乳房是通过皮肤筋膜附着固定至胸壁时，乳房才能够自由地在胸壁表面滑动。聚拢或收紧缝合垂直皮肤也不是一个好方法，因为这实际上会产生需要进行修复的皮肤皱褶。在 IMF 上方的皱褶可以沿垂直方向切除，而在 IMF 下方的皱褶可以沿水平方向切除。

8.6 总结

作者使用 Liacyr Ribeiro 下极组织瓣法乳房上提固定术，乳房能获得更好、更持久的效果。关键是要移动多余的下方和外侧的乳房实质。如果用皮肤来承受重量，皮肤就会被拉伸并导致沉底 – 脱垂，所以认识到皮肤不应该被用作乳罩是很重要的。该手术依靠乳房实质的重塑。通过移动下极的乳房实质垂直组织瓣矫正腺体下垂，拉拢对合腺体柱可让乳房的基底直径缩窄并增加乳房的凸度。实际上，需要一个长的垂直方向的皮肤距离来容纳增加的凸度。当皮肤缝合没有张力时，伤口愈合并发症就会很少，当乳房实质修复没有张力时，长期效果就会很好。

关键点

- 相较于 IMF，乳房上缘是计划乳房上提固定术的更好标志。
- 乳房与胸壁的实际附着（覆盖区或基底）因人而异且差别显著。手术能改变乳房边界的程度非常有限。
- 为了确定理想的乳头位置，外科医生不仅需要理解乳房覆盖区，还需要理解通过操作乳房丘可以实现什么，不能实现什么。
- 外科医生需要确定腺体下垂的程度并进行矫正。调整皮肤罩并不能矫正腺体下垂。如果用皮肤来承受重量，皮肤就会被拉伸并导致沉底－脱垂，所以认识到皮肤不应该被用作乳罩是很重要的。
- 乳房手术成功的关键是要认识到我们不可能在胸壁上“提升”乳房，只有将沉重的下极“去除”或“移动”，以及将剩下的乳房实质重塑为锥形时，才能取得最持久的效果。
- 关于倒 T 形和垂直切口的乳房上提固定术的描述有很多，且都有各自的优点。最佳的乳房上提固定术就是外科医生做的最好的乳房上提固定术。
- 移动多余位置（下方和外侧）的多余乳腺组织是很重要的。在乳房缩小成形术中，“去除”下垂的腺体很重要，而在乳房上提固定术中，“移动”下垂的腺体很重要。
- 作者使用 Liacyr Ribeiro 下极组织瓣法乳房上提固定术，乳房能获得更好、更持久的效果。关键是要移动多余的下方和外侧的乳房实质。该手术依靠乳房实质的重塑。
- 通过移动下极的乳房实质垂直组织瓣矫正腺体下垂，拉拢对合腺体柱可让乳房的基底直径缩窄并增加乳房的凸度。
- 对于大多数平均大小为 C 罩杯乳房的患者，理想的乳头在乳房上缘下 8～10cm、距胸部中线 8～10cm（悬空画，不是沿着乳房画）。
- 试图利用下极组织瓣形成更多的乳房上极饱满度，可能会导致形成一个难看的小肿块。最好的假设是下极组织瓣是用来矫正腺体下垂并可给予更多的乳房凸度，而不是给予更多的乳房上极饱满度。
- 在应用垂直切口乳房上提固定术时，任何沉底－脱垂的发生都是因为乳房实质重新分布的不充分。
- 实际上，需要一个更长的垂直方向的皮肤距离来容纳垂直切口乳房上提固定术增加的凸度。一个良好的 B 罩杯乳房从乳晕的下缘到 IMF 的垂直距离为 7cm，C 罩杯乳房从乳晕的下缘到 IMF 的垂直距离为 9cm，D 罩杯乳房从乳晕的下缘到 IMF 的垂直距离为 11cm。
- 并发症治疗要点：如果乳头坏死不可避免，最好的做法是让其自行恢复，除非绝对必要，避免对其清创。乳头乳晕似乎有些特殊，边观察边等待可能会带来比预期好的结果。
- 当皮肤缝合没有张力时，伤口愈合并发症就会很少，当乳房实质修复没有张力时，长期效果就会很好。

9 隆乳术和乳房上提固定术
——制订治疗计划和技术要点的基本原则

Alan Serure, Renee Gasgarth, and Alan Matarasso

概要

本章描述隆乳与乳房上提固定术一期完成的手术技术。详细介绍了患者的术前评估，包括肌肉骨骼系统、乳头乳晕、乳房下皱襞、皮肤类型、下垂，以及体积的评估。然后深度描述了乳房上提固定术的 3 种技术：环乳晕、垂直法“棒棒糖”以及 Wise 模式。本章最后简要描述了有用的辅助手术（吸脂和乳头缩小术）以及术后护理。

关键词：隆乳乳房上提固定术，隆乳术和乳房上提固定术，一期隆乳乳房上提固定术，环乳晕乳房上提固定术，垂直法“棒棒糖”乳房上提固定术，Wise 模式乳房上提固定术

9.1 引言

因为没有有效的非手术方法来提升乳房，所以一期隆乳乳房上提固定术仍然是整形外科的主要手术。作者提出了一个代表资深作者个人技术的概述，并随着超过 30 年的临床经验以及长期随访的结果和对现有文献的回顾不断演变。本章无意摒弃那些将来可能被证明为有用的替代手术，例如，脱细胞真皮基质以及其他不断开发的支架，它们或许被证明能提供长期的额外支撑和更好的结果。作者们认识到技术将继续演变。

使用短瘢痕的趋势逼迫外科医生超越底线，牺牲乳房外形和长期效果来避免增加额外几厘米的瘢痕。一位智者曾说过：“如果有很多方法来进行一个手术，通常就代表没有完美的答案”（Melvin Spira，医学博士，美国外科学院成员，个人交流）。本章描述了隆乳乳房上提固定术的 3 种不同技术：环乳晕、垂直法“棒棒糖”以及 Wise 模式乳房上提固定术。作者的观点认为，外科医生应该非常精通所有的技术，从而避免超出适应证手术而产生不良效果。如果超出适应证，好技术就变成了无效的技术，例如，试图用环乳晕提升技术矫正过多的下垂和质量差的皮肤，会导致乳晕被拉伸、变形，而且腺体下垂的改善很小或没有改善（图 9-1）。垂直法“棒棒糖”乳房上提固定术，是环乳晕乳房上提固定术的延伸，包含了垂直皮肤切除，它代表了环乳晕和 Wise 模式乳房上提固定术的中间技术。如果过度使用垂直法“棒棒糖”乳房上提固定术，会导致瘢痕过长、乳头过高畸形、多余的腺体下垂，以及需要下极水平方向的皮肤切除。Wise 模式因其可预测性、一致性以及通用性，故而是大多数情况下乳房上提固定术的首选。在作者的经验中，只有少部分患者表现为良好的皮肤弹性和最轻微的下垂，这些患者可受益于环

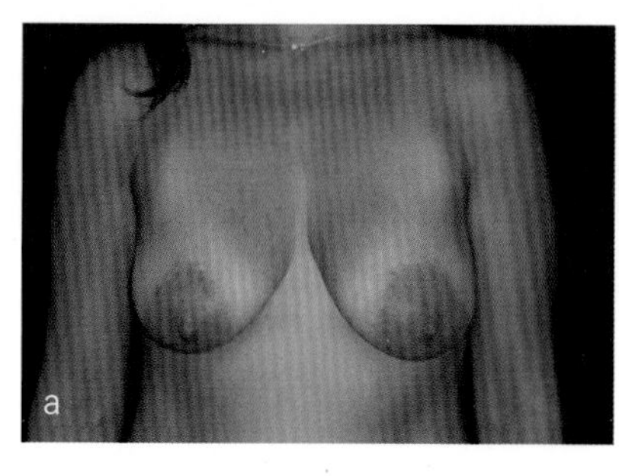

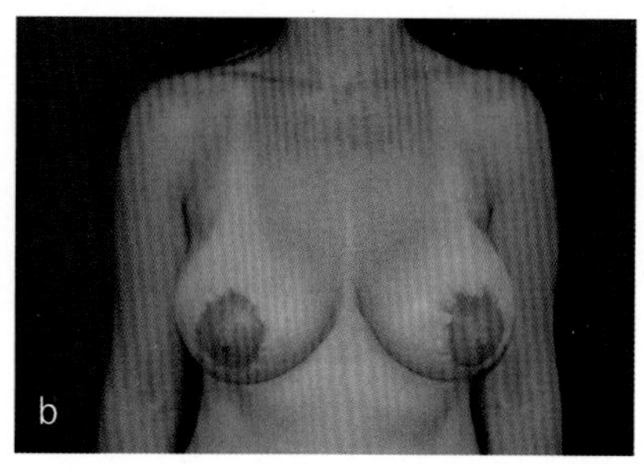

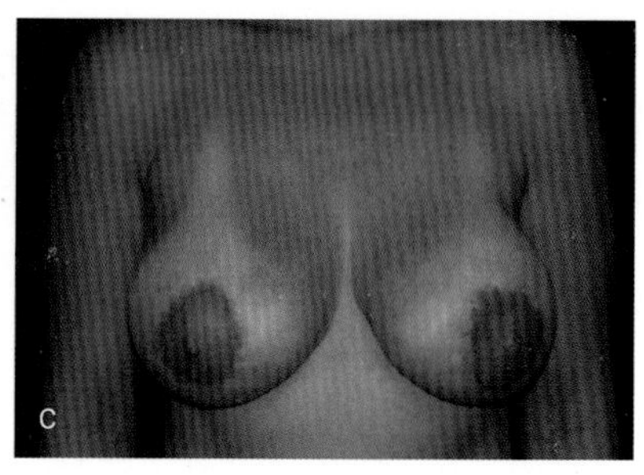

图 9-1　环乳晕乳房上提固定术的局限性。a. 该女性 48 岁，需要额外的瘢痕来改善腺体下垂和缩小乳晕，尽管对其进行了广泛的咨询，患者还是选择接受环乳晕乳房上提固定术联合隆乳术。b. 使用 370mL 的硅胶假体隆乳与环乳晕乳房上提固定术，术后 2 个月照片。c. 环乳晕乳房上提固定术后 1 年照片：注意乳头乳晕复合体增宽变长且腺体下垂复发

乳晕或者垂直法“棒棒糖”乳房上提固定术。所有的技术都可能被过度使用或扩大使用，因此任何一种技术都会产生不理想的结果。因此，术前计划和现实的期望是确保优质结果的关键。

9.2　术前评估

9.2.1　患者评估

在流行的时尚广告中，最著名的是“维多利亚的秘密”，那些年轻完美的乳房图片几乎同时给整形外科医生带来了最好和最坏的情形。最好的情形是，人们对丰胸的愿望越来越强烈，最坏的情形是所有女性都期望自己的乳房圆润饱满，没有任何一点下垂。患者往往意识不到这些煞费苦心挑选的模特们，她们具有先天解剖学上的优势和 / 或通常做过丰胸手术。当外科医生不能满足现实和患者的期望时，患者和外科医生的痛苦就会随之而来。皮肤类型、乳腺组织类型、体格、年龄、骨骼问题、产后状态，以及更年期都是影响结果的因素。此外，所有的结果都会受到时间的推移、重力的作用以及老化过程的影响。尽管手术进行得很完美，但是皮肤固有弹性流失，皮肤不能继续支撑乳房。因此，术前评估的关键部分包括倾听患者的担忧以及设定现实的期望。包括要回顾她们所期望的照片，讨论她们的期望现实与否，以及解释手术效果随着时间推移可能出现的变化（图 9-2)。

作者偏好患者在穿好衣服的情况下与她们见面。这样就可以很中立地讨论乳房大小、下垂和现有的不对称等问题。详细采集既往病史，着重关注体重的波动、妊娠、母乳喂养、更年期、激素替代治疗、口服避孕药、年轻女性乳房开始生长的年龄 / 快速生长的年龄、乳腺癌个人史或家族史，以及适当的乳房 X 线检查评估。作者建议 35 岁或以上的患者进行早期基线乳房 X 线检查。要讨论需要进一步成像甚至活检的风险，以及目前筛查指南的建议。如果年龄＜ 40 岁的患者拒绝做乳房 X 线检查，则在医疗文书中记录。40 岁或以上的患者必须有术前 1 年内的乳房影像学检查。所有患者都需要评估术前 30 天内的情况，因为这段时间内患者体重和皮肤的快速变化，会显著改变患者术前乳房的外观并可能需要不同的手术技术。

9.2.2　体格检查

肌肉骨骼系统评估

检查患者的骨骼框架，寻找是否有脊柱侧凸和其他骨骼异常：胸部畸形、肋骨突出或胸壁向下和

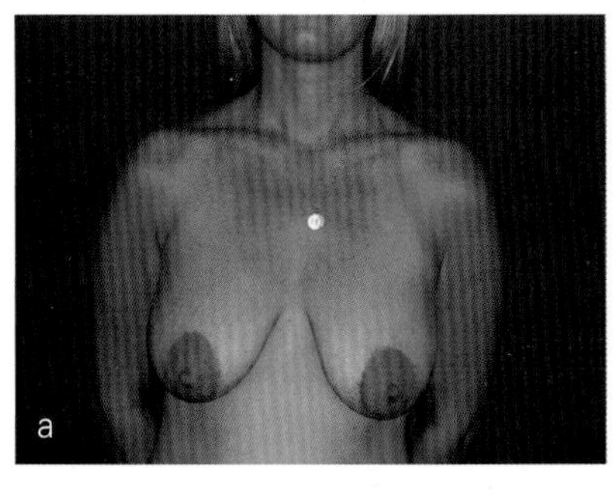

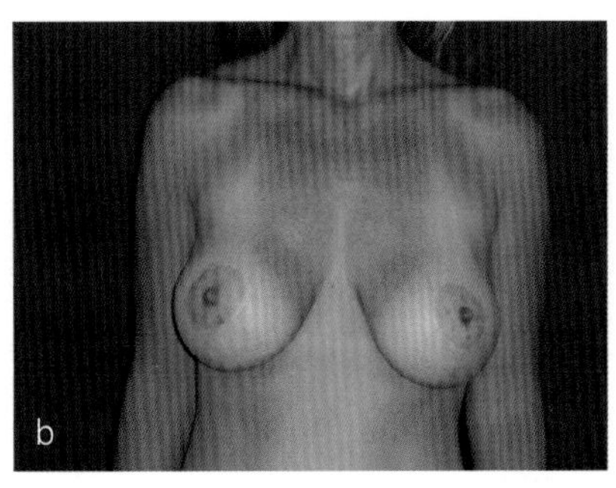

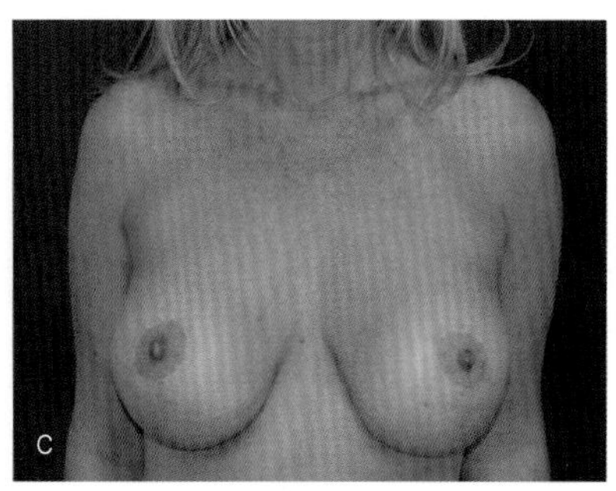

图 9-2　预期术后 10 年内的改变。a. 42 岁女性，选择进行 Wise 模式隆乳乳房上提固定术。b. 隆乳乳房上提固定术后 3 年，左侧植入 250mL 生理盐水假体，右侧植入 325mL 盐水假体。c. 术后 8 年

向外侧倾斜。所有的骨骼异常和不对称问题都会在放置假体后被放大。假体过于向外通常是由常见的胸壁变异引起的，我们将这种变异称为胸壁倾斜。在这种变异中，胸骨是“屋顶”的顶点，向外侧倾斜的胸廓无法提供水平的平台来支撑假体（图 9-3）。这些骨骼不对称问题一般不受重视。患者通常意识不到这些问题，也不理解她们独特的解剖结构对手术造成的挑战，而且手术也解决不了这些问题。

乳头乳晕评估

测量胸骨切迹和胸骨中线到两侧乳头的距离，指出任何不对称。年轻理想的乳头位置呈边长为 21cm 的等边三角形，但是这在需要做乳房上提固定术的患者中几乎看不到。标记乳头位置应通过同时触诊 IMF 和乳腺组织来估计新乳头的位置。基于 IMF 位置和患者个体解剖结构，降低乳头位置可减少“乳头过高畸形”的可能性。乳头可能又长又下垂，或者过于凸出。

应该与患者讨论乳头缩小术作为可能的辅助手术，就像鼻整形术时常需辅以假体隆颏或颏成形术一起来矫正面部不平衡。

乳房下皱襞

要注意乳房下皱襞内侧起点（D_1）和外侧范围（D_2），每个乳房的直径以及 IMF 在胸壁上的位置经常是不对称的，这些不对称应该向患者指出。要求患者提起她们的乳房，以露出被现有下垂腺体遮住的 IMF 的真实高度。此时，可讨论存在的腋部脂肪堆积及辅助治疗。

躯干长的患者，乳房覆盖区也因此较长。患者通常认为这是下垂，而这其实仅反映乳房本身和 IMF 的位置较低。它加重了乳房下垂和下垂的感觉。常规的乳房上提固定术无法提升 IMF 的位置，试图通过提升乳头乳晕复合体（NAC）来矫正长的乳房覆盖区将会导致乳头过高畸形。

皮肤类型

通过视诊和触诊来评估皮肤类型。皮肤薄而光亮、毛细血管扩张和膨胀纹表明存在萎缩。同样要注意低胸服装处皮肤的光损伤和皱纹。夹捏试验也可以用于评估皮肤弹性，传统认为 2.5cm 厚度的乳腺组织可以用于覆盖假体。如果下垂程度轻但皮肤弹性差的患者接受了环乳晕提升，一旦假体的重量作用于自身，就注定会出现沉底 - 脱垂。

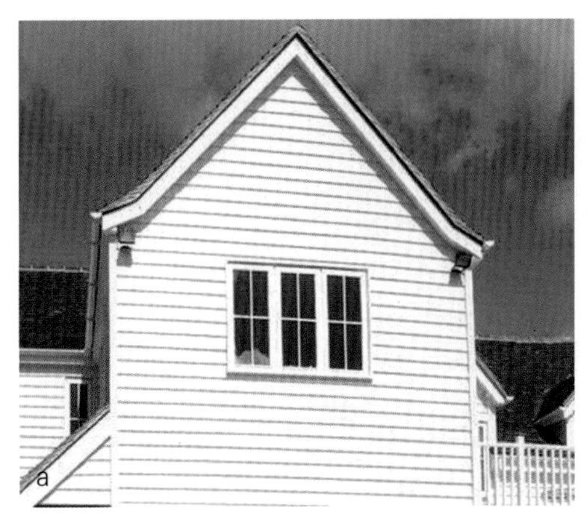

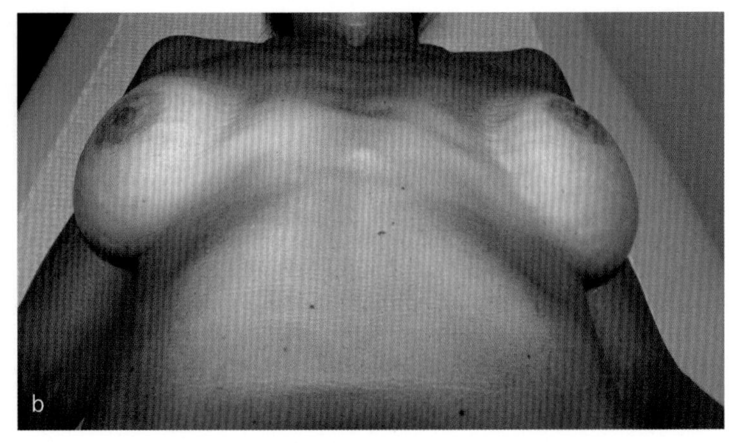

图 9-3 胸壁倾斜畸形。a. 胸骨位于顶点，胸廓远离胸骨向外侧倾斜，就像屋顶的屋檐一样。b. 59 岁女性胸壁倾斜畸形，硅胶假体过于向外

下垂程度

外科医生必须要评估假性下垂（腺体下垂）和 NAC 下垂。这比经典的轻、中、重度下垂的分级系统定义有更细微的差别。识别这些细微之处以及患者的特定因素（皮肤类型、胸壁长度等）有助于确定进行乳房上提固定术的最佳术式。

体积评估

胸罩大小是主观的。不同胸罩制造商的大小也不同：例如，欧洲生产的胸罩大小就比美国生产的胸罩要小得多。许多女性朋友并不知道基底宽度与罩杯大小之间的关系。例如，一个胸部宽大的女性可能想要一个 A 或 B 罩杯，但这在解剖上是不可能的，因为她宽大的基底排除了小罩杯。向患者展示胸罩有助于说明这一点。此外，女性常常穿着大小不合适的胸罩，穿较大的罩杯或肩带容纳多余的皮肤，也可能穿较小的罩杯将乳房向上推挤，或者可能因为不愿穿大号而拒绝增加肩带或罩杯的大小。

为了在没有下垂影响的情况下评估乳房体积，使用纸胶带辅助，将乳房向上粘贴来模拟乳房上提固定术（图 9-4）。此时，外科医生可以重新强调皮肤弹性、皮肤类型、骨骼问题、NAC 位置，以及其他任何不对称。患者试穿软胸罩和假体模拟器来显示假体的体积。这是至关重要的，因为患者往往对体积有错误的看法，并会提到“朋友”的假体体积和随后的罩杯大小，而她们并不理解自己术前的解剖情况。外科医生还要向患者解释，假体的确切大小没有范围重要，而且外科医生必须拥有“艺术许可证”。患者不应关注某一个具体的数字。对于患者来说，对自己将接受的体积有想法是完全合理的，但单一的大小选择会限制外科医生手术并有损美容效果。理想情况下，外科医生有各种各样大小的胸罩可供选择。如果没有做到这一点，外科医生应该与假体制造商合作，为每个病例提供足够多的大小范围。

为患者总结手术

在每次咨询结束时，回顾患者独特的解剖结构以及拟定的手术计划和假体的大小范围。用手指或标记笔在患者身上画出瘢痕的范围和长度。关于瘢痕增生和瘢痕疙瘩的不可预测性，让患者从外科医生的经验中受益。此时，应建议可能需要的辅助手术。

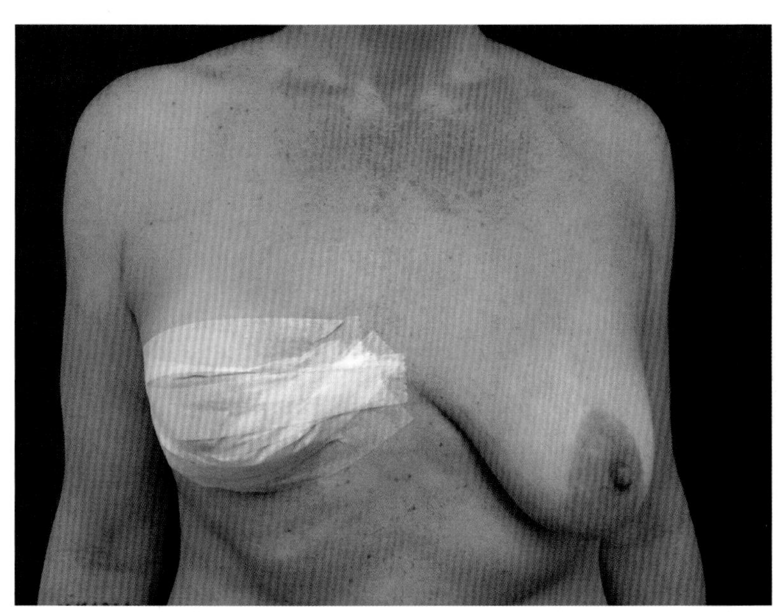

图 9-4 45 岁女性，用纸胶带向上粘贴模拟三度下垂的乳房上提固定术，以说明不联合隆乳的乳房上提固定术后的预期大小

9.3 技术

9.3.1 环乳晕乳房上提固定术

环乳晕乳房上提固定术最适合那些皮肤质量好、腺体下垂程度轻微 / 假性下垂和乳头乳晕需要提升很少的患者。计划提升应在 1.5 ~ 2cm 或更少。患者应处于站立位标记，乳头标记在 IMF 上方 1 ~ 2cm。

在患者进入手术室之前，应测试手术台能否弯曲 90°。患者必须对称地放置在手术台上，肩膀和臀部要对齐。当患者处于坐立位时，对不齐可导致医源性不对称。根据麻醉医生的偏好，选择监护麻醉（MAC）、喉罩通气（LMA）或气管内插管（ETT）全麻的方法有效地进行手术。我们的偏好是使用气管内插管全麻进行手术，因为在掀开胸大肌时肌肉是松弛的。需要一个长的绑带以确保术中患者可以保持坐立位。静脉输注抗生素并应用连续加压设备（SCDs）。麻醉诱导后，上臂内收，肘部轻轻弯曲，横跨腹部。使用肘部衬垫，然后使用带胶带的无菌巾来固定手臂（图 9-5）。这样可以防止胸大肌不必要的拉伸，更好地模拟术后假体的预期位置。注意，如果计划进行腋部吸脂，则将上臂外展地放置在带衬垫的手架上，并用 6in（1in=2.54cm）Ace 绷带包裹固定（3M，明尼苏达州，圣保罗）。胸部用聚维酮碘消毒，然后用标准的无菌方式铺巾。

在所有的乳房上提固定术中，外科医生必须有一个固定点来进行皮肤切除。计划的新乳晕位置的上缘就是这个固定的 *A* 点，它是在患者站立位标记时预先确定的（图 9-6）。术中使用钉合裁剪和临时的缝皮钉来确定环乳晕皮肤切除的范围。然而，最终的皮肤切除是在假体植入后进行的。根据患者的乳房直径，维持适当的比例，使用乳晕切割器模板标记 4 ~ 5cm 大小的乳晕。0.5% 利多卡因和 1:200 000 肾上腺素用于切口注射和局部区域阻滞。手术结束时，用 0.25% 的丁哌卡因和 1:200 000 肾上腺素再次行阻滞麻醉。乳房皮肤保持张力，做乳晕内切口，深至深层真皮但不穿透。助手对乳房施加的张力必须在每一边都相同，防止乳晕大小不对称。在 3 ~ 9 点钟方向之间进入乳房实质，为 NAC 保留充足的血液供应。用电刀小心仔细地进行剥离。大多数假体都放置在胸肌下层次，上方被胸大肌覆盖，下方位于腺体

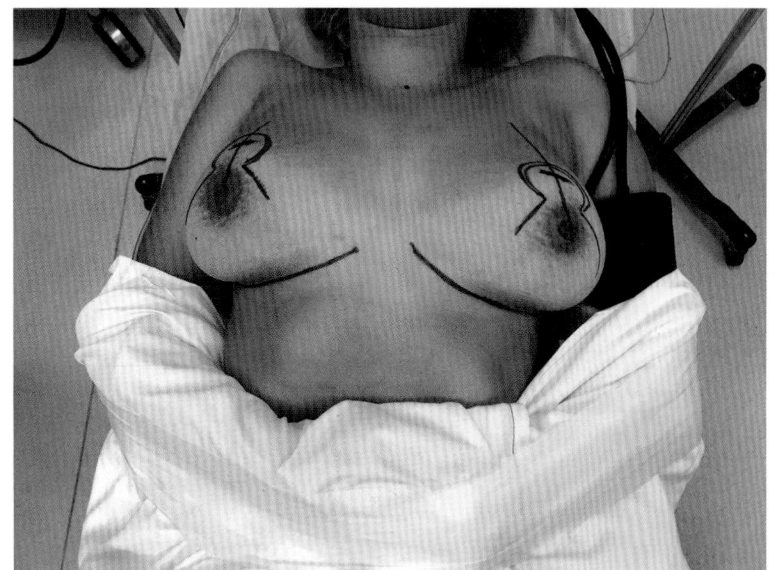

图 9-5　术中患者的体位。隆乳术和 Wise 模式乳房上提固定术患者的体位，手臂交叉横跨腹部和使用肘部衬垫

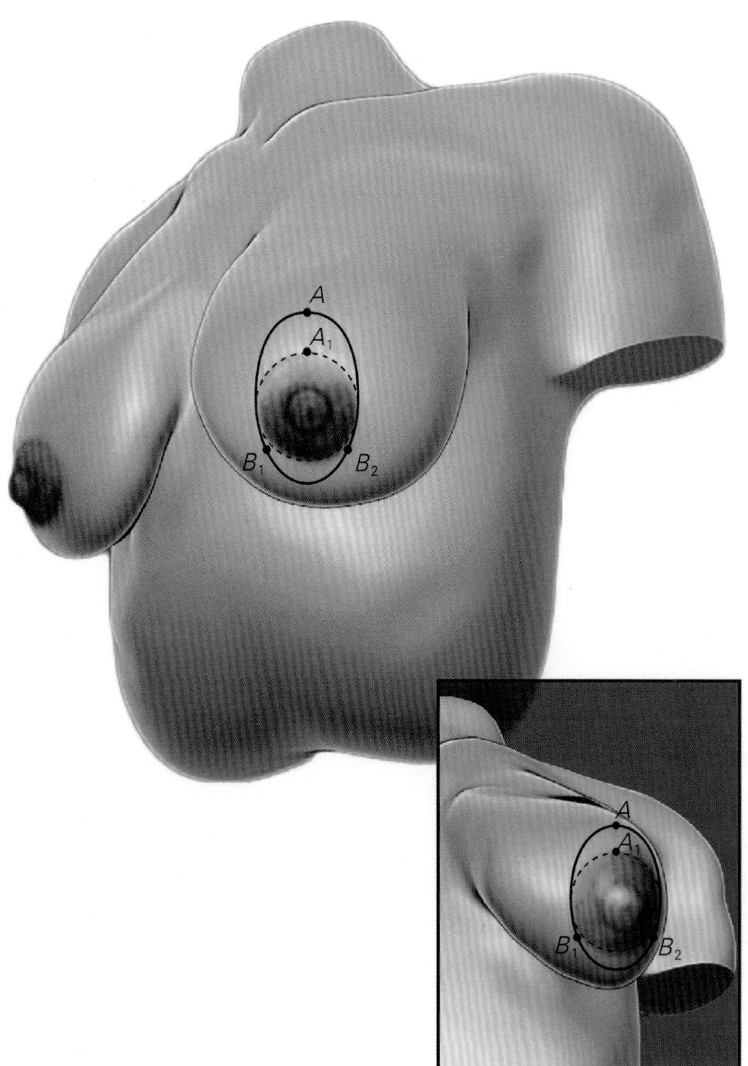

图 9-6　环乳晕乳房上提固定术的标记。A 是计划的乳晕位置的上缘，这是术前确定的固定点。注意画的是偏心圆，切除部位的上部去除的组织更多。A_1 是乳晕的上缘。B_1 和 B_2 对应皮肤切除下方的侧缘，可根据需要进行调整

下。例外的情况是，先前假体放置在腺体下且没有包膜挛缩和波纹的患者，提出改变大小和处理下垂的二次手术。健身者是另一种适合腺体下放置假体的患者。避免进行钝性剥离或从胸廓撕脱肌肉，因为这会导致出血和术后疼痛的增加。避免广泛地进行外侧剥离和腔隙的过度剥离。必要时，通过更往下的剥离降低下皱襞来纠正紧缩的 IMF。在完成剥离和检查止血后，使用模拟器来最终确定合适的假体大小。然后对乳房上提固定术进行钉合裁剪并最终确定假体的选择。考虑到毛面假体与乳房假体相关间变性大细胞淋巴瘤的关系，作者使用光面硅胶假体。

假体植入后，在下方去除少量新月形的乳腺组织，然后将多余的乳腺组织向内折叠，从而辅助改善腺体下垂。腔隙用大量三联抗生素溶液（头孢唑林、杆菌肽、庆大霉素）冲洗。患者的胸部再次用聚维酮碘消毒，同样在腔隙内直接应用聚维酮碘。助手将假体包装盒部分打开，将假体浸泡于三联抗生素溶液和聚维酮碘中。更换手套，置入永久性假体，尽量减少消毒的皮肤与假体之间的任何接触。随后用 4–0 可吸收编织线（薇乔，爱惜康，新泽西州，布里奇沃特）缝合对合乳腺组织。乳房上提固定术的皮肤切除用缝皮钉通过钉合裁剪的方式确定，在患者处于坐立位下完成。在进行必要的调整后，患者取仰卧位完成最终的皮肤切除。乳晕用 Keith 针带 3–0 聚四氟乙烯（PTFE）缝线（Cytpolast，Osteogenics 生物医药，得克萨斯州，拉伯克）荷包缝合。需要注意的是缝合从真皮深层开始，并在真皮深层结束。埋入线结之前用聚维酮碘消毒线结。最后一层用 5–0 单丝可吸收缝线（单乔，爱惜康，新泽西州，布里奇沃特）皮下连续缝合。根据需要，用 6–0 永久性缝线（尼龙或聚丙烯）单纯间断缝合切口。如果患者既往没有手术史，可应用 Mastisol 液体黏合剂（芬代尔公司，密歇根州，芬代尔）和免缝胶（3M，明尼苏达州，圣保罗）。在二次手术病例中，因为有多种过敏反应，所以避免使用皮肤黏合剂。乳晕边缘的皱褶通常在术后 6 个月内消失。手术当天患者穿柔软的外科胸罩，切口用纱布轻轻包扎。

两例病例在图 9–7 和图 9–8 中展示。

9.3.2 垂直法“棒棒糖”乳房上提固定术

患者取站立位进行标记。将乳房上抬在适当的位置，在 IMF 的自然位置做标记，因为在垂直乳房上提固定术中，IMF 的位置往往会上移得更高一点。通过触诊 IMF，新乳头的位置在 IMF 水平转位至乳房表面。将直径为 4 ~ 5cm 的乳晕切割器的中心放在新乳头位置，这样就确定了皮肤切除的上缘。这是所有类型乳房上提固定术中固定的 *A* 点。接下来，标记乳晕的下缘，同时也是垂直臂的上端（图 9–9 中的 B_1 和 B_2）。调整这些标记点使乳晕完全在切除范围内并调整垂直臂的长度。垂直臂最下点（*C*）标记在 IMF 或 IMF 下方 1cm 处，因为放置假体后，乳房下皱襞往往会降低至少 1cm。垂直皮肤切除的宽度，到 *C* 点时逐渐缩窄成 V 形。宽度也可于术中进行调整，所有色深的乳晕组织都要切除。不像乳房缩小成形术，需要大量缩小皮肤罩，隆乳乳房上提固定术扩大了皮肤罩，需要更保守地切除皮肤（图 9–10）。

在对患者标记后，进行先前描述的环乳晕乳房上提固定术手术方案。然而，皮肤切口是在 V 形皮肤切除的中央沿垂直方向进行的（B_1/B_2 至 *C*）。通过这个切口的下端，横向进入肌肉。同环乳晕乳房上提固定术的方式相同，用电刀掀起肌肉。用模拟器确定适当的置换体积后，此时就可以使用钉合裁剪。一旦乳房上提固定术采用了钉合裁剪，通常在乳房下极下部的中央可见多余的下垂的乳腺组织形成凸起。作者的做法是切除该多余的乳腺组织（图 9–11）。去除组织并将乳腺组织柱向内缝合在一起，可为假体提供另一层支撑，形成一个更年轻的外观。去除多余的乳腺组织，乳房上提固定术用缝皮钉钉合裁剪之后，患者再次置于坐位，确认假体的大小和最终的皮肤切除。再次注射丁哌卡因行区域阻滞，冲

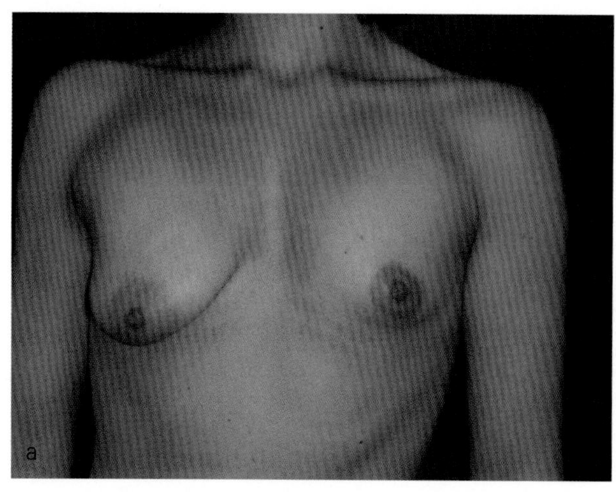

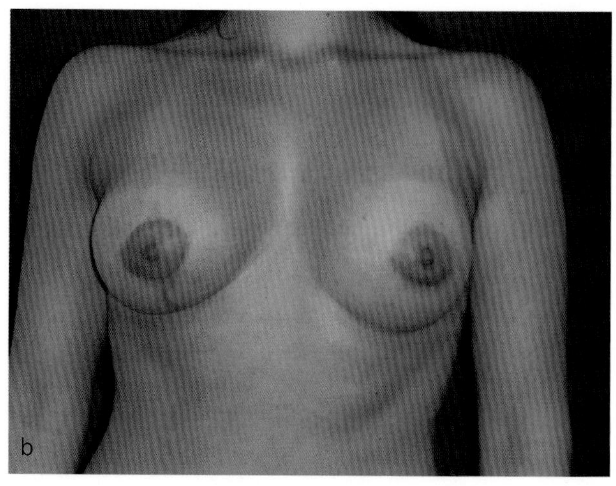

图 9-7　右侧垂直法“棒棒糖”隆乳乳房上提固定术。a. 女性患者 30 岁，双侧乳房不对称，接受右侧垂直法“棒棒糖”乳房上提固定术和双侧环乳晕乳房上提固定术。b. 右侧垂直法“棒棒糖”乳房上提固定术并使用 265mL 硅胶假体，左侧使用 295mL 硅胶假体隆乳，术后 1 年随访

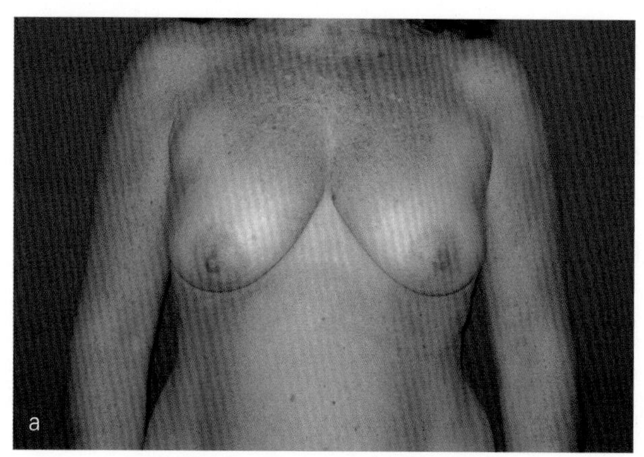

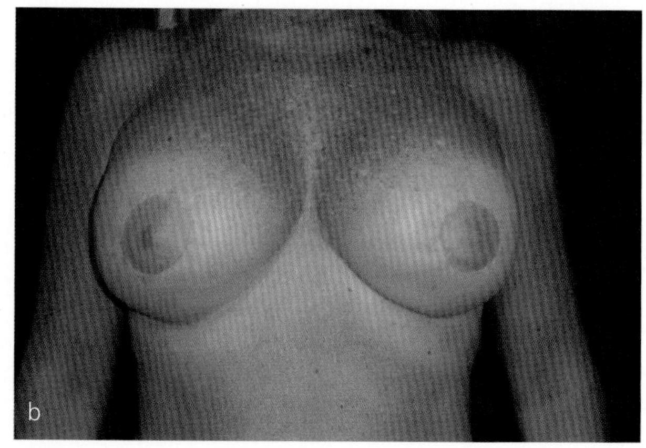

图 9-8　双侧环乳晕乳房上提固定术及 5 年随访。a. 55 岁女性患者，乳头乳晕复合体下垂较腺体下垂更为严重。b. 环乳晕乳房上提固定术及硅胶假体隆乳术，术后 5 年（右侧 400mL，左侧 425mL）

洗腔隙，置入无菌假体。然后用 3-0 可吸收编织缝线（薇乔）缝合乳腺组织，小心地关闭腔隙和切除多余组织后形成的腺体柱。乳晕和皮肤切口的关闭如前面描述的环乳晕乳房上提固定术。

两例病例在图 9-12 和图 9-13 中展示。

9.3.3　Wise 模式乳房上提固定术

患者取站立位，用改良的 Wise 模板标记切口（图 9-14）。模板的锁孔直径为 5cm，与垂直切口乳房上提固定术做标记用的乳晕切割器大小相同。术前也要标记 IMF，切除不应延伸至标记的乳房下皱襞的内、外侧范围，因为这些部位瘢痕更明显，且愈合能力差。腋区皮肤广泛冗余的患者（例如，体重大量减少的患者）可能是例外。新乳头位置应位于 IMF 水平，或者其上方 1cm 处，在乳房上调整模板，使锁孔最上端为固定点 A。仔细注意标记乳房经线。垂直臂的长度标记为 5～6cm，但考虑到隆乳会扩张组织罩，图 9-15 中，B_1 到 C_1 和 B_2 到 C_2 形成的较倾斜的角度需要进行调整，从而切除更少的皮肤。

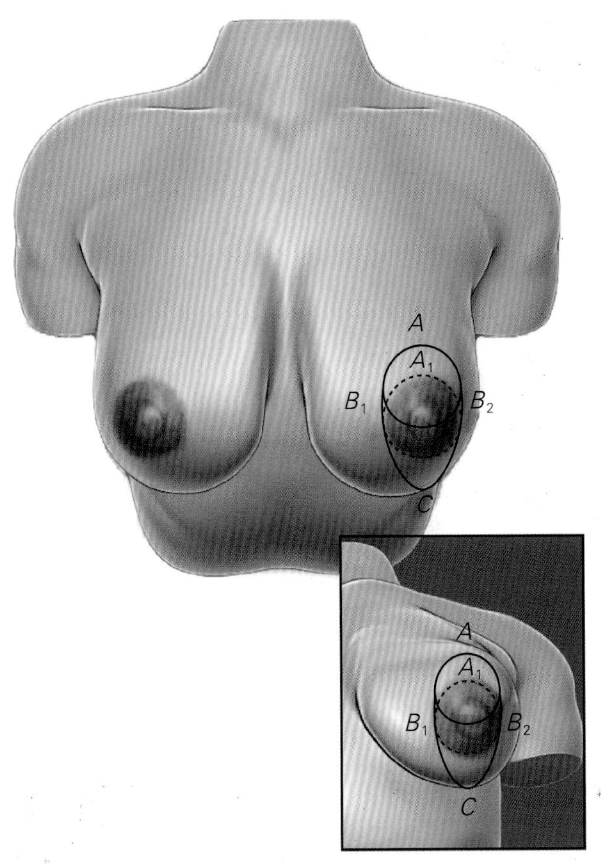

图 9-9 垂直法“棒棒糖”乳房上提固定术标记。*A* 点：术前根据新乳晕高度确定的固定点；B_1 点和 B_2 点：标记垂直臂的上端，确保乳晕完全在切除范围内；*C* 点：垂直臂的最下点，标记在 IMF 或 IMF 下方 1cm 处

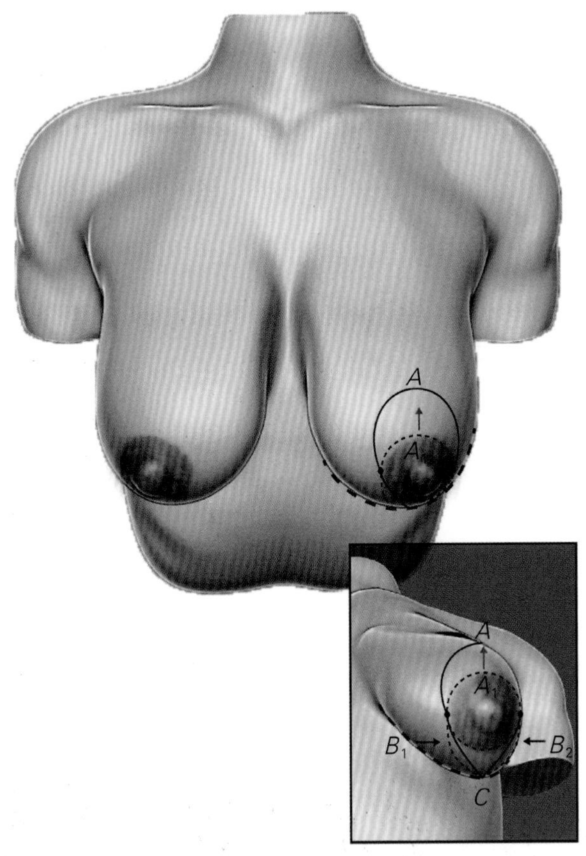

图 9-10 乳房上提固定术垂直标记的调整。当乳房上提固定术联合隆乳术时，垂直皮肤切除的宽度较小。垂直皮肤切除逐渐缩窄成更窄的 V 形，而不是更宽的椭圆形模式

这个调整是一个关键因素。接下来标记两侧水平臂（C_1 到 D_1 和 C_2 到 D_2），以确保切口的最外侧和最内侧范围仍然在自然的 IMF 和乳房阴影内。外侧切除的外形可以调整得更呈椭圆形（C_2 到 D_2），而不是 V 形，从而可切除朝向腋部的多余组织。

患者标记完成后，进入手术室，取仰卧位，如果患者乳房大量偏向外侧，可将手臂外展。按标准方式消毒铺巾，用钉合裁剪对乳房上提固定术的标记进行验证。*B* 到 *C* 的臂通常需要在术中进行调整，因为必须要保证 C_1 和 C_2 与 IMF 之间的缝合没有张力。沿着 IMF 做皮肤切口，再次用电刀掀起胸大肌。乳房上提固定术钉合裁剪之前置入模拟器，以确保适当地切除皮肤。先植入假体，然后再进行乳房上提固定术的切除，以给乳房提供张力。切除之前，腔隙用 3–0 可吸收编织缝线进行缝合。与垂直乳房上提固定术一样，在下方和中央通常有多余的组织。所以切除组织时中央呈垂直椭圆形，下方呈水平新月形。根据作者的经验，在下垂复发的病例中，通常是沿着 IMF 的多余乳腺组织最先下垂。然后以类似于垂直乳房上提固定术的方式缝合皮肤。然而，该方法中环乳晕缝合的张力通常更小，因此，乳晕真皮深层用 4–0 可吸收缝线进行间断缝合，然后用 5–0 单乔进行连续缝合。在罕见的有张力的情况下，真皮深层缝合需要用 PTEE。

两例病例在图 9-16 和图 9-17 中展示。

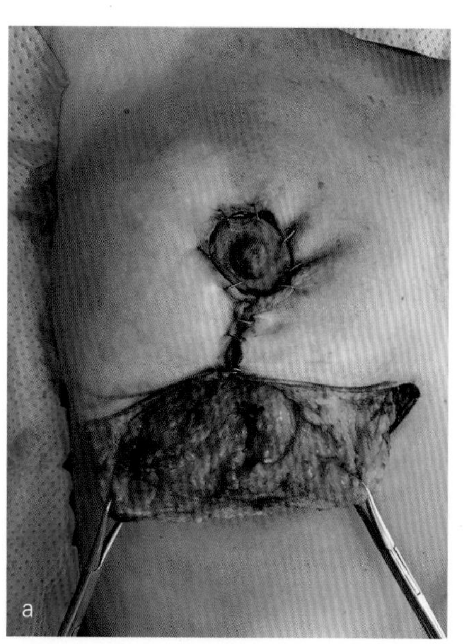

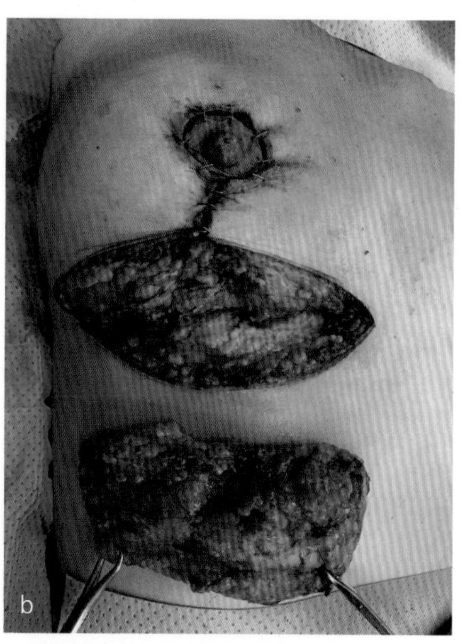

图 9-11　多余乳腺组织的切除。a. 乳腺组织的下方和中央部分通常是多余的，需要在垂直或 Wise 模式乳房上提固定术中切除。b. 沿下极切除新月形多余乳腺组织的术中照片

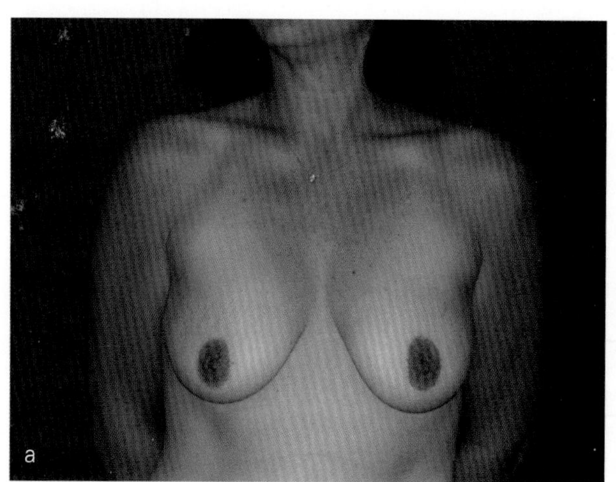

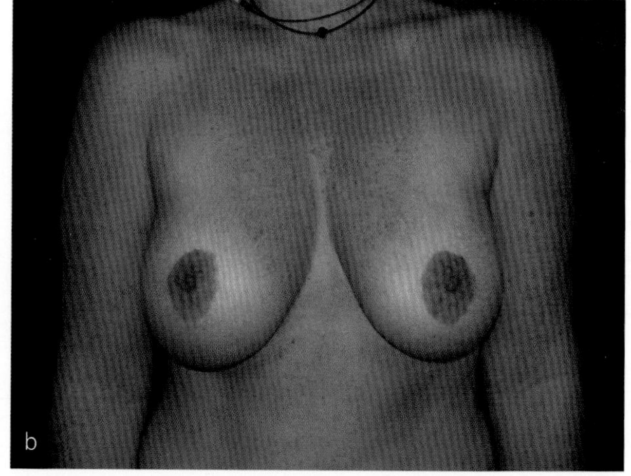

图 9-12　垂直法“棒棒糖”隆乳乳房上提固定术。a. 41 岁女性垂直法“棒棒糖”隆乳乳房上提固定术前。b. 垂直法“棒棒糖”乳房上提固定术，使用 125mL 硅胶假体隆乳术后 12 年

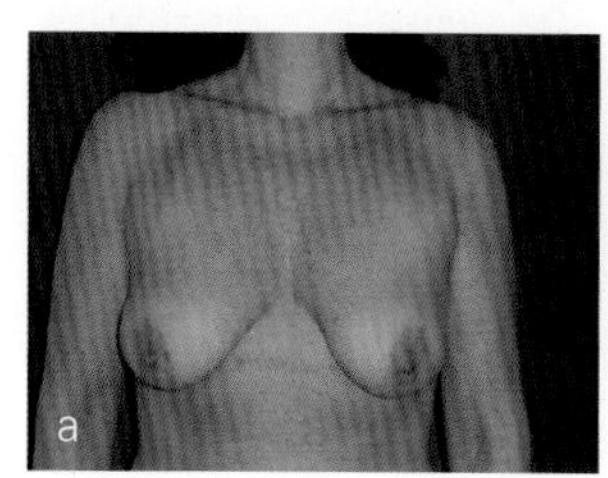

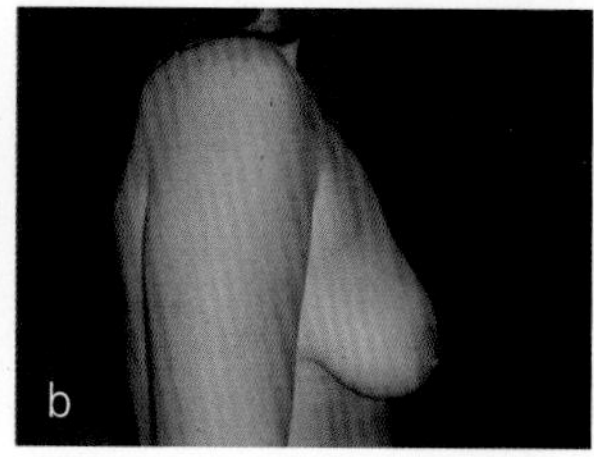

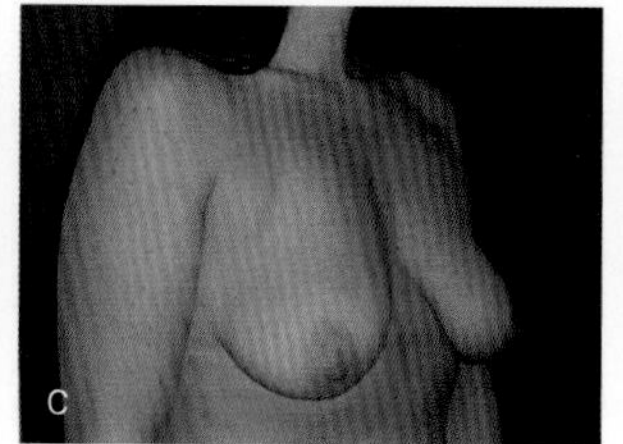

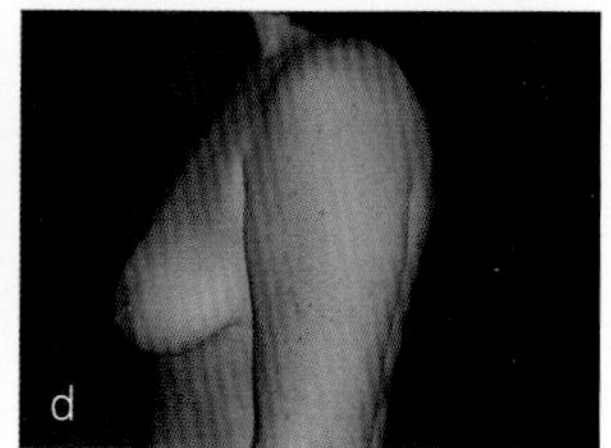

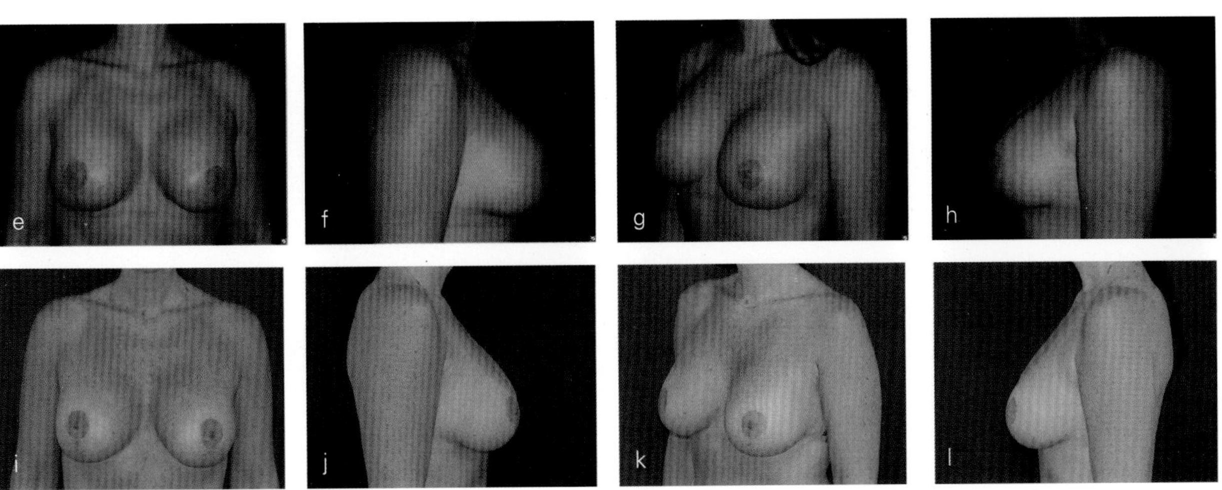

图 9-13　a ~ d. 34 岁女性患者，拟行垂直切口隆乳乳房上提固定术前。e ~ h. 垂直隆乳乳房上提固定术，使用光面圆形硅胶假体，右侧 325mL，左侧 350mL，术后 2 个月。i ~ l. 同一患者的 3 年随访

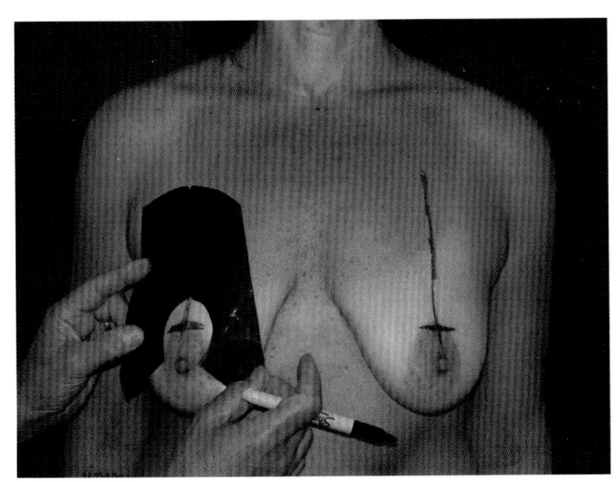

图 9-14　利用改良的 Wise 模板对患者进行术前标记。垂直臂的宽度可根据需要进行调整

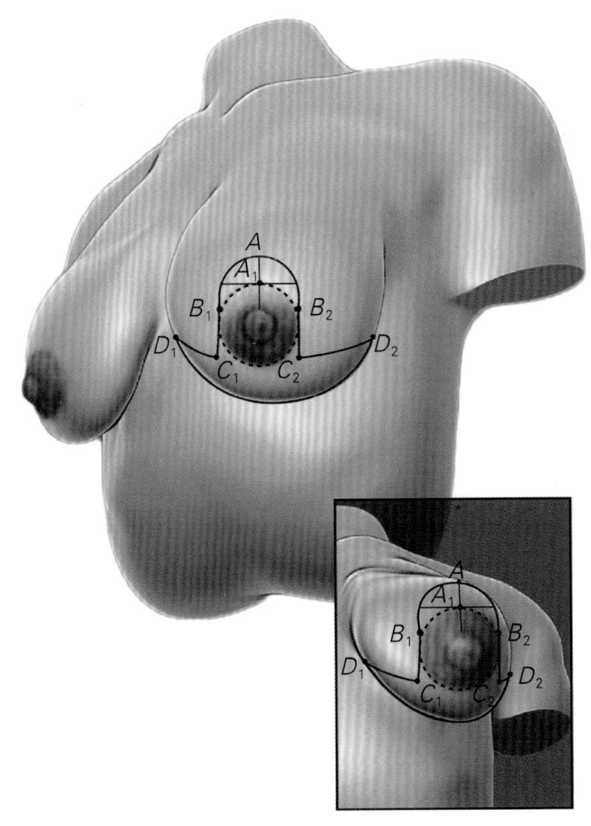

图 9-15　Wise 模式乳房上提固定术的标记。*A* 点：计划的乳晕位置的最上缘和固定点。B_1 和 B_2 点：垂直切除的上端的内侧点和外侧点，调整 B_1 和 B_2 以完全切除所有剩余的乳晕组织。垂直臂 B_1 到 B_2 以及 C_1 到 C_2 的宽度根据皮肤的多余程度和弹性进行调整。C_1 和 C_2 点：垂直切除最下端的内侧点和外侧点。D_1 和 D_2 点：水平皮肤切除的内侧点和外侧点，这些点应隐藏在乳房的阴影内

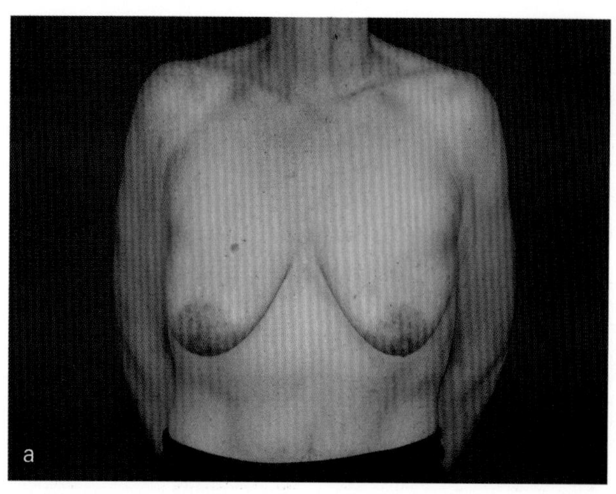
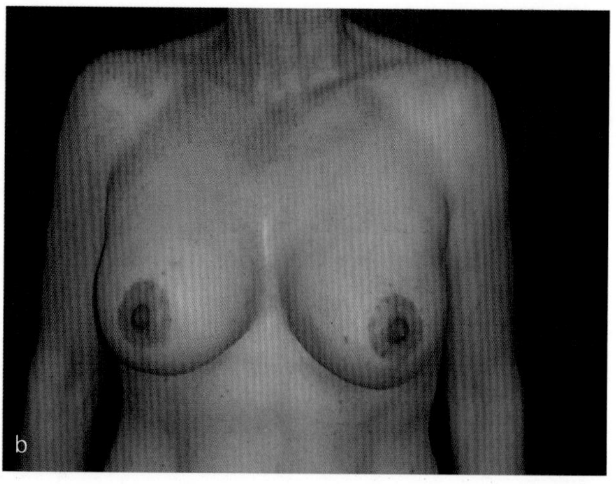

图 9-16　Wise 模式乳房上提固定术，随访 3 年。a. 51 岁女性行隆乳 Wise 模式乳房上提固定术前。b. Wise 模式乳房上提固定术，双侧使用 421mL 硅胶假体，术后 3 年

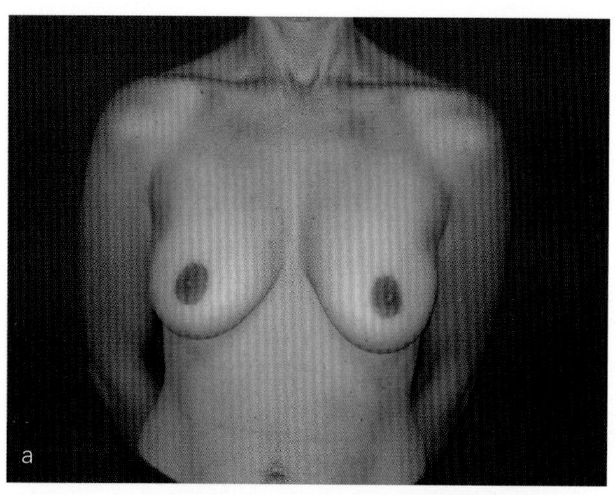
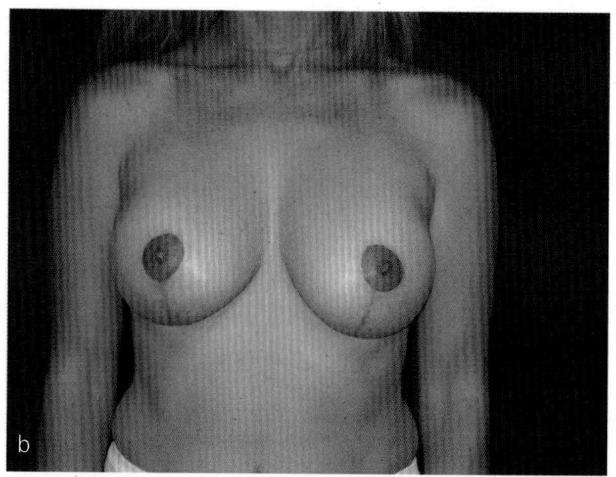

图 9-17　Wise 模式乳房上提固定术，随访 5 年。a. 41 岁女性行隆乳 Wise 模式乳房上提固定术前。b. Wise 模式乳房上提固定术，双侧使用 213mL 硅胶假体，术后 5 年

9.4　辅助手术

9.4.1　吸脂术

吸脂术是隆乳乳房上提固定术很好的辅助手术。沿着上腹部抽吸可以定义一个更清晰的 IMF。在俗称“胸罩脂肪”部位的外侧腋部进行吸脂，会让胸部缩窄。仰卧位时，腋后部的脂肪堆积（“后腋窝”）可能得不到适当的处理。因此，将体位改变成俯卧位是必要的。吸脂通过外侧 IMF 切口或是乳晕切口完成。这些部位用改良的 Hunstad 肿胀方案浸润，使得浸润液体量与抽吸量的比例为 1/2:1 或 1:1/3。然后用 3mm 或 4mm 直径的三孔吸脂针进行动力辅助吸脂，针孔总是朝向远离皮肤的方向。有时需要在腋窝皱褶增加一个切口形成交叉隧道进行抽吸。所有增加的切口都用 5-0 聚丙烯缝线进行单纯间断缝合。乳房上提固定术的切口按照前述的方法进行缝合。切口应用免缝胶，将 Topifoam（拜伦医药，亚利桑那

州，图森）放置在胸罩内 1 周，可以均匀地压迫吸脂部位。

9.4.2 乳头缩小术

乳头下垂或较长的患者是同时行乳头缩小术的人选。全层切除乳头下方的一部分，切口应与乳晕齐平，可以去除多达 50% 的乳头。然后将乳头上端插入乳头乳晕交界处的边缘，用 5-0 可吸收肠线（含铬）进行单纯间断缝合。应用抗生素软膏，然后用非粘连性的绷带（Telfa，柯惠，明尼苏达州，明尼阿波利斯）和纱布覆盖乳头。

9.5 术后指导

给予患者羟考酮 / 对乙酰氨基酚 7.5/325mg（8 片）、劳拉西泮（8 片，每晚 1 片）、昂丹司琼和头孢羟氨苄（使用 1 周）。患者很少需要额外的麻醉止痛。要经常观察患者，包括术后第 1 天和术后第 3 天或第 5 天。手术结束时，穿柔软的外科胸罩，在术后 1 个月内给予一个额外的软胸罩用来更换。1 个月后可穿有钢圈的胸罩。术后 2 周随访时去除免缝胶并拆除缝线。然后更换新的免缝胶，保持在位到术后 3 周。此时，指导患者进行瘢痕护理。建议她们避免暴露在阳光下，每天使用 2 次硅凝胶，如果有瘢痕恢复欠佳的迹象，可早在术后第 2 周开始局部注射曲安奈德（Kenalog，百时美施贵宝，纽约州，布法罗）至瘢痕增厚的目标区域，以及使用激光治疗目标区域的色素沉着。将 Nd：YAG 激光设置为 8mm 光斑、12J 和 0.25ms，每个月进行 4 次治疗。

关键点

- 一期隆乳乳房上提固定术是一个具有挑战性的手术，因为存在诸多变量影响患者的结果。
- 术前计划和现实的期望是确保优质结果的关键。
- Wise 模式仍然是最通用、可预测的皮肤切除模式。
- 环乳晕乳房上提固定术最适合那些皮肤质量好、腺体下垂程度轻微 / 假性下垂和乳头乳晕需要提升＜ 2cm 的患者。
- 术前标记最关键的部分是标记新乳头乳晕位置的高度。即使术中调整皮肤的切除和假体的大小，也是基于 *A* 点和新乳头的位置。
- 隆乳会扩张组织罩，因此，垂直和 Wise 模式乳房上提固定术的垂直臂通常要进行调整，切除的皮肤量比术前标记的更少。
- 乳房下方通常有一些多余组织，需要切除以达到最佳的下极轮廓。
- 腋部吸脂和乳头缩小术是有用的辅助手术。

10 体重大量减少的乳房的治疗

Sharona Czerniak, Jeffrey A. Gusenoff, and J. Peter Rubin

概要

体重大量减少的患者可表现为严重的乳房畸形，包括皮肤严重萎缩、上极饱满度丧失、乳头乳晕复合体向内侧移位、乳房外侧弧度丧失，以及突出的侧胸部组织卷、乳房下皱襞松弛并向下移位。乳房畸形可由于周围邻近美学单位，如上腹部、上臂、侧胸部或背部的软组织松弛而复杂化。作者选择真皮悬吊、乳房实质重塑的乳房上提固定术来恢复乳房年轻的外形，以及乳房在胸壁上正常的位置。本章包括回顾对手术患者的谨慎选择、讨论乳房重塑手术与其他美学单位的分期手术、优缺点、相对禁忌，以及对使用真皮悬吊技术结果研究得出的效果。接下来以循序渐进的方式描述标记真皮悬吊、乳房实质重塑的乳房上提固定术以及优化结果和减少并发症的手术技巧和要点。还讨论了体重大量减少的乳房的其他手术选择。

关键词：体重大量减少，减肥后，乳房，乳房上提固定术，真皮悬吊，乳房实质重塑，形体塑造

10.1 引言

治疗病态肥胖最有效、最持久的方法就是减肥手术。在过去的几年里，减肥手术的情况发生了变化。根据美国代谢和减肥外科协会（ASMBS）的数据，减肥手术的数量持续增长，从 2011 年的 158 000 例增长到 2017 年的 228 000 例，手术流行从 Roux-en-Y 胃旁路手术转变成袖状胃切除术，后者占据 2018 年减肥手术的 59.4%。这些措施导致了体重大量减少（MWL）后，每年有成千上万的患者寻求乳房塑形手术：根据美国整形外科医师协会（ASPS）的数据，2018 年共有 15 360 例乳房塑形手术。

MWL 乳房呈现出明显的外科挑战性。在 MWL 乳房中观察到的畸形是严重的，远远超过了整形外科医生通常在常规美容患者中所看到的畸形，这是一个巨大的技术挑战。MWL 乳房不仅下垂和萎缩，而且具有特定的独特特征：

- 组织质量差，皮肤冗余且弹性差。
- 严重的体积损失，尤其是在上极，这可能是不对称的，皮肤相对于乳房实质体积严重过剩。
- 下垂（通常为三度）和乳头乳晕复合体（NAC）向内侧移位。
- 乳房外侧弧度丧失，偶尔侧胸壁突出的多余组织与乳房融合。

- 低而松弛的乳房下皱襞（IMF），尤其是外侧。

乳房畸形常与 MWL 后其他上半身畸形一起出现，侧胸壁、上臂、背部和上腹部等周围美学单位也需要同时评估（图 10-1）。

MWL 后的乳房重塑有几个目标：获得一个年轻、轮廓良好的乳房；恢复体积，尤其是上极，中央要有凸度；乳头放置在胸壁的适当位置；改善乳房的外侧弧度；最重要的是要维持长期的效果，这对于 MWL 后的患者尤其重要，因为她们的皮肤质量差，有皮肤松弛复发的倾向。

因为进行性皮肤松弛并且凸度丧失、上极饱满度丧失、沉底 - 脱垂和假体移位的原因，大多数乳房缩小成形术和乳房上提固定术技术（有或没有假体或增加自体组织）都不能够很好地处理与 MWL 乳房相关的畸形。为了选择正确的手术方法来实现这些目标，外科医生必须评估乳房的体积、外形、下垂

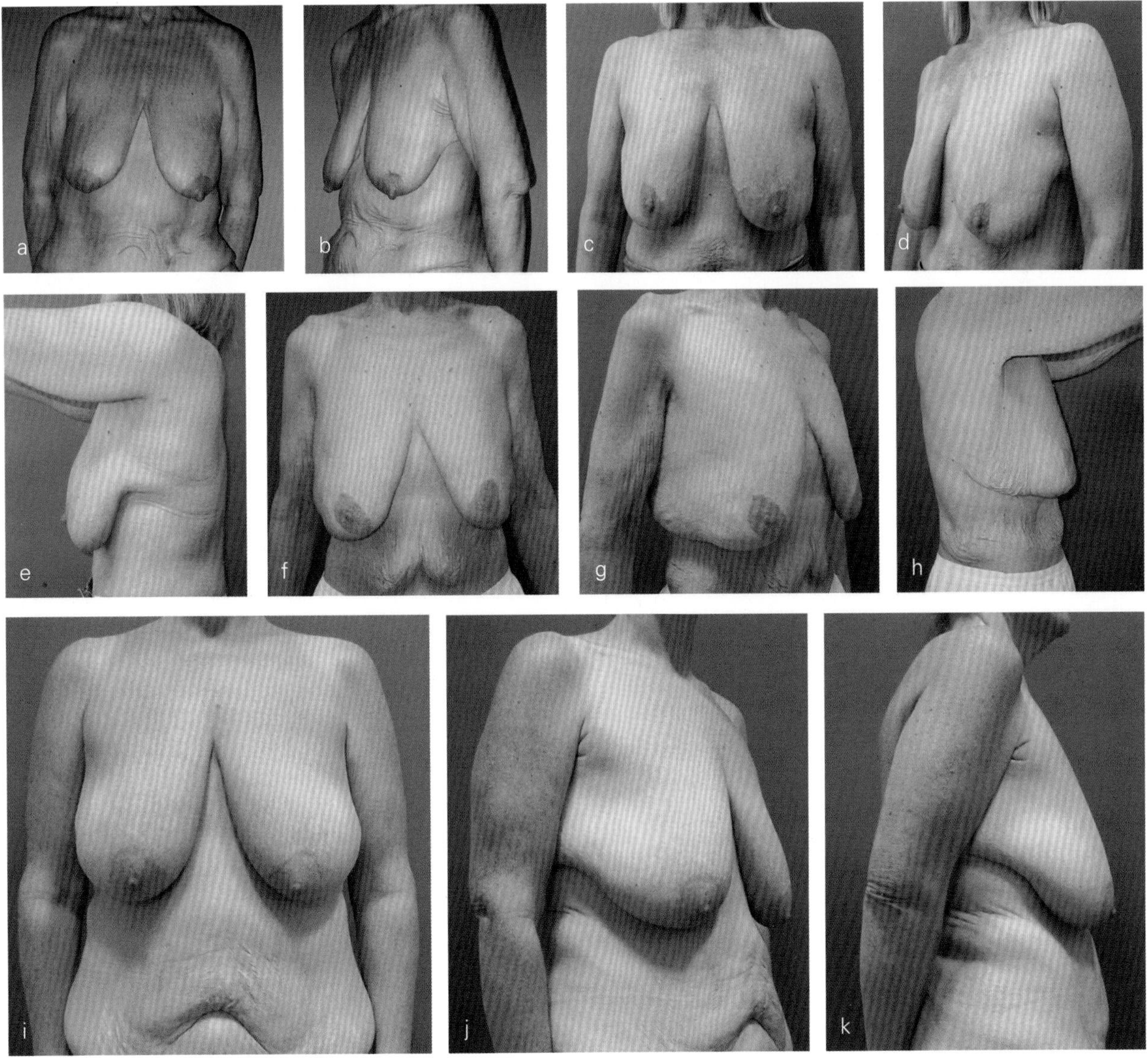

图 10-1 a ~ k. 体重大量减少的乳房的变化包括三度下垂、上极饱满度丧失、乳房外侧弧度丧失、乳头乳晕复合体向内侧移位和乳房下皱襞下降。周围的畸形包括侧胸部、上臂、背部和上腹部的松弛

的程度、乳房周围松弛/多余的组织、患者的期望，以及她愿意接受的瘢痕范围。

本章主要介绍作者开创的真皮悬吊术和乳房实质重塑乳房上提固定术。帮助 MWL 乳房塑形的一些外科手术已经得到发展，下面将简要介绍。

10.2 术前评估

10.2.1 体重稳定

减肥手术后的患者在手术后的第一年和第二年减轻了大部分体重。患者体重通常会达到最低点，然后在稍高的体重维持平稳状态。减重后的形体塑造通常会推迟到患者减重手术结束后至少 12 ~ 18 个月，或开始自我减重后已经稳定了 3 个月，并且在这段时间内只有大约 2.25kg 的体重波动。体重不稳定或仍有残余肥胖的患者通常会被转至减重专家或她们的减肥团队，并计划在 3 个月后随访重新评估。

10.2.2 营养

某些减肥手术，如 Roux-en-Y 胃旁路手术，除了手术的限制性外，还有吸收不良的因素。必须小心地评估和纠正营养缺乏，因为这对伤口愈合和尽量减少输血的需要是至关重要的。所有患者都应该进行彻底的评估，包括白蛋白、前白蛋白、铁和维生素 A、D、E、K 和 B_{12}。蛋白质营养不良可能存在，特别是对于进行吸收不良的手术或流行食疗法的患者。指导患者在围手术期增加蛋白质摄入量，目标为每天 75 ~ 100g。

10.2.3 体重指数（BMI）

肥胖的定义是体重指数（BMI）大于 $30kg/m^2$。一些研究人员报道，体重指数＞ $30kg/m^2$ 的患者在接受形体塑造手术时发生并发症的风险增加。一项对接受多种手术的 MWL 患者进行的大型队列研究表明，并发症与体重减少前的最大 BMI 相关并且随 BMI 的变化或 BMI 的增减而改变。然而，确切的病因尚不清楚，因为许多因素都可能导致并发症。此外，没有确定影响并发症的严格 BMI 临界值。出于这个原因，作者提倡基于个人基础检查乳房塑形手术的患者，因为高体重指数患者的乳房可能萎缩得非常严重，但她的臀部或大腿携带了大部分的多余重量，所以乳房不是患者的优先考虑事项或目标。在手术前后 BMI 较低的患者通常会获得更好的美学效果，BMI ＞ $35kg/m^2$ 的患者在手术前通常需要进一步减重。

10.2.4 术前评估和并发症

在咨询时，应完整采集患者的病史和手术史，包括任何个人或家族凝血病或血栓事件，既往的麻醉问题，乳腺癌、乳腺疾病或乳房手术史。详细的用药史包括所有处方、非处方药和草药，特别是阿司匹林、其他非甾体抗炎药（NSAIDs）或任何其他可能增加术后出血风险的药物的使用；是否有药物滥用史或需要慢性止痛药的病史。许多与肥胖相关的并发症可在减肥手术后得到解决或改善，如糖尿病、睡眠呼吸暂停、高血压、心脏病和胃食管反流病（GERD）；然而，抑郁和焦虑可能得不到改善。患者通常会因各种残留的并发症被转诊，如缺铁性贫血的血液学评估，或为了准许进行手术而转给医学专家

（如内科、心脏科或心理学）。

吸烟会增加手术并发症的风险，所有患者在术前和术后均应至少戒烟 4 周。这对于皮瓣存活和预防皮瓣远端坏死尤为重要。对那些声称自己最近已经戒烟的患者，手术前要常规测量尿液中的可替宁含量。

必须进行完整的体格检查和全面的乳房检查并评估 IMF 位置、皮肤质量、下垂程度和乳头位置、乳腺组织量、不对称性和邻近组织的多余程度。

术前实验室检查包括术前 30 天内的血小板及全血细胞计数、生化全套（包括白蛋白）、凝血酶原和活化的部分凝血酶原时间。术日早晨，所有育龄女性都要做尿妊娠检查。

根据患者的年龄和医疗情况安排做乳房 X 线检查和心电图检查。所有 40 岁以上的患者都必须在手术前做乳房 X 线检查。

术前照相取站立位，采集从下颈部到腰部的正位、侧位和斜位的照片。摄影记录对于正确分析和计划手术，以及记录术前不对称和周围软组织畸形很重要，这些畸形在乳房塑形后可能会变得更明显。

在知情同意的流程中，重要的是确保患者目标是现实的，并了解整形手术的局限性，包括术后可能出现不对称和皮肤松弛复发，不管在术中组织收得有多紧。在手术前做好预期可以避免患者和外科医生术后感到失望。

10.2.5 形体塑造手术的分期和联合手术

MWL 后的乳房塑形通常是一个单独的手术。然而，相邻的身体部位可能也需要同时塑形。患者和外科医生可能会选择进行多个手术，这取决于患者的期望、经济能力、并发症、营养状况、长时间手术的耐受力和恢复能力，以及外科医生的经验和现有的团队。

当进行联合手术的时候，谨记以下几点：

- 同时进行相反方向的牵拉会限制效果。
- 患者的安全是第一位的，如果医学并发症不允许长时间的手术，手术计划可能需要改变。
- 联合手术时，要考虑恢复的程度和压力。
- 最佳的分期和联合手术可能不符合患者的偏好。

包括乳房在内的有利联合手术是：

- 腹壁成形术 + 乳房上提固定术：使患者获得明显改变的常规联合手术。
- 环周下半身提升术 + 乳房上提固定术。
- 上半身提升术 + 乳房上提固定术：消除上半身提升的“猫耳”，同时将切口合并在一起。
- 上臂成形术 + 乳房上提固定术：将侧胸部切口弧形延伸进入腋窝。
- 垂直大腿提升术 + 乳房上提固定术。

联合乳房和其他形体塑造手术的注意事项：

- 乳房上提固定术可以安全地联合腹壁成形术，效果很好。由于 MWL 乳房的 IMF 非常松弛且易移动，特别是外侧，它可能在腹壁成形术后向下移位，所以外科医生需要调整乳房上提固定术的标记。同样，在腹壁成形术中鸢尾花垂直延伸切口可使下皱襞向内下移动。因此，明智的做法是在进行乳房上提固定术之前先完成腹壁成形术。在 IMF 完全不附着于胸壁的情况下，将这两种手术完全分开实施对患者更好。

- 注意三点交汇处的新鲜切口，如联合的上半身提升术 + 真皮悬吊和乳房实质重塑乳房上提固定术 + 上臂成形术，这些区域往往会裂开并导致伤口愈合问题。乳房上提固定术的瘢痕可与上臂成形术瘢痕在侧胸部合并或与上半身提升术合并，可将上半身提升术或上臂成形术推迟到以后进行。

10.3 真皮悬吊和乳房实质重塑的乳房上提固定术

真皮悬吊和乳房实质重塑的乳房上提固定术是基于扩大的去表皮的 Wise 模式。通常在乳房缩小成形术中被丢弃的外侧和内侧部分，可作为真皮腺体瓣进行自体填充，将其移动并纳入乳房丘。这有助于增大乳房体积并改善乳房外形，同时重塑侧胸壁轮廓。真皮腺体瓣通过多个固定点悬吊在胸壁上以确保效果的长久性和固定新乳头的位置，同时通过广泛的真皮表面的折叠可使外科医生重塑乳房实质并在胸壁上重新定位乳房。这种技术在处理和纠正患者的特定解剖结构方面是通用的，因为外科医生可以通过延长或缩短外侧部分来测定自体填充所需的乳腺组织量。可根据需要，将 Wise 模式向外侧延伸至 T（外侧真皮腺体）瓣边界之外，以有效地改善侧胸壁的轮廓。

这项技术是基于先前讨论乳房重建、乳房缩小成形术和乳房上提固定术的出版物而发展起来的。1986 年，Holmström 描述了基于侧胸壁冗余的组织，使用或者不使用假体，用外侧胸背筋膜皮瓣自体填充进行乳房重建。1999 年，Frey 发表了用于乳房缩小成形术的乳罩样真皮悬吊技术，采用 B 形切口将其固定在胸壁的深筋膜上，无须内侧乳房下瘢痕。Lockwood 描述了采用不可吸收线进行浅筋膜系统（SFS）悬吊以改善瘢痕并实现长期效果。Gulyás 发明了一种乳晕周围真皮斗篷技术，依靠真皮来支撑腺体。2002 年，Graf 和 Biggs 描述了制作一种蒂在下方的去表皮组织瓣且该瓣向上移动，用胸肌环方法固定，将组织瓣真皮边缘与胸肌筋膜缝合，以维持上极的饱满度并增加支撑。2003 年，Qiao 等发表了他们的乳房缩小成形术技术，切除乳房下半象限以外的新月形腺体，制作真皮乳罩，固定至胸肌筋膜。其他几位研究者也发表了他们使用局部组织瓣进行 MWL 乳房自体填充经验的报告。

从这项技术中收益最多的是 MWL 患者，她们的乳房下垂、萎缩、扁平，皮肤缺乏弹性且多余，并且腋窝皱褶突出可为自体填充提供足够的组织。

那些自体填充组织量不足的患者可能是基于假体的隆乳乳房上提固定术或其他自体填充方法的人选。如 Colwell 等描述的 MWL 乳房的算法，乳房下垂和乳房实质组织明显多余的患者最好采用标准的乳房缩小成形术。

10.3.1 技术优势

- 该方法安全、可靠、持久、可重复、并发症发生率低。
- 该技术使用所有可用的乳腺组织和周围的自体组织（根据需要），避免使用乳房假体及与其相关的并发症，避免了随着时间推移假体下移的倾向或假体表面的天然组织形成下垂。
- 该技术将 NAC 在胸壁上重新定位，由于悬吊固定于胸壁，术中很容易固定其位置，沉底脱垂的机会更少。
- 该技术使外科医生能够对乳房实质塑形，恢复上极饱满度和乳房的凸度。

- 该技术使外科医生能够重塑乳房的皮肤罩，但并不需要依靠它来支撑乳腺组织和 NAC 位置。
- 该技术通过消除外侧的皮肤组织卷并重建与其不连续的外侧弧度来改善侧胸部的轮廓。
- 该技术可安全地与其他形体塑造手术联合进行。

10.3.2 技术缺点

- 因为广泛去表皮和术中裁剪，导致手术时间更长（两个团队合作的方法可提高效率和减少手术时间）。
- 该技术不能轻易地联合假体以进一步填充。患者必须有足够可用的自体组织进行自体填充。如果患者期望额外的体积，可在后期单独进行胸肌下隆乳术。

10.3.3 相关禁忌证

- 经常吸烟的人有发生皮瓣坏死的风险。
- 既往有乳房手术史患者，潜行分离的组织存在灌注不足的风险。
- 在非 MWL 乳房中，乳房实质重塑或皮肤缝合过紧，会增加乳房实质或皮肤坏死的风险。

10.3.4 标记

患者取站立位，基于扩大的 Wise 模式进行标记，标记中央蒂。

（1）标记胸骨切迹和中线。

（2）标记乳房经线：从锁骨中点（距胸骨切迹约 6cm 处）朝向 IMF 画线。在许多 MWL 患者中，乳房经线与乳头不一致，因为乳头往往更靠内侧。

（3）在乳房经线上标记新乳头的位置：将一只手放在 IMF 水平，将该点向前投影，即为 Pitanguy 点。IMF 下降非常严重的患者，该点需稍向上移，但应注意不能过度上移 IMF 以及新乳头的位置。检查对称性。

（4）标记扩大的 Wise 模式：

a）锁孔的上部（代表乳晕的新上缘）放置于新乳头位置上方 2cm 处。

b）从新的乳头位置画两条 7cm 长的垂直臂。然后设计锁孔，从新乳头位置上方 2cm 的点延伸到每个垂直臂向下 2cm 的位置。这样保留了 5cm 的垂直臂，它代表了新乳头下缘到 IMF 的距离。设计一个 8cm 的基底（发散角）。如果患者乳房实质较致密，则可以缩窄发散角，减少内部用于重塑的乳房实质的量并增加外面皮肤的量。此外，垂直臂可以延伸，以增加从乳头底部到 IMF 的预计长度（图 10-2）。

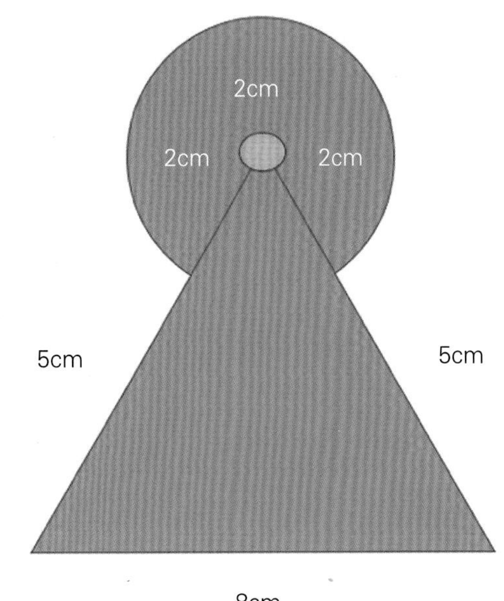

图 10-2　扩大的 Wise 模式的锁孔

c）标记扩大的 Wise 模式的内侧点：通常是

在乳房起始处。

d）标记 IMF：可在中央蒂的中部（沿乳房经线）标记一个“三角”，以进一步减小 T 点交界处的张力。如果不需要，它可以在切口缝合前去表皮。

e）标记 Wise 模式的外侧点：这将决定有多少腋区组织卷需要去表皮并纳入乳房进行自体填充。常规切取组织，可一致可靠地切取至腋中线。切除可延伸至腋后线，进一步改善侧胸壁的轮廓。

f）曲线连接外侧点至 Wise 模式的垂直臂：这样可以保留更多的内侧组织，切除更多的外侧组织。

（5）标记双侧第 2、第 3 肋。

（6）将乳房上推模拟乳房上界，标记乳房的覆盖区上部。

（7）检查双侧乳房标记的对称性（图 10-3）。

术前标记时，应考虑乳头位置的不对称，以避免在真皮悬吊时乳头放置得不对称。为了矫正不对称，双侧的锁孔标记是相同的，但乳头低的一侧去表皮的组织更少，以补偿这种差异。这个新点上方的多余皮肤需要切除（图 10-4）。

10.3.5 手术技术

患者取仰卧位，双上臂外展 90°。因为在手术的大部分时间里，患者将保持接近坐位，所以要小心地将上臂固定在带衬垫的手架上。

（1）用 42mm 的乳头环形刀或乳晕切割器标记乳晕。

（2）在需要去表皮的区域（即 Wise 模式内的整个区域，不包括 NAC）表浅地注射局部麻醉溶液（肾上腺素浓度比为 1:100 000）。

（3）将扩大的 Wise 模式的整个区域，包括其内侧和外侧的延伸部分去表皮。

（4）在乳房基底，距扩大的 Wise 模式的最内侧点 7cm 处开始，标记一个约 10cm 宽的中央蒂（图 10-5）。

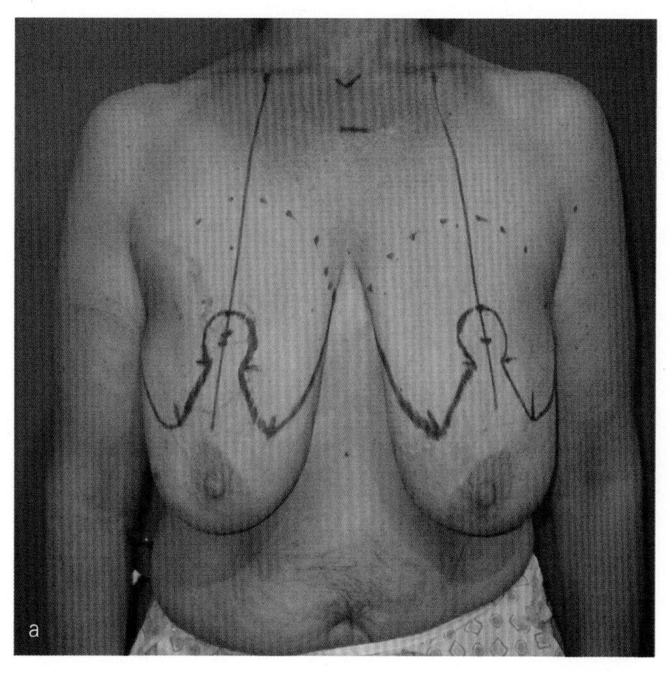

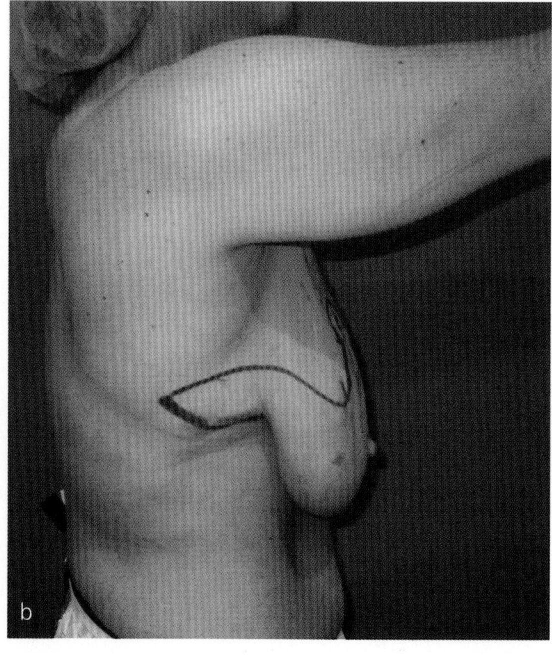

图 10-3 真皮悬吊乳房实质重新分布乳房上提固定术的标记。a. 前面。b. 侧面

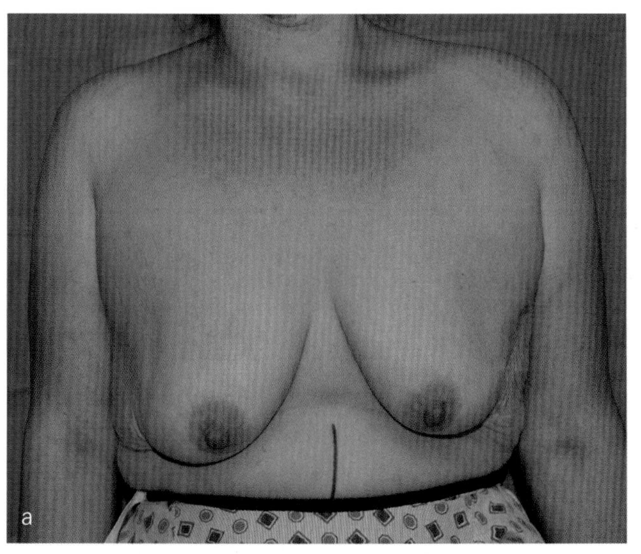

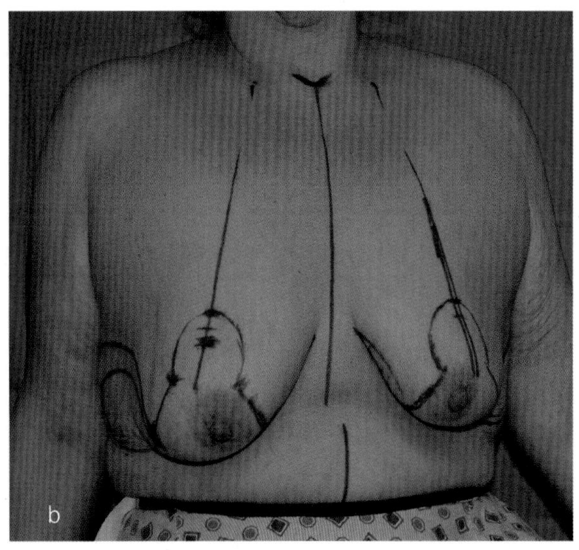

图 10-4 双侧不对称的真皮悬吊乳房实质重新分布乳房上提固定术的标记。a. 注意乳头高度的差别，右侧低于左侧。b. 标记乳房下皱襞的投影以设置乳头高度（双侧相似），画出扩大的 Wise 模式的锁孔（双侧相似），测量乳头乳晕复合体的差异。为了矫正这种差异，右侧（乳头低的一侧）锁孔上部去表皮的组织更少，其余部分丢弃，从而缩短胸骨切迹到乳头的距离，使右侧乳头提升得更多

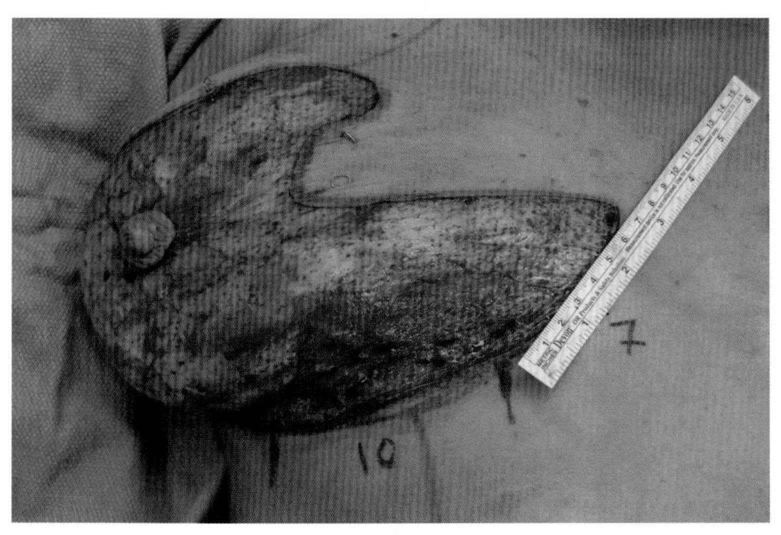

图 10-5 标记 10cm 宽的中央蒂：确定中央蒂的位置，距扩大的 Wise 模式的最内侧点约 7cm 处开始。这些测量数据可以根据患者的乳房大小或胸部宽度来改变

（5）用电刀在 Wise 模式标记的周围划开，深达乳房实质，不包括下方 10cm 宽的中央蒂（图 10-6）。

（6）然后将上方的乳房皮瓣掀起，保持 1 ~ 1.5cm 厚度，直到到达胸壁。沿着乳房经线继续潜行分离直到第 2 肋清晰可触及。这样就制作了一个皮下腔隙，供乳腺组织塑形时移入——现在的独立中央丘（具有强大的血液供应）即是真皮腺体瓣。要小心的是不要向内侧过度剥离，因为这可能导致并乳的外观。同样地，上方皮瓣的外侧附着仅在需要时才松解，以容纳新构建的乳房丘（图 10-7）。

（7）然后将外侧和内侧真皮腺体瓣从胸壁上掀开至胸部肌肉表面的筋膜水平，在组织瓣基底附近尽可能多地保留重要穿支血管。注意经常检查以保留宽为 10cm 的中央蒂，因为在严重萎缩的乳房中，蒂部很容易在无意中被潜行分离。作者通常将真皮腺体瓣的外侧范围限制在腋中线或腋后线，因为该点远端所含的组织存在脂肪坏死的潜在风险。可根据需要修剪外侧组织瓣以进行自体填充，为了塑形，可丢

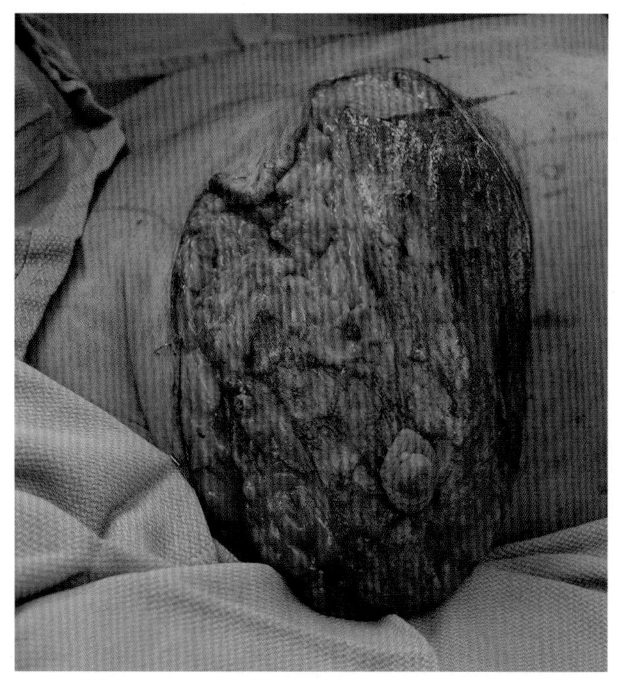

图 10-6 在扩大的 Wise 模式周围划开，但不包括 10cm 宽的中央蒂基底

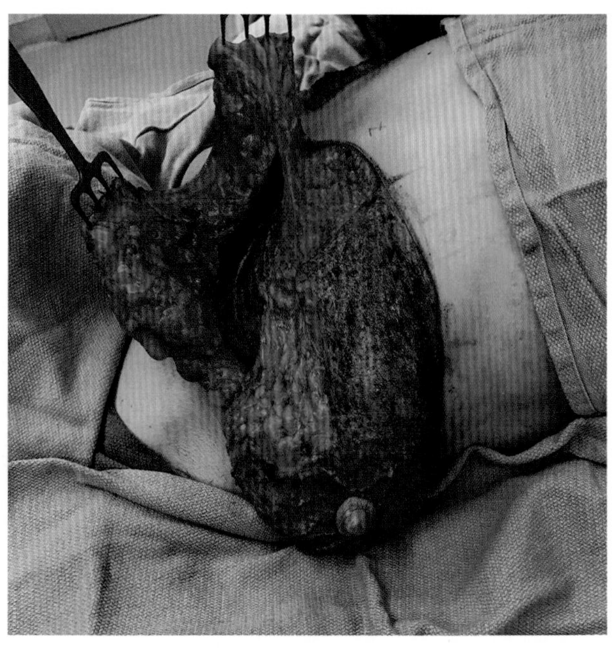

图 10-7 掀起上方的乳房皮瓣，保持 1～1.5cm 厚度，沿着乳房经线制作一个额外的腔隙，向上至锁骨水平，小心不要向内侧和外侧进行过度剥离

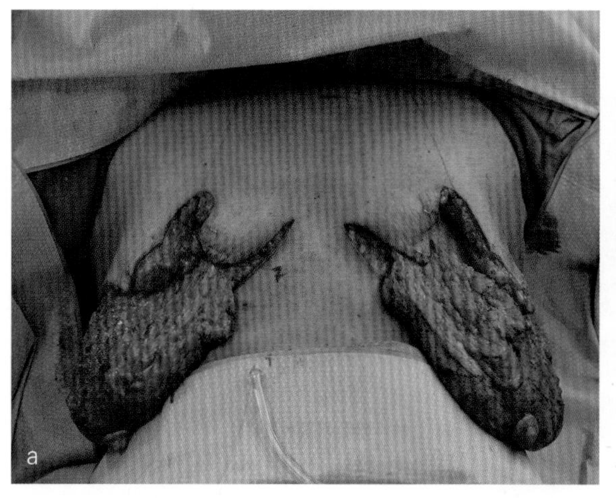

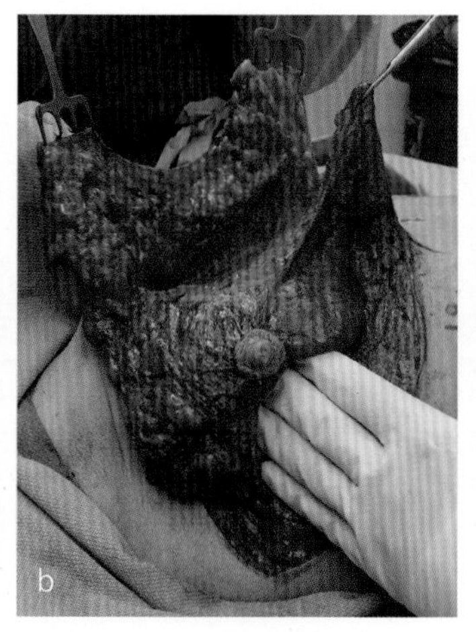

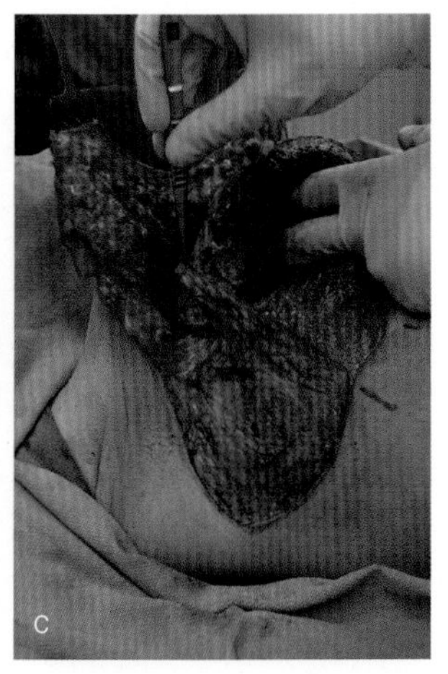

图 10-8 a. 掀起中央、内侧以及外侧真皮腺体瓣后。b. 内侧瓣。c. 外侧瓣

弃去除的远端组织（图 10-8）。

真皮悬吊

将患者重新放置接近坐位。用 Deaver 拉钩提起上方皮瓣。术中决定期望的悬吊高度，通常是到达第 2 肋。对于非常下垂的乳房，到达第 2 肋通常比较容易。然而，如果术前 NAC 在乳房丘的位置相对较好，则建议将中央丘向下移至第 3 肋，避免结束时乳头难以纳入。

（1）将中央蒂锁孔的真皮上缘沿乳房经线用 0 号永久性编织尼龙线以褥式缝合的方式悬吊至肋骨骨膜（通常为第 2 肋）。在第一个缝合附近，用第二个类似的缝合来加强。这样就在胸壁上设置了乳房的中轴线。为了安全地进行操作，可将手指放在肋间隙，感受手指之间的肋骨，在手指之间穿针，确保缝挂包括肋骨骨膜。

（2）重置皮瓣并检查乳头高度。如果因锁孔模式的距离太短而造成乳头过高，那就将悬吊缝合降至第 3 肋。如果悬吊缝合在第 2 肋，但 NAC 非常下垂，则可以折叠 NAC 上方的真皮以帮助将乳头位置提升得更多（图 10-9）。

（3）将外侧组织瓣的远端悬吊在中央组织瓣的下一肋（通常是第 3 肋），沿着乳房经线直接悬吊在中央组织瓣的底下（本质上位于中央皮瓣的后面）。这可以避免乳房外形过宽（图 10-10）。

（4）内侧组织瓣的大小通常不大。一般悬吊至第 4 肋骨膜，一旦重置乳房皮瓣，它可提供内侧的饱满度（图 10-11，图 10-12）。

折叠、塑形以及增加多个悬吊点至胸壁

（1）用 2-0 可吸收编织线间断缝合外侧和中央组织瓣的真皮，然后再用 2-0 可吸收编织线连续缝合加强。以类似的方式缝合内侧组织瓣与中央组织瓣。内侧组织瓣通常较小，所以有时仅需几针即可将其缝合至中央蒂（图 10-13）。

（2）通过折叠缝合缩短乳晕下缘到 IMF 的距离，使乳晕下缘到 IMF 的距离为 5cm（与 Wise 模式垂直臂的长度相等）：从乳晕下缘向下测量 2cm，以及从 IMF 向上测量 3cm。这是计划新月形折叠的起点，以形成更加圆润的乳房丘结构。设计的标记线可用缝皮钉进行钉合裁剪，观察整体轮廓是否圆润平滑。然后用 2-0 可吸收编织线间断折叠缝合，再用 2-0 可吸收编织线连续缝合加强。在缝合过程中，任何

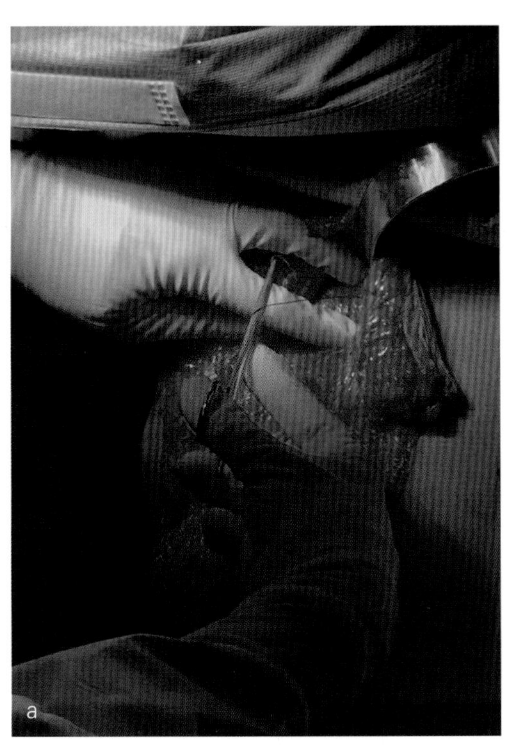

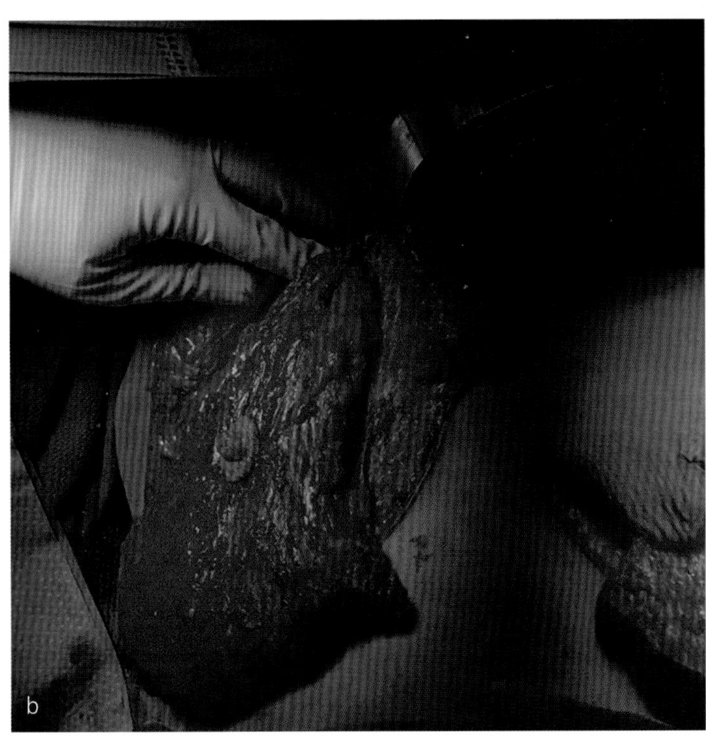

图 10-9　a. 将中央组织瓣（以及乳头乳晕复合体）沿乳房经线用 0 号永久性编织尼龙线以水平褥式缝合的方式悬吊至第 2 肋骨膜。当缝线系紧时，这对乳房的支撑很重要。患者接近坐位。b. 中央组织瓣悬吊后

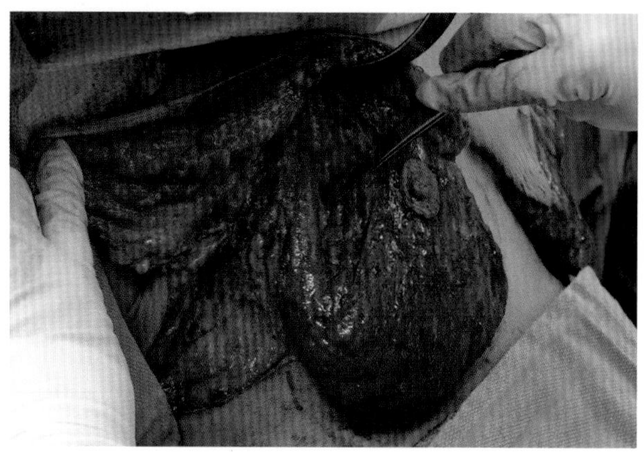

图 10-10　将外侧组织瓣用 0 号永久性编织尼龙线悬吊在中央组织瓣的下一肋，正好在中央蒂悬吊缝合的底下

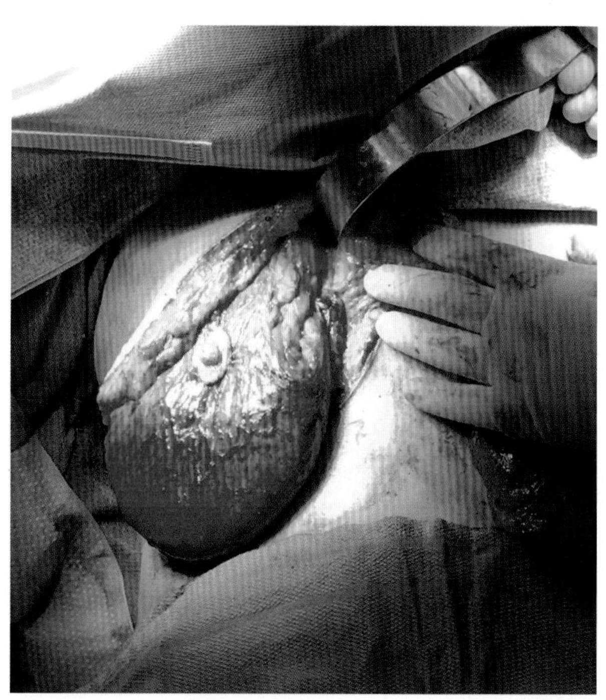

图 10-11　将内侧组织瓣用 0 号永久性编织尼龙线悬吊，通常是至第 4 肋

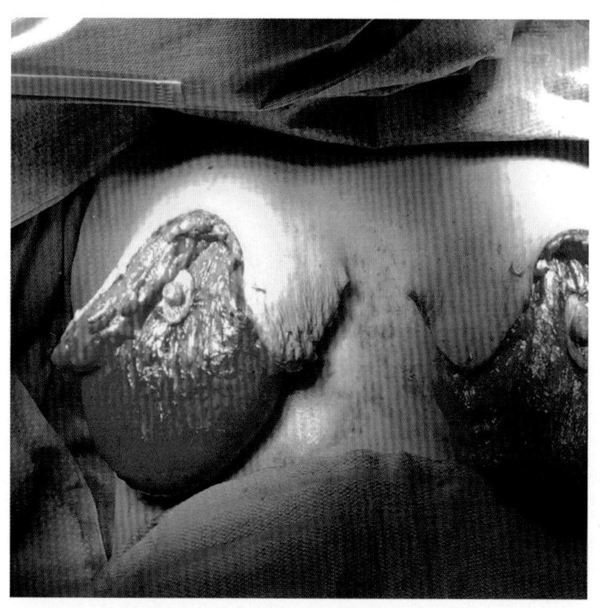

图 10-12　中央、外侧以及内侧组织瓣悬吊完成后，重置皮肤检查有无明显的不对称和体积差异，如有需要，可在重塑前切除多余的乳房实质

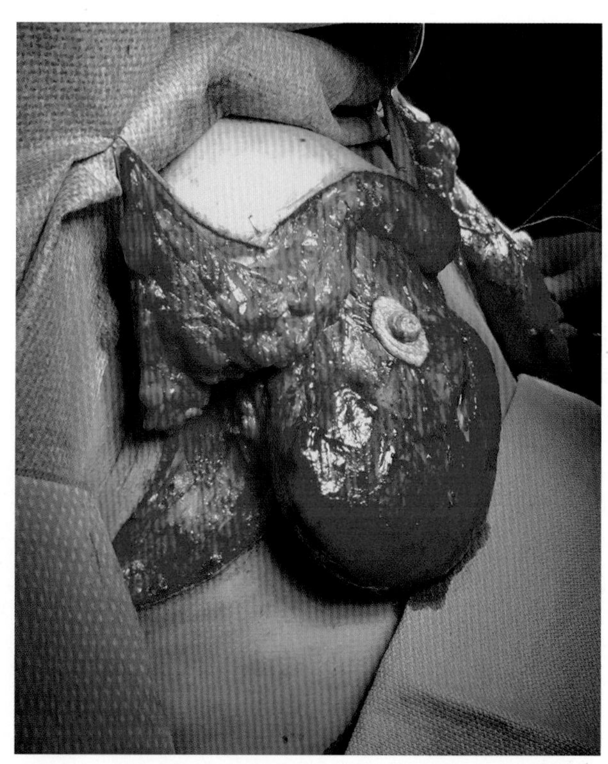

图 10-13　用 2-0 可吸收编织线间断和连续缝合外侧和中央组织瓣

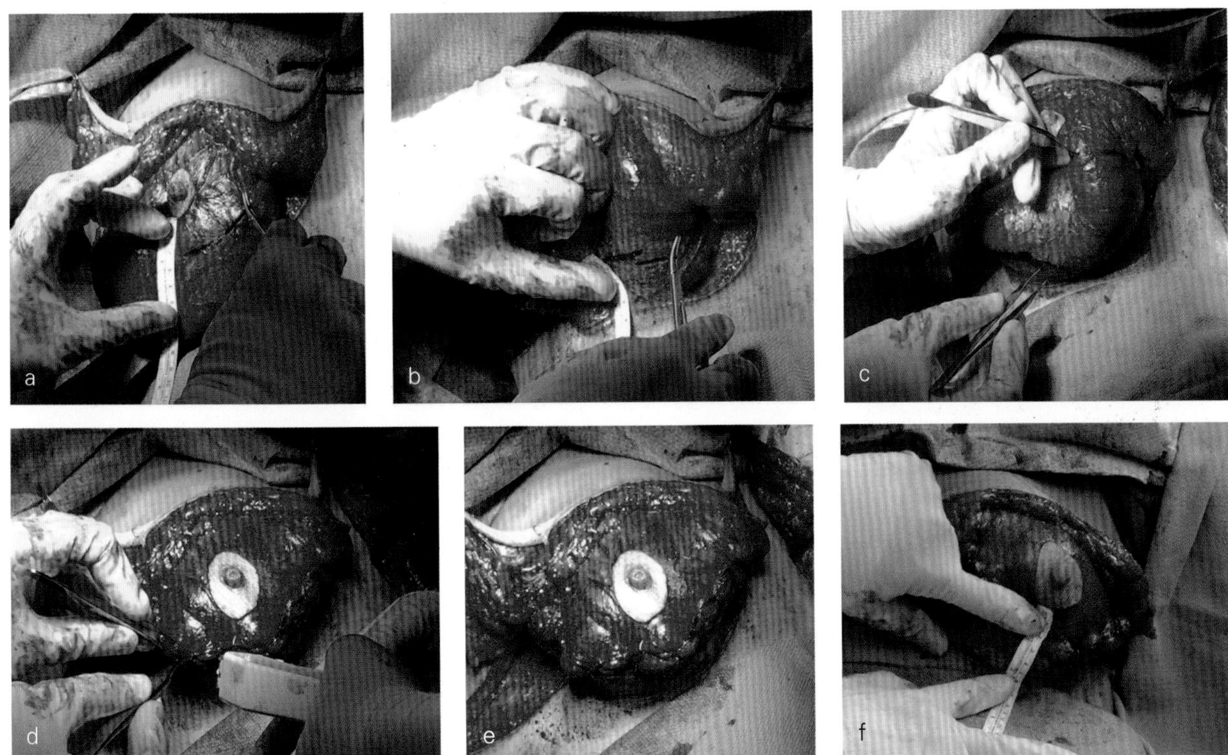

图 10-14 乳房的折叠与塑形。标记折叠线，缩短乳头乳晕复合体到 IMF 的距离至 5cm。a. 从乳晕下缘向下测量 2cm；b. 从乳房下皱襞向上测量 3cm。c. 标记新月形的折叠边界，包括内外侧多余的组织。d、e. 折叠前用缝皮钉钉合裁剪标记线以评估轮廓。f. 乳头乳晕复合体到 IMF 的距离为 5cm

用于钉合裁剪的缝皮钉都需要小心地去除。反复重置皮肤检查乳房的轮廓和对称性。当手术在直立位进行时，皮瓣可以钉在无菌巾上，避免在折叠时妨碍操作（图 10-14）。

（3）用 0 号编织尼龙线将外侧真皮腺体瓣的外侧真皮缘缝合到侧胸壁肌肉表面的筋膜，通过几针（5～8 针）水平褥式缝合恢复乳房外侧弧度。注意不要缝合过深，否则可能会损伤深层的血管或神经。在缝合时，尝试将乳房实质向内折叠是很重要的，这样可塑造期望的外侧弧度并增加乳房凸度。该部分手术可在乳房实质重塑之前或之后进行（图 10-15）。

（4）可根据需要，增加更多的缝合以进一步折叠和塑造乳房外形。在该部分手术结束时，乳房外观类似于乳房假体或棒球牢固地固定于胸壁（图 10-16）。

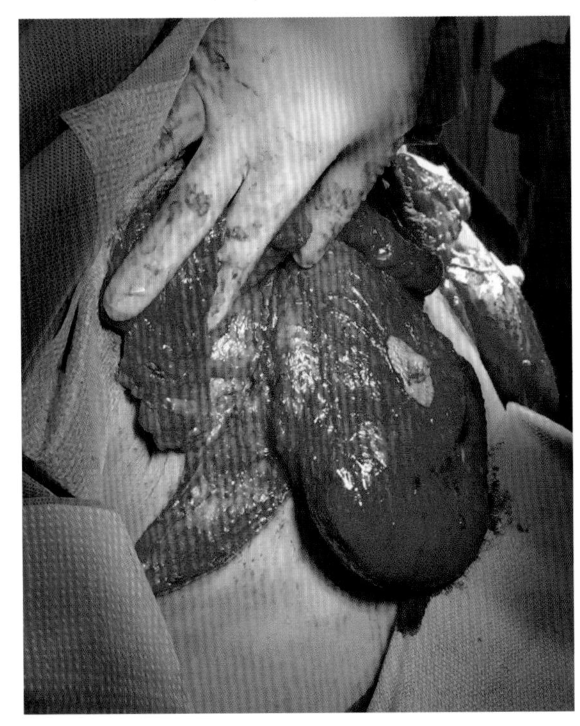

图 10-15 用 0 号永久性编织尼龙线，通过几针水平褥式缝合到胸壁筋膜以定义乳房外侧弧度

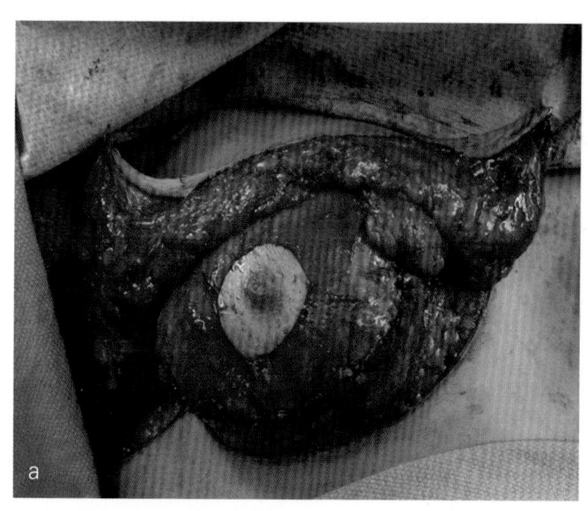

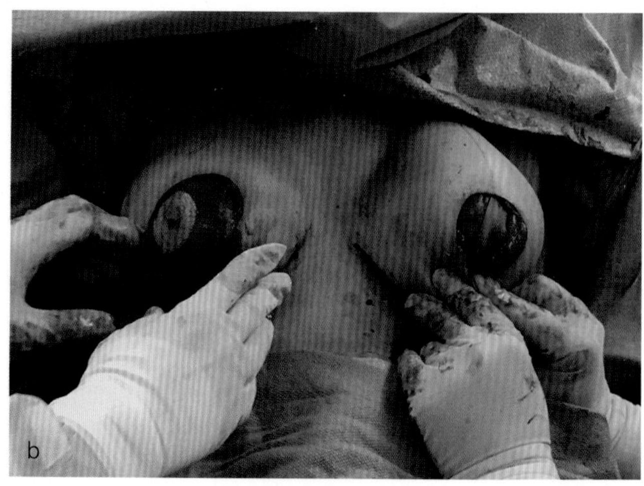

图 10-16　a. 折叠和塑形后，乳房牢固地固定于胸壁。b. 重置皮肤，检查对称性

缝合皮肤及定位 NAC

（1）细致地止血后，可确定新的 T 点。该点与开始标记的原有乳房经线不相干，该点可能更靠内侧一点。T 点位置的限制因素是内侧乳房皮瓣。朝向 IMF 下拉该皮瓣，在不扭曲乳房切口内侧角的最大定位点标记 T 点的新位置。外侧乳房皮瓣通常可以达到这一点，因为它更大而且可以进一步潜行分离以帮助到达该点。减少 T 点缝合张力的另一个技巧是通过掀起腹壁组织来辅助，因为这里通常过度松弛，有助于向上动员 IMF 来帮助缝合。缝合 T 点时用 2–0 可吸收编织线行埋没缝合，或用 2–0 尼龙线行半埋没褥式缝合，线结下放置三溴苯酚铋脱脂棉（美敦力，明尼苏达州，明尼阿波利斯）。垂直切口以及内外侧切口用缝皮钉缝合。垂直臂用 3–0 单丝可吸收线行埋没缝合（图 10–17）。

（2）如果乳头受到不适当的束缚或牵拉，可用电刀选择性地释放 NAC 周围的真皮束缚点，这样可使乳头很顺利地滑行至锁孔。进行该操作是安全的，因为 NAC 含有中央蒂强大的血液供应。将双齿拉钩放置在 NAC 被束缚的位置，用 Army Navy 拉钩拉开锁孔皮肤，暴露 NAC 周围的真皮。尽量避免环周释放 NAC。用 3–0 可吸收单丝线行埋没缝合，将 NAC 缝合到其新位置（图 10–18）。

（3）用 3–0 可吸收单丝线分层缝合皮肤，可吸收倒刺线行皮内缝合，留置引流管。所有切口均应用皮肤胶（图 10–19）。

（4）因为将外侧翼向上牵拉到胸壁，故该手术有轻微的逆向腹壁成形术的效果。这可能使 IMF 处的真皮有些被束缚，导致切口缝合困难。这些束缚可以通过在双齿拉钩的牵拉下，用电刀游离上腹部 IMF 处切口的真皮缘来松解（图 10–20）。

在手术期间，重置皮肤，反复检查体积、外形和乳头位置的对称性，并和另一组手术团队同时对双侧乳房进行悬吊和折叠是很重要的，这可促进实现对称的效果。

请记住，没有两个乳房是一样的，所以不同的乳房不同的患者其折叠模式可能不同。该技术的灵活性使其功能强大。

应该告知患者，术后乳房就像在胸壁上放置棒球一样，会非常高且硬。6 周后，它们会逐渐变软，外观也变得更自然。在缝合时出现的乳房任何轻微的不对称通常在 6 周后变得不明显，因为它们变得软化与成熟。

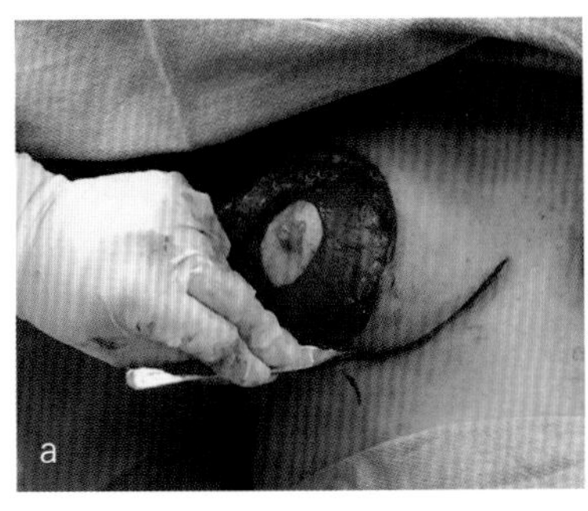
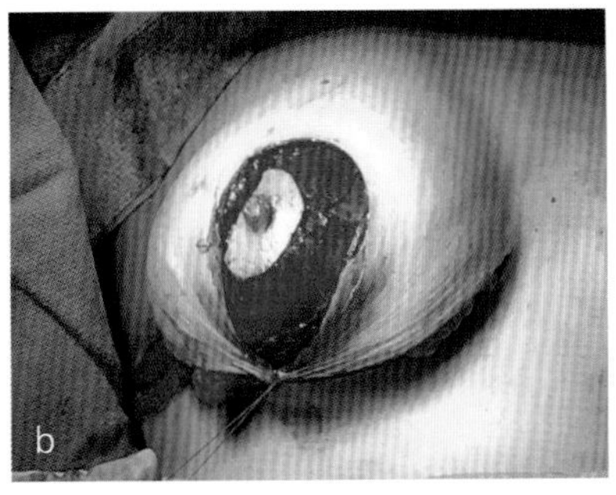
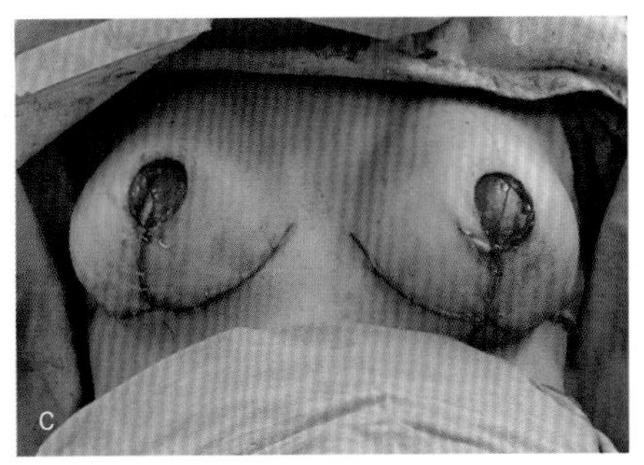

图 10-17 a、b. 确定 T 点的位置并固定。c. 垂直切口以及内外侧切口用缝皮钉缝合，并再次评估对称性

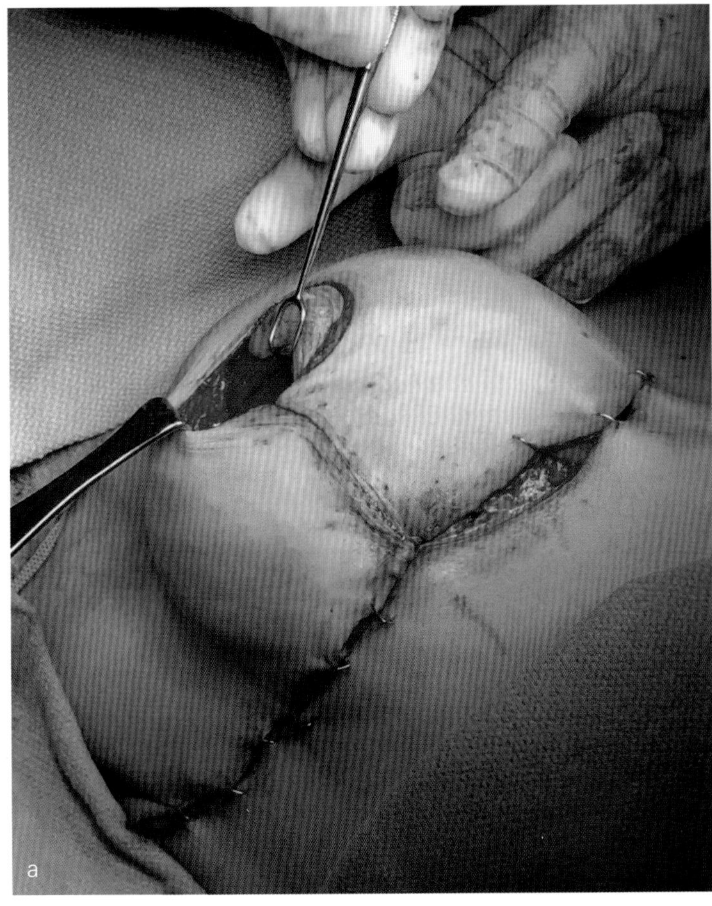
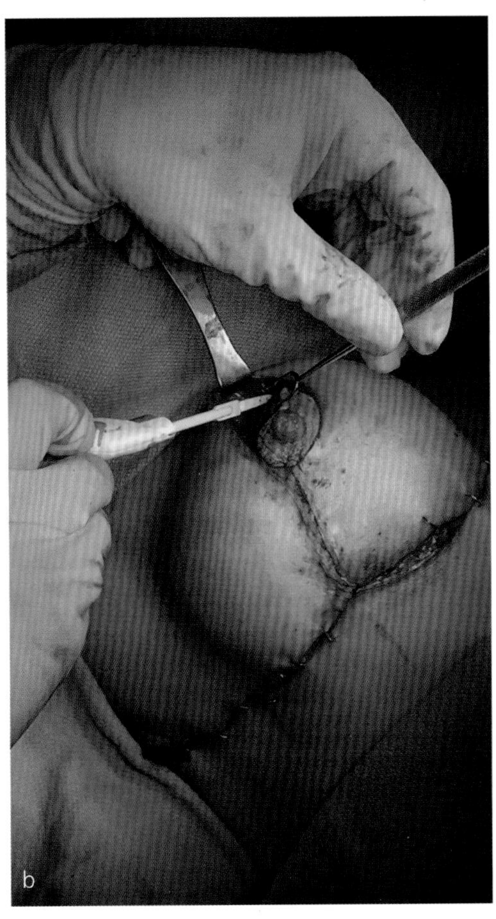

图 10-18 a、b. 根据需要从束缚点释放乳头。用 Army Navy 拉钩和双齿拉钩暴露乳晕周围的真皮，用电刀选择性地释放距乳晕 2～3mm 的真皮。避免环绕整个乳晕释放

10.3.6 术后护理

该手术常作为门诊手术进行操作。如果其联合其他手术，那患者就需要住院留观。

（1）术后即刻，穿外科胸罩内衬松软棉垫，或是用 Ace 绷带包扎。告知患者在术后 7 天第一次复查前不要自行移除敷料或淋浴。

（2）术后 7 天第一次复查，当引流量＜ 30mL/d 时，拔除引流管。

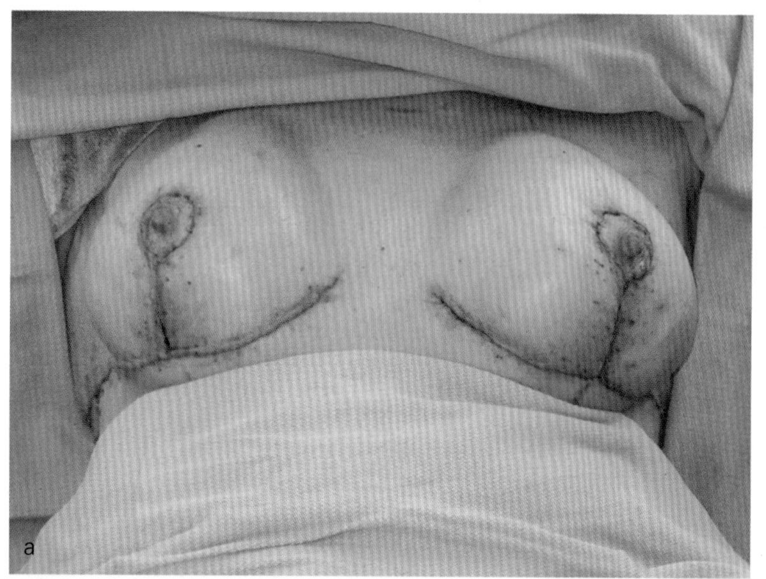

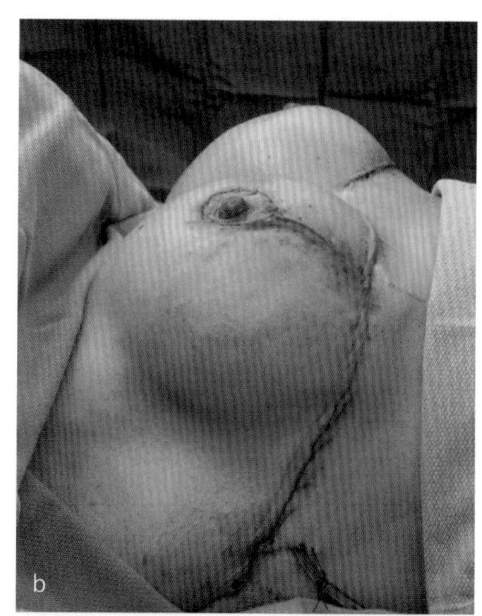

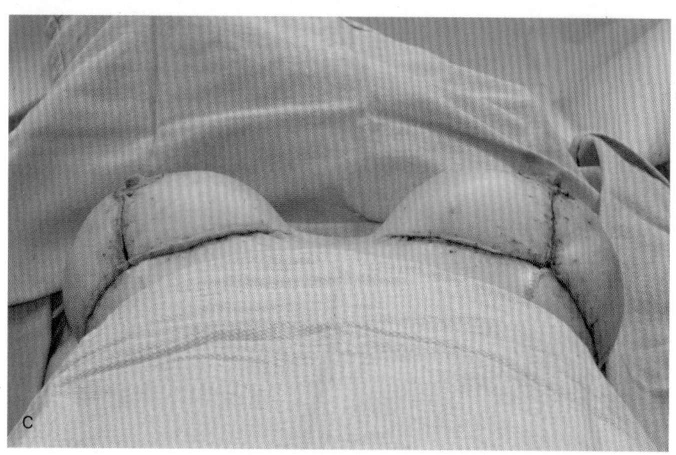

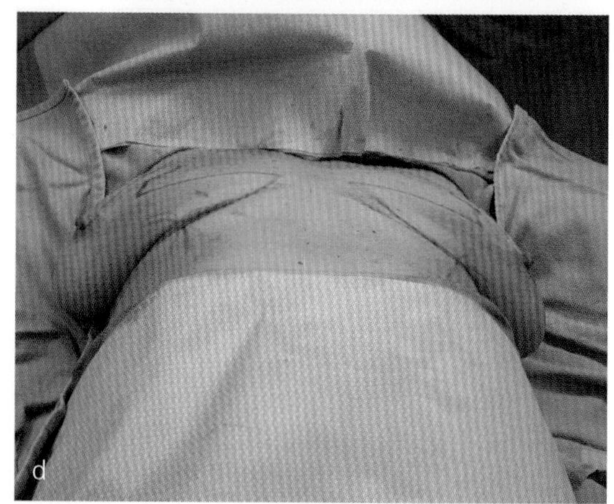

图 10-19　a ~ c. 分层缝合皮肤，留置引流管。所有切口均应用皮肤胶。d. 术前下面观，用于对比

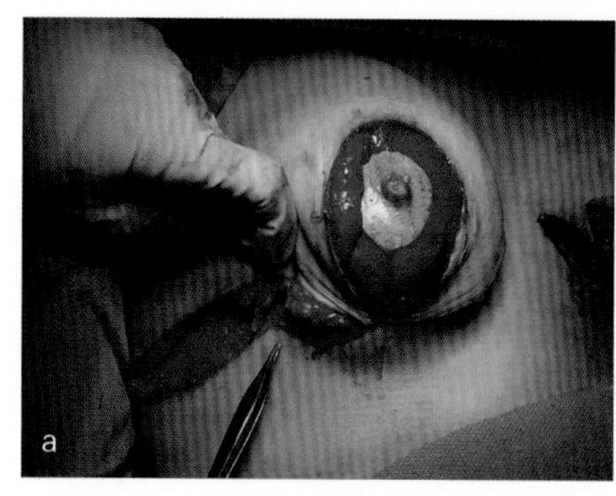

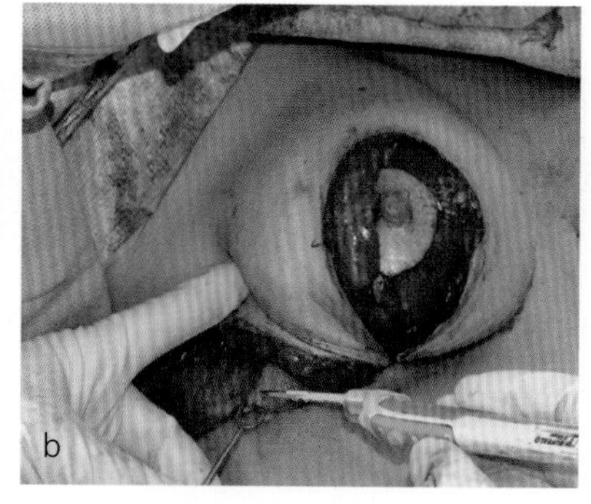

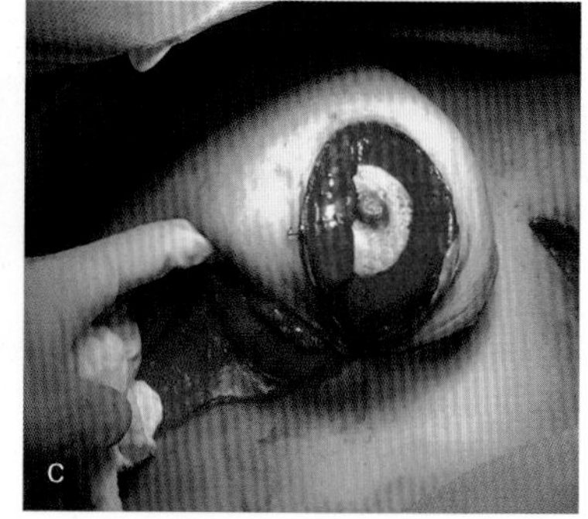

图 10-20　a ~ c. 释放乳房下皱襞处被束缚的真皮，使用双齿拉钩和电刀进行松解

（3）需穿着没有钢圈的外科胸罩或运动胸罩 6 周。

（4）术后 1 周内给予抗生素治疗。

（5）术后 1 周、2 周、4 周，术后 3 个月、6 个月、12 个月时进行随访。

10.3.7　术前和术中安全措施

预防深静脉血栓形成 / 肺栓塞

术前、术中、术后均需要使用连续加压设备。根据 Caprini 风险评分，对于高风险的患者考虑使用药物预防。鼓励早期下床活动。

低体温

术前、术中、术后使用体温加热器或毛毯尽量防止低体温，因为有研究发现低体温是术后血清肿形成的独立因素。

手术部位感染

所有患者在围手术期和术后均使用抗生素，用聚维酮碘或氯己定进行适当的皮肤消毒处理，必要时密切控制血糖。

10.3.8　潜在并发症

有文献曾报道过以下潜在的并发症：

- 轻微的切口裂开，不到 5% 的患者出现 T 点愈合延迟 。
- 血清肿。
- 脂肪坏死。
- 不美观的瘢痕。
- NAC 坏死。

10.4　病例照片

体重大量减少的患者进行真皮悬吊、乳房实质重塑的乳房上提固定术，可提供恢复年轻乳房外观的长期效果（图 10-21 ~ 图 10-23）。

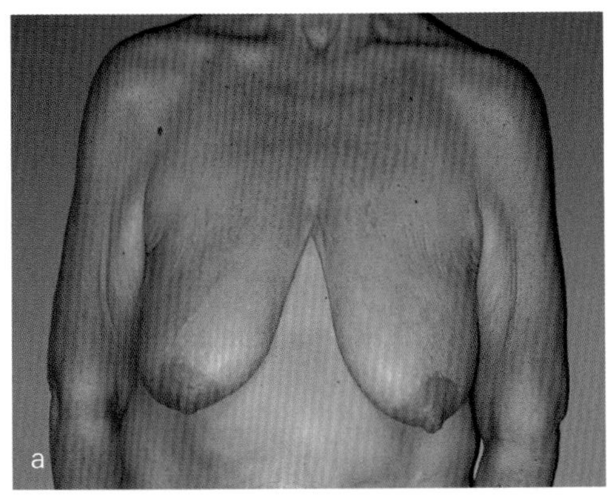

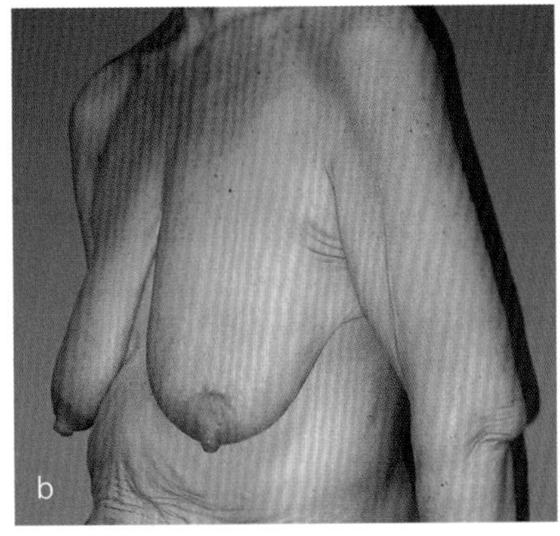

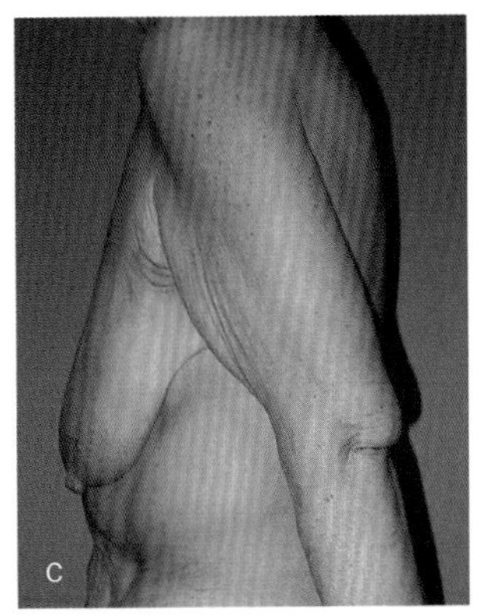

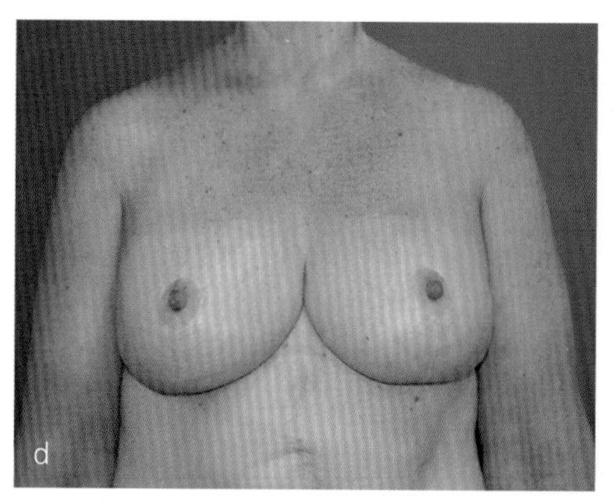

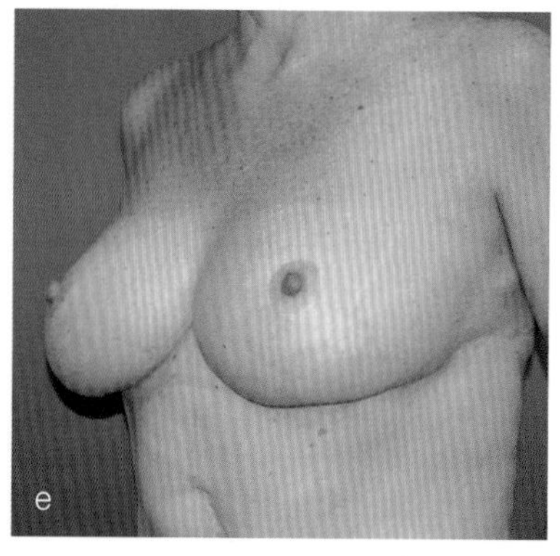

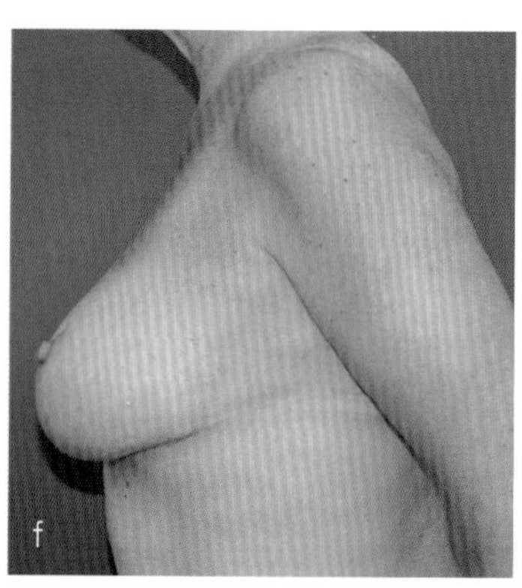

图 10-21 患者为 52 岁女性，因减肥手术后体重减少 45.4kg，她接受了真皮悬吊、乳房实质重塑的乳房上提固定术。a. 术前前面观。b. 术前前外侧观。c. 术前侧面观。d. 术后 6 年前面观。e. 术后 6 年前外侧观。f. 术后 6 年侧面观

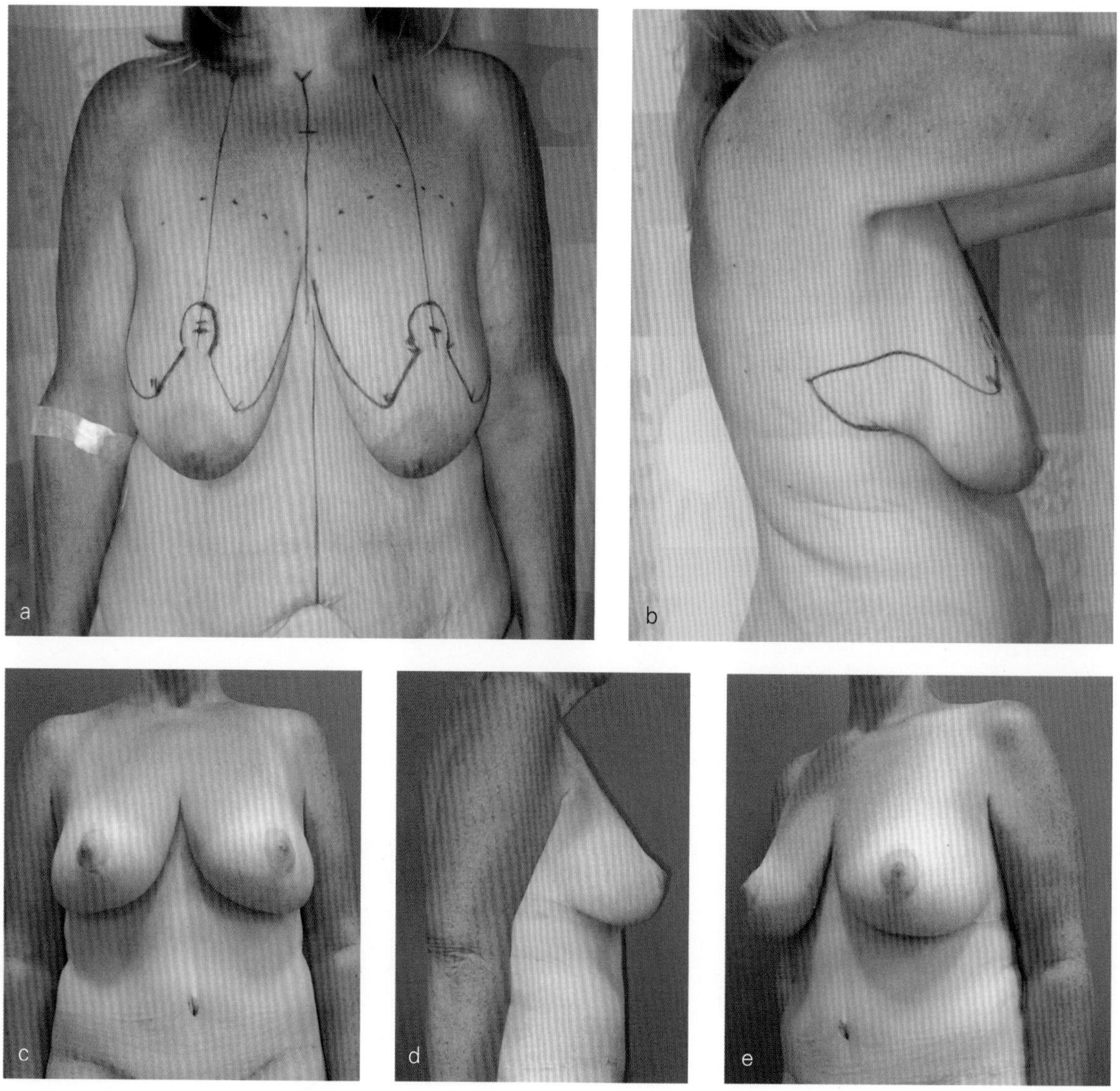

图 10-22 患者 42 岁，接受了腹腔镜 Roux-en-Y 胃旁路手术，最重体重为 112kg，最轻即当前的体重为 66kg，BMI 为 $25kg/m^2$。a. 术前标记前面观。b. 术前标记侧面观。c. 术后 1 年前面观。d. 术后 1 年侧面观。e. 术后 1 年前外侧观。患者还接受了腹壁成形术

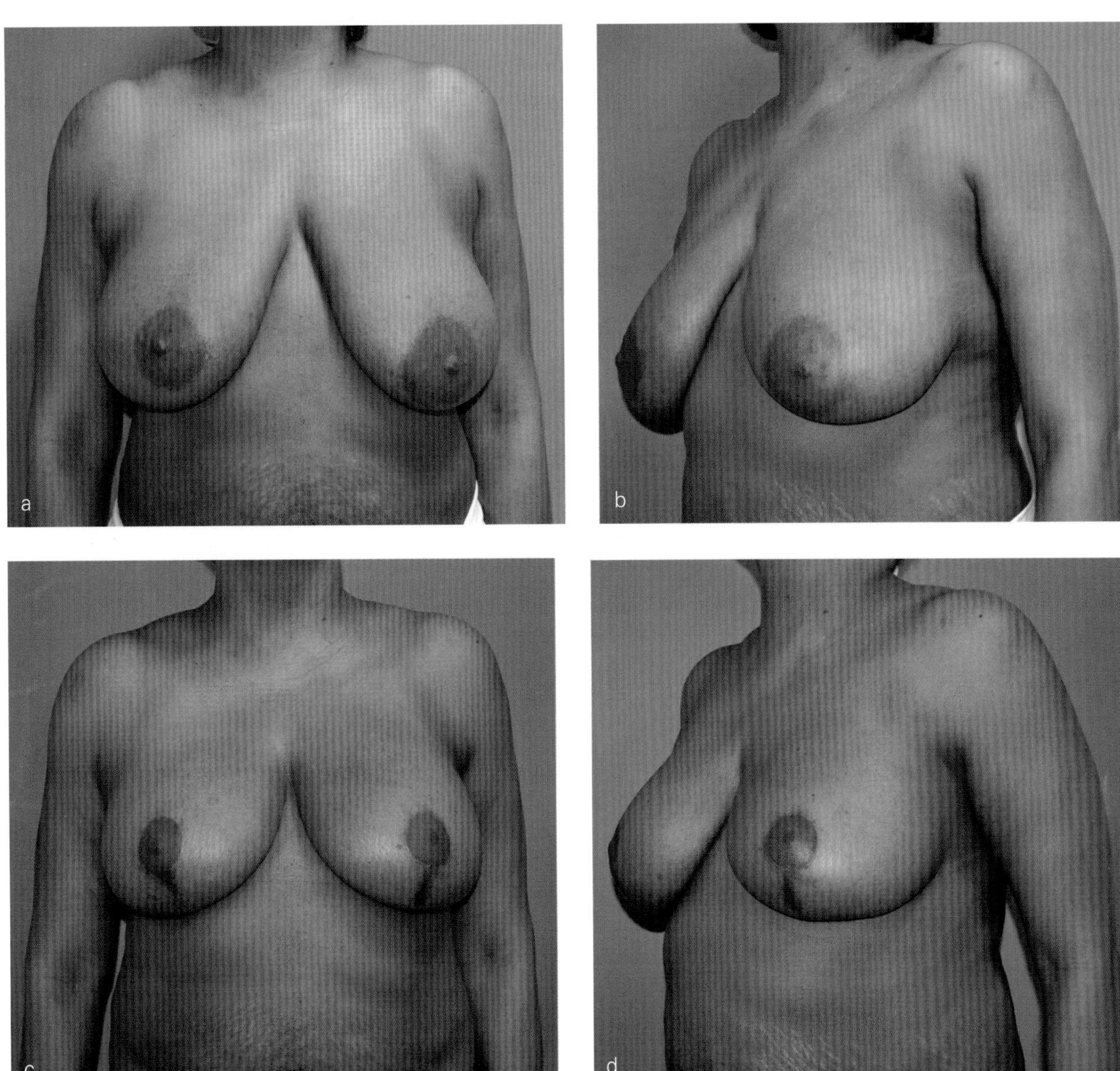

图 10-23　患者为 55 岁女性，通过饮食疗法和运动锻炼导致体重减少 27.24kg，她接受了真皮悬吊、乳房实质重塑的乳房上提固定术。a. 术前前面观。b. 术前前外侧观。c. 术后 15 个月前面观。d. 术后 15 个月前外侧观

关键点

- 体重大量减少（MWL）后的乳房呈现出具有挑战性的畸形外观。
- MWL 后患者进行真皮悬吊、乳房实质重塑的乳房上提固定术是恢复年轻乳房外观的安全可靠的方法。
- 对于有充足自体组织的患者，该手术避免了与假体相关的潜在移位的问题，无须再次手术便可获得持久的效果。

11 内部乳罩技术在软组织支撑差的乳房中的应用

C. Bob Basu and Nirav Bipin Patel

概要

本章讨论使用塑形网支架“内部乳罩”，先前已经描述过将其单独应用于乳房上提固定术。这些结构对处理乳房假体移位或期望乳房上极非常饱满的患者也很有效，尤其是 IMF 比较低或是软组织支撑差的情况。例如 AlloDerm（百好瑞，亚拉巴马州，伯明翰）或其他脱细胞真皮基质和 GalaFLEX 生物可吸收塑形网（聚 4- 羟基丁酸酯或 P4HB；Galatea Surgical，马萨诸塞州，列克星敦）。用塑形网对乳房塑形并联合使用假体可形成强大的支撑系统，帮助获得持久的美学效果。人们需要认识到这些内部乳罩技术的复杂性，特别是在组织严重薄弱的情况下，可能有以下风险：延迟愈合、假体排出、皮肤坏死、残留不对称，以及需要进行二次手术对效果进行微调。然而，在正确的适应证中正确执行时，在美容修复手术中使用外科塑形网可获得安全、可靠、良好的结果，特别是软组织非常薄弱，无法提供必要的支撑，而又要求较大的乳房上极体积和改善乳沟的患者。

关键词： 隆乳乳房上提固定术，环乳晕乳房上提固定术，塑形网支架，内部乳罩

11.1 引言

乳房美容手术的局限性之一就是患者的基础解剖结构，包括患者皮肤与乳腺组织（软组织支撑）的质量和乳房下皱襞（IMF）的整体位置。对于软组织支撑差的患者，获得并维持乳房上极的体积是具有挑战性的。在任何美容手术中，尽管有技术可以收紧松弛的皮肤或操作现有的乳房被膜，但最终支撑乳房的是患者组织的质量。IMF 的位置也有助于确定增大的乳房在胸壁上的高度。在软组织支撑差、IMF 位置低（即高的胸壁高度），或是两者都有的病例中，整形外科医生能做些什么来获得期望的乳房上极饱满度？尽管内部被膜缝合术是一种成熟的选择，但是作者发现该方法在乳房软组织支撑欠佳（组织质量差）的病例中有局限性，特别是当患者选择更大或更重的假体时。

在乳房美容手术中，一期进行隆乳乳房上提固定术呈现出独特的挑战，就是试图同时平衡乳房假体的重力和重塑皮肤和乳房实质来矫正下垂。潜在的软组织支撑差的附加变量，无论是继发于年龄、反复手术、产后变化还是减重史，只会增加下垂复发的可能性和并发症发生率。

使用去表皮的真皮腺体瓣进行乳房重塑形成了 Sampaio Góes 于 1989 年所述的环乳晕方法的基础。

然而，在患者的纵向随访过程中，外科医生注意到，这些组织结构不足以保留乳房重塑后的最佳形态。因此认为需要内部支撑结构来维持稳定性、预防软组织松弛，否则会导致乳房基底和乳晕直径的增加。Sampaio Góes 开始使用塑形网，将其放置在外层的完整皮肤罩和内层的去表皮组织之间。该创新依赖于一个更强大的支撑系统，有助于提供更持久的美容效果。塑形网在术后可维持腺体的理想位置，促进组织固定，抵抗作用于乳房的重力。

内部乳罩塑形网的制作材料各不相同。例如，一些外科医生使用脱细胞真皮基质（ADM）作为内部乳罩。聚乳酸羟基乙酸 910 是这些可吸收塑形网中最早被描述的，报道发现其可保持长达 2 年的美容效果，随后出现部分损失情况。此后，聚乳酸羟基乙酸 910 和聚酯组成的复合塑形网得以使用，经过几年的随访显示出持久的效果。其他描述过的塑形网聚合物包括：Vypro（爱惜康，新泽西州，布里奇沃特），由聚丙烯和聚乳酸羟基乙酸组成；UltraPro（聚卡普隆 25；爱惜康，新泽西州，布里奇沃特），由聚丙烯和单乔缝线材料组成；SERI 支架（Sofregen 医药，马萨诸塞州，梅德福），由生丝蛋白丝组成；最近的 GalaFLEX（P4HB；Galatea Surgical，马萨诸塞州，列克星敦）由聚 4– 羟基丁酸酯组成。重要的是，不可吸收塑形网并没有直接显示由于其固有材料导致的并发症，表示这是合理的，因为常规缝线同样普遍耐受良好。

11.2 患者选择

隆乳乳房上提固定术中使用内部乳罩技术的适应证包括但不限于：

- 皮肤严重松弛且软组织支撑差；组织的质量无法支撑假体在期望的位置（上极饱满度）。
- 乳房位置低且 IMF 非常低或胸壁高度较高。
- 乳房沉底 – 脱垂且 IMF 低。
- 乳房假体包膜严重钙化行包膜全切除术后乳房下皱襞的修复。
- 假体移位（外侧或下侧移位）。
- 并乳的重建。
- 乳房不对称（乳房下皱襞不对称）。

使用塑形网支架的内部乳罩技术联合乳房上提固定术，有助于提升乳房，上移患者的 IMF，还可以处理假体外侧移位。在轻度下垂病例中，可能不需要进行乳房上提固定术。对于较年轻的组织质量好但 IMF 位置非常低（即胸壁高度较高），希望乳房上极体积较大的患者，可能也不需要进行乳房上提固定术。

在乳房以及乳房下皱襞明显不对称的病例中，加上之前广泛地进行乳房手术，患者必须对其挑战性的解剖结构、手术风险、手术的局限性，以及二次修复手术的可能性接受广泛的咨询。在隆乳乳房上提固定术修复手术中，即使资深作者在内部乳罩技术方面拥有丰富的经验，也会告知所有的患者有高达 20% 的可能性需要二次手术改善效果。重要的是要教育患者，告知其内部乳罩技术不仅仅是隆乳乳房上提固定术，本质上还是重新构建乳房解剖的一种先进技术。通常，外科医生在一个病例中要处理多个变量：假体大小、外侧移位、下方移位、乳房下皱襞不对称、皮肤多余、下垂，以及乳头位置和对称性。因此，必须让患者意识到需要对手术效果进行微调，这应该是详细知情同意流程中的一部分。此外，为了获得完全的知情同意，我们强烈建议知情同意需包括外科医生选择外科塑形网 /ADM 的独立同意书。

11.3 患者评估和标记

作者常规标记患者的中线和当前的 IMF 皱褶。所有的标记线都是在患者直立位进行的，患者可通过镜子观察到所有的标记线。在最初咨询时，要记录乳房基底可能存在的任何下皱襞不对称情况。术前标记时，再次向患者强调乳房基底下皱襞不对称是很重要的。我们建议患者用自己的手上推乳房模拟聚拢型胸罩的效果以展示她期望自己乳房在胸壁上的位置。当患者上推她当前的 / 原有的假 体展示她所期望的"乳沟起始点"或乳房体积的上极起始点时，标记这个新乳房上极边缘是很重要的（图 11-1）。现在外科医生必须评估新假体的基底宽度并估计新 IMF 所在位置。一个关键问题是：外科医生需要上移 IMF 到什么程度？重要的是标记出期望的新 IMF 的内外侧边缘。术中会使用到这些标记线，其有助于确保在重建或上移患者 IMF 时的对称性（图 11-2）。

11.4 手术技术

11.4.1 注意事项

沿着患者 IMF 和任何拟定的乳房上提固定术切口周围进行局麻药浸润，以帮助止血和镇痛。对于

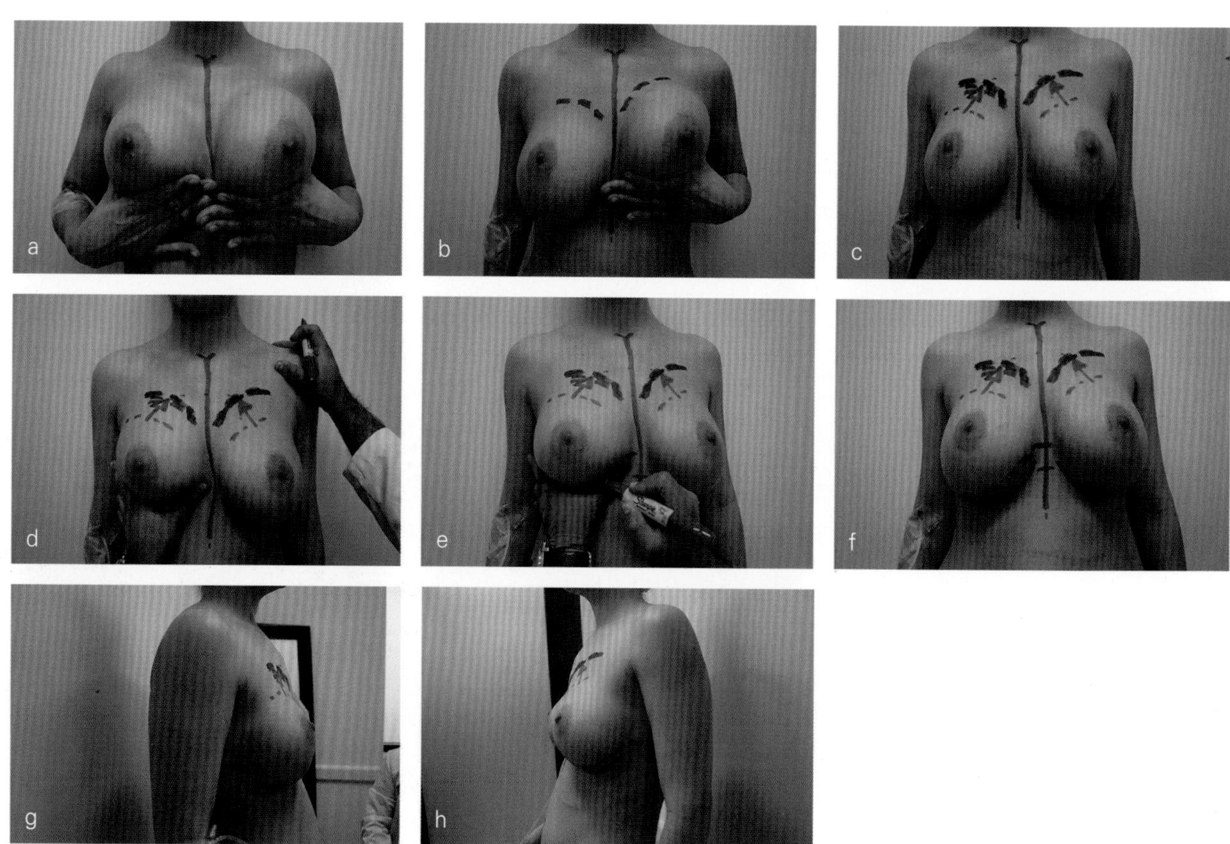

图 11-1 a、b. 患者展示其期望的乳房上极体积。c、d. 这个期望的上极边缘（蓝色粗虚线）设定了术中要实现的目标。e ~ h. 红色标记线显示新乳房下皱襞的位置（期望的皱襞位置）

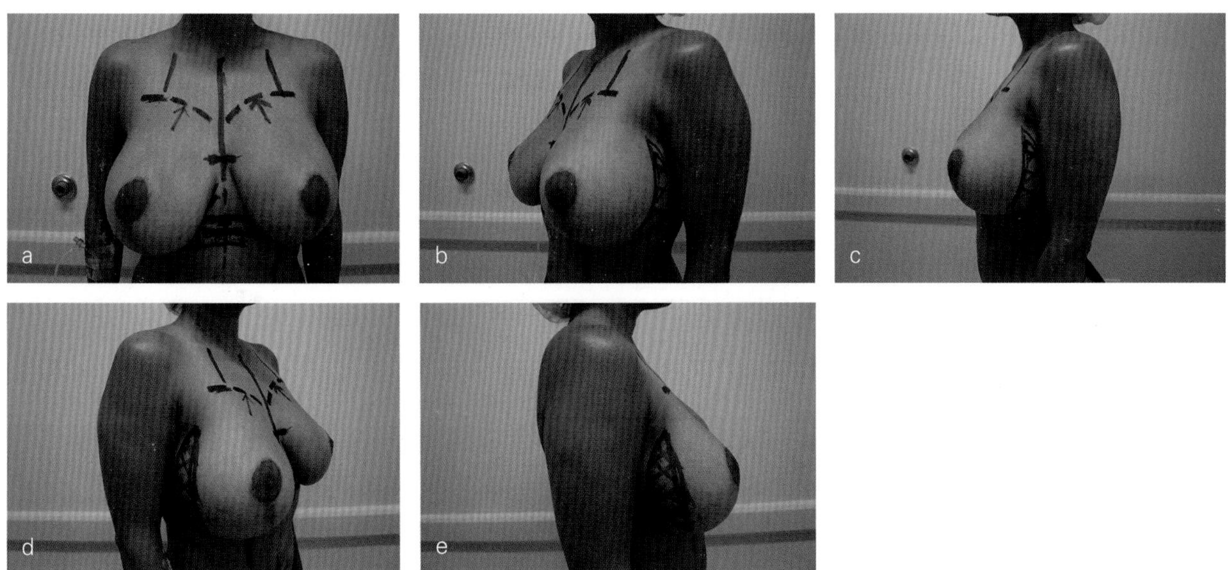

图 11-2 a ~ e. 术前标记线显示基底皱褶的位置、新乳房下皱襞位置（期望的皱襞位置，需要将下皱襞上移）和期望的乳房上极。外侧交叉标记显示内部乳罩可以治疗外侧移位

二次手术的病例，通常使用 IMF 切口入路。如果患者皮肤严重松弛，需要进行环乳晕垂直切口或全乳房上提固定术，可以在乳头乳晕复合体（NAC）下方沿乳房经线切开 4 ~ 5cm 的垂直切口，用于通向患者原有的假体。该切口稍后会隐藏在随后的乳房上提固定术中。在那些仅需要行乳晕周围切口的乳房上提固定术的病例中，作者使用 IMF 入路，如有需要，偶尔会行有限的下方乳晕周围切口。

11.4.2 设计新的乳房下皱襞皱褶的位置

IMF 需要提升的程度是根据术前标记进行评估的，适当地标记 IMF 切口可以使瘢痕可见程度最小。术前，作者建议患者展示她所期望的效果：让患者展示她想要的乳房上缘位置。然后基于这个位置，标记你认为的获得期望效果的新 IMF 皱褶的位置（图 11-1)。

11.4.3 修复病例中乳房假体包膜的处理

如果包膜是良性的、非病理性的，则不需要进行包膜全切除术。如果存在假体向外侧移位，需要行外侧包膜缝合术。外科塑形网或 ADM 产品也能用于预防假体外侧错位。相反，当包膜显示增厚或钙化，那就需要行包膜全切除术。在一些修复病例中，IMF 和结构在胸壁上明显偏低，偶尔会延伸至上腹部。在严重的包膜挛缩和 / 或软组织支撑差或质量差的病例中，当包膜从假体腔隙下方沟槽去除时，留下的 IMF 可能会很薄弱。在这些病例中，患者出现沉底 – 脱垂或下方移位的风险会增加，尤其是放置体积大的假体的情况。在这些病例中，使用内部乳罩技术是一种选择，用来恢复下皱襞的完整性和 / 或上移其在胸壁上的位置。

11.4.4 塑形网的应用

在当前 IMF 上方标记每一侧胸壁，画出锚定塑形网支架的位置。如果存在外侧移位，需要额外标记胸壁，即为了矫正外侧移位塑形网锚定在外侧的位置。如果已经进行了外侧包膜缝合术，简单地将外科塑形网作为覆盖物放置就足够了。根据每个制造商和产品规格，选择塑形网支架并浸泡在抗生素溶液中。术中纸质模板可用于估计所需的塑形网的大小，以适配患者预期的新假体的轮廓。记住放置新假体的自然弧度是很重要的。如果塑形网太小与假体的弧度不适配，这可能会使乳房的下极变钝并扭曲。如果需要，可按照行业建议准备塑形网，包括冲洗液的浸泡和清洗，以清除残留的防腐剂。

此时，作者偏好的外科塑形网是由聚 4- 羟基丁酸酯（P4HB）制成的 GalaFLEX。其优点包括但不限于：①使用的是溶解超过 18 ~ 24 个月的长期安全的缝合材料；②对比其他 ADM 或外科塑形网产品，成本相对较低；③安全可靠，排出的风险低；④与周围组织快速整合和粘连。

11.4.5 内部乳罩

为每个腔隙修剪塑形网，使其适合于患者的胸壁解剖结构，并适配新假体的前表面。基本框架包括塑形网的下缘，将其沿胸壁术前标记的新 IMF 插入，用可吸收单丝缝线行间断埋没缝合［2-0 PDS（聚二恶烷酮缝线，爱惜康，马萨诸塞州，布里奇沃特）或相似的材料］。塑形网的上缘应插入胸大肌的下缘，以实现新假体的放置本质上为双平面。中央位置保持一个开口，以方便患者最终假体的通过。一旦假体被放入新的腔隙，最后的插入工作就完成了。我们建议上缘固定于胸肌以确保长久的支撑。在非常罕见的情况下，胸肌由于之前的手术或严重退缩不可用，建议保留一小段腔隙的前包膜用于塑形网上缘的插入（图 11-3）。

插入内部乳罩塑形网有 2 种技术方法：自上而下的技术和自下而上的技术。

自上而下的技术

在自上而下的技术中，使用 2-0 PDS 缝线间断埋没缝合将塑形网的上缘插入胸大肌的下缘。如果需要确定塑形网的垂直长度，术中可以使用假体模拟器。一旦标记和修剪了塑形网的下缘，就可以将假体模拟器移除，然后用 2-0 PDS 缝线行 2 个 8 字缝合，将塑形网的下缘插入新 IMF 的内侧和外侧。这些内侧和外侧的缝线暂时不打结，这些放置的像“降落伞”的缝线随后再打结。缝线的游离端用止血钳固定。现在，塑形网下缘的中央部分仍然没有固定于新 IMF 皱褶。这将是植入最终假体的通道（图 11-4）。

根据外科医生的首选方案，用抗生素生理盐水冲洗乳房腔隙，最终将假体植入胸肌下和塑形网下腔隙。一旦确认了假体的位置，作者就将内侧和外侧的 8 字缝线打结。现在，在直视下并对假体进行机械保护，在中央放置 2-0 PDS 缝线，完成塑形网插入新 IMF 皱褶的中央部分。资深外科医生在下皱襞皱褶沟槽处放置一个 10 号或 15 号的 French Jackson-Pratt 引流管。引流管的放置可能因外科医生对塑形网产品或 ADM 的选择而有所不同。作者喜欢短期的引流，因为他们认为持续的负压加速了 GalaFLEX 外科塑形网与邻近组织的黏附。

自下而上的技术

在自下而上的技术中，使用 2-0 PDS 缝线行间断缝合，将塑形网首先沿着新 IMF 插入。然后在内侧和外侧各进行一个 8 字缝合将塑形网暂时插入胸肌下缘。此时，内外侧的缝线不打结，而是将缝线保持得像“降落伞”一样，随后再打结。缝线游离端用止血钳固定。这样就形成了一个供假体植入的中央通道。一旦假体植入后，就在中央放置缝线，完成塑形网上缘与肌肉的固定。当植入更大体积的假体

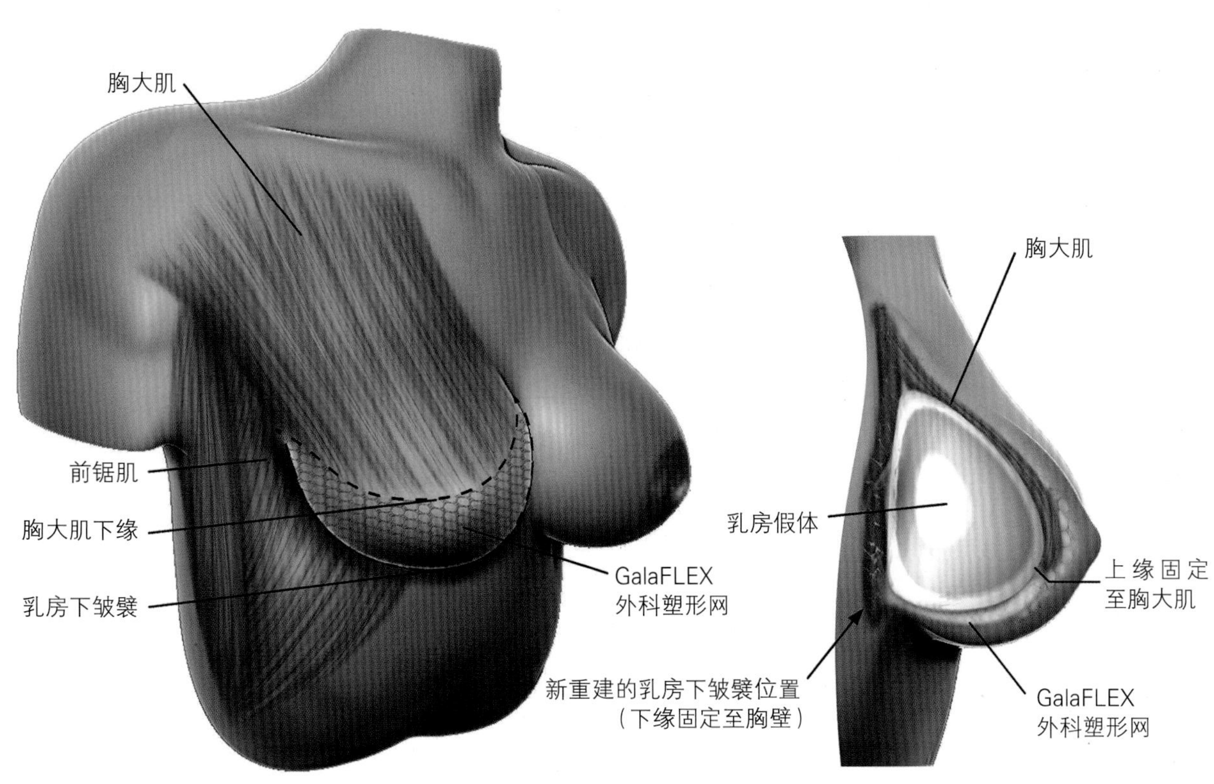

图 11-3　侧面观显示内部乳罩外科塑形网或脱细胞真皮基质的放置，将塑形网的下缘在新乳房下皱襞水平插入胸壁，上缘插入胸大肌的下缘。如果肌肉由于既往的手术或严重退缩不可用，保留一段原有包膜以完成塑形网上缘的插入

时，直视胸大肌的中央部分就相当困难。所以如果选择自下而上的技术，可能需要一个相对大的切口(乳晕周围切口)。比如，通过 IMF 皱褶做切口，如果所有的工作都完成了，可能需要一个有限的乳晕周围切口来实现适当的暴露，以完成塑形网插入胸大肌的中央部分。基于他们的经验，作者推荐自上而下的技术，便于暴露和缩短手术时间，向外侧修剪塑形网以消除水平轴的冗余。重要的是，外侧插入的完成也可以防止外侧移位或错位的复发。

11.4.6　评估内部乳罩位置的对称性

一旦双侧都插入了内部乳罩塑形网，让患者直立地坐在手术台以评估对称性是非常重要的。随着乳房下皱襞位置的上移，通常需要用乳晕周围切口、环乳晕垂直切口或乳房上提固定术来处理松弛的皮肤。由于患者处于直立位，我们推荐用钉合裁剪乳房上提固定术来处理松弛的皮肤和乳头位置。此时，假体的位置应达到外科医生期望的术前标记所指定的上极体积。如果一边乳房比另一边高，确定哪一边达到了预期的效果，然后调整对侧乳房从而达到术中对称。一旦达到了最佳的对称性，拍摄术中照片记录患者直立位时的效果是很重要的。我们还建议在乳房上提固定术完成后拍一张最终照片，以记录手术台上的最终效果。在术后阶段，如果出现肿胀，这些术中照片为患者提供了“隧道尽头的光亮（一丝安慰)”：她可以看到术后肿胀消退后的最终结果。在康复过程中，照片可以为患者提供极大的情感支持，让患者安心。

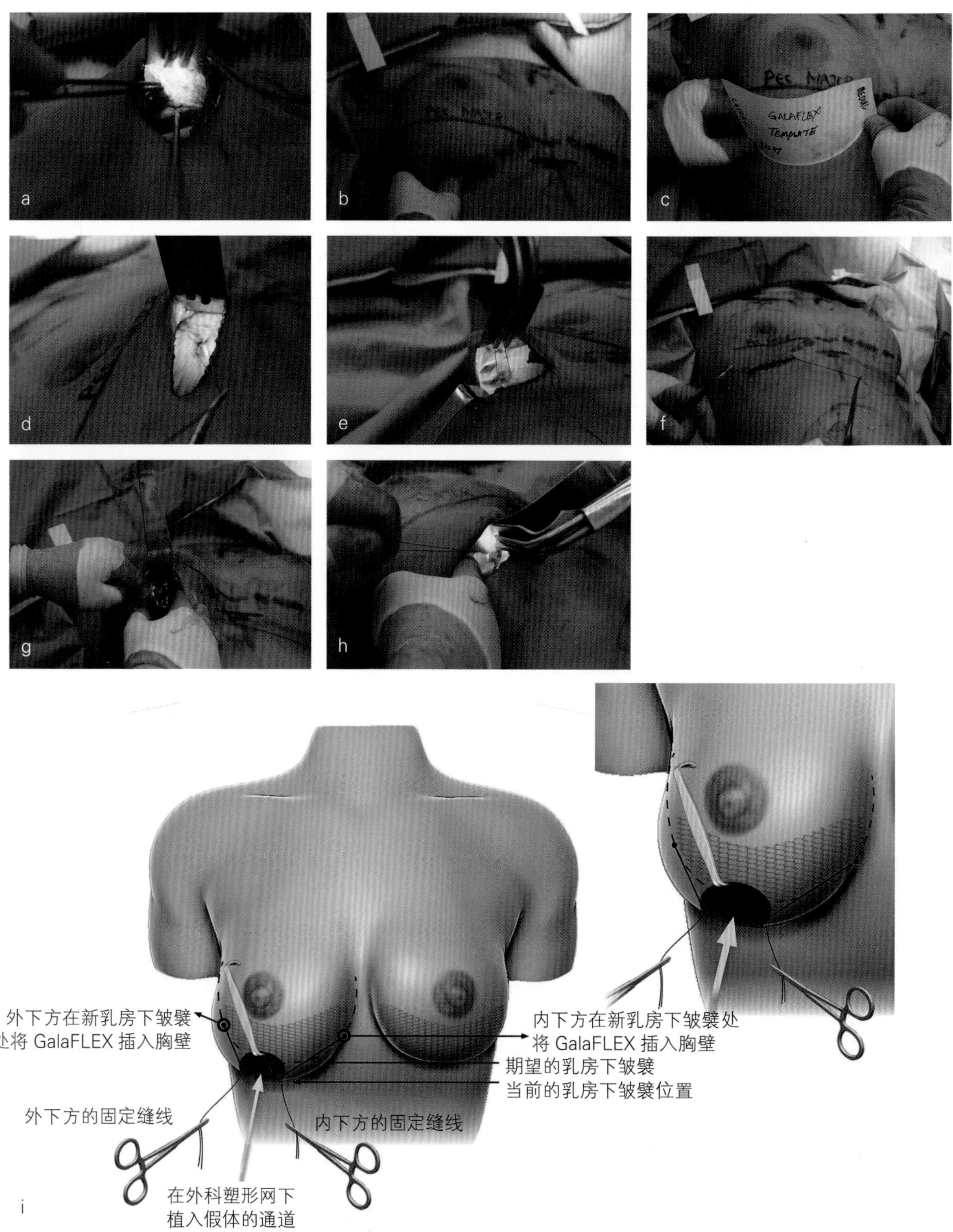

图 11-4 a. 显示从包膜前方分开并剥离胸大肌的下缘。Bovie 电凝尖端所指为肌肉的游离缘。b. 放置临时的假体模拟器来帮助确认外科塑形网的大小。c. 显示用无菌纸质模板确认放置在新假体前面 / 穹隆表面的塑形网的确切大小。d、e. 移除模拟器并将外科塑形网的上缘固定至胸大肌的下缘后，我们使用“降落伞”缝线将塑形网的下缘插入新 IMF 的内侧和外侧。f. 显示用止血钳牵拉内侧和外侧的下缘缝线。g. 最终的假体植入胸肌下和塑形网下的双平面腔隙。h. 将内侧和外侧的固定塑形网下缘的缝线打结，将塑形网向下锚定至新 IMF。i. 显示使用内侧和外侧“降落伞”缝线最终插入塑形网前，假体植入胸肌下和塑形网下腔隙的通道，假体植入后这些缝线需打结

随着最终假体的植入到位和塑形网的正确插入，内部乳罩技术就完成了，将患者取直立位再次评估外形和对称性。图 11-5 展示患者曾经在外院接受了 2 次失败的隆乳乳房上提固定术。她就诊并提出将她的大体积硅胶假体更换成小体积的并矫正她乳房的下垂。她双侧乳房均有沉底 - 脱垂（下方错位）和外侧错位。同时她还想要更大的乳房上极体积。她的组织质量非常差。她接受了隆乳修复手术，更换成小的 INSPIRA Soft Touch（艾尔建，爱尔兰，都柏林）硅胶假体，以及使用 GalaFLEX 外科塑形网进行的内部乳罩技术和全乳房上提固定修复术。内部乳罩技术使她的 IMF 皱褶上移超过 5cm（图 11-6），并矫正了假体的下方和外侧错位。考虑到假体变小，需要用全乳房上提固定修复术处理乳头的位置和多余的皮肤。图 11-5 中术后 3 个月的侧面观效果显示了乳房上极体积及更年轻的乳房外观。

11.4.7　乳房上提固定术

本文所述的钉合裁剪乳晕周围切口乳房上提固定术可根据需要进行修正，以确定理想的外形和对称性。还需要额外的评估以确保乳头位置对称。例如，为改善乳房外形，乳头到 IMF 的距离可能需要在乳房上提固定术中用 IMF 皱褶切口减少水平部分来缩短。基于三维设计，对称设置乳头到 IMF 的距离。

确认乳房的三角测量（即双侧胸骨切迹到新乳头位置和乳头到中线位置）。先用外科标记笔标记钉合裁剪缝皮钉的位置，随后再去除。然后做乳房上提固定术的切口，将准备埋入的真皮腺体组织去表皮，注意保留真皮下血管丛。为了保留 NAC 的血液供应，作者建议不要破坏真皮下血液供应，也建议不要进行任何潜行分离。用 3-0 和 4-0 单乔或 PDS 缝线分别缝合真皮深层和皮肤，对合创缘。对于倒 T 形切口模式的病例，细致地组织对合至关重要。用表皮下缝合完成最终皮肤的缝合，然后再使用皮肤黏合剂或免缝胶（3M，明尼苏达州，圣保罗）。评估双侧乳头乳晕复合体的灌注情况，然后给患者穿上弹力胸衣，拔管，转到复苏室。

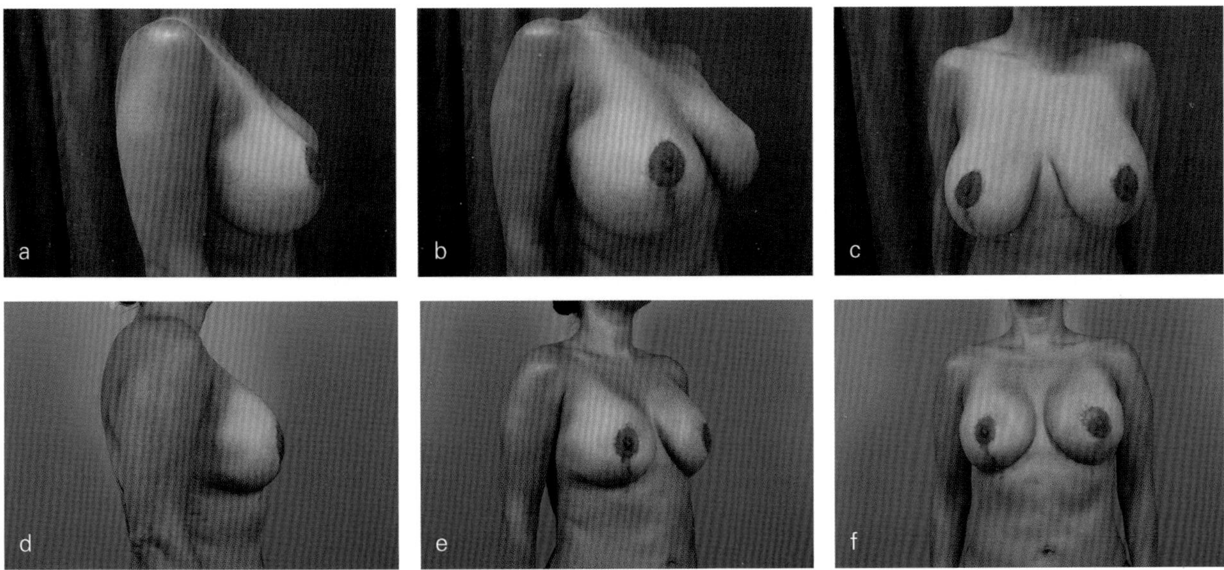

图 11-5　患者在外院接受了 2 次失败的隆乳乳房上提固定术。她就诊并提出将她的大体积硅胶假体更换成小体积的并矫正下垂。她双侧乳房均有沉底 - 脱垂（下方移位）和外侧移位。同时她还想要较大的乳房上极体积。她的组织质量非常差。a. 术前侧面观。b. 术前前外侧观。c. 术前前面观。接受了隆乳修复手术，更换成小的 INSPIRA Soft Touch 硅胶假体，以及使用 GalaFLEX 外科塑形网进行的内部乳罩技术和全乳房上提固定修复术。d. 术后 3 个月的侧面观。e. 术后前外侧观。f. 术后前面观

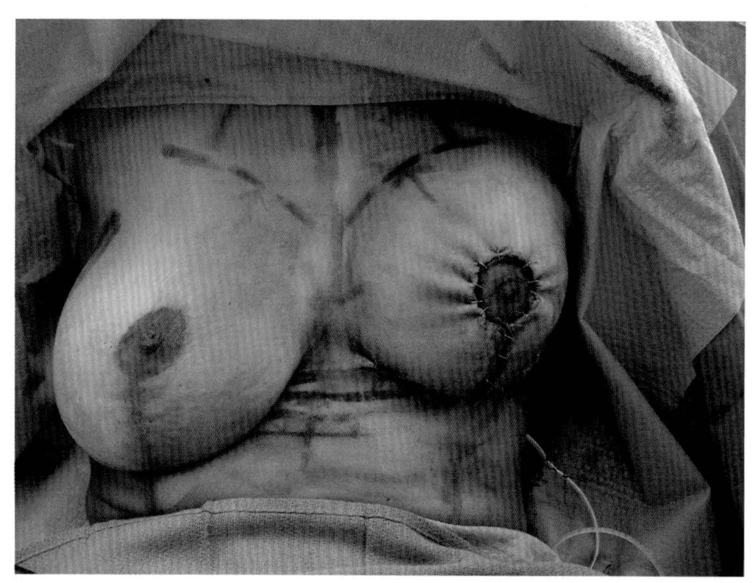

图 11-6 图 11-5 所示患者暂时完成了左侧乳房内部乳罩技术后的直立位情况，对侧乳房尚未处理。这清晰地证明并记录了患者在术中所达到的改变

11.5 部分病例效果

图 11-7 显示一名想改善上胸部空虚（期望更大的上极体积和改善乳沟）的患者，接受了用 GalaFLEX 外科塑形网的内部乳罩技术进行隆乳修复术。

图 11-8a 显示一位患者的侧面观，她主诉隆乳后位置过低，上极体积缺乏。她知道自己有很高的胸壁，但她想"不要一直穿聚拢胸罩才能看起来正常"。她的 IMF 在胸壁上的位置比较低，并且有沉底 - 脱垂及假性下垂。她接受了用 GalaFLEX 外科塑形网的内部乳罩技术进行隆乳修复术。不需要乳房上提固定术。图 11-8b 显示其术后 8 天时的"新鲜"效果，她的乳房在胸壁上的位置非常高，乳头在乳房丘的位置几乎在垂直方向的中央。图 11-8c 显示了该患者术后 18 个月具有持续支撑的长期效果，并且解决了沉底 - 脱垂和假性下垂。

11.6 并发症

资深作者的手术系列中，已有超过 75 例病例使用内部乳罩技术进行隆乳乳房上提固定修复术。所选假体体积通常较大，范围为 400 ~ 800mL。最长随访时间超过 3.5 年，只有 1 例出现复发情况。这例复发的患者是第 4 次修复手术，曾有体重大量减少病史，组织呈现出严重的薄弱，软组织支撑差，她想更换成大体积的假体。在该病例中，胸大肌在既往的手术中被另一名外科医生切除或损伤。所以塑形网插入患者柔软良性的包膜。虽然患者对她的整体长期效果和改善感到满意，但是作者认为存在轻度的部分复发，假体向下方错位。当内部乳罩塑形网插入胸大肌时，没有发现复发的病例。

对于组织质量严重薄弱的病例（如薄如纸的乳腺组织，有体重大量减少病史，或既往有多次隆乳手术史），重要的是要告知患者内部乳罩技术是支撑假体位置的强有力方法。然而，最具挑战性的病例是组织严重薄弱（软组织支撑差），但患者薄的乳腺组织或皮肤可能仍然需要进行二次皮肤收紧。这些

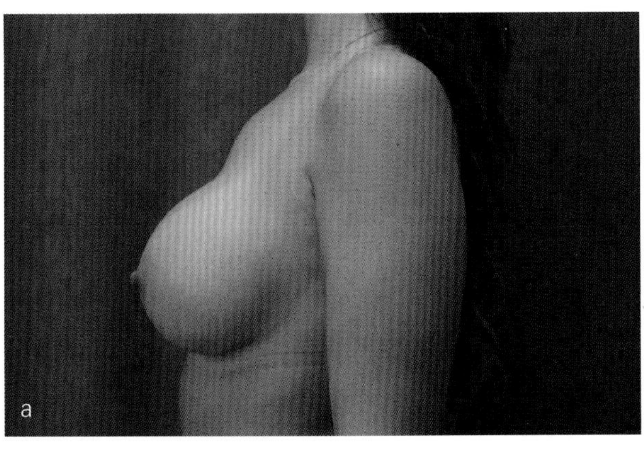
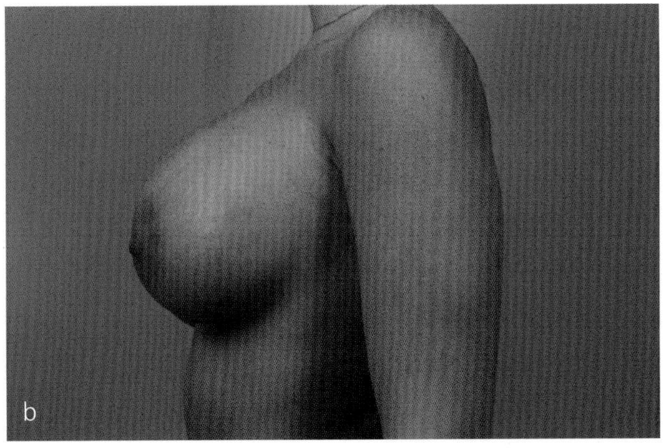

图 11-7 用 GalaFLEX 外科塑形网的内部乳罩技术进行隆乳修复术的患者，她想改善上胸部空虚（期望更大的上极体积和改善乳沟）。a. 术前侧面观。b. 术后 6 个月侧面观

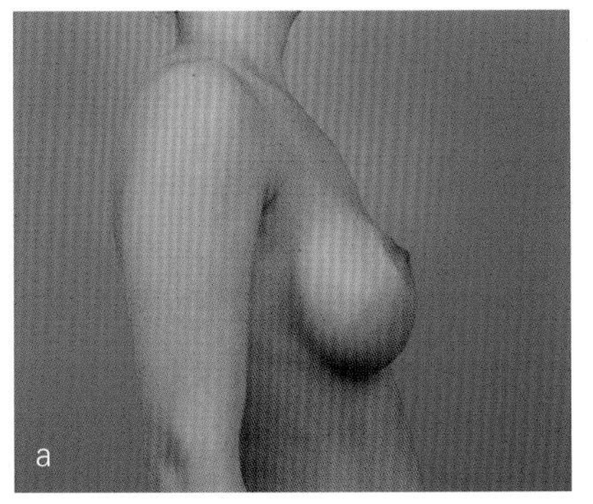
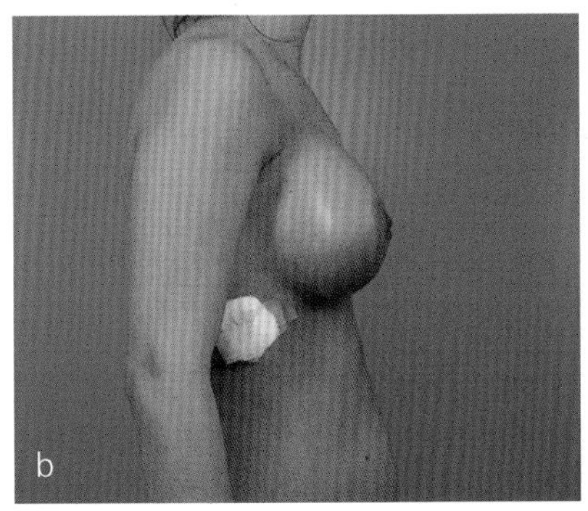
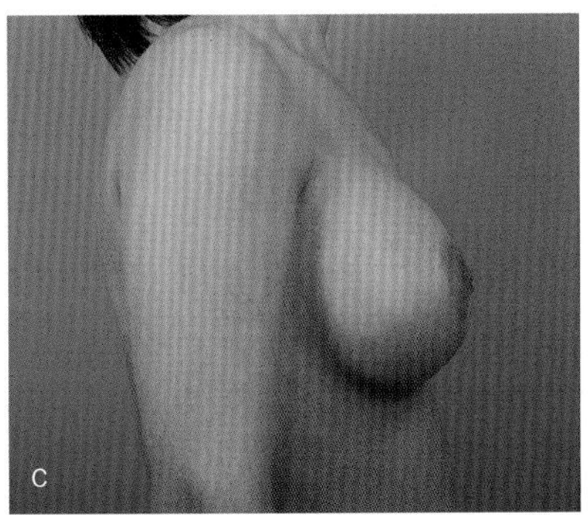

图 11-8 a. 术前侧面观。b. 术后 8 天的“新鲜”效果。c. 术后 18 个月侧面观

修复手术大多数是在局部麻醉下进行的乳房上提固定术的瘢痕修复。重要的是，要让患者意识到内部乳罩技术比隆乳乳房上提固定修复术要复杂得多。该技术使外科医生能够重新构建患者天然的乳房解剖，上移 IMF 皱褶及乳房在胸壁上的天然覆盖区。在这些病例中，外科医生要同时处理多个变量：假体的大小 / 对称性、乳房下皱襞位置、外侧位置、乳头位置、乳房皮肤、乳房凸度等。重要的是，患者要理解并接受有高达 20% 的病例可能需要进行二次手术对效果进行微调，公开这种潜在的情况对正确设定患者的期望很重要。如果操作正确，使用内部乳罩技术的隆乳乳房上提固定修复术可为患者提供变革性的效果，而仅仅使用她们的组织是无法实现的。

关键点

- 在隆乳乳房上提固定术中使用脱细胞真皮基质产品或可吸收外科塑形网（GalaFLEX）的内部乳罩技术，可在软组织支撑差（乳腺组织薄弱）或乳房下皱襞位置低的病例中帮助维持上极体积。
- 内部乳罩技术是乳房假体修复手术中乳房下皱襞重新定位或修复的可靠选择。
- 在涉及大体积假体的初次或二次手术病例中，内部乳罩技术可以提供额外的支撑。
- 内部乳罩技术可能是复杂的，特别是在软组织支撑差的病例中，患者的期望应得到相应的管理，因为可能需要二次手术对美学效果进行微调。

12 乳房缩小成形术

Clark Schierle and Megan Fracol

概要

对患者和外科医生来说，乳房缩小成形术是整形外科手术中最有价值的手术之一。患者在乳房缩小成形术后的满意率很高，外科医生做这种手术可以为患者的生活提供美学和功能上的改善。本章将重点介绍历史回顾、相关的乳房解剖，不同年龄进行乳房缩小成形术相关的乳房生理、病史和体格检查、常见技术和并发症。

关键词：乳房缩小成形术，乳房肥大，巨乳症

12.1 引言

乳房缩小成形术是整形外科医生进行的最有价值的外科手术之一。乳房缩小成形术后，患者报告的满意度很高，疼痛和生活方式均有显著改善。大多数并发症是轻微的，易于治疗。本章我们将回顾与乳房实质切除模式相关的乳房解剖，乳房缩小成形术患者初始检查时的考虑因素、术前标记、皮肤切除模式、蒂的选择、手术技术的变化和常见的术后并发症及治疗。

在这些病例中，存在多余的皮肤、脂肪和乳房实质，通常伴有整体乳房外形的美学欠佳。乳房肥大的患者也可表现出各种症状，通常的主诉是颈部和背部疼痛，胸罩肩带勒出的肩部沟槽，乳房下擦烂以及锻炼能力受限。乳房过大会给患者带来社会心理问题，给女性，尤其是青少年和老年女性带来尴尬。Netscher 等鼓励关注患者的症状群而不是将绝对体积作为乳房缩小成形术的武断标准。此外，他们的研究表明，与一般超重相比，生理和心理主诉的特定疾病群体与大乳房更直接相关。Kerrigan 等证明了外科干预优于保守治疗，如减重和使用特殊胸罩。乳房缩小成形术的主要目的是改善患有乳房肥大的女性的生活质量。Blomqvist 等使用了一份标准化的生活质量问卷调查来证明其对女性生活质量的长期积极影响。除了生活质量的改善，创造美观的乳房显然也是重要的考虑因素。Spear 所言极是，他说乳房缩小成形术代表了“重建整形手术和美容整形手术之间交界的最清晰例子”。

12.2 实践历史

Dieffenbach 于 1848 年报道了第一例乳房缩小成形术，他通过乳房下皱襞（IMF）切口缩小了乳房的下 2/3。在接下来的一个世纪里，出现了许多缩小乳腺组织和矫正下垂的方法。Schwarzmann 建议通过保留乳头乳晕复合体周围的真皮环改善乳头乳晕复合体（NAC）的灌注和存活，从而使其转位更可靠。Penn 在 1955 年指出，胸骨切迹到乳头的距离应该为 21cm，与乳头到乳头的距离应该相同，从而形成一个等边三角形。Wise 在 1956 年报道了他的锁孔模式的皮肤切除，最终形成一个倒 T 形瘢痕，Wise 模式乳房缩小成形术至今仍是最可靠和最流行的乳房缩小成形术技术之一。

在接下来的几十年里，见证了技术的不断发展，有血液供应、皮肤切除和瘢痕模式的选择。1973 年，Pitanguy 和 Weiner 描述了蒂在上方的真皮腺体蒂。此后不久，Orlando 和 Guthrie 在 1975 年设计了内上侧真皮乳腺蒂技术。McKissock 描述了一种垂直双蒂技术。Claude Lassus 在 1970 年发明了垂直瘢痕技术。在 20 世纪 80 年代和 20 世纪 90 年代，世界各地许多整形外科医生进一步发展了短瘢痕、上蒂乳房缩小成形术技术，包括 Lejour、Marchac、Peixoto、Sampaio Góes 和 Benelli。避免垂直瘢痕的技术，如 Passot 技术，在 20 世纪 90 年代和 21 世纪初被许多作者改进，包括 Lalonde、Matloub 和 Pribaz 。Hammond 的短瘢痕乳晕周围下蒂缩小术（SPAIR）技术结合了短瘢痕皮肤切除和下蒂，与其他大多数短瘢痕技术不同，后者采用上蒂或内上蒂。Hall–Findlay 描述了一种最低程度皮肤潜行分离的内侧蒂技术。这些技术的总体目标是在减少总体瘢痕负担的同时，对抗沉底 – 脱垂的趋势。

12.3 解剖

在回顾与乳房缩小成形术相关的乳房解剖时，本节特别关注血液供应。在计划手术时，关注切除的乳房实质模式的重要性，不如关注保留的乳房实质模式和保留什么蒂为余下的乳腺组织提供强大的血液供应。特别是 NAC 不仅是乳房关键的美学标志，而且也是距任何给定的蒂最远的组织，因此在血液供应不充分时最容易发生坏死。

肿瘤手术中通常提到的乳房标志包括外侧的背阔肌、上方的锁骨、内侧的胸骨，以及下方的乳房下皱襞（IMF）。考虑到乳房丰富重叠的血管网，几乎可以从任何方向设计组织蒂。乳房有 4 个主要的动脉网供应：内侧的胸廓内动脉、外侧的胸外侧动脉、上方的胸肩峰动脉以及源于内侧和外侧的肋间穿支（图 12–1）。NAC 由腺体穿支和真皮下血管丛供血。因此在 NAC 周围去表皮时，保留真皮是非常重要的。皮肤仅由真皮下血管丛供应，这同样说明了保留厚皮瓣是很重要的。静脉回流主要通过腋静脉，但也可通过胸廓内静脉和肋间静脉回流。乳房之间可能存在相当大的解剖学变异，而我们对这些变异的理解仍在不断发展。

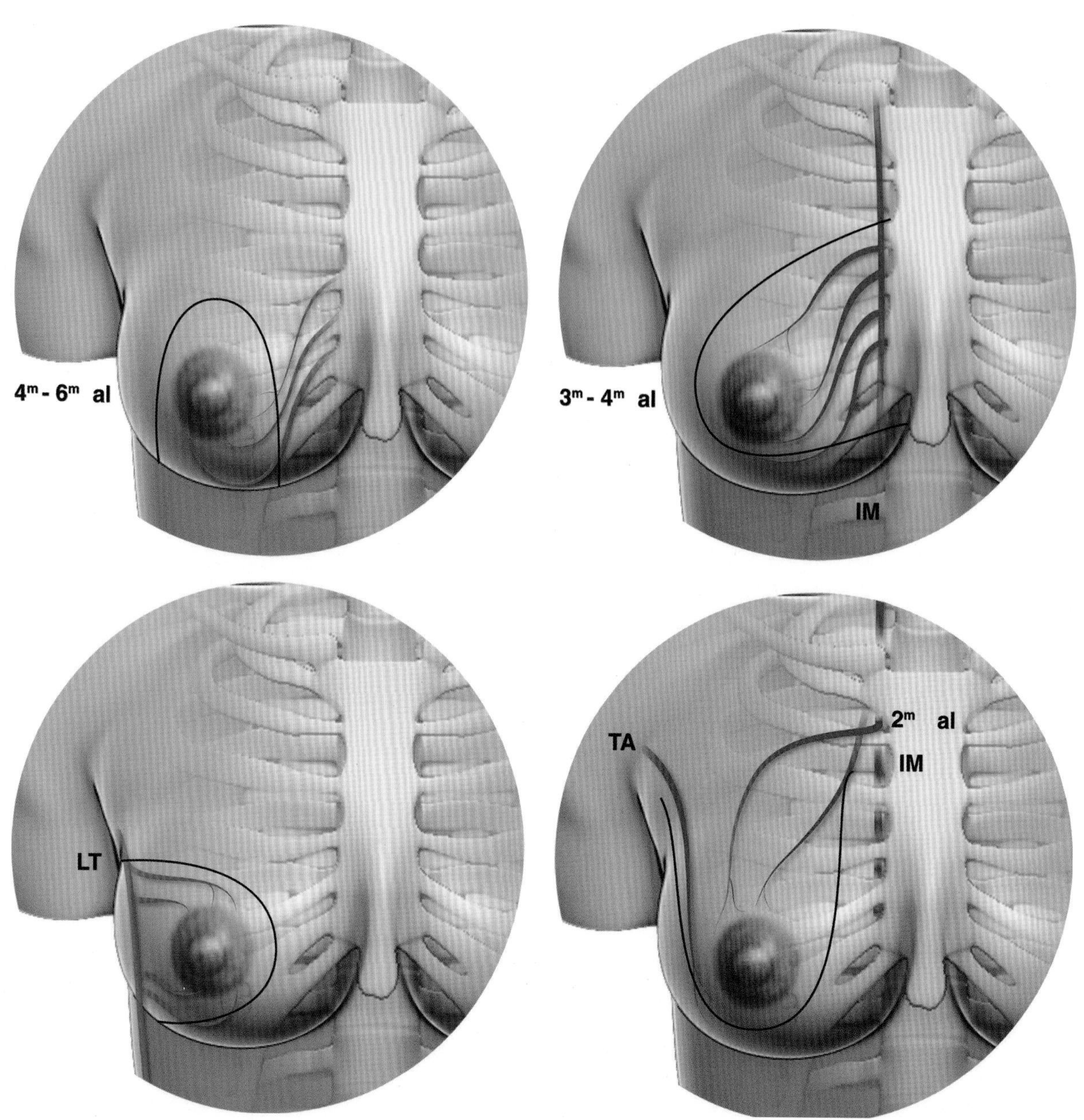

图 12-1 乳房缩小成形术中基于乳房血液供应的蒂选择示例。乳房的主要蒂包括内侧的胸廓内穿支血管、内侧和下方的肋间穿支血管、外侧的胸外侧穿支血管、外上方的胸肩峰穿支血管

12.4 乳房生理

乳房肥大主要是由于乳房对循环系统内的雌激素异常敏感，导致乳腺增生，主要是以脂肪和结缔组织为主，而非腺体实质。大多乳房肥大的女性血清雌激素水平和乳腺组织中的雌激素受体数量都是正常的。

真正的青少年女性乳房肥大的病例可出现在 11～14 岁。1670 年，Durston 报告了第一例青少年女性乳房肥大。在他的病例报告中，这位女性在 24 岁时死亡，她的右乳房重 29kg，没有任何疾病的证据。这些患者术后复发是很常见的，应告知她们可能需要进行二次乳房缩小成形术。

12.5 患者病史和体格检查

术前对寻求乳房缩小成形术患者的评估应重点关注巨乳症引起的症状和任何可能损害伤口愈合或增加手术风险的医学并发症。对于承保乳房缩小成形术的保险，应记录某些不易于药物治疗的特定症状。这些症状包括需要使用止痛药的慢性背部疼痛、胸罩肩带勒出的肩部沟槽、神经疼痛、乳房疼痛、乳房下皱襞内的擦烂或皮疹，以及体育活动受限。虽然并不总是必要的，但尝试通过饮食控制和运动减重的病史表明患者的动机和非手术治疗的失败。询问患者是否有胃旁路手术史或正在考虑减重手术是很重要的，因为这可能影响乳房的体积。如果患者计划进行减重手术，那么乳房缩小成形术最好推迟到患者体重稳定后 6 ~ 12 个月，这样可以减少可能因营养缺乏导致损害伤口愈合的风险。

需要询问的其他重要的并发症包括：任何可能损害伤口愈合的疾病，如糖尿病或免疫抑制史；任何可能增加全身麻醉风险的因素，如重大的心脏或肺病史；任何可能增加术后并发症风险的情况，如高血压和凝血病。

虽然体格检查有助于了解患者希望去除的乳腺组织的体积，但重要的是要告知患者，不可能给她一个确切的术后胸罩大小。这取决于在手术中去除了多少乳腺组织，但随着术后肿胀减轻，大小也可能会有所改变。此外，不同零售商的胸罩大小没有标准化。患者的身高、体重和体格对于保险公司来说通常是必需的，可用来计算被覆盖的缩小手术需要去除的乳腺组织量。这一组织量因保险公司而异，一些保险公司根据患者的身高使用绝对质量，还有一些保险公司通过患者的身高和体重进行计算，比如 Schnur 滑动量表，来批准或拒绝患者的乳房缩小成形术保险索赔。Schnur 等在分析了整形外科医生的调查后，于 1991 年制定了 Schnur 滑动量表。在他们的研究中，切除乳房重量低于第 5 百分位的女性是出于美容原因寻求该手术，而切除乳房重量高于第 22 百分位的女性则是出于医疗原因。许多美国健康保险公司只批准根据 Schnur 滑动量表预测切除重量高于第 22 百分位的患者。大多数整形外科医生都认为这种公式化的方法是有缺陷的，应该更加强调患者的个人特征和症状方面的考虑。

作为体格检查的一部分，在乳房上最终瘢痕的位置做标记是有帮助的，因为大多数患者都预料不到以后的瘢痕。记录乳房下垂的程度，并告诉患者预期的新乳头的位置。体重指数（BMI）也应作为体格检查的一部分记录下来。术后并发症的风险随乳房切除重量的增加和 BMI 的增加而增加。

最后，记录任何乳腺癌家族史也很重要。美国外科医师学会和美国癌症协会建议从 40 岁开始进行乳房 X 线筛查，而美国预防工作组则建议从 50 岁开始进行乳房 X 线筛查。大多数整形外科医生会对任何年龄在 40 岁或 40 岁以上的患者进行术前乳房 X 线筛查。对于具有明显乳腺癌家族史或 BRCA 阳性的 40 岁以下的患者，要求进行乳房 X 线筛查也是合理的。

12.6 手术技术

12.6.1 术前标记

术前乳房标记可能是手术的最重要步骤。这些标记有助于确保乳房之间的对称，当患者仰卧在手术台上，解剖学标志移位时可指导外科医生。此外，这些标记有助于提醒患者术后预期的瘢痕，这样以后就不会觉得奇怪了。

患者保持直立位时做乳房标记。确保患者的肩膀放松，不要向一侧或另一侧倾斜，不要双腿交叉。首先，标记胸骨切迹（图 12-2 中的 1）。从这里开始，向下方的胸骨标记胸部中线（图 12-2 中的 2）。然后，标记每个乳房的经线，大约从锁骨中内 1/3 交界处向下延伸经过乳头，通常距中线 6 ~ 8cm（图 12-2 中的 3）。这条乳房经线将有助于确定新乳头的位置。接下来，标记乳房下皱襞（图 12-2 中的 4）。可以通过用你的非惯用手的背侧轻轻抬起乳房，让记号笔轻轻落入乳房和上腹壁之间的折痕进行标记。一旦 IMF 标记后，就可确定新乳头的位置。将非惯用手的 4 指放入 IMF，然后将其转移到乳房的前表面，用拇指来标记这个位置，这就是 Pitanguy 点，新乳头的位置将大约位于 IMF 转移至乳房表面与之前标记的乳房经线的交点（图 12-2 中的 5）处。在新乳头周围做最后的标记，这些标记取决于已决定的皮肤切除模式。最传统、最常规的 Wise 模式包括皮肤切除的垂直和水平臂。这些线可以从使用模板标记的预制锁孔模式进行延伸。锁孔模板的圆形部分标记乳晕的新位置，并以新乳头位置为中心。斜形臂从锁孔圆形部分延伸，标记垂直的皮肤切除模式，从这些臂开始，标记水平延伸部分，并与之前标记的每个 IMF 末端相接，形成水平皮肤切除模式。或者，不用预制锁孔模式，外科医生可以标记顶点在新乳头位置的等边三角形。三角形臂的长度为 7 ~ 10cm，这些臂斜形延伸形成垂直的皮肤切除模式（图 12-2 中的 6）。然后从这些臂开始，标记水平延伸部分，与每个 IMF 标记的末端相连，形成水平皮肤切除模式（图 12-2 中的 7）。在乳房缩小完成后，随后手术台上决定新乳晕的位置，然后用乳晕切割器做标记。最后，在乳房上画出蒂本身的轮廓作为标记。蒂的基底宽度应为 8 ~ 10cm。可在乳房上测量基底宽度，随后画出蒂的轮廓。

如果选择其他皮肤切除模式，如垂直皮肤切口乳房缩小成形术或环乳晕皮肤切口乳房缩小成形术，那么这些标记需要相应地修改，以反映皮肤切除的模式。

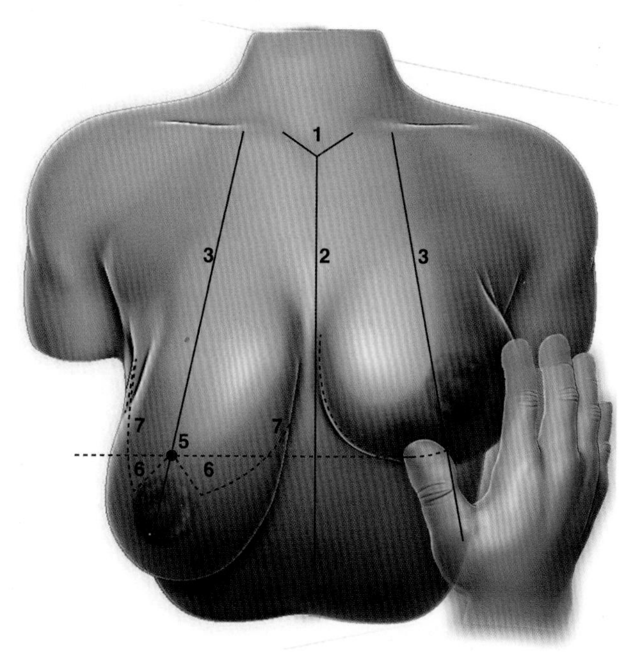

图 12-2　乳房缩小成形术患者术前标记。1：胸骨切迹；2：胸部中线；3：乳房经线；4：乳房下皱襞；5：新乳头位置；6：垂直皮肤切除线；7：水平皮肤切除线

12.6.2　皮肤切除模式

乳房缩小后，其表面的皮肤罩有多种皮肤切除模式用于收紧。常用的模式有 Wise 模式（倒 T 形）、单纯垂直瘢痕模式和无垂直瘢痕模式（图 12-3）。

Wise 模式可能是最常见的（图 12-3a），该模式通常与下蒂联合进行。Wise 模式可以使用类似于锁孔模式的清真寺模式来标记新的 NAC，也可以使用简单的等边三角形，其边长将成为新乳头到 IMF 的距离。对于前者，重要的是不要把新的乳头位置放置得太高，因为这很难矫正。对于后者，则是在皮瓣闭合后术中再选择乳头的位置。

单纯垂直瘢痕切口最好用于较小的乳房缩小成形术（图12-3b）。切口像一个雪人，包括环乳晕切口和下方更大的椭圆形切口。采用这种切口，保持椭圆形切口的下缘至少在IMF上方2cm是很重要的。一旦椭圆形切口关闭，切口将会延长，如果距离IMF太近，切口可能会落在IMF以下。

无垂直瘢痕技术同时采用环乳晕皮肤切口和单独的IMF切口（图12-3c）。乳房皮瓣就像围裙一样，在切除后拉下来覆盖在乳房实质上。采用这种技术就绝对不能从IMF切口过度切除皮肤。理想的皮肤切除宽度不超过7cm，否则就有无法闭合覆盖在乳房实质上的皮肤的风险。图12-4为无垂直瘢痕乳房缩小成形术的例子。

12.6.3 蒂的选择

蒂的选择应该基于外科医生对NAC最可靠血液供应的理解，同时要考虑长期维持乳房上极凸度。大多数上蒂或内上蒂技术的支持者认为，保留更靠头侧的乳腺组织有助于长期维持乳房上极饱满，同时改善假性下垂或沉底-脱垂的现象。下蒂的支持者认为，下蒂可能是NAC最可靠的血液供应，特别是对于更下垂的乳房。作为蒂选择的额外考虑，上蒂或内上蒂往往与短瘢痕或垂直瘢痕技术相关。如果使用的是短瘢痕或垂直瘢痕技术，则上蒂或内侧蒂的选择通常取决于NAC位置与计划的新乳晕位置的关系。由于术前已用清真寺模式或是锁孔模式进行了标记，所以可以评估NAC是否可以通过单纯的垂直推进方式轻易地转移到其最终的位置，或者在更明显的下垂乳房中是否会受益于使用内侧蒂旋转90°将乳晕旋转到其最终更靠头侧的位置。

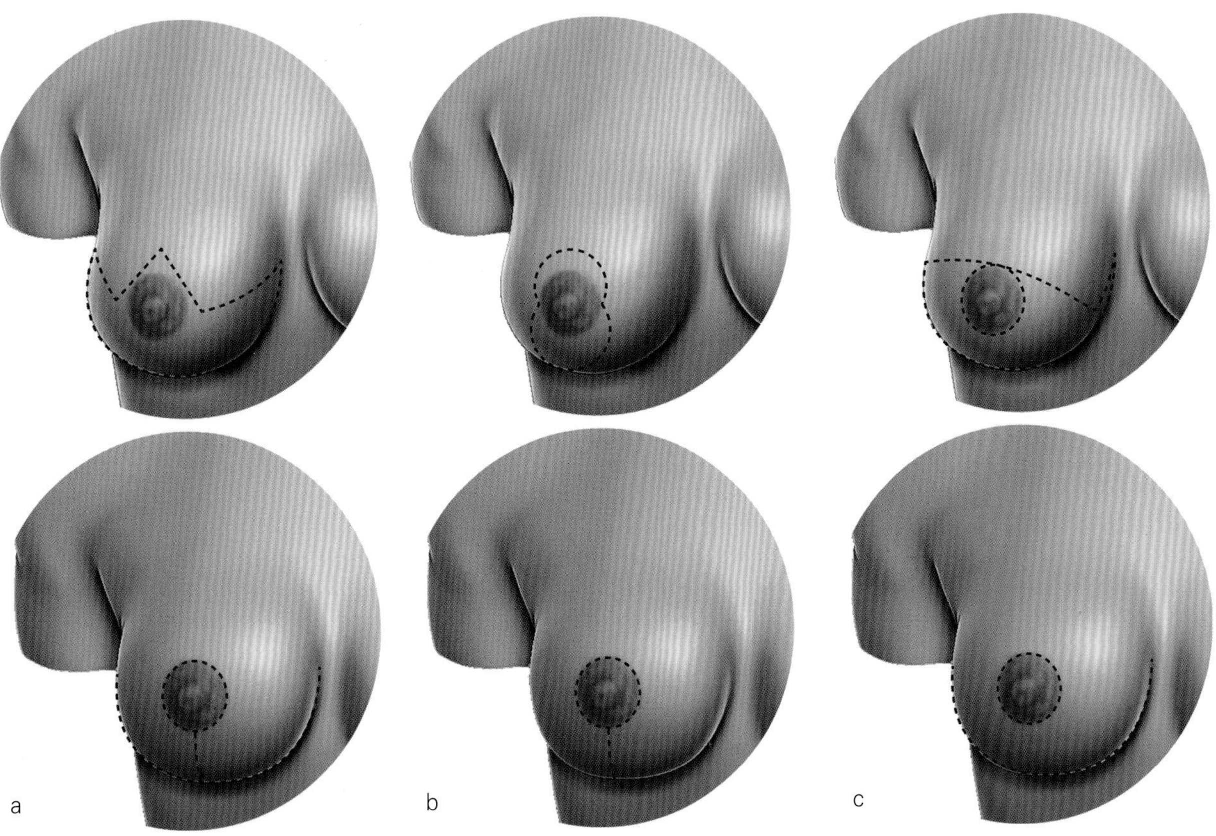

图12-3 乳房缩小成形术的皮肤切除模式。a. Wise模式乳房缩小成形术。b. 单纯垂直瘢痕乳房缩小成形术，更适合较少的切除。c. 无垂直瘢痕乳房缩小成形术，最好用于非常下垂或悬垂的乳房

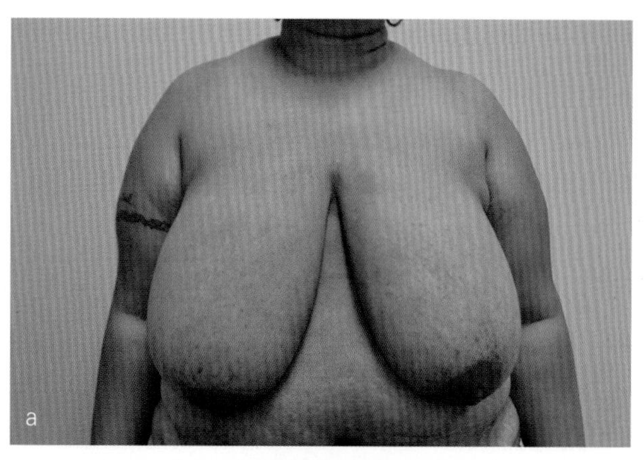
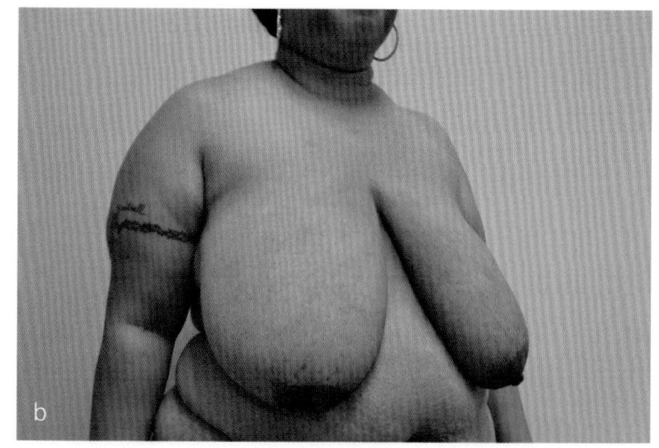
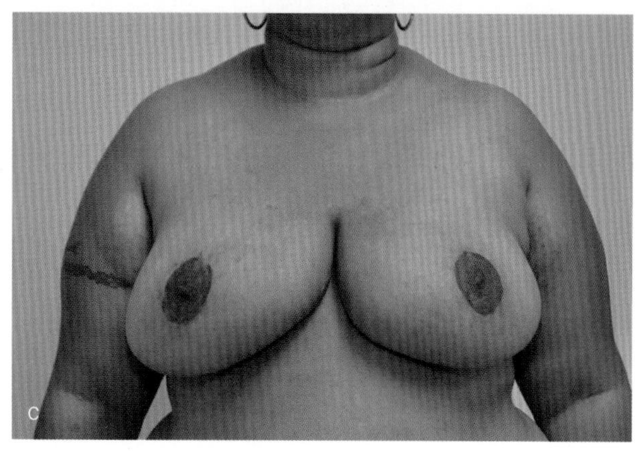
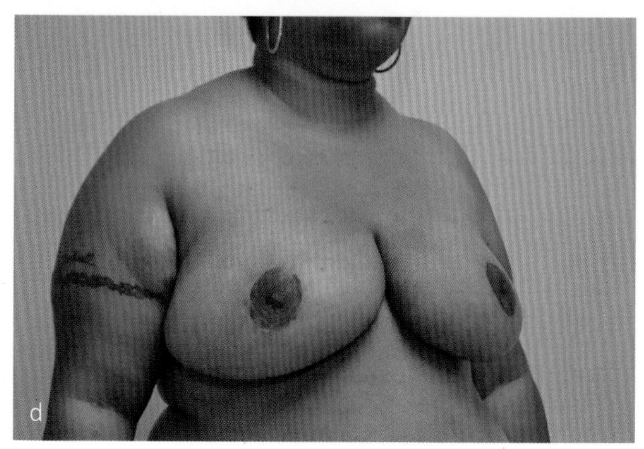

图 12-4　患者无垂直瘢痕乳房缩小成形术的术前术后照片。在该病例中，瘢痕沿乳晕周围延伸，其次是沿着乳房下皱襞延伸并隐藏。a、b. 术前照片。c、d. 术后照片

12.6.4　乳头游离移植

乳头游离移植适用于较大乳房。乳头游离移植的用途是在需要时可以进行更大量的乳房实质切除。当没有需要乳头游离移植的紧急情况时，普遍接受的适应证有：巨乳症，非常大的乳房实质切除（> 2kg）；胸骨切迹到乳头的距离较长（> 30cm）；以及乳头内陷。当使用下蒂时，乳头游离移植可以使外科医生缩短蒂并切除更多的组织，得到更小的体积，这对于较大的乳房通常是必要的，否则蒂末端的乳头会妨碍这些操作。

切取乳头游离移植物为全厚移植物。为增强乳头的凸度并防止其内翻，将乳晕部分作为真皮移植物是很有用的，然后向下形成隧道，在乳头正下方移入一块楔形组织以增强乳头最终位置的凸度。移植物的位置是在最终的皮肤缝合后再确定的。许多外科医生会使用较大的乳晕切割器模板切取乳头游离移植物，随后在选定的纳入移植物的部位使用较小的乳晕切割器模板。这样可以消除乳头游离移植物纳入时的张力，防止 NAC 随着时间的推移变宽。应用打包敷料防止移植物下血肿形成，促进移植物成活。

告知患者乳头游离移植的缺点是很重要的：包括乳头感觉丧失、不能母乳喂养、可能出现 NAC 坏死和色素减退。乳头感觉的丧失是不可避免的。由于无法母乳喂养，这项技术仅限于用在未来没有生育和哺乳计划的女性。NAC 完全坏死是罕见的，但 NAC 部分坏死更常见，可通过局部伤口护理进行处理。色素减退在深色皮肤的患者中更常见，如有需要可以通过文身来解决。

12.6.5 手术技术

术前准备与铺巾

乳房缩小成形术的手术方法有很多变化，但总体步骤顺序是相似的。开始时，患者取仰卧位，双上臂尽可能对称地外展，以避免对双侧乳房丘产生任何有差异的影响。重要的是要确保上臂牢固地固定在手架上，因为患者在术中要坐起来几次。在对患者进行术前准备前，先行坐位测试，以避免术中体位变换出现问题或破坏无菌。术前准备和铺巾时，铺巾范围向上超过锁骨并将其作为解剖学标志，向下超过肚脐并将其作为术区的中线标志。

局部麻醉

术前准备和铺巾完成后，将局部麻醉药浸润至切口线的皮下。或者，一些外科医生喜欢在乳房中使用湿性溶液或者肿胀技术，这样不仅可让血管收缩，可以控制整个乳房实质的疼痛，还可允许外科医生直接用刀而不是用电刀切除，这样可以缩短手术时间。对新手外科医生来说，肿胀技术的缺点就是注入额外的肿胀液后，更难以精准地评估需要切除多少乳房体积。因此，重要的是确保双侧乳房注入等体积的溶液，避免术后肿胀液吸收后出现双侧不对称情况。肿胀技术可用于外侧，使用负压辅助的脂肪切除术（吸脂）对乳房外侧进行塑形，不需要切除皮肤就可以减少侧胸壁上多余的饱满。如果不用肿胀技术，那最好使用电刀切除乳房实质或使用乳房止血带减少失血。

下蒂 Wise 模式

使用局部麻药后，用乳晕切割器标记乳晕周围切口，牵拉乳晕周围皮肤，然后用 15 号刀片划开。余下的皮肤切口也用刀片划开。一些外科医生术中喜欢划开 IMF 切口，在患者取直立位时钉合裁剪最终切除的皮肤。将终止于皮瓣下方的蒂表面的皮肤去表皮。相较于其他蒂或皮肤切除模式，下蒂 Wise 模式中需要去表皮的区域往往更大，一旦这些区域去表皮后，就把皮瓣掀起。在剥离出蒂之前掀起皮瓣是有帮助的，因为乳腺组织的重量有助于提供对抗皮瓣的张力，从而进行加速剥离。然而，一些外科医生喜欢先做出蒂的轮廓，这样也是合理的。重要的是要记住，乳房缩小成形术中的皮瓣比乳房切除术中的皮瓣厚得多，目标是 1~2cm 厚的皮瓣。皮瓣的剥离需要进行得足够高，以保证皮肤切除后保留的皮瓣能够对位钉合并覆盖余下的乳房实质蒂。重要的是要记住，包含乳头的乳房实质蒂也会被掀起，钉合在胸壁更高的位置，以对抗远期的沉底 - 脱垂，因此皮瓣应剥离得足够高，以允许蒂的缝合。有时皮瓣需要掀起高达锁骨位置，但并不总是如此。下蒂 Wise 模式的优势之一就是允许乳房提升得更高。这种做法似乎有悖常理，但通过去除上方乳房实质形成的腔隙可以让剩余的乳房实质上提并纳入，从而改善下垂和沉底 - 脱垂。另一个有助于提升美学结果的要点是保留内下侧更厚的皮瓣，这样外科医生可以几乎垂直于皮肤、向下直达胸壁进行剥离。保持内下侧皮瓣比其他部分皮瓣更厚，可以防止乳房内侧区域的空虚。

一旦掀起皮瓣后，接下来就切除下蒂周围的乳房实质，向下切开穿过乳房直达胸壁（图 12-5）。按照一般的经验原则，任何蒂的基底宽度都应在 8cm 左右，确保 NAC 和远端乳房实质的充分灌注。当向下剥离至胸壁时，重要的是将胸肌筋膜留在胸壁上，以减少术后疼痛，并在将切除的乳房实质提离乳房时，保持在无血管的层次。这样也可以提高保留第 4 肋间神经深支的可能性，因为它提供 NAC 的感觉神经支配。在乳房外侧进行乳房实质切除时，非常容易找不对层次。当出现这种情况时，需回到乳房实质的锁骨中线水平，找到胸肌筋膜。沿着胸肌筋膜向外直至外侧缘。这个外侧缘可作为外侧乳房实质切除进行的深度标记。

一旦乳房实质切除完成，将剩余的乳腺组织缝合到适当的位置。如前所述，下蒂的优势之一是去除了上方的乳腺组织形成了一个腔隙，为提升 NAC 和消除乳房下垂提供显著增大的空间。一些外科医生用诸如尼龙或聚丙烯等永久性缝线缝合乳房，而另一些外科医生则用诸如 PDS 等可吸收线进行缝合。缝合乳房时，需穿过纤维腺体组织以牢靠地抓取组织，然后穿过胸肌筋膜。一些外科医生会在外侧行连续缝合，有时会用锯齿线，有助于外侧乳腺组织形成更圆润的外观，改善美学效果。缝合过程在很大程度上取决于外科医生的偏好和变化。

图 12-6 显示下蒂 Wise 模式乳房缩小成形术后远期结果。

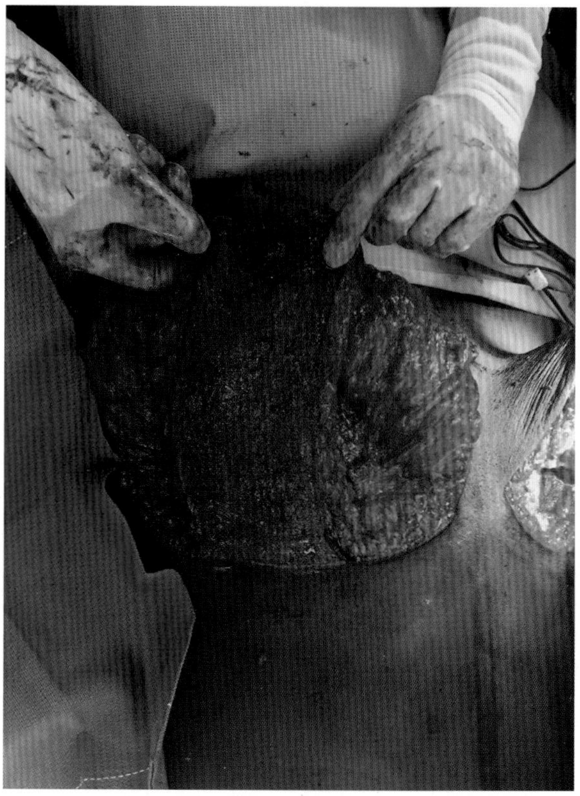

图 12-5　术中照片显示下蒂技术

内上蒂垂直瘢痕

患者完成术前准备、铺巾并应用局部麻药后，内上蒂垂直瘢痕技术与其他乳房缩小成形术相似，首先用乳晕切割器标记 NAC。用刀片划开 NAC、蒂和皮肤切口。随后，将终止于皮瓣下方的内上蒂去表皮。在内上蒂垂直瘢痕技术中去表皮区域往往要小些。

与下蒂 Wise 模式技术相比，内上蒂无须大范围掀起皮瓣。相反，手术直接形成蒂的轮廓，穿过乳房实质向下剥离直达胸壁。在特别下垂的乳房或担心乳头血液供应的情况下，保留 NAC 上方 12 点钟位置的乳房实质，可保留来自第 2 肋间隙的血液供应，它在此处走行在皮肤深处约 1cm。如果从底下切除 12 点钟位置的乳房实质，该血液供应可能会被破坏，使得乳房缩小成形术仅基于内侧蒂供血。一旦形成蒂的轮廓，就向内下侧进行剥离，直至蒂的下缘。在乳房最内下侧部分，乳房实质将被切除，因为它在形成的蒂的下方。在这个区域，需要掀起一个小的皮瓣来去除乳腺组织。通常需要经 IMF 向下剥离至胸壁。然后经 IMF 向外侧剥离（保留下方的皮瓣厚度为 1 ~ 2cm），直至外侧皮肤切口。利用外侧皮肤切口作为边界，再次剥离乳房实质向下直达胸壁，将从乳房内下侧到外侧皮肤切口并向上延伸至新 NAC 旋转位置的所有乳房实质从胸壁上整块去除。通常，新 NAC 旋转进入的部位（雪人的头部）需要额外的乳房实质切除，以形成足够的空间纳入旋转的蒂。使用内上蒂技术，需要将乳房实质旋转 90° ~ 120°，使蒂的尖端指向上方，并使乳头处于良好的位置。蒂旋转后，蒂的下缘成为新的内侧乳房腺体柱。随着蒂的旋转，IMF 的新位置就会清晰可见，它落在乳房内侧。该位置可以转移到外侧乳房实质，如果有必要，可以去除额外的下外侧乳房实质，这样内侧 IMF 的新位置与 IMF 应该落在乳房外侧的位置就会形成一条连续的线。重要的是要记住，在内上蒂垂直瘢痕技术中 IMF 上移了。因此，谨慎设计下方的皮肤切除（雪人的躯干）是很重要的，保证其在原有 IMF 上方几厘米，因为当切口以直线方式缝合后，IMF 会上移，垂直瘢痕也会变长。如果皮肤切除的最下方与原有 IMF 靠得太近，那么

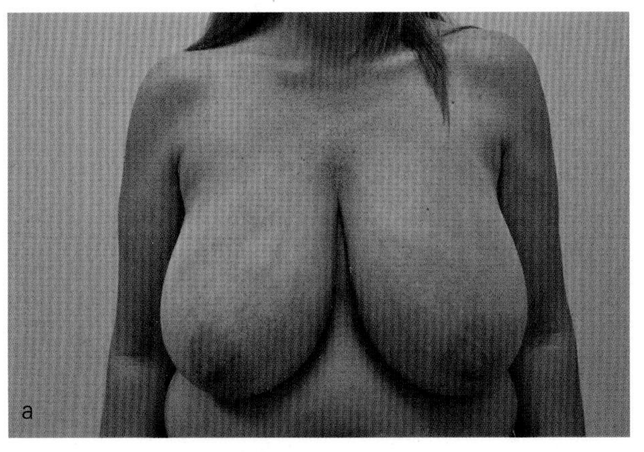

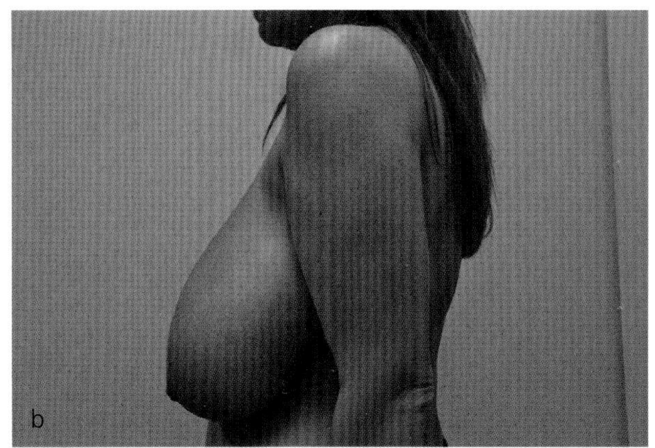

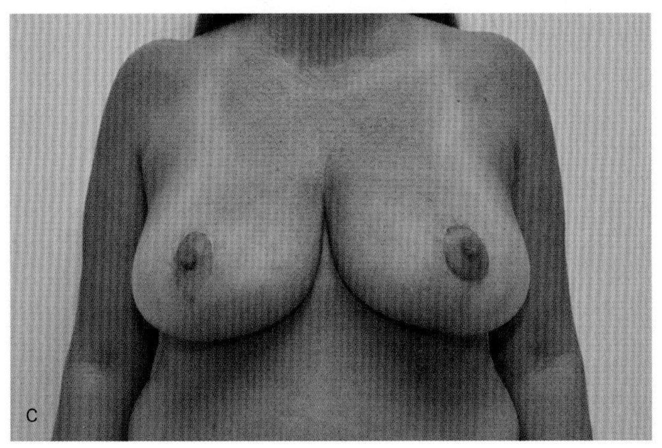

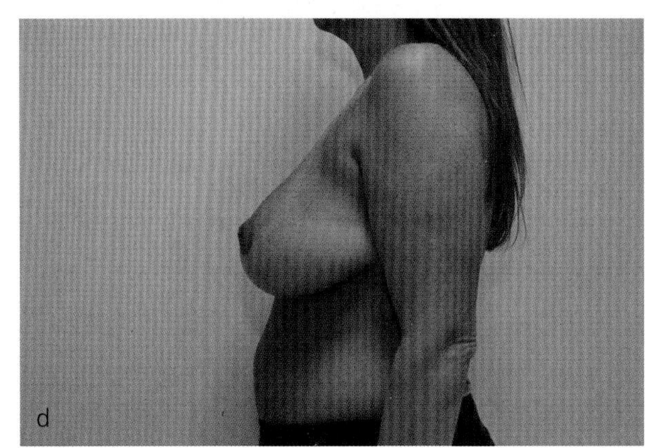

图 12-6　患者下蒂 Wise 模式乳房缩小成形术的术前术后情况。注意瘢痕在乳晕周围延伸，然后垂直向下到乳房下皱襞并沿着下皱襞隐藏（看不见）。a. 术前照片。b. 术后照片

皮肤缝合后，瘢痕很可能会落在上腹部。乳房实质切除后，新的内侧乳房腺体柱（乳房实质蒂的下缘）与外侧乳房腺体柱缝合（皮肤切口外侧缘）。

图 12-7 显示内上蒂垂直切口瘢痕技术的远期结果。

切口关闭

乳房实质恰当定位后，暂时缝合皮肤切口，患者取坐位评估其对称性和整体效果。任何乳房体积不对称的问题都可以根据需要从较大的乳房进行额外的切除来处理。一旦团队对患者在直立状态下的效果感到满意，就可以关闭切口。引流是不必要的，而且会增加患者的不适感。

所有切除的组织都应送去做病理检查。在切除标本中隐匿性乳腺癌（包括浸润性乳腺癌和导管原位癌）的报告率约为 1%。

12.7　术后并发症

多达 1/3 的患者术后会出现并发症，然而，大多数并发症是轻微的，很容易在门诊处理。常见的术后并发症有血肿、血清肿、切口裂开（特别是在 Wise 模式皮肤切除的 T 形交界处）、脂肪坏死、皮瓣或

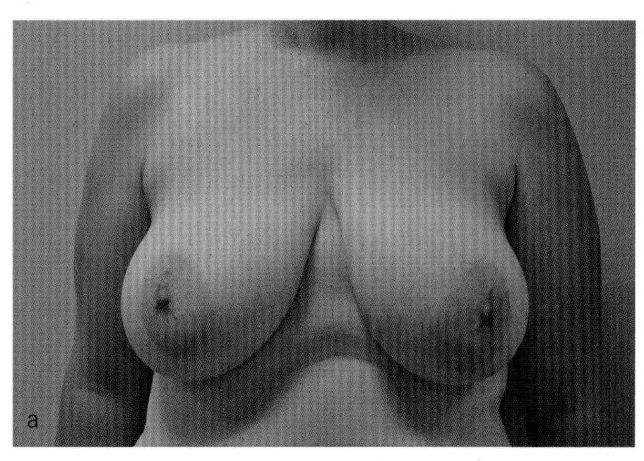

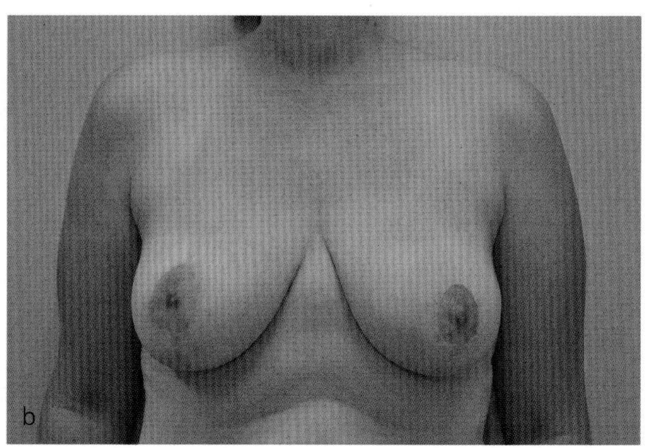

图 12-7 患者行小体积的乳房缩小成形术，这是内上蒂垂直瘢痕技术的理想选择。a. 术前照片。b. 术后照片

NAC 坏死、手术部位感染、乳头感觉减退和无法母乳喂养。

血肿通常需要返回手术室进行冲洗。这可以改善伤口愈合、预防感染。在返回手术室处理时很少发现活动性出血的血管。血清肿可在门诊根据需要进行抽吸处理。积极抽吸有助于预防感染，特别是在伴有明显脂肪坏死或无效腔的乳房部位。

应该告知患者 Wise 模式皮肤切除最常见并发症可能是 T 形交界处切口裂开，这种情况通常在门诊采用保守的伤口护理，如局部使用磺胺嘧啶银或每日进行简单的湿、干敷料更换。该部位会随着时间的推移而愈合。术中形成厚的皮瓣可预防皮瓣和 NAC 坏死。如果担心即将发生坏死，可以局部使用硝基膏，这可能有助于限制坏死的量。但是，这需要快速识别并即刻处理。

手术部位感染在肥胖患者和有严重并发症如糖尿病患者中更常见。大多数感染都可以使用抗生素处理，无须返回手术室。

尽管一些女性报告术后乳头感觉下降，但另一些女性甚至报告乳头感觉增加，这可能是由于作用于肥大乳房的张力和拉伸得到了释放。

关键点

- 乳房缩小成形术总体上是所有整形手术中患者满意率最高的手术之一。结果通常是令人满意的，不仅是患者满意，还有外科医生，她们在术后第一次就诊时就可看到直接的改善。
- 各种技术联合不同的蒂和皮肤切除模式都是可用的且已有广泛描述。外科医生的偏好与患者的一些解剖组成部分，通常决定了所选择的技术。
- 虽然并发症可能较常见，但往往是轻微的，很容易在门诊处理。

第四部分

不良结果的治疗及乳房修复手术

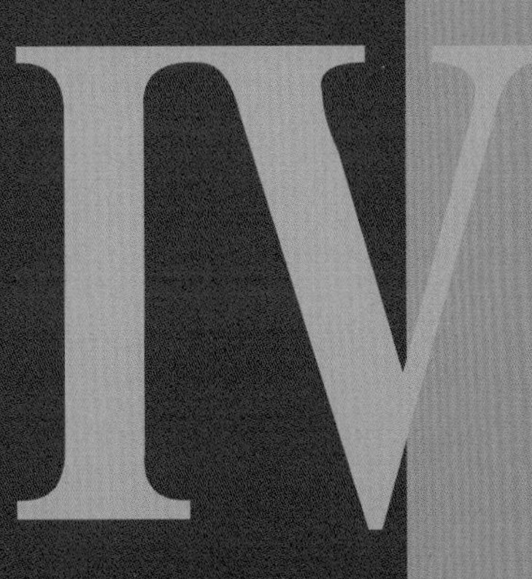

13 乳房美容手术急性并发症的治疗——局部和全身并发症

Christodoulos Kaoutzanis, *Julian Winocour*, *James C. Grotting*, *and Kent K. "Kye" Higdon*

概要

本章全面讨论乳房美容手术后最常见的急性并发症的发生、诊断以及治疗。要讨论的局部并发症有：血肿、血清肿、手术部位感染、伤口延迟愈合、脂肪坏死、乳头乳晕复合体坏死、Mondor 病（胸腹壁静脉血栓性浅静脉炎）。全身并发症有：静脉血栓形成和气胸。

关键词： 乳房美容手术，美容整形手术，隆乳乳房上提固定术，隆乳术，乳房缩小术，美容手术，乳房上提固定术，术后并发症，乳房缩小成形术，手术并发症

13.1 引言

乳房美容手术在过去几十年里取得巨大的发展，目前是北美洲地区最常见的美容手术之一。根据美国美容整形外科协会（ASAPS）统计报告，近几年乳房美容手术的年均手术量显著增加，2018 年的手术量超过 670 000 例。在 5 年内，隆乳手术年均手术量增加 15.2%，乳房上提固定术增加 55.9%，女性乳房缩小成形术增加 27.6%，矫正男性乳房发育症的男性乳房缩小成形术增加 47.9%。

不幸的是，不是所有的乳房手术效果都很好。当出现并发症时，部分可以在门诊处理，但更严重的病例可能需要急诊室就诊、住院甚至再次手术。更为重要的是，不管是轻微还是严重的并发症都可能导致潜在的毁灭性的美容结果，给患者和外科医生造成巨大的经济负担。乳房手术后美容外科医生会面临许多不利的情况，同样地也有很多方法治疗这些问题。因此，本章的焦点是回顾美容手术后遇到的急性并发症并讨论它们的治疗。

13.2 局部手术并发症

13.2.1 血肿

术后出血和血肿是乳房美容手术后最常见的并发症之一。这些手术后导致易于形成血肿的几个危险因素已被确定，包括年龄、医学并发症，如高血压和恶性肿瘤、抗凝药和抗抑郁药物、手术和麻醉技

术，以及术后管理。因此，术后血肿发生率会有所不同。虽然在大多数关于乳房美容手术的研究中，其发生率低于 2%，但也有一些系列报道其发生率高达 8%。

术后血肿通常发生在术后第一个 24h 内。术后几天、几周甚至几个月出现血肿的情况较少见，其发生可能与乳房的轻微损伤或创伤、过度活动或凝血障碍有关。血肿可表现出多种症状和体征，其中一些可能是非特异性的。如果出现单侧疼痛或压痛的加重、水肿、广泛的皮肤淤斑或新出现的体积差异，就应怀疑存在血肿。其他体征包括红斑或发热，特别是当并发感染时，以及在某些情况下还有血流动力学的改变。

小的血肿可以观察，通常不需要干预就会消散。然而，较大的血肿应返回手术室，在无菌条件下进行清除。再手术应取出假体（如果有的话），清除血块，冲洗乳房腔隙，然后仔细止血，尽可能找到任何导致出血的血管，再次冲洗腔隙，更换假体，缝合切口。任何潜在的凝血异常都必须予以处理和矫正。及时发现和处理这些血肿是至关重要的，因为如果不予以治疗，它们可能导致各种不良的长期后遗症 。在迟发出现的血肿液化的病例中，可以由医生或在影像学指导下进行血肿抽吸。大量液体聚集或血块的压迫作用可导致切口裂开，皮瓣受损，甚至乳头乳晕复合体（NAC）坏死。这些并发症会进一步导致底下的假体外露、随后丧失。不良的美学和不对称也可能是个问题。此外，假体周围血肿与亚临床感染和包膜挛缩的风险增加有关（图 13-1）。随着我们对包膜挛缩危险因素及其与假体相关的间变性大细胞淋巴瘤关系认识的不断增加，整形外科医生必须意识到血肿的形成在其中是如何起作用的。也有研究表明，与腺体下位置相比，肌肉下放置假体的隆乳术的血肿发生率高。如果外科医生试图通过选择将假体放置在肌肉下层次来降低包膜挛缩的风险，他们就必须更加谨慎地止血以防止血肿的形成。

在直视下仔细剥离腔隙，特别注意止血，如果需要，还可以使用专门的光源拉钩，这样做通常可以最小化血肿形成的风险。应建议患者在术前至少 1 周内避免服用某些易导致出血的药物和补品，如血小板抑制剂、抗凝药、雄激素、非甾体抗炎药（NSAIDs）和维生素 E。在乳房腔隙中使用引流是有争议的，在文献中没有令人信服的证据支持引流可降低血肿发生率。一些外科医生仍在隆乳后进行乳房加压包扎。然而，在一项 130 名患者的随机研究中，并没有显示出这样做可减少术后淤青或血肿形成的频次。实际上，37.5% 的患者会抱怨使用加压包扎。此外，虽然在乳房缩小成形术和乳房上提固定术后使用外科胸罩或包扎进行支持性的轻柔压迫，但应避免过度压迫，因为它会损害乳房皮瓣和 NAC 的循环。

13.2.2 血清肿

血清肿在初次乳房美容手术后并不常见，但其报道的发生率为 0.2% ~ 5.5%。在假体修复手术后，特别是在包膜切除术或广泛地包膜切开术后，发生棘手的血清肿更为常见。同样，应用脱细胞真皮基质，主要是在修复手术中，可增加血清肿形成的发生率，如果不治疗，可能会导致脱细胞真皮基质不附着。乳房上提固定术和乳房缩小成形术后，乳房假体腔隙或乳房腔内的大量积液可能导致乳房增大和不对称、不适、疼痛或压痛，或切口裂开伴透明 / 黄色液体流出。偶尔，未引流的血清肿可能在没有感染的情况下引起持续性的蜂窝织炎，所以必须进行清除。

当早期发现血清肿时，如果可触及，应考虑经皮抽吸。这可以在超声引导下完成。如果存在假体，在抽吸时必须非常小心，不要刺破假体。一种安全的方法是将患者置于侧卧位，在乳房外侧积液最下垂的部位通过皮肤进行抽吸，同时手动将假体推向内侧以保护假体。如果怀疑感染，应将引流液样本送往微生物实验室进行培养。对于晚期血清肿病例，如果怀疑间变性大细胞淋巴瘤，样本应进行组织学检

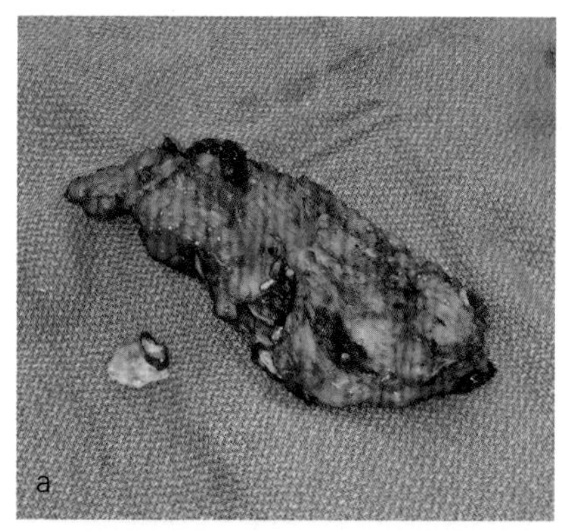

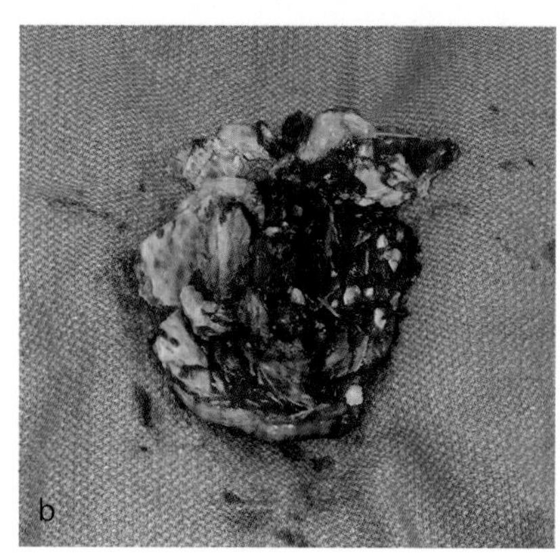

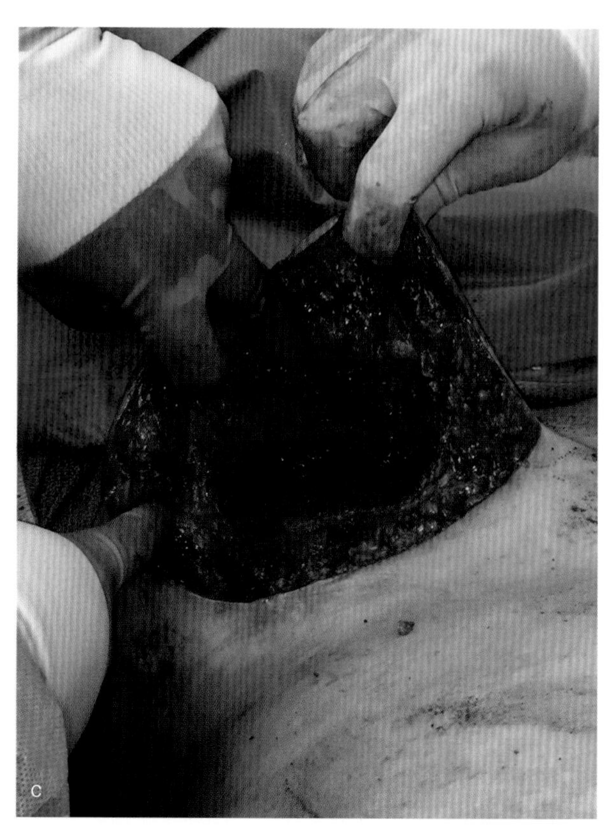

图 13-1 a. 钙化的乳房包膜外侧面。b. 钙化包膜内侧面以及残余血肿。c. 因慢性血肿导致钙化的包膜挛缩的患者，进行包膜全切除术后的乳房腔隙

查。有时，需要放置引流管进行短期持续引流。如果反复抽吸不能有效地解决血清肿，可能需要在手术室无菌条件下进行开放引流。如果手术探查发现血清肿包膜，那么外科医生应该进行完整的包膜切除术，移除假体（可能放置新的假体）并可能需要放置引流管。

需要认识到不同的手术方法可能会导致不同的结果。例如，Hall-Findlay 和 Shestak 认为倒 T 形皮肤切除模式乳房缩小成形术后的血清肿比垂直模式的更难以自行消散，因为乳房下瘢痕会阻碍引流。假体的移动增加也可能导致引流明显增多，原因可能是假体腔隙过大，或者更有可能是患者的活动过多。如果引流在位的情况下出现血清肿，应提醒患者减少活动。重要的是要记住，未引流的血清肿可产生其他不良后果，如假体旋转、错位以及感染。据我们所知，目前的文献没有确定有关单纯血清肿转化为感染性血清肿和可能出现的假体丧失的预后因素。此外，如果复发的血清肿没有进行常规引流，有时会形成质硬的瘢痕组织块。

在文献中没有强有力的证据支持放置引流管以减少初次乳房美容手术后血清肿的发生。在美国，通常的做法是在隆乳或乳房上提固定术后乳房腔隙内不放置引流管。乳房上提固定术和乳房缩小成形术后的引流管放置不太标准化，放置与否取决于外科医生的偏好。其他作者倾向于进行乳房或外侧腋部组织卷大量吸脂后放置引流管，因为该操作可能导致血清肿的形成。在作者的实践中，他们更有可能在假体修复手术后放置引流管，包括对包膜的大量操作，如包膜切除术或广泛的包膜切开术。通常，引流量在 24h 内少于 20mL，持续 2 天，作者可以拔除引流管。引流管拔除的时机至关重要，但如果引流持续存在，就可能会变得很棘手。如果引流管拔除太早，就有再次积液的风险，但如果长期留置在位，就有可

能将感染引入乳房腔隙。

13.2.3　手术部位感染

手术部位感染（SSI）也是乳房美容手术后最常见的并发症之一。已发表的 SSI 发生率在隆乳手术中是最低的，为 0.001% ~7%，而在乳房缩小成形术中最高，为 0.11% ~24.5%。虽然轻微手术部位感染可能比较常见，但在对 CosmetAssure 数据库在不同时间间隔进行分析的两项最大研究中发现，需要急诊就诊、住院或再次手术的严重 SSI 的发生率非常低，低于 1%。Hanemann 等回顾了 2003—2009 年的 51 235 例乳房美容手术，发现严重 SSI 发生率为 0.22%。同样，Gupta 等发现，在超过 73 608 例乳房美容手术中，总体严重感染率为 0.25%。这被细分为隆乳术的感染风险为 0.19%，隆乳乳房上提固定术感染风险为 0.43%，乳房上提固定术感染风险为 0.32%，乳房缩小成形术感染风险为 0.55%。Fisher 等的另一项重要研究分析了美国外科医师学会国家外科质量改善计划（ACS-NSQIP）数据库中乳房缩小成形术后的并发症。本研究共纳入 3538 例患者，术后总体并发症发生率为 5.1%，SSI 发生率为 3.0%（浅表感染 2.7%，深部感染 0.2%，器官间隙感染 0.1%）。正如前述研究所主张的一样，手术技术的影响对感染率可能发挥重要作用，包括仔细止血和剥离，避免使用引流，使用抗生素抗菌冲洗，小心处理假体，以及避免假体暴露于空气和接触患者的皮肤。其他一些因素在影响乳房美容手术后 SSI 的发生中也发挥着作用，其中许多因素具有协同作用，这点并不奇怪。这些因素包括年龄、体重指数的增加、吸烟、糖尿病、类固醇和其他免疫抑制药物的应用、妊娠、剧烈运动、手术时间的延长，以及联合手术如隆乳术联合乳房上提固定术等。

大多数 SSI 出现在术后第一个月内，但在术后 SSI 出现之前通常至少有 5 天至 2 周的延迟。一些感染，特别是与假体有关的感染，可能发生在初次手术后数月甚至数年。在极少数情况下，SSI 出现在手术后 48h 内，几乎都是由梭状芽孢杆菌或化脓性链球菌引起的。如果不及时处理，这些感染可能进展得非常迅速，并可能导致毁灭性的后果。这样的坏死性感染，需要进行连续的、积极的外科清创。术后 48h 内也可观察到伤口感染金黄色葡萄球菌引起的中毒性休克综合征。在这些病例中，检查切口外观时看似良好，诊断需满足以下 6 个标准：发热、皮疹、脱皮、低血压、多系统器官受累、培养结果和血清学检查阴性。

局部体征如肿胀、疼痛、红斑和脓性引流液通常是诊断 SSI 的可靠指标。然而，对于病态肥胖或有深层多层创伤的患者，SSI 的外部体征出现可能会延迟。其他辅助检查，如实验室或影像学检查（如超声）可以帮助诊断。当然，如果可能的话，乳房假体周围的积液应该尽可能地引流及送培养。根据外科手术类型的不同，致病微生物可能不同，但大多是细菌。例如，隆乳后最常见的分离细菌包括金黄色葡萄球菌、表皮葡萄球菌、A 和 B 链球菌、肺炎克雷伯菌、芽孢杆菌和短棒菌苗，而棒状杆菌、痤疮丙酸杆菌、铜绿假单胞菌、大肠埃希菌和肠杆菌科细菌则不常见。已有文献描述过分枝杆菌感染的散发病例，当常见的技术不能分离致病微生物时，应怀疑为该菌引起的进展缓慢的迟发性感染。所有亚急性感染病例都应进行抗酸染色和培养，即使常规培养显示为皮肤菌群。术后第一周无其他感染症状和体征的情况下，在手术切口周围或附近观察到一些红斑性皮肤改变并不罕见。大多数这些改变并不需要任何治疗就能解决，可能与胶布过敏或其他不涉及细菌的局部组织损伤有关。事实上，以前的数据表明，术后立即开始使用抗生素或在手术后长期继续使用抗生素并不能预防或治愈这种炎症或感染。在乳房修复手术中置入脱细胞真皮基质（ADM）的患者应特别注意，因为术后 1 周内出现的乳房红斑也可反映为“红乳房综合征”。这是自限性的，被认为与免疫反应有关。与感染不同，它与显著的白细胞增多或全身感染症状无关，红斑只覆盖在 ADM 对应的皮肤上。

与无假体的感染相比，有假体植入的乳房感染的治疗方式略有不同，因而将单独讨论。在没有假体植入的患者中，怀疑有感染引起的单纯蜂窝织炎可以通过一个疗程的口服抗生素来治疗。如果怀疑有更深层次的感染，通常治疗的第一步且最重要的一步是切开和引流。打开切口，清除感染物，彻底冲洗空腔，并进行适当的换药，以促进伤口二期愈合。浅表脓肿的切开引流很少引起菌血症，因此没必要预防性使用抗生素。切口过小可能无法控制感染。充分开放切口是至关重要的，这不仅是为了控制感染，也是为了诊断和治疗相关问题，如对坏死的皮下组织和筋膜进行清创。然而，在有效的清创和不必要的过度切除之间有一个微妙的平衡。这种平衡在美容手术人群中尤为重要，因为美容结果对手术的成功至关重要。美国传染病协会（IDSA）针对皮肤和软组织感染的治疗发布的最新临床实践指南称：不常规应用辅助性全身抗菌治疗，但结合切开引流的治疗，可能有利于与 SSI 相关的全身反应，诸如红斑、超过创缘 5cm 的硬结。体温＞ 38.5℃，心率＞ 110 次 /min，或白细胞计数＞ 12 000/L。抗生素的选择通常是经验性的，但也可以根据革兰氏染色、伤口内容物培养和手术部位来帮助选择。

当存在假体时，感染往往是迟发的（术后数月，偶尔数年），通常伴有局限性的临床表现。因此需要高度怀疑。治疗仍然具有挑战性，而且由于文献中缺乏高水平的证据，所以治疗仍然没有得到明确的定义。在过去，立即去除感染的假体是标准做法。然而，现在患者和外科医生不愿意接受取出假体及其带来的身体和经济上的负担并不少见，直到他们确信药物治疗的尝试已经失败。因此，整形外科医生已经在探索其他方法来挽救这些假体，如全身抗生素联合保守的伤口引流、抗生素灌洗、包膜切除术及更换假体，以及包膜切除术及更换假体。2004 年，Spear 等提出了不管有无假体暴露，在感染的情况下，挽救乳房假体的治疗指南（图 13-2）。轻度感染的患者可立即开始口服抗生素，而重度感染的患者则应开始使用肠外抗生素，完全有反应的患者无须进一步治疗。然而，对于持续性感染、威胁假体或假体确实暴露，建议手术进行干预。在这些情况下，需要引流积液。然后行包膜部分或全部切除术、清创、腔隙灌洗、改变植入位置、更换假体，以及可能的局部组织和 / 或组织瓣转移覆盖，这都根据外科医生的经验和临床判断来定夺。对感染和暴露的假体的挽救性尝试取决于感染的程度、感染对初始抗生素治疗的反应，以及是否有充分的软组织覆盖。此外，如果必须采取积极的挽救措施，患者和外科医生都应准备好共同经历这一过程。在某些情况下，挽救假体是禁忌的。例如在伤口培养中发现非典型病原体（如非结核分枝杆菌）、真菌感染，尽管有适当的抗生素治疗，但败血症的全身体征仍然持续存在。在这些情况下，假体更换的时机取决于感染的程度和致病微生物。一些专家建议等待 3～6 个月再植入，但是没有很好的证据支持这种方法。

多年来，人们提出了各种围手术期预防措施，以帮助减少 SSI 的发生率。尽管乳房美容手术不需要遵循外科护理改善项目（SCIP）的指南，但根据之前的调查显示，过去几十年里，专业资格认证的整形外科医生预防性使用抗生素的比例稳步增加。2015 年，美国整形外科医师协会挑选专家来评估整形手术中抗生素预防的有效性和安全性的证据，并发表共识建议。随机对照试验的荟萃分析表明，对接受清洁乳房美容手术的患者进行常规抗生素预防可显著降低 SSI 的风险（2.5% 和 11.4%；比值比 0.16；95% 置信区间：0.04～0.61；P=0.01）。对接受乳房缩小成形术和假体隆乳术患者的进一步的亚组分析显示，两组患者均受益于预防性使用抗生素，但从现有数据无法确定最佳抗生素和最佳剂量。大多数整形外科医生通常会在植入假体时对手术腔隙进行冲洗，尽管缺乏高水平的证据表明这种技术确实可以有效预防 SSI。然而，一些回顾性和有限的前瞻性队列研究表明，联合使用抗生素（如，头孢唑林、庆大霉素和杆菌肽）和抗菌剂（聚维酮碘）冲洗假体腔隙后 SSI 发生率较低。最后，已经测试了几种方法，

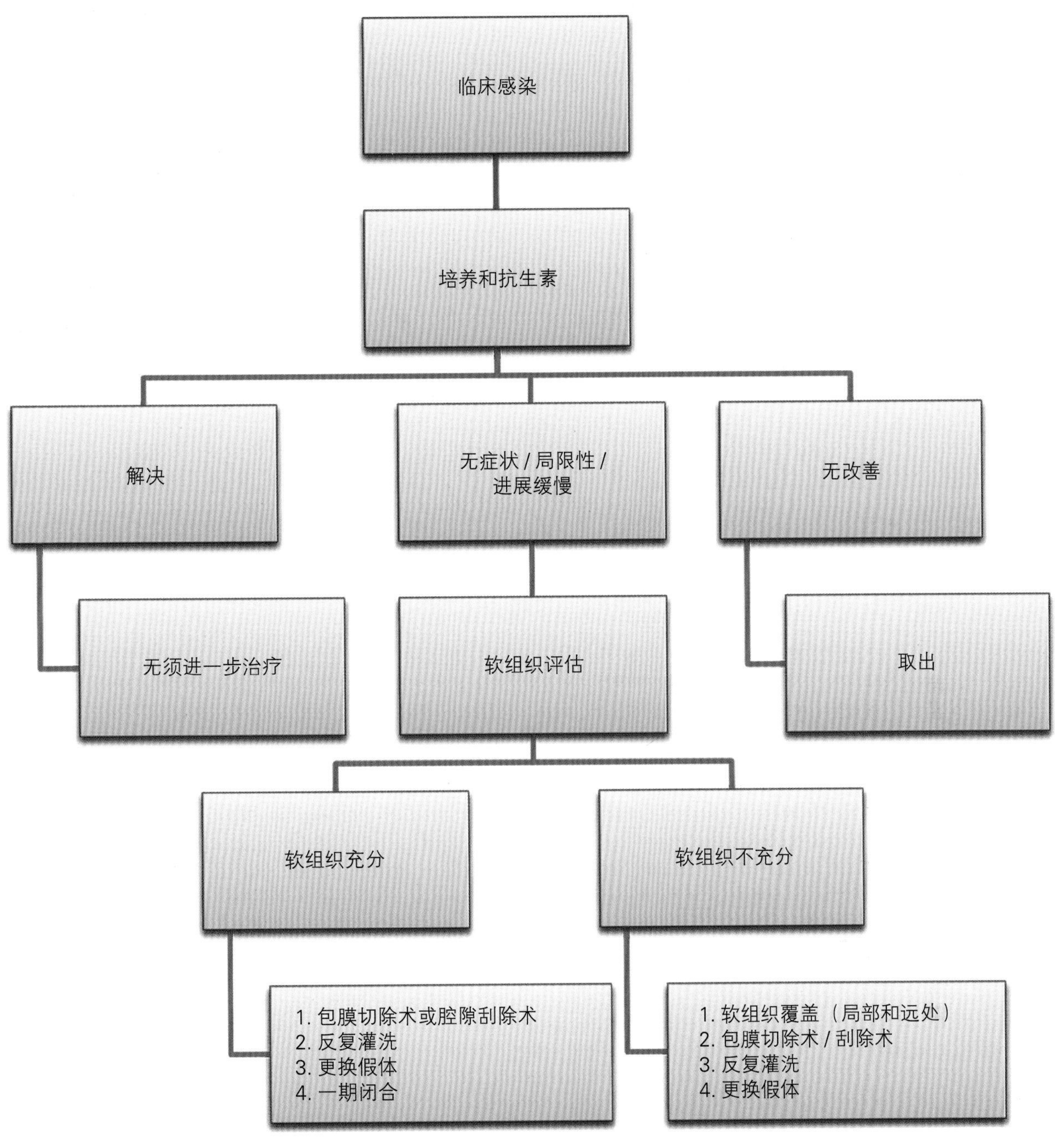

图 13-2　假体周围感染治疗的可能路径

通过去定植效应来预防耐甲氧西林金黄色葡萄球菌（MRSA）感染，包括氯己定沐浴露、聚维酮碘沐浴露、莫匹罗星鼻软膏和口服抗生素。其中，预防性鼻内使用莫匹罗星可显著降低携带者术后金黄色葡萄球菌的感染率，但不能提供长期的 MRSA 感染控制，也不能防止细菌再次定植或随后的感染。因此，虽然目前还不清楚最佳的去定植方法，但那些有 MRSA 定植或已知曾经有 MRSA 感染的患者应该使用。

13.2.4　伤口延迟愈合

伤口延迟愈合，虽然在乳房上提固定术后并不常见，但它是乳房缩小成形术后最常见的并发症，文献报道的发生率为< 1% ~ 65%。报道的发生率范围变化如此之大的一个主要原因可能是不同研究对这种并发症的纳入标准不同。大多数伤口延迟愈合比较轻微，可以在门诊用局部伤口护理的方式处理。然而，一小部分病例有广泛的组织受累，可能需要再次手术清除失活组织，为二期愈合创造更有利的环境。如果出现了难看的瘢痕，可以在以后进行修复。在乳房缩小成形术和乳房上提固定术后，报告的伤口延迟愈合和皮肤坏死的发生率范围变化很大的另一个原因是所使用的技术种类繁多。Wise 皮肤切除模式对皮瓣的损害程度大于垂直或环乳晕切口方式。闭合时皮瓣的张力会导致离血液供应最远的部位缺血，这包括位于乳房中央下方的远端皮瓣和垂直及水平缝线的汇合点处，通常称为倒 T 点。即使是在垂直模式乳房缩小成形术中，NAC 与垂直臂汇合处也经常发生伤口愈合问题。由于存在假体暴露的风险，所以这个问题在隆乳乳房上提固定术患者中更值得关注。在这些患者中，如果真发生的话，需进行彻底的伤口评估以明确假体是否即将暴露，因为这可能导致治疗方法的改变，可能会促使更早地去除假体和计划延期更换假体（如果有的话）。多项研究表明，这些并发症的发生率也受其他因素的影响，如年龄、肥胖、吸烟和切除组织重量的增加。

乳房缩小成形术和乳房切除术后的伤口延迟愈合和皮瓣坏死问题对患者和外科医生来说都是令人烦恼的并发症；因此，尽量减少它们的发生对双方都是最有利的。实现这一目标的方法有保留真皮下血管丛，轻柔地牵拉皮瓣和最大限度减少热损伤。这在乳房修复手术或再次手术中尤为重要。本质上，当乳房上提固定术与隆乳修复术同时进行时，假体对皮瓣压力的增加会导致皮肤坏死和伤口延迟愈合的比率更高。在这些情况下应避免使用皮肤广泛潜行分离的技术，特别是当原来的隆乳术在腺体下层次时。

隆乳术后，伤口愈合的问题很少见。当术后早期发生切口裂开时，通常是由于闭合相关的技术错误或选择了不恰当的重的假体（图 13-3）。在这些情况下，应考虑通过冲洗腔隙的再次手术以挽救假体并重新闭合伤口。在关闭切口时，特别是经乳房下皱襞入路的方法，应该仔细识别乳房的浅筋膜系统并仔细缝合，不仅提供软组织覆盖假体下部，也防止假体的自身重量直接传递到切口。如果术后第一周发生伤口裂开，应怀疑有感染。如前所述，这些情况的治疗仍然具有挑战性，经常需要去除假体。然而，近年来，一些小组提出了一些挽救这些假体的方案。

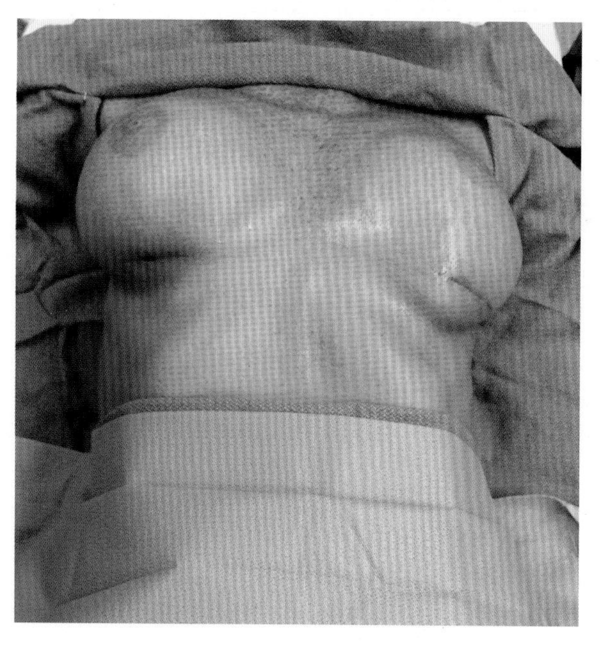

图 13-3　初次隆乳术后右侧乳房切口裂开伴假体暴露

13.2.5　脂肪坏死

脂肪坏死主要见于乳房缩小成形术后，但偶尔也见于乳房上提固定术后。虽然不是很常见，但它会导致患者和外科医生的焦虑。它是由乳房实质脂肪组织的血管损害或缺血性坏死引起的。例如，当在张力状态下，使用粗大的缝线缝挂缝合乳房实质时，可能会破坏脂肪组织的灌注，导致脂肪坏死。同样，在所选组织蒂的远端，流向乳房实质脂肪部分的血液可能不那么充分，也会导致坏死。

在绝大多数患者中，脂肪坏死表现为乳房肿块。体格检查可发现散在坚硬的可移动的乳房肿块。偶尔，在无其他感染体征时，术后早期切口流出黄色渗液。通常不存在相关的皮肤改变。检查方法类似于其他良性甚至恶性乳房病变。因此，医生应该认真对待这些发现。影像学检查，如乳房 X 线检查和超声检查，可用于评估病变并为后期随访建立基线。如果影像学上发现任何令人担忧的特征，则必须切除病变。如果患者对病变感到麻烦，也可以进行切除。切除可以通过原有的瘢痕来完成。否则，这种肿块可以观察到至少 1 年，因为随着时间的推移和按摩，相当数量的这些病变会变得更软，甚至消失。

13.2.6　NAC 坏死

NAC 的部分或全部坏死是乳房缩小成形术和乳房上提固定术后最可怕的并发症之一，尤其是修复手术后的病例。这不仅让患者感到失望，也让外科医生感到沮丧。其发生率为 0 ~ 10%。NAC 缺血的范围包括自发性的、完全可逆的乳头淤血到乳头完全丧失伴邻近的下方乳腺组织广泛坏死。NAC 的血管损害可由动脉供血不足引起，但更常见的原因是静脉淤血。因此，理解乳房血管的解剖结构不仅对保留动脉血流入至关重要，而且对为 NAC 维持足够的静脉回流系统也至关重要。先前的研究表明，NAC 最可靠的血液供应来自乳房内下方的胸廓内肋间前系统，较少来自乳房外上方的胸外侧动脉及其他小分支。如乳房静脉造影所示，最可靠的静脉回流位于乳房的内上蒂、内侧蒂和下蒂。

NAC 的动脉损害表现为毛细血管再充盈延迟、颜色变暗、乳头颜色苍白，触摸起来较冷（图 13-4)。另一方面，静脉淤血的体征有毛细血管再充盈过快，针刺快速出血且色深，以及乳头青紫水肿。引起静脉淤血的原因有未保留充分的静脉回流、血管蒂过长、血管蒂扭曲或受压、皮肤缝合过紧和血肿。此外，其他被证明会增加 NAC 缺血的风险因素有肥胖、吸烟、糖尿病、切除大量组织和 NAC 转位距离长（超过 15cm)。既往做过隆乳并希望进行二次乳房上提固定术的患者发生缺血性并发症的风险也会增加。乳房假体会导致组织拉伸并变薄，主要影响乳房的下极，在进行二次乳房上提固定术选择蒂的时候必须考虑到这一点。例如，选择下蒂会因为下极软组织变薄而更容易发生血管损害。对于这种患者群体，明智的做法是选择侵袭性最小的乳房上提固定术以达到期望的效果。同样重要的是要避免植入过大的假体，因为过大的假体会对组织产生过度的压力而引起缺血性改变。

细致的术前计划对于接受乳房缩小修复术或乳房上提固定修复术的患者也是至关重要的。应获取既

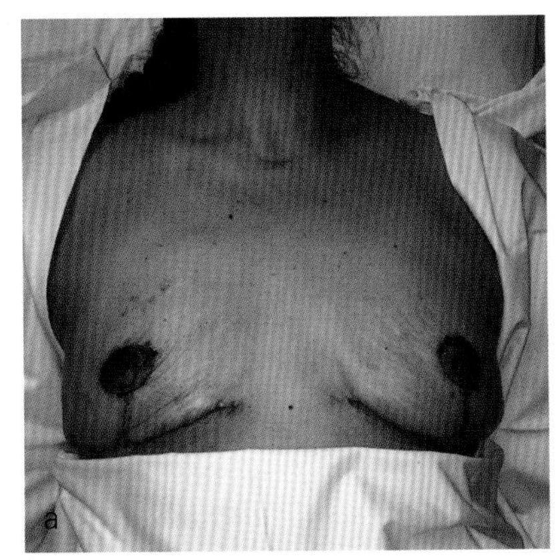
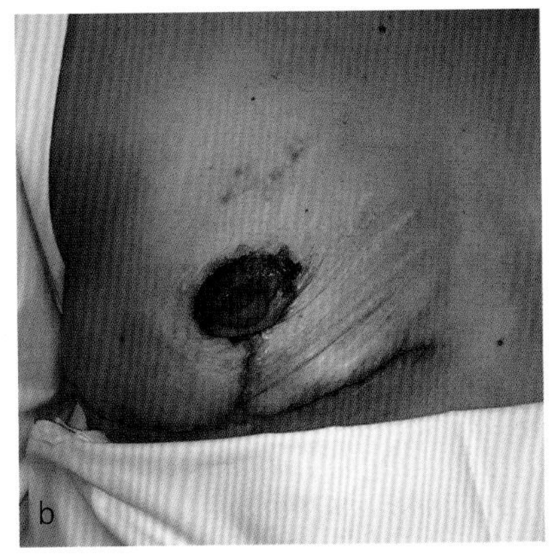
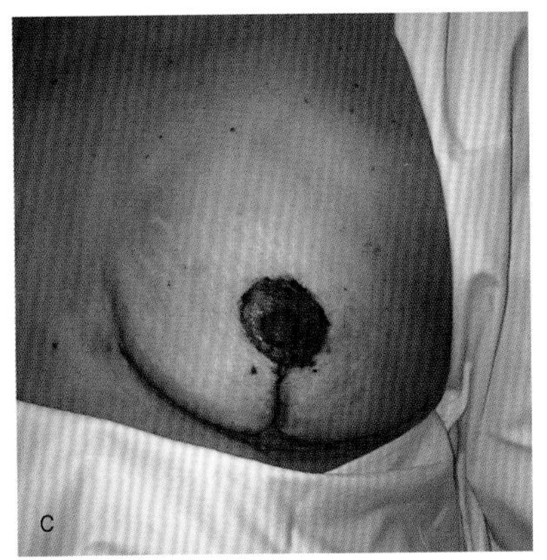

图 13-4　a. 胰岛素依赖型糖尿病患者进行乳房上提固定术后双侧乳头乳晕复合体部分坏死。b. 右侧乳头乳晕复合体近观。c. 左侧乳头乳晕复合体近观

往的患者治疗记录，包括既往的外科医生的手术记录，以确定采用哪种技术和蒂。特别要注意之前的皮肤切口对乳头和皮瓣血液供应的影响。修复手术中最安全的方法是再次使用既往手术使用过的蒂。然而，外科医生通常无法获得既往的手术记录，也没有关于既往使用过的蒂的信息。在这些病例中，安全的选择包括使用双蒂技术和通过单纯吸脂及单纯切除皮肤的乳房上提固定术来进行乳房缩小。应避免使用广泛潜行分离皮瓣的技术，特别是在血液供应的完整性不清楚的情况下。

术中要反复评估乳头和乳晕的活力。一般来说，这是根据临床经验决定的，但如果不确定的话，可以使用其他技术，如静脉注射荧光素和吲哚菁绿荧光显像技术。后者的优点是在同一手术中可重复使用，可同时评估动脉微循环和静脉回流。如果 NAC 明显失活，建议从带蒂皮瓣切下来转变为全厚移植物。从根本上说，乳头游离移植应该固定于血液供应良好的健康真皮床，而不是直接固定于乳腺组织或脂肪。尽管乳头游离移植有较高的乳头凸度丧失和色素脱失的发生率，但这些结果也比乳头明显坏死更好。如果乳头活力有问题，无论是在术中或术后即刻，都可以尝试一些简单的操作来改善灌注。拆除乳晕周围真皮和皮下缝线可在几分钟内显著改善静脉回流。在该部位应用血管舒张软膏也有帮助。根据我们的经验，Venelex 软膏（秘鲁香脂和蓖麻油；Stratus Pharmaceuticals，佛罗里达州，迈阿密），每天用 5～6 次，效果满意。提倡用如黑马（黑马单剂量包装，辉瑞，纽约州，纽约市）的类固醇也可减少局部组织水肿和促进静脉回流。其他不常用的方法有水蛭和高压氧治疗。乳头和乳晕缺血是患者和外科医生非常焦虑的根源，一开始很难判断最终有多少组织会存活。因此，双方都需要有耐心，在组织出现明显分界前应避免进行治疗。

根据坏死部位的大小，可以让失活组织脱落或对其清除。然后对残留的缺损通过局部伤口护理的处理方式以促进二期愈合。

可以考虑 NAC 重建，但建议将其推迟 3～6 个月，以便炎症的消退和局部循环的改善，以及瘢痕组织的成熟和软化。有几种重建方案可供选择，通常是根据缺损的性质和外科医生的偏好进行选择的。对于乳头或乳晕的部分丧失，对侧 NAC 是实现自然外观效果的一个理想供区。全厚皮片可用于乳晕重建，如果对侧有足够的组织用于共享，复合乳头移植物可用于乳头重建。如果损伤范围更广，可掀起局部皮瓣通过旋转或折叠的方式形成理想大小和外形的乳头。用于乳晕重建的全厚皮片也可以从身体其他部位获得，如大腿内上方和小阴唇。随着时间的推移，移植乳晕通常会出现色素脱失，在乳头周围留下环形的瘢痕。皮内文身是一种恢复色素沉着的简单方法。最近，三维文身开始流行起来。先前的作者也提倡对双侧完好的 NAC 进行文身以提供双侧 NAC 的最佳颜色匹配。

13.2.7 Mondor 病

Mondor 病或胸腹壁静脉系统血栓性静脉炎，是隆乳术后出现的罕见情况。也有报道在乳房缩小成形术后出现这种情况。与美容手术相关的文献很少，但它可能比通常认为得更普遍。迄今为止，报告的最大系列中有 13 例 Mondor 病，在 2052 个乳房（0.63%）中涉及 11 例患者，在 1026 例隆乳术中的发生率为 1.07%。它更常发生于乳房下皱襞横切口，这会导致垂直方向的浅静脉离断。由于这些浅静脉内存在瓣膜逆行血流被阻断，导致静脉淤滞，继而形成血栓。医生应熟悉与此诊断相关的其他几种病因，包括乳腺癌、高凝血障碍、结缔组织疾病、广泛的体力活动，以及紧身衣和紧身胸罩造成的外部压迫。

该疾病表现为胸腹壁上坚硬疼痛的条索，当双上臂外展时可以看到。通常，它出现在手术后的前 6 周内，但也可能发生在几个月后。血栓形成后，通常在短时间内就会消散，几周后静脉最终会再通。治疗包括安慰和支持性的热敷治疗及应用非甾体抗炎药。在伴随血栓前状态危险因素的背景下，虽然一些作者提出了使用抗凝治疗，但目前还没有强有力的证据支持它的使用。

13.3 全身并发症

13.3.1 静脉血栓栓塞

静脉血栓栓塞定义为深静脉血栓形成（DVT）或肺栓塞（PE），是美容手术患者中一个重要的患者安全问题，不可否认这是美容手术中最可怕的并发症之一。在一小部分患者中，PE 可迅速致命或导致衰弱性慢性心功能障碍。DVT 也可损伤静脉壁和静脉瓣膜，易诱发患者形成慢性静脉反流和血栓后综合征。尽管据报道在乳房美容手术中静脉血栓栓塞的发生率低于 1%，但这一发生率被低估了。

正如包括联合委员会和美国胸科医师学会在内的许多人以前所提倡的，预防静脉血栓栓塞是尽量减少其相关发病率和死亡率的最有效的策略。使用患者的个人特征（如年龄、体重指数、高凝状态）来概念化和量化她的静脉血栓栓塞风险的个体化风险分级已被提出。因此，已经开发出来一些个体化的风险分级工具，但 2005 年的 Caprini 评分是目前在各种手术人群中应用最广泛、验证最充分的。它包含 40 个危险因素，其中一些因素可能需要在择期手术前修正，如肥胖、使用雌激素避孕，以及 1 个月内的大手术史。值得注意的是，将 2005 年 Caprini 评分与改良的 2010 年 Caprini 评分进行比较后，发现前者对成人整形手术患者提供了更优越的风险分级。虽然 2005 年的 Caprini 评分还没有在门诊手术人群中得到验证，但是理论上预测两组人群之间的风险没有理由存在差异。这对于乳房美容手术很重要，因为它们通常是在门诊手术中心或门诊手术间进行的。当然，这一患者群体中有一些高危患者将受益于个体化风险分级，从而更好地概念化她们的静脉血栓栓塞风险，并使外科医生能够提出风险修正和风险降低的策略。许多其他因素可能影响静脉血栓栓塞的风险。例如，Kim 等从 ACS-NSQIP 数据库中检查了超过 140 万例病例，显示了手术时间的增加与静脉血栓栓塞风险之间的明确关系。同样，其他研究表明，全身麻醉以及特别是瘫痪患者，可能通过消除小腿肌肉泵的积极作用而使患者容易发生下肢静脉淤滞。

现有的整形外科文献建议，根据 2005 年 Caprini 评分分级对高危患者使用机械设备和药物预防。一项比较连续加压设备（SCDs）和弹性压力袜的荟萃分析显示，连续加压设备在降低静脉血栓栓塞风险方面具有优越性。SCDs 通过重建小腿肌肉泵和刺激人体内源性纤溶系统，影响 Virchow 三联征的两个要素（淤滞和高凝状态），弹性压力袜与之相反，它是通过从浅层系统到深层系统分流血液，只能影响 Virchow 三联征的一个要素（高凝状态），这进一步支持了连续加压设备的优越性。正是由于这些原因，美国整形外科医师协会最新的指南支持所有患者使用 SCDs。同样的指南不支持在全体整形手术人群中使用药物预防。相反，使用 2005 年 Caprini 评分对围手术期静脉血栓栓塞进行风险分级，推荐采用药物预防。具体来说，对于 Caprini 评分＞ 8 分的患者应考虑应用药物预防。此外，美国整形外科医师协会的建议指出，对于 2005 年 Caprini 评分为 7 分及以上的患者，应强烈考虑应用药物预防。基于这些数据，我们认为对 2005 年 Caprini 评分为 7 分及以上的患者应该提供药物预防。不幸的是，关于药物预防的最佳持续时间，尤其是门诊手术，并没有强有力的数据。在某些情况下，例如应用 2005 年 Caprini 评分没有明确特征的诊断为高凝状态的患者，术前血液科会诊可能对辅助高凝状态的检查以及围手术期静脉血栓栓塞风险的修正和药物预防极有价值。虽然整形外科医生担心出血这种明显的风险，但一些研究表明，使用药物预防后，因血肿再手术的增加率低于1%，只有少数研究表明有统计学上的显著差异。

DVT的诊断是一个持续存在的临床挑战。对疑似DVT的患者进行准确、及时的诊断至关重要，因为如果不及时治疗，血栓可能会脱落并进入肺循环，导致损害性的PE，但是在没有血栓形成的情况下进行抗凝治疗在医疗上是不合适的。事实上，既往研究表明，超过40%的DVT患者在影像学上有无症状的DVT，而大多数致命性PE患者在尸检时也可检测到DVT，且大多在死亡前无症状。DVT的典型表现是腿痛和水肿，足背屈（Homans征）时疼痛会加重。血栓形成部位的皮肤偶尔会出现发热和红斑。PE的表现从非特异性疲劳到逐渐进行性呼吸困难，再到突然发作的胸膜炎性胸痛、咳嗽、咳血、缺氧，甚至心肺衰竭。不幸的是，大多数肺栓塞患者没有典型的表现，而只有烦躁不安的症状，这使得诊断更具挑战性。这就是为什么需要高度怀疑的原因，特别是当患者有诱发这种疾病的危险因素时。常规的实验室检查在诊断上不是很有用，但可以提供关于潜在病因的线索，如果发现血栓，也可能影响治疗决定。D-二聚体在术后急性DVT患者中始终具有较高的敏感性，但特异性较差。虽然它是排除DVT的辅助检查，特别是对那些怀疑低至中度血栓形成的患者，但它在许多其他疾病中都可以升高，这使它成为一种非特异性检查。多普勒加压超声成像具有较高的灵敏度和特异性，是目前诊断DVT的影像学选择。除非超声检查后不能确定髂静脉或下腔静脉是否有血栓形成，否则很少使用增强计算机断层扫描（CT）静脉造影和磁共振（MR）静脉造影。这些诊断性测试未经充分验证，有辐射和造影剂暴露的相关并发症，并且更昂贵。对于PE的诊断研究是选择CT肺血管造影。肺通气灌注（V/Q）扫描适用于不能使用或禁止使用CT的患者（如有中度或重度造影剂过敏史、造影剂肾病高风险、平躺困难）。其他不太常用的影像学还包括MR肺血管造影和基于导管的肺血管造影。

静脉血栓栓塞的治疗应个体化，并要考虑多种因素。主要目的是防止血栓的蔓延和复发，降低发病率并尽量减少并发症的风险。几十年来，主要的治疗手段一直是抗凝治疗。然而，特别是在手术患者中，抗凝出血的风险应该小心地与血栓复发的风险进行平衡。在某些情况下，也可以考虑放置下腔静脉过滤器、药物溶栓、导管辅助或手术血栓栓塞切除术。

13.3.2 气胸

气胸是乳房美容手术后罕见的并发症，其发生率不到1%，但它似乎比通常认为的乳房增大成形术后气胸更常见。在大多数病例中，很难明确确切的病因，但已经提出各种机制。可能与外科医生或麻醉医生的医源性损伤有关，甚至可能与已有的肺部病理有关。例如，局部浸润麻醉时针头意外穿入胸膜，电刀剥离时造成胸膜的直接损伤或热损伤，或是已有的肺大疱破裂，假体植入时手术腔隙内空气压力升高，高压通气或是插管操作，手术过程中更换氧气罐时产生的急促气流，以及麻醉机出口阀堵塞。

气胸可在手术后即刻、数小时甚至数天后出现。表现可从完全无症状到心肺衰竭。常见的症状有胸膜炎性胸痛（可能放射到同侧肩部和背部）、呼吸急促、出汗和焦虑。有报道称，隆乳术后出现的双侧张力性气胸是一种医疗紧急事故。患者会出现严重的呼吸困难、发绀、呼吸急促、心动过速和缺氧。由于腔静脉和右心房受压而导致静脉回流受损，气胸可导致心排出量减少，这可能会危及生命。体格检查可发现肺扩张不对称和患侧呼吸音遥远或消失。

如果在腔隙剥离过程中损伤了肋间筋膜和胸膜，并且术中发现了小的缺损，应立即与麻醉医生沟通并处理。如果可能的话，应使用荷包缝合或间断缝合关闭缺损并放置导管。在正压通气深吸气时，或在静脉镇静和局麻的情况下进行Valsalva动作时，拔除导管。如果壁层胸膜和肋间筋膜不能对合，可采用其他方法关闭缺损。这些技术也可以与如上所述的导管放置和移除结合使用。这些其他技术包括使用来自另外一部分后包膜的乳房假体包膜作为补片、去表皮的皮片或生物基质补片，并用纤维蛋白胶或类似材料覆盖以形成密封。术后必须进行胸片检查，以确保无残余气胸。如果患者出院回家，则要指导家属或护理人员观察气胸的症状和体征，并为呼救或返回急诊科设置较低的门槛。

术后，当怀疑有气胸时，胸片不仅可以确诊，还可以作为基线研究，确定气胸的程度和潜在原因并协助制订治疗计划。有时，需要 CT 扫描来诊断隐匿性气胸。张力性气胸主要是基于患者表现的临床诊断，获得影像学检查可能延误治疗，导致损害性的结果。在这种情况下，应进行针刺减压，然后进行胸腔穿刺并放置引流管。一般来说，决定观察还是立即干预治疗（如抽吸、放置小口径导管或胸腔引流管）应根据风险分级进行指导，风险分级考虑了患者的临床表现和自发性消退与复发的可能性。

13.4　结论

乳房美容手术可以取得良好的效果，患者满意率高。然而，与任何其他手术一样，即使在最合适的人选中也可能遇到急性并发症。这些并发症会对患者及其家属和外科医生产生持久的情感上和身体上的不良后果。作为医生，我们永远不应该忘记希波克拉底誓言里照顾患者的巨大责任感，并且纠正可能的医疗错误是我们职责的一部分。尽管害怕被诉讼、羞耻、被谴责和担心声誉是几个阻止外科医生与患者更坦诚相待的障碍，但是有证据支持，患者在经历并发症后提起诉讼时，会将沟通不到位和缺乏透明度作为主要原因。

实施这些手术的整形外科医生应该熟悉这些并发症的发生率和危险因素，为患者提供更好的术前教育，并为患者设定更现实的预期。用循证的安全建议对围手术期患者进行优化，对尽量减少这些急性并发症也至关重要。如不幸发生这些并发症，整形外科医生应该能够有信心地诊断和治疗并发症，但最重要的是，要准备好支持患者经历这一过程。

关键点

- 中度至严重的血肿应立刻引流，以避免不良的长期后遗症，包括影响美学效果、包膜挛缩、皮瓣及乳头乳晕复合体（NAC）受损、感染及伤口延迟愈合。
- 明智地使用引流可以帮助减少血清肿的发生率，特别是在涉及广泛的包膜修复或使用脱细胞真皮基质的病例中。血清肿不予以治疗可能导致不良的长期后遗症。
- 现有数据表明，围手术期使用抗生素可以降低假体相关感染的风险。术中抗生素盐水冲洗腔隙也可能有助于降低感染率。关于术后抗生素的应用数据不明确，也没有关于其应用的标准建议。
- NAC 坏死是一种毁灭性的并发症。细致的手术技术和术前谨慎的手术计划，以及考虑 NAC 血液供应的解剖和既往手术史，可以降低其发生率。患者因素如吸烟、肥胖和糖尿病也会增加这种风险。
- 应用连续加压设备以降低深静脉血栓形成的风险，并应用 Caprini 评分来识别会受益于药物预防的高危患者。

14　乳房美容手术急性并发症的治疗——错位和波纹

Alexandra Bucknor, Munique Maia, Sumner A. Slavin, Bernard T. Lee, and Samuel J. Lin

概要

假体移位、乳房下皱襞不对称或畸形、假体波纹仍然是隆乳手术后患者不满意的重要驱动因素。了解如何处理患者和手术治疗是至关重要的。通过充分的术前计划以及对患者期望的悉心管理，处理这些并发症会得到满意的效果。在本章中，我们详细介绍了其潜在的病因，并描述了各种手术方法来治疗这些并发症。

关键词：假体移位，并乳，波纹，患者期望，隆乳，乳房下皱襞

14.1　引言

14.1.1　定义

假体和乳房下皱襞错位

假体移位，即乳房假体放置的位置不正确，是隆乳术后第二大常见并发症，仅次于乳房包膜挛缩（在第 13 章和第 15 章中讨论）。

假体移位的表现方式可能不同，在某些病例中，移位的发生可能不止一个方向。内侧错位可能导致乳房在中线交汇，称为并乳（symmastia）。symmastia 一词是由 Spence 等在 1984 年创造的，将希腊文 syn（一起）和 mastos（乳房）结合，用来描述乳房的“胸骨前融合”。在植入大体积假体、过度向内侧剥离腔隙和使用腺体下层次时更容易发生并乳（图 14-1）。向上错位会导致“高位”假体，或“史努比鼻”畸形（图 14-2）。史努比鼻畸形，又称 A 型双泡或瀑布样畸形，当假体放置的位置相对于乳腺组织更靠头侧时，就会发生这种畸形。向下错位也可能导致“双泡”结果，乳腺组织位置看起来在假体的上方（图 14-3）。也可观察到外侧错位（乳房间距过宽），可造成乳房之间的分离过宽。

乳房下皱襞（IMF）错位表现为与对侧乳房不对称或假体移动到计划腔隙的下方。在本章末尾的病例系列的病例 1 中进行说明。

假体波纹

假体波纹发生时，乳房失去正常光滑的弧度，取而代之的是假体的皱褶或脊传递到皮肤。这在本章

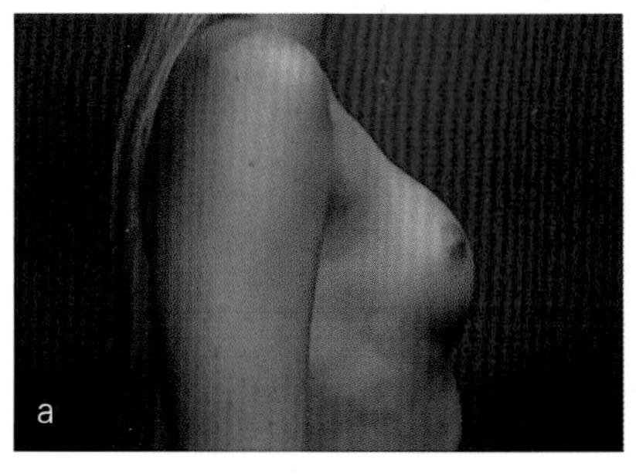

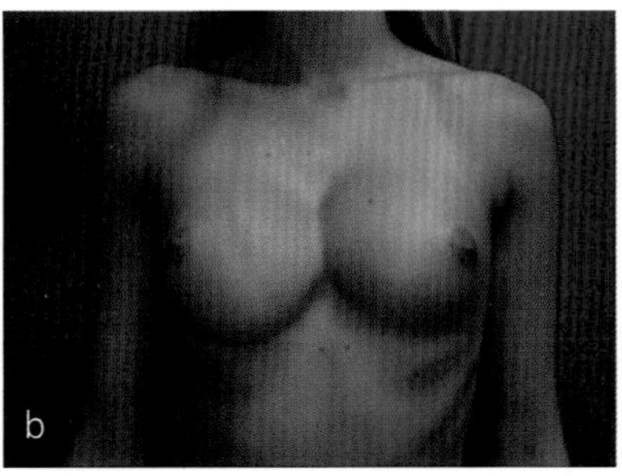

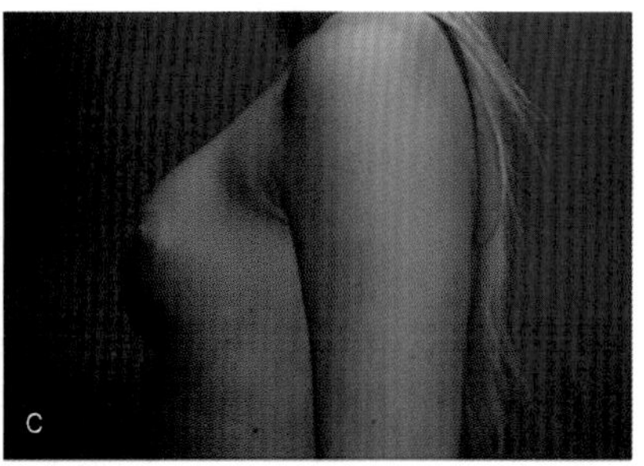

图 14-1 a ~ c. 21 岁女性患者，曾行经腋窝盐水假体隆乳术。图示假体内侧错位，也称为并乳。同样也可以观察到 NAC 的位置靠外

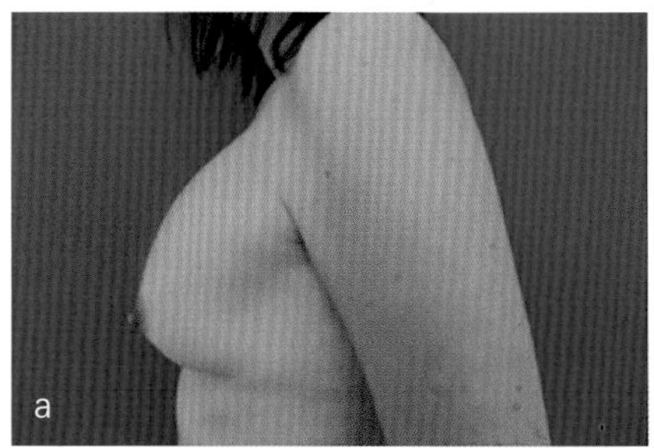

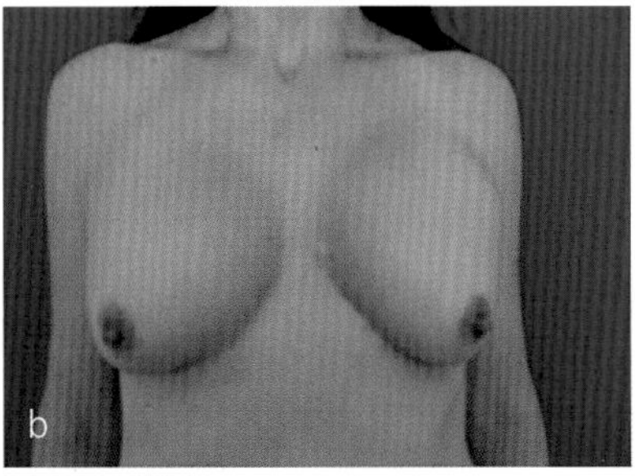

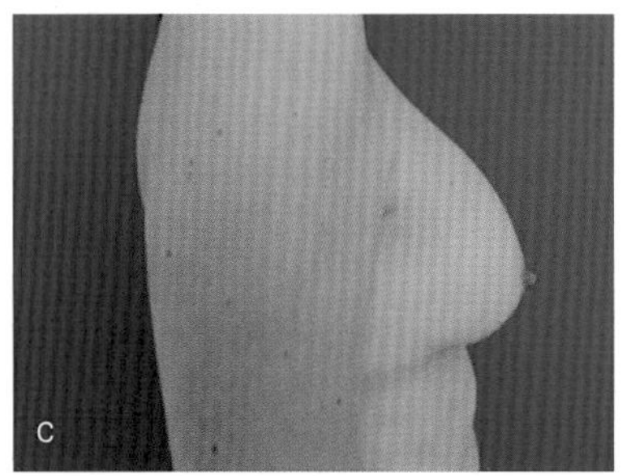

图 14-2 a ~ c. 48 岁女性行经腋窝盐水假体隆乳术后 15 年表现出双侧包膜挛缩。包膜挛缩导致乳房假体向上错位，导致史努比鼻畸形。此外，还可以看到乳头到乳房下皱襞之间距离缩短

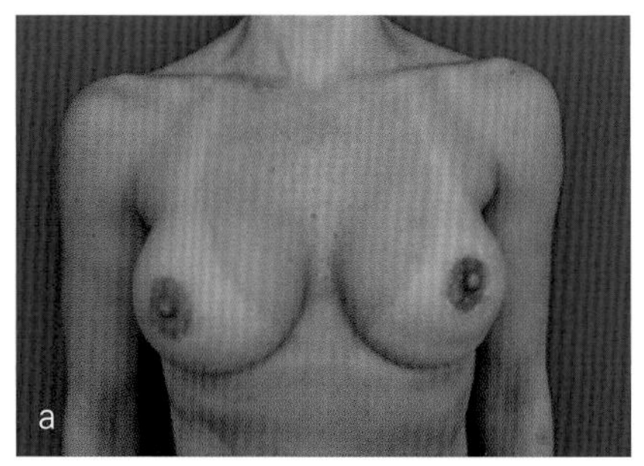

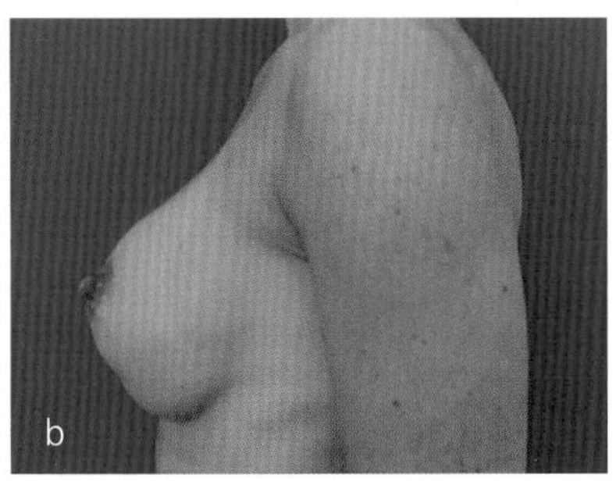

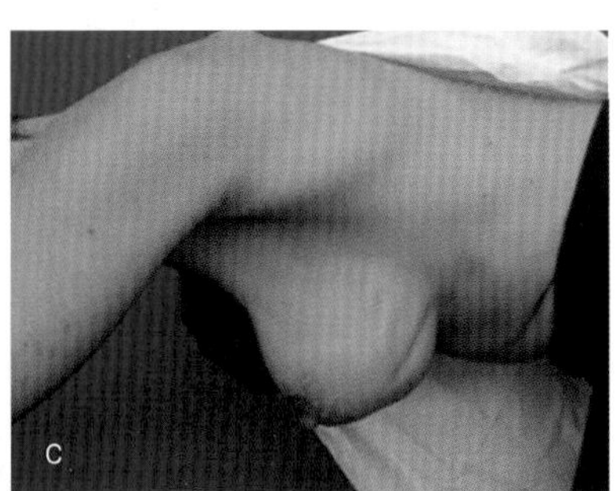

图 14-3 a ~ c. 35 岁女性患者，主诉左侧乳房下极疼痛。她 10 年前行双侧盐水假体隆乳术（右侧 350mL，左侧 290mL）。患者站立位的前面观和侧面观突显了左侧乳房假体向下错位

末尾的病例系列的病例 2 中进行说明。

14.1.2 并发症的重要性

如果出现上述部分的任何并发症，考虑到她们可能经历前次手术充满情绪的本能，患者可能会带着很高的期望寻求修复手术。此外，以前的研究表明，隆乳术是最常见的与美容事故索赔相关的手术之一。即使对最有经验的外科医生来说，乳房修复手术也具有挑战性且充满复杂性。在本章中，我们将概述假体移位的病理生理学和病因学，包括并乳、假体偏外、乳房下皱襞错位和波纹，并讨论治疗这些并发症的手术方法。

14.1.3 假体移位的病因

假体移位可能是多因素的。然而，正如 Brown 等所描述的，通常可将其归结为 5 个因素中的 1 个或多个：患者因素、手术选择、假体选择、手术技术和术后管理。理解这些因素对于决定所采用的治疗策略至关重要。

患者因素

假体表面的皮肤罩和软组织薄弱是发生假体移位最常见的原因之一。这可能与原有的组织质量或术后组织萎缩有关。组织质量差以及随着时间推移组织拉伸会导致假体移位，特别是向外侧和下方错位。身材娇小、乳房小的女性就属于这一类。建议测量乳房上极软组织覆盖的夹捏厚度，厚度至少有 2cm，放置在腺体下才安全。否则，假体可能需要放置于更深的层次或双平面，以避免假体波纹或可触及。

乳房的史努比鼻畸形可能发生于已有乳房下垂的女性。可以见到相对于假体下垂的乳腺组织和假体引起的乳房上方凸起。乳头乳晕复合体（NAC）的下垂会进一步恶化这种令人不满的外观。此外，胸壁不对称和异常胸壁轮廓，如存在漏斗胸，可能会引起假体移位。体格健壮的个体在胸大肌剧烈收缩时，可能导致假体向外上方错位。这些因素在修复手术中必须加以观察或规避。

管状乳房畸形的患者形成双泡畸形及高位假体的风险较高。

手术选择和手术技术

手术选择和手术技术对假体移位的影响主要有假体放置的层次和用于隆乳的切口入路。例如，腺体下放置假体，假体可能更容易向内侧移位，因为该区域缺乏胸肌的支持。相反，胸肌下放置假体，由于上覆的肌肉强烈收缩，可能导致假体向外侧错位。如果胸大肌从胸壁上的分离过于激进，胸肌下层次也会发生并乳。如前所述，假体移位可能是由于技术错误引起的。因此，精确的腔隙剥离对于避免这些并发症是很重要的。

乳房下切口更有可能破坏原有的 IMF，导致向下错位。过度剥离 IMF 可能会导致假体相对于乳房丘向尾侧移位，产生另外一个与原有 IMF 平行并在其下方的 IMF 和乳房丘。如前所述，这被称为双泡畸形。在清除血肿的情况下，应该不会发生过度剥离。因此，重要的是尽量减少可能需要剥离的术后并发症风险。细致止血和尽量减少手术组织创伤是必需的。当术后出现积液时，早期发现并及时引流是必需的，以避免形成更大的假体腔隙。

可能会出现其他可以预料的情况，但难以避免。例如，对于乳房底部特别狭窄的女性，可能有必要降低 IMF，以便让 NAC 向上位于更中心的位置。然而，如果不特别关注松解较紧的 IMF，它在术后可能会持续存在，即在新 IMF 上方形成第二条皱褶。

另一种常见的情况是，患者本来可以从隆乳术联合乳房上提固定术中获得满意效果，但却用大体积假体进行单纯隆乳术。在这种情况下，不良的手术选择可能会导致上述并发症的发生。

假体选择

假体选择最重要的一个考虑因素就是假体的大小。有些患者期望相对于她们的体形选择更大体积的假体，但尊重自然乳房的覆盖区是很重要的。组织的快速扩张也可能导致皮肤和被覆盖软组织的拉伸和变薄，这样会减弱维持假体位置所需的支持性覆盖。可能会导致水平移位、垂直移位或它们的组合。当发生垂直移位时，可以观察到一种“沉底 - 脱垂”的现象，即乳头到 IMF 的距离增加。

假体的表面也很重要。毛面假体可以降低包膜挛缩发生率和减少假体移位发生率。有人认为这可能与假体和组织更多的整合或胶原沉积的中断有关。然而，毛面假体外壳较厚，可能容易产生牵拉波纹。这可能部分是由于与组织整合增强有关。

最后，同样重要的是，假体成分的选择必须仔细考虑。鉴于最近有关于毛面硅胶假体引起的间变性大细胞淋巴瘤（ALCL）的报道，因为担心硅胶假体的安全性，生理盐水假体是一种更安全的替代方案。

尽管盐水假体具有较低的挛缩率和在渗漏时相对安全的优点，但盐水假体更可能出现波纹。此外，没有充分填充的假体也更容易产生波纹。

最后包膜挛缩似乎是假体移位的一个重要原因，如图 14-2 所示。

术后管理

对患者进行充分的教育，特别是关于使用支持性衣服的教育是至关重要的。及时的随访对早期发现和治疗可能会导致假体移位的并发症（如感染、血肿和血清肿形成）非常重要。

14.2 管理

14.2.1 术前评估

考虑哪一类或哪几类并发症可能发生于您的患者，现在您必须考虑如何进行下一步和处理这个问题。当面对任何隆乳修复手术时，外科医生必须回到基本原则：病史和体格检查，以及阐明患者的期望和设定适当的目标。

病史

本节包括 3 个主题：手术过程、患者个人和乳房的健康，以及患者的担忧和期望。

重要的是要阐明患者就诊前的手术过程。第一个任务是记录初次隆乳发生的时间和具体适应证。既往的手术记录有助于确定假体本身的细节，包括成分、表面、外形、大小和填充。必须注意辅助材料的使用，如脱细胞真皮基质（ADM）。确定假体腔隙的位置是至关重要的，因为这确定了用于通往腔隙的切口。

在记录患者的个人病史时，外科医生需提出问题来评估患者的总体健康状况，寻找可能影响任何修复手术的危险因素。这包括伤口愈合问题、吸烟或使用类固醇与否。外科医生需确定任何可能影响假体移位形成的因素，例如，患者是否有体重大量减少或妊娠情况？

此外，描述患者的预期也很重要。她最不满意的是什么？这可能包括乳房不对称、整体生活质量差和只能穿不合身的衣服。她希望达到什么目的？这一点很重要，因为试图解决患者所有的担忧并不总是可能的或者合理的。

体格检查

在体格检查中，外科医生试图进一步了解错位的原因。检查乳房软组织，同时也进行全面触诊以排除乳房和腋窝的异常肿块。注意任何已存在的不对称并向患者强调。通过夹捏试验确定软组织覆盖的充分性。确定乳房下垂的程度，以及乳头在乳房丘上的位置。测量包括胸骨切迹到乳头的距离、乳头到 IMF 的距离和乳房宽度。必须识别已知或未知的肌肉骨骼相关的解剖异常，如胸部轮廓异常和胸大肌的质量。

Chasan 和 Francis 概述了术前 3 个重要的考虑因素：首先，术前检查包括术前手术床上仰卧位照片和直立位照片，这是为了便于评估乳房的外侧移位；其次，用手指模拟包膜缝合术并评估乳晕与乳房丘的关系，这是为了确认这种关系是可以接受并且 NAC 不需要重新定位；最后，必须弄清楚假体所在的层次。

除了 Chasan 和 Francis 提出的标准和仰卧位观察外，作者发现患者前屈位的观察有助于发现特定畸形。

14.2.2 手术计划与实施

根据 Brown 的论文，种类繁多的手术方法大致可分为两类：调整原有假体腔隙和制作新的腔隙。

术前站立位标记患者。在可能的情况下，作者努力通过原来的切口再次打开乳房腔隙。然而，外科医生必须能够直接进入并矫正有问题的部位，如果原来的切口做不到，那么就要选择一个新的切口。在作者的实践中，一些外科医生更倾向于使用乳晕周围切口。这个切口可以很容易地进入乳房的所有象限，根据作者的经验，使用这个切口似乎比使用 IMF 切口更容易矫正 IMF 错位。

调整现有的腔隙

调整现有的腔隙可以作为患者适当的选择，假体包膜应该有足够的厚度但不是挛缩的。患者应该有足够的软组织覆盖，并且软组织和假体之间的关系应该在可接受的参数范围内。在调整现有的腔隙时，作者可考虑包膜固定术、条形包膜切除术或包膜缝合术。热能包膜缝合术是一些外科医生使用的包膜缝合术的一种变体，即在缝合之前烧灼包膜，试图消除无效腔，原理是受热可引起包膜增厚和收缩。这些技术可能需要联合应用，例如，在包膜缝合术相对的位置进行包膜切开术（“镜像”包膜切开术）以减少张力。包膜瓣可进一步用于加强包膜缝合术。这些技术还可以与 ADM 结合使用，ADM 可以增加额外的组织支持，也可以提供额外的组织覆盖。

制作新的腔隙

如果主要问题是皮肤波纹、明显错位或挛缩，建议改变假体所在的层次。为此，可以制作一个新的腔隙来适应所需假体的尺寸。腺体下假体最常换到胸肌下层次或筋膜下层次。胸肌下假体可以换成筋膜下或腺体下腔隙。然而，假体换到胸肌下位置常常发生在软组织覆盖不足的情况下。Maxwell 和 Gabriel 还描述了新胸肌下腔隙的使用，该法保留了前包膜，将假体放置在“胸大肌深层前包膜浅层”的腔隙。在乳房体积不足的情况下，换到胸肌下位置是非常理想的。当担心使用硅胶假体时，许多外科医生会使用更大体积的盐水假体，放置在胸肌下以提供足够的覆盖。在这种情况下，修复手术通常需要维持胸肌覆盖以解决体积不足的问题。

Tebbets 所描述的双平面技术可能适用于某些病例，包括进行胸肌下转换到腺体下时组织不足的患者以及假体沉底－脱垂的患者，或在向上错位的情况下作为包膜切除术 / 包膜切开术的替代方案。假体的上方保持胸肌的覆盖，而假体下极重新定位至下极乳腺组织的深层。

为了解决假体周围组织不足的问题，假体包膜本身可以作为加强的壁，用于制作一个大小更合适的假体腔隙。但随着时间的推移，加强的包膜瓣会松弛，错位可能会再次发生。这导致了在实践中向使用 ADM 转变，已证明它能够更精确地控制假体的腔隙和位置。该技术对加强外下侧和内下侧特别有利。

必须小心处理组织并预止血。这样，术后发生血肿、血清肿和炎症的风险是有限的。外科医生必须警惕重复以前的错误，包括避免过度的腔隙剥离或不完全的胸肌松解。

最后，作者在他们的方法中考虑了软组织质量。通常，在有乳房下垂的某些病例中，修复时必须进行乳房上提固定术。

脱细胞真皮基质的使用

在接受隆乳手术的女性人群中，她们通常身材很瘦，皮肤和软组织覆盖缺乏是个问题，并会因此形成可见的乳房表面不规则。诸如此类的畸形和缺陷可以使用 ADM 来解决，通常与上述技术一起使用。Ayeni 等描述了如果不进行包膜切开术或切除术，可将单个的、厚的或超厚的一片 ADM 以表面放置的方式直接放置在包膜上。在这里，降落伞技术有助于正确的放置。使用 ADM 可有助于减少缝线上的张力，维持假体的位置并界定 IMF。这也有利于肌肉骨骼轮廓异常的患者，ADM 作为一种稳定材料可阻止假体移位。

同样，通过在包膜缝合术的表面放置 ADM 可以矫正假体移位，小心固定以避免修复时产生张力，将假体位置从腺体下转变到胸肌下，然后将 ADM 固定到肋软骨膜、前锯肌和胸肌。

在并乳的病例中，考虑到内侧软组织缺损是常见的罪魁祸首，中线处加强是必要的。内侧包膜缝合术和叠加的 ADM 固定于包膜和胸壁是非常有效的。只需要很少的固定缝线。对于胸肌下假体，包膜从肋骨剥离后再向上“卷起”，为固定缝线提供额外的用于缝挂的组织。

脂肪移植

多年来，脂肪移植一直是备受争议的话题。然而，在治疗轮廓畸形时脂肪移植具有许多好处。事实上，脂肪移植可以通过改善软组织覆盖来解决轻微的波纹。

14.3 病例系列

14.3.1 病例 1

一位 37 岁的女性，既往有两次乳房增大成形术手术史，都是通过乳晕切口完成的，右侧放置 310mL、左侧放置 330mL 的生理盐水假体。患者注意到放置假体后在乳房下皱襞部位存在一些问题。第一次手术结束时，她觉得右侧假体比左侧假体高，于是做了第二次手术来进行矫正。在此次就诊时，她主诉右乳房低于左乳房，她对该效果不满意。图 14-4 为右侧乳房假体向下错位、双泡畸形和 IMF 错位。

术中，探查包膜，发现包膜延伸至 IMF 以下并向外侧和外上方延伸。此外，在内侧有瘢痕组织，阻止假体定位在内侧和内下侧的最佳位置。

然后用 3-0 薇乔缝线（爱惜康，马萨诸塞州，布里奇沃特）对 IMF 进行包膜缝合重建 IMF。额外的缝线放置在内下方和外侧，以制作一个令人满意的腔隙，可以合适地放置假体。随后，将 AlloDerm ADM 条（百好瑞，亚拉巴马州，伯明翰）放置于腔隙中，以提供额外的组织层，并减少术前出现的波纹和皱褶。用 3-0 薇乔缝线固定 AlloDerm。

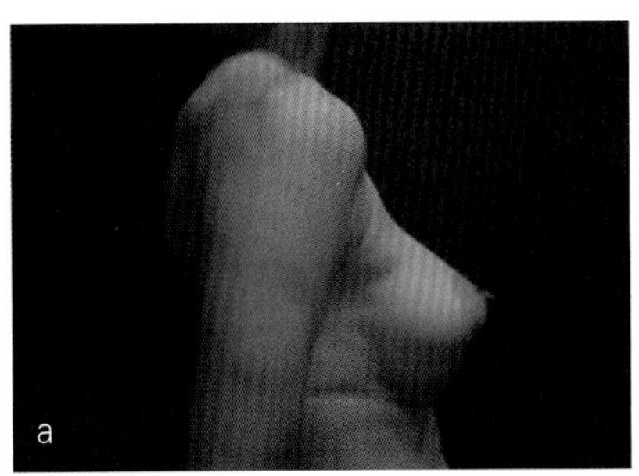

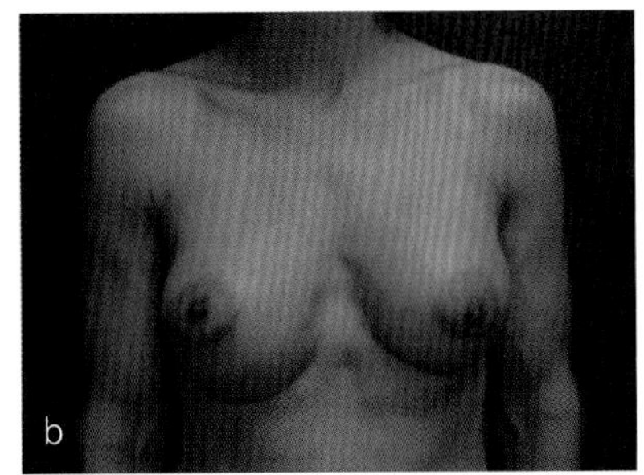

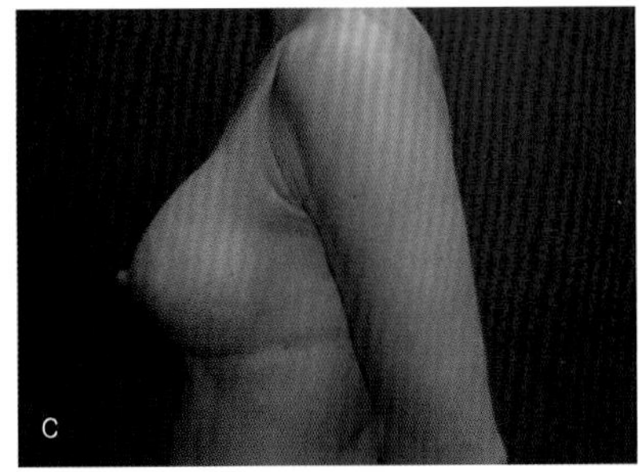

图 14-4 a ~ c. 病例 1：37 岁女性，既往有两次乳房增大成形术手术史。术前站立位前面观和侧面观照片显示乳房下皱襞错位

检查患者发现外观有明显改善，IMF 轮廓恢复到正常位置。术后照片显示双泡畸形和 IMF 错位得以矫正（图 14-5）。

14.3.2 病例 2

一名 47 岁女性隆乳术后 10 年就诊。她注意到波纹和皱褶，特别是在外侧，并且当卧位时假体向外侧移动，特别是在右侧。图 14-6 和图 14-7 显示双侧严重波纹和外侧错位（右乳比左乳严重）。前屈时波纹加重，故其他方位观察的重要性在此显示，仰卧位时移位也加重。

鉴于患者出现严重的波纹和皱褶，治疗方法包括使用硅胶假体替换盐水假体，包膜缝合术并用 AlloDerm 加强，如病例 1 所述。术后照片见图 14-8。

14.4 结论

治疗隆乳术后患者继发乳房畸形非常具有挑战性，了解病因和加重因素有助于为患者设定现实的修

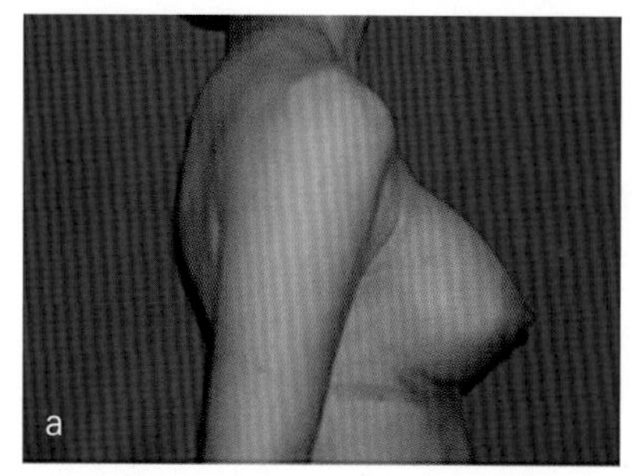
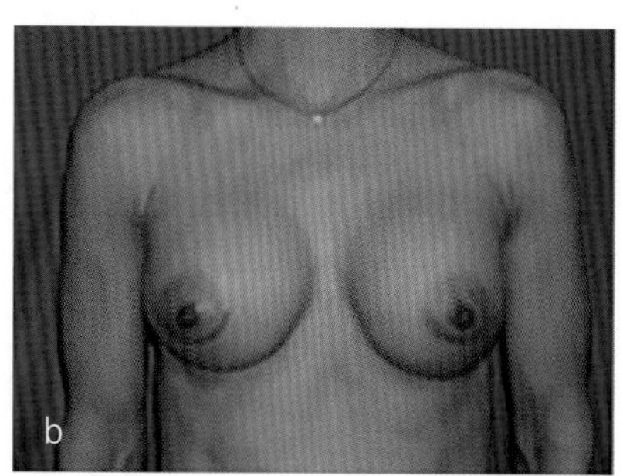
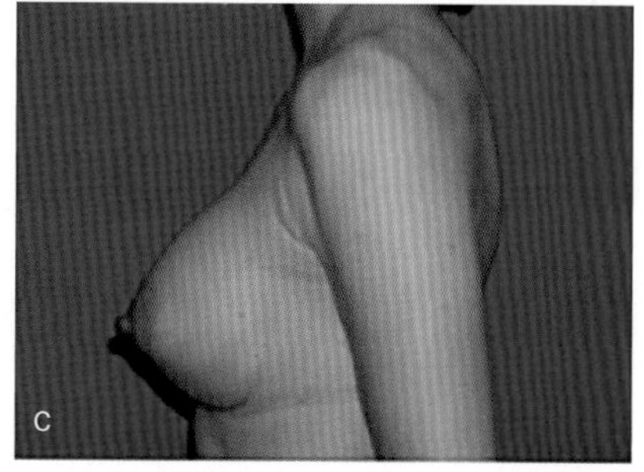

图 14-5 a ~ c. 病例 1：37 岁女性，既往有两次乳房增大成形术手术史。术后站立位前面观和侧面观照片显示乳房下皱襞错位的改善

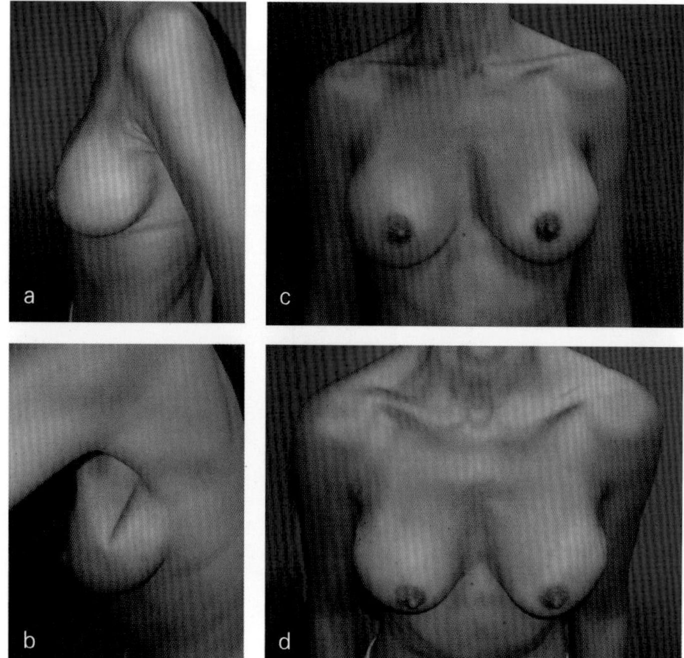

图 14-6 病例 2：一名 47 岁女性隆乳术后 10 年就诊，呈现出波纹。a、b. 站立位和前屈位的术前侧面观。c、d. 站立位和前屈位的术前前面观；在这两组照片中，前屈位加重了波纹

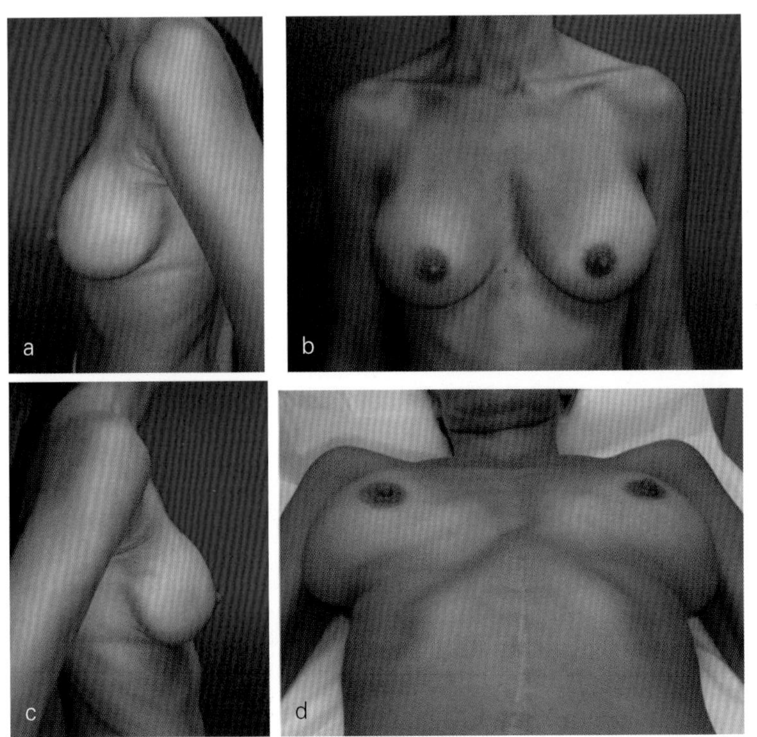

图 14-7 病例 2：一名 47 岁女性隆乳术后 10 年就诊，呈现出波纹。a、c. 术前侧面观。b. 术前前面观。d. 术前仰卧位观，仰卧位时显示了外侧移位

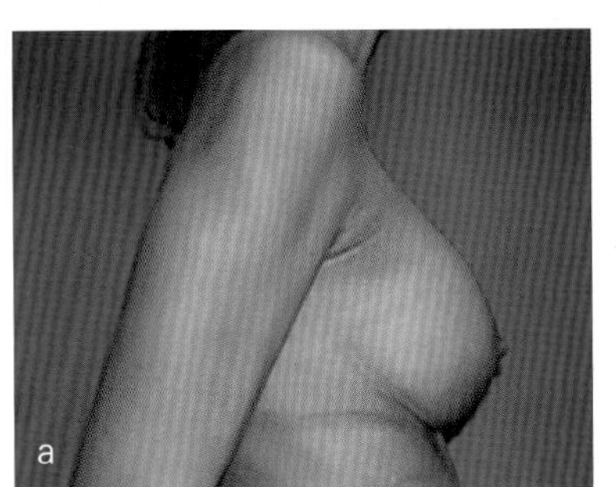

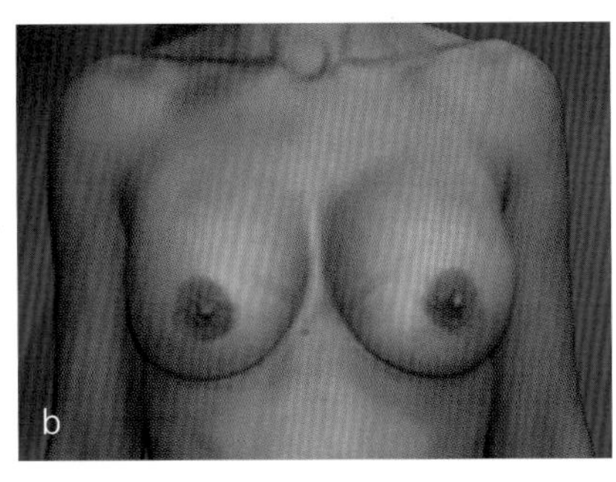

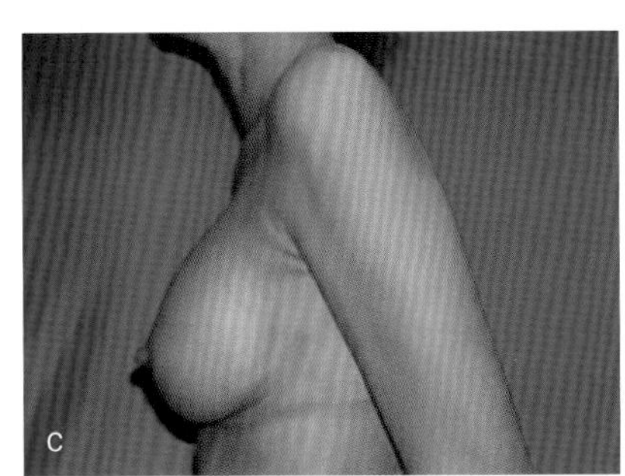

图 14-8 病例 2：一名 47 岁女性隆乳术后 10 年就诊，呈现出波纹。a、c. 术后侧面观。b. 术后前面观

复手术目标。术前计划和仔细选择治疗策略可以优化结果。

关键点

- 初次隆乳术后假体移位有多个因素。这些因素包括患者特征、假体选择、手术选择、手术技术和术后管理。
- 在计划畸形矫正时，重要的是要识别出哪些因素是引起特定假体移位的主要原因。
- 术前多方位观察的照片在术前计划中是必需的。
- 对于存在波纹的患者，改变原有的腔隙、假体大小、假体类型并考虑将脂肪移植作为辅助方法可能是有利的。
- 调整原有的腔隙和制作一个新腔隙都是可行的选择，它们都必须基于患者因素进行权衡。
- 脱细胞真皮基质和包膜缝合术是加强乳房下皱襞的宝贵工具。

15 包膜挛缩和生物膜的病因、预防和治疗

Pratik Rastogi and Anand K. Deva

概要

临床上明显的假体周围包膜挛缩的形成对患者和外科医生来说都是一个具有挑战性的问题。本章将讨论其分类、发病机制、预防及治疗方法。

关键词： 包膜挛缩，生物膜，胞外多糖（EPS）基质，假体纹理，包膜切除术，包膜切开术，脱细胞真皮基质

15.1 引言

包膜挛缩（CC）是进行美容和重建的乳房假体植入后常见但不可预测的并发症。文献报道的 CC 发生率差别很大，为 0.5% ~ 59%。所报道的研究存在异质性（假体类型，手术技术，随访时间）导致无法对总体发生率的准确估计。尽管如此，CC 仍然是乳房美容手术中最常见的再手术指征之一。此外，修复手术在技术上具有挑战性，患者的满意度较低。本章旨在回顾 CC 形成的发病机制，重点介绍亚临床感染理论、生物膜形成，以及假体纹理和植入层次的影响。我们还评估了目前 CC 的非手术和手术策略的证据。

15.2 分类

尽管人们提出了各种各样的分类工具来对 CC 的严重程度进行评分，但 Baker 和 Spear 改良的 Baker 分级系统是应用最广泛的量表。这些分类是简单的分级系统，用于识别临床特征，如假体的可见度和硬度。

15.3 发病机制

关于乳房假体手术中包膜形成的发病机制，已经提出了几种假说（图 15-1）。

15.3.1　生物膜和亚临床感染理论

自然界大多数细菌物种以两种不同的形式存在：自由浮动的浮游形式或作为一种固着的生物膜形式。生物膜形成的初始阶段始于浮游细胞在菌毛、鞭毛和范德华力的介导下可逆地附着在表面。细菌分泌的胞外多糖（EPS）基质是生物膜形成的特征，有助于微生物不可逆地黏附在下方的假体表面。附着后，细菌增殖并继续合成 EPS 基质，从而形成高度结构化的微菌落。这些微菌落的 pH、氧浓度、养分利用率和细胞密度各不相同。微菌落的持续生长和分化最终形成一个成熟的生物膜群落。生物膜细胞通过主动或被动脱离而扩散，有助于其在假体表面的局部蔓延。

生物膜结构有助于抵抗宿主合并具有生存优势。EPS 基质成为抗生素和免疫细胞的扩散障碍和机械屏障；固着的细菌代谢活性的降低增加了抗菌耐受性；这种微结构允许可移动遗传元件（质粒）携带的抗菌耐药性基因转移。宿主对细菌生物膜及其相关抗原的免疫反应诱导形成长期且持续的炎症反应。

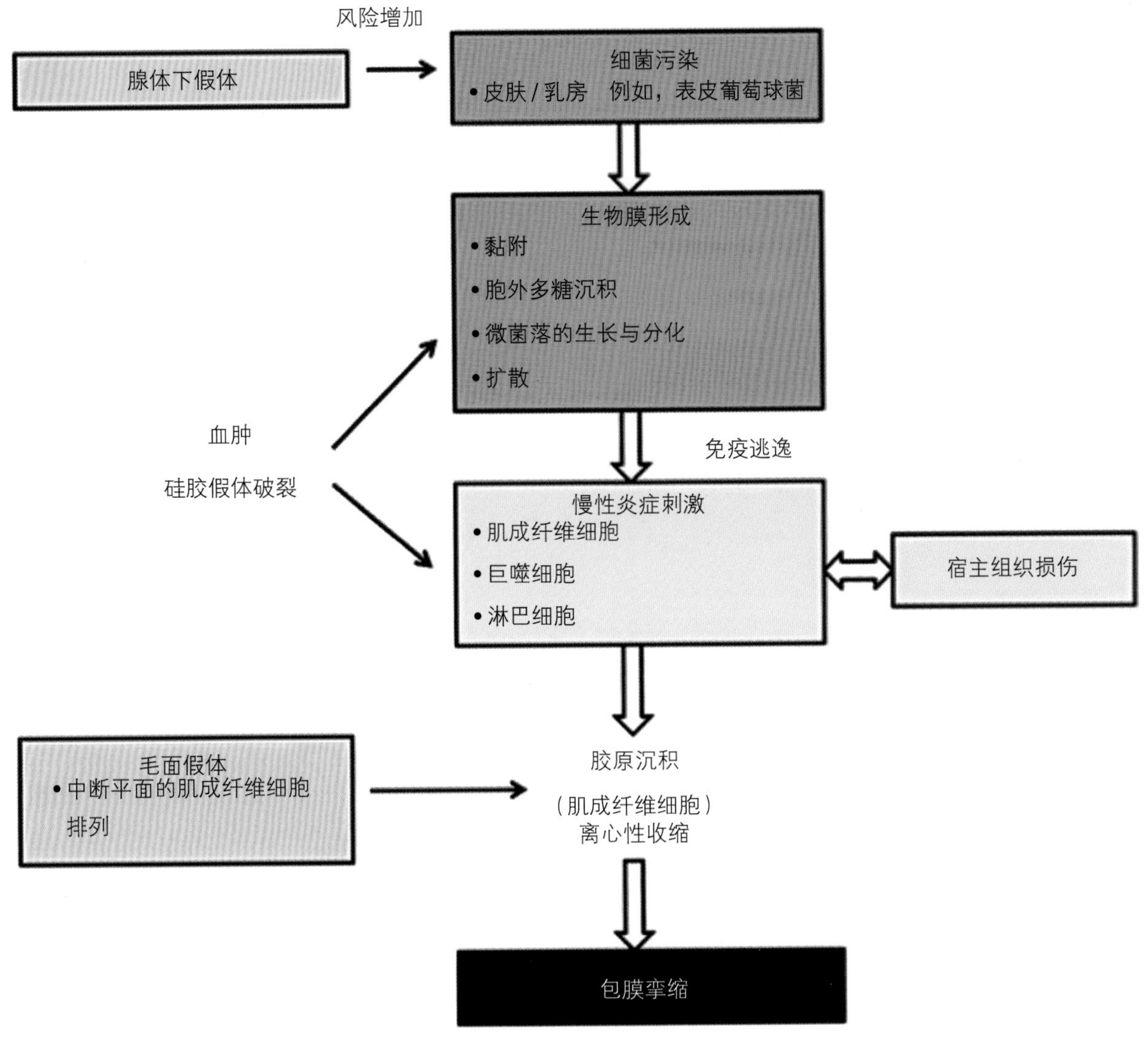

图 15-1　包膜挛缩的发病机制。为简单起见，我们排除了毛面假体和生物膜形成之间的复杂相互作用

虽然促炎细胞（巨噬细胞和淋巴细胞）和蛋白酶的募集有助于清除生物膜，但它们也会损害正常组织。在慢性炎症环境中，巨噬细胞和肌成纤维细胞的募集有助于包膜的形成。研究表明，肌成纤维细胞驱动的离心力直接导致假体周围挛缩的形成。

虽然生物膜通常含有多种微生物，但有少数物种占比很高。表皮葡萄球菌是皮肤和乳房内源性微生物群落的正常成分，是由于CC而取出的乳房假体上最常见的微生物。其他涉及乳房假体生物膜形成的细菌种类包括痤疮丙酸杆菌、金黄色葡萄球菌、芽孢杆菌、大肠埃希菌、分枝杆菌、棒状杆菌和乳酸杆菌。潜在的微生物来源有：污染的假体、污染的生理盐水、不良的手术技术和干扰乳腺导管，特别是在乳晕周围手术入路。在超过90%的病例中，乳腺导管内有细菌菌落。迟发性定植的诱发因素包括菌血症的二次传播（例如，牙源性）。Rieger等最近证实CC的程度与假体表面存在细菌生物膜之间有明确的相关性。有趣的是，最近的一项研究证实，在乳房假体相关间变性大细胞淋巴瘤（ALCL）标本中存在高水平的细菌，与在CC病例中检测到的更传统的生物膜物种相比，微生物群向革兰氏阴性转变。革兰氏阴性谱与恶性转化有关，与CC中单独观察到的炎症和纤维化模式有区别。

15.3.2 假体纹理

两篇系统综述已经证实了假体表面纹理对CC发生率的保护作用。在3年的随访期间，这些研究共同报道了光面假体的CC发生率更高（5~7倍）。Brandt和同事认为理论上光面假体会增加挛缩发生率，因为它们容易使成纤维细胞及有组织的胶原沉积呈平面排列并桥接假体周围的滑膜上皮，这有利于CC的形成。相比之下，由于毛面假体的凹槽通常大于成纤维细胞的直径，表面纹理导致细胞在深层以随机模式锚定，中断了任何平面排列或离心力矩。

假体纹理与生物膜形成之间的关系是复杂的。一些体外研究报告称，与光面假体相比，毛面假体的生物膜形成率更高，因为毛面假体的表面积更大，细菌在粗糙表面的黏附能力更强。相比之下，Jacombs等报道，在猪模型中刻意接种人表皮葡萄球菌后，光面假体和毛面假体之间的生物膜形成率没有显著差异。作者认为存在一个生物膜负荷的阈值，一旦超过阈值，无论假体的纹理如何，都会导致包膜形成的显著增强。尽管如此，最近关于毛面假体和生物膜在ALCL形成原因中的影响值得讨论。Loch-Wilkinson等提出，用生物膜污染毛面假体导致遗传易感宿主的慢性抗原刺激，促使突变T细胞增殖转化为恶性克隆。

15.3.3 假体位置及切口选择

最近的一项荟萃分析显示，乳晕周围入路切口的CC发生率（7.2%）显著高于其他非乳晕周围入路（IMF入路和经腋窝入路；3.1%）。乳晕周围切口增加了大的末端导管横断的风险，导致假体被导管内容物污染并随后形成生物膜。可以认为有细菌定植的内容物可能会持续释放，直到横断的导管愈合并形成瘢痕。经腋窝入路对CC形成的影响有不同的报道。既往对经腋窝盲视剥离腔隙导致血肿形成的批评，现已很大程度上通过内镜辅助的方式解决。Tebbetts报道，采用内镜辅助经腋窝技术后，CC发生率从4.2%下降到1.3%。

此外，假体腔隙的位置似乎对CC的形成也有影响。最近的荟萃分析报道，与腺体下放置假体相比，胸肌下放置假体CC的发生率较低。据推测，这是因为暴露于腺体内源性细菌的减少。

15.3.4 其他因素

术后血肿形成、硅胶乳房假体破裂、使用假体重建前或重建后的放疗都不同程度地影响CC的形成。

15.4 预防

越来越多的证据支持亚临床感染理论和生物膜形成是CC的重要原因，基于此，Deva等提出了“14点计划”，以减少植入时假体污染的风险。这些步骤代表了在放置假体时支持减少细菌策略的证据汇编。自该计划发表以来，越来越多的外科医生和乳房登记机构支持将这些步骤融入他们的临床实践。框15-1所示的14点计划的许多原则仅仅依赖于细致的手术计划和无菌手术技术。然而，使用引流管和冲洗腔隙需要对现有的科学证据进行更仔细的评估。

15.4.1 腔隙冲洗

Burkhardt和同事支持使用聚维酮碘对乳房腔隙进行冲洗，作为预防亚临床腔隙感染的一种方法。体外研究后，Adams等报道，使用三联抗生素溶液（头孢唑林、庆大霉素、杆菌肽）进行腔隙冲洗，使用或不使用聚维酮碘，与初次美容性隆乳术和基于假体的乳房重建中的较低CC发生率相关。常规抗生素冲洗腔隙的系统评价是困难的，因为大多数现有研究有很高的偏倚风险，以及显著的临床和方法的异质性。然而，最近的两项研究表明，使用抗生素冲洗可使包膜挛缩发生率减少10%。

15.4.2 引流管

使用引流管的理论论据是为了减少血肿形成的风险，因为血肿可能会刺激局部炎症反应并作为微生物的培养基。尽管如此，封闭的负压引流管为细菌进入手术部位提供了一个直接的入口，增加了感染、生物膜形成和CC的风险。早在术后2h，Dower就发现引流管存在生物膜细菌污染。Araco等在对隆乳

框15-1 14点计划

1. 麻醉诱导时应静脉使用抗生素预防
2. 避免乳晕周围入路切口
3. 使用乳头贴来防止细菌溢出进入腔隙
4. 进行仔细的非创伤性剥离，以尽量减少组织血液供应受损
5. 仔细止血
6. 避免进入乳房实质进行剥离。使用双平面、筋膜下腔隙具有解剖学优势
7. 用三联抗生素溶液或聚维酮碘冲洗腔隙
8. 使用传送带（Keller漏斗，剪断的手套，聚维酮碘浸渍的无菌巾）以减少皮肤与假体的接触
9. 在接触假体之前，使用新的器械和无菌巾并更换外科手套
10. 尽量减少假体暴露时间
11. 尽量减少假体重新定位和更换假体
12. 使用分层缝合方法
13. 避免使用引流管，这可能是细菌进入的潜在部位
14. 预防性使用抗生素以覆盖随后皮肤或黏膜受损的手术

病例的回顾性调查中报道，使用引流管时发生急性感染的风险增加了 5 倍。同样地，Henriksen 等报道，使用引流管使 CC 发生率增加了至少 2 倍。

15.5 治疗

15.5.1 非手术方法

关于使用非手术方法来治疗已形成的 CC 尚无科学共识。

白三烯受体拮抗剂

白三烯受体拮抗剂（扎鲁司特和孟鲁司特）可以通过调节对植入假体的炎症反应来降低 CC 的严重程度。一些临床研究已经证明，使用扎鲁司特（20mg，每日 2 次），持续 3～6 个月，可以降低 CC 的 Baker 分级。Mazzocchi 等进行的另一项研究表明，停用扎鲁司特后，乳房的顺应性下降，这表明该药物的长期效果取决于持续的剂量。剂量必须与药物的副作用（肝脏）平衡。在挛缩的预防方面，Bresnick 的最近一项研究（n=1122，初次隆乳术病例）报道，在术后 1 年随访时发现，术后预防性使用扎鲁司特（20mg，每日 2 次）3 个月，与未经治疗的患者相比（2.2% 和 5%），CC 发生率显著降低。预防性使用孟鲁司特，在 CC 发生率方面没有观察到统计学上的显著差异。据推测扎鲁司特可以抑制半胱氨酰白三烯（LTC4、LTD4、LTE4），抑制其对巨噬细胞和肌成纤维细胞的作用。孟鲁司特的作用谱更窄（它不抑制 LTC4 或 LTE4），这可能是其功效降低的原因。

皮质类固醇

很多论文报道使用皮质类固醇注射剂（曲安奈德）治疗已形成的 CC。Sconfienza 等进行的研究表明，超声引导下注射 40mg 曲安奈德进入 CC Baker 4 级的假体周围乳房部位，可有效地减少包膜厚度和患者不适，即使患者接受了辅助放化疗。据说皮质类固醇注射的风险有软组织萎缩、皮肤变色、穿破假体和感染，这意味着大多数外科医生并不会常规使用皮质类固醇注射。

其他方法

其他研究也报道了口服维生素 E 补充剂和超声治疗对已形成的 CC 的治疗好处。这些研究大多反映了当地机构相关的临床实践，并且只有有限的临床证据支持其常规使用。

15.5.2 手术

乳房增大成形术后的乳房修复手术呈现出特别的挑战。除了 CC，薄的软组织交界面和瘢痕性的乳房包被可能导致下垂和假体移位。对于大多数外科医生来说，已形成的 CC 的治疗原则包括即刻或分期的包膜切除术、改变假体位置和更换假体的联合应用。

包膜切除术和包膜切开术

Wan 和 Rohrich 进行的一项系统综述报道，包膜切除术与不同的挛缩复发率（0～53%）相关，与开放式包膜切开术所观察到的情况（0～54%）相似。此外，关于包膜全切除术和包膜部分切除术的收益存在相互矛盾的科学证据。包膜全切除术的支持者认为，挛缩的包膜有生物膜定植，应该尽可能完全切除。然而，反对者认为生物膜只是CC形成的一个方面，在多达33%的挛缩包膜中细菌培养是阴性的。因此，他们认为单纯行开放式包膜切开术，可以有效地中断假体周围肌成纤维细胞的张力。鉴于不充分的科学证据，框15-2强调了包膜治疗手术决策中的关键原则。

改变假体位置或层次

大多数外科医生强烈主张在修复手术时改变假体的位置或层次，以限制新的假体周围瘢痕的形成和炎症。Wan和Rohrich报告称，与没有改变位置（0～54%）的手术相比，改变位置的手术（局限的或无包膜切除术）与较低的CC复发率（0～12%）相关。该综述所纳入的研究绝大多数采用了新腔隙作为腔隙转换的方法，这并不能代表传统意义上的层次改变。尽管如此，大多数外科医生都同意腺体下包膜挛缩的最佳治疗方法是转换成胸肌下腔隙或双平面技术。同样，大多数外科医生也主张治疗胸肌下包膜挛缩时仍保持在肌肉下层次，可采用新腔隙或局限的包膜切除术。转到腺体下层次很少推荐，因为上覆组织往往不足，并且该层次会天然地使假体承受更高的内源性细菌负荷。

更换假体

大多数外科医生强烈主张在修复手术中更换假体。Wan和Rohrich报告，与没有更换假体（0～54%）的研究相比，更换假体（伴或不伴改变腔隙）与较低的CC复发率（0～26%）相关。

脱细胞真皮基质

目前的文献表明，脱细胞真皮基质（ADM）的潜在作用是加强乳腺组织萎缩的区域或包膜切除术的位置，它可在假体和乳腺组织之间充当无抗原屏障。该屏障可以抑制宿主－异物免疫反应并降低包膜形成的风险。Basu等的组织病理学研究表明，与假体包膜相比，整合的ADM引起的慢性炎症改变、巨细胞浸润和包膜纤维化明显减少。此外，Wan和Rohrich的系统综述中报告，平均3年随访时间的研究表明ADM与持续较低的CC复发率（0～7%）相关。然而，在这些研究中，因较短的随访时间以及伴随改变假体位置或包膜切除术的混杂偏倚，所以放置ADM的真正好处很难专门定义。因此，ADM用于修复挛缩治疗的适应证也在不断演变。

框15-2　包膜切除术（部分或全部）和包膜切开术的治疗原则

1. 腺体下层次可以尝试进行包膜全切除术（如果存在足够的乳腺组织）。如果上覆腺体明显萎缩，前包膜切除术可能损害皮肤或导致变形。在这些病例中，可以进行单纯的后包膜切除术
2. 胸肌下层次建议行前包膜切除术，以避免胸壁损伤
3. 应切除厚的、钙化的或肉芽肿包膜，以尽量减少乳房变形并防止干扰未来的乳房X线检查
4. 如果包膜切除术（全部或部分）会严重损伤周围组织（特别是有腺体或胸大肌萎缩），这种病例适合行开放式包膜切开术（伴或不伴放射状划开）

15.6 结论

生物膜形成和亚临床感染理论在 CC 发病机制中的作用已被证实。在革兰氏阴性微生物群遗传易感个体中，与生物膜相关的慢性炎症可能促进突变 T 细胞的克隆增殖，这与 ALCL 的病理生物学有关。尽管如此，预防 CC 的必要条件是严格的无菌技术和 14 点计划所支持的手术计划（切口、假体类型和层次）。虽然已经研究了如白三烯受体拮抗剂（特别是扎鲁司特）等非手术治疗策略，但它们的使用在已形成的 CC 中最多能起到辅助作用。修复手术治疗 CC 是具有挑战性的。传统的手术方法有联合应用包膜切除术（部分 / 全部）和改变假体层次、腔隙（单独或联合进行），以及更换假体。需要认识到生物膜根除和改变位置原则对限制假体周围瘢痕组织和炎症的重要性。虽然 ADM 的使用可能显示出短期 CC 发生率的一些降低，但目前的适应证正在演变。

关键点

- 宿主对细菌生物膜及其相关抗原的免疫反应诱导形成长期且持续的炎症反应。虽然促炎细胞（巨噬细胞和淋巴细胞）和蛋白酶的募集有助于清除生物膜，但它们也会损害正常组织。在慢性炎症环境中，巨噬细胞和肌成纤维细胞的募集有助于包膜的形成。
- 与腺体下放置假体相比，胸肌下放置假体包膜挛缩（CC）的发生率较低。
- 术后血肿形成、硅胶乳房假体破裂、假体重建前或重建后的放疗均不同程度地影响 CC 的形成。
- CC 的治疗包括非手术治疗（白三烯受体拮抗剂）和手术治疗（包膜切开术，包膜切除术，更换假体，改变假体的大小或层次，使用脱细胞真皮基质）。

15.7 声明

Deva 教授是艾尔建、曼托（强生公司）和 KCI 的顾问。他曾为这些公司协调关于生物膜和乳房假体的行业赞助研究。Rastogi 没有任何附属关系或经济利益需要声明。

16 乳房假体相关间变性大细胞淋巴瘤

Mark W. Clemens and Berry Fairchild

概要

乳房假体相关间变性大细胞淋巴瘤（BIA-ALCL）是一种罕见的外周 T 细胞淋巴瘤，可在用于美容或重建目的放置毛面乳房假体后形成。BIA-ALCL 最常表现为病程缓慢，在疾病早期进行手术治疗时预后良好。另一方面，也有报道 BIA-ALCL 引起的播散性癌症和死亡病例，充分说明了适当监测、早期诊断和通过适当的治疗预防疾病进展为晚期的重要性。最常见的情况是，BIA-ALCL 在假体植入后约 10 年时出现局限于包膜的疾病、血清肿或较少表现为假体附近的肿块。标准化的治疗方案包括外科干预将假体取出和包膜全切除术，这是疾病治疗的基础。本章将回顾 BIA-ALCL 的临床特征、诊断、治疗和预后。

关键词： 乳房假体相关 ALCL，间变性大细胞淋巴瘤（ALCL），非霍奇金淋巴瘤，CD30，迟发性血清肿

16.1 引言

2018 年，美国约有 313 735 例乳房假体用于美容或重建目的，全世界有超过 1000 万名女性进行了隆乳手术。第一例乳房假体相关间变性大细胞淋巴瘤于 1997 年报道。从 2011 年开始，美国食品和药品监督管理局（FDA）发布了安全通讯，警告植入乳房假体的女性注意 BIA-ALCL 的风险。虽然 BIA-ALCL 通常表现为缓慢的病程，手术治疗预后良好，但也有报道 BIA-ALCL 引起的播散性癌症和死亡病例。BIA-ALCL 最常见的表现是局限性疾病，如血清肿（80%）或邻近假体的肿块（40%）。早期诊断和适当的手术治疗可预防疾病进展为晚期。本章的目的是回顾 BIA-ALCL 的临床特征、诊断、治疗和预后。

16.2 分类

淋巴瘤是一种免疫系统的癌症。淋巴瘤由 B 淋巴细胞或 T 淋巴细胞、自然杀伤细胞或浆细胞形成，包括霍奇金淋巴瘤（10%）、非霍奇金淋巴瘤（NHL）、多发性骨髓瘤和免疫增生性疾病。这是最常见的血液

恶性肿瘤，在普通人群中，每 50 人中就有 1 人患有此病。ALCL 是一种 NHL，其特征是大的间变性淋巴样细胞，表达细胞表面蛋白 CD309、CD30 是活化 T 细胞的标志物，通常发生于 1% ~ 5% 的循环淋巴细胞。

外周 T 细胞淋巴瘤占所有成人淋巴瘤的不到 15%。间变性大细胞淋巴瘤（ALCL）是外周 T 细胞淋巴瘤的一个亚群，占所有淋巴瘤的不到 2%。2016 年世界卫生组织（WHO）淋巴瘤分类的修订版公认了 ALCL 的 3 种不同形式的淋巴瘤：间变性淋巴瘤激酶（ALK）阳性的系统性 ALCL，ALK 阴性的系统性 ALCL 和与乳房假体相关的 ALCL（BIA-ALCL）。原发性皮肤 ALCL（PC-ALCL）被认为是一种淋巴组织增生性疾病。ALK 的表达是染色体 2p23 和 5q35 的 t（2；5）易位的结果，形成了 *ALK* 基因和核磷蛋白基因的致癌融合蛋白。BIA-ALCL 不表达 ALK 易位，因此，在所有报告的病例中 ALK 均为阴性。

ALCL 亚型具有不同程度的临床侵袭性。系统性 ALCL 通常表现为非常具有侵袭性的病程，如果不治疗会迅速发展。大多数系统性 ALCL 患者表现为播散性Ⅲ或Ⅳ期病变，通常伴有全身症状（B 症状）和淋巴结外疾病（40% ~ 60%）。ALK 阳性提示预后较好。BIA-ALCL 不表达 ALK。

PC-ALCL 临床进展缓慢且预后良好，5 ~ 10 年的疾病特定生存率为 85%。全身扩散并不常见（约 5%）。然而，当存在全身扩散时，PC-ALCL 的预后似乎保持不变并良好。尽管 BIA-ALCL 侵袭性行为较低，但它被世界卫生组织归类为淋巴瘤。在局限于积液的早期疾病中，BIA-ALCL 最类似于淋巴组织增生性疾病，随着突变负担的增加，在晚期可能成为浸润性疾病。

16.3 发病机制

BIA-ALCL 中慢性免疫刺激的病因尚未明确。提出的描述 BIA-ALCL 发病机制的理论包括对颗粒物的慢性炎症反应、亚临床生物膜的存在、机械磨损后的诱导，以及遗传易感性。Deva、Prince 和同事提出了“统一理论”，认为有 4 个主要因素推动了炎症，导致 ALCL 的恶变：革兰阴性菌生物膜、更大表面积的毛面假体、足够的接触时间及宿主遗传易感性。

16.3.1 细菌生物膜与炎症反应

科学观察支持生物膜假说，即毛面假体中含有明显更高水平的革兰阴性菌，这与淋巴细胞的激活有关。Bizjak 等提出，在 BIA-ALCL 中，局部和全身免疫系统的慢性激活可能导致致瘤性转化。T 细胞的多克隆激活可能导致单克隆 T 细胞在有遗传风险的宿主中扩增，最终导致淋巴瘤。在慢性炎症的背景下，宿主遗传因素影响恶性转化的可能性。

Deva 和同事已经证明细菌更容易附着在毛面假体上。毛面假体可形成更高的细菌生物膜负荷，一旦在光面和毛面假体中达到生物膜阈值，包膜挛缩的倾向就会增强。BIA-ALCL 患者的细菌生物膜是以革兰阴性菌和皮氏罗尔斯顿菌为主的微生物群，而非肿瘤包膜中的微生物群以葡萄球菌为主。

细菌生物膜和 T 细胞增生之间的联系已经在猪和人身上得到证实。乳房假体的慢性生物膜感染与假体周围的 T 细胞为主的淋巴细胞浸润和细菌负荷有关。在猪体内，与光面假体包膜相比，毛面假体包膜中 T 细胞为主的淋巴细胞数量增加。细菌可能与包膜挛缩有关。初步研究表明，BIA-ALCL 细胞可能来自包膜组织和血清肿中的 Th1/Th17 细胞。Th1/Th17 是抗原驱动的记忆 T 细胞，支持了 BIA-ALCL 是来自慢性细菌抗原刺激的假说。BIA-ALCL 细胞表面 CD30 呈弥漫性表达。关于选择的生物标志物

（JunB，SATB1）是否能识别出 BIA–ALCL 的非恶性前体细胞的研究正在进行中。

16.3.2 纹理

报道的 BIA–ALCL 病例几乎仅涉及毛面假体。截至 2018 年 9 月 30 日，FDA 已收到 457 例 BIA–ALCL 的独特医疗假体报告，获得 334 例假体表面特征，其中有 310 例（92.8%）是毛面假体。报告给 FDA 的光面假体植入后的 28 例 BIA–ALCL 患者有很少的或没有病历，因此是不可靠的。在 173 例连续的 BIA–ALCL 患者中，所有已知假体特征的患者都有毛面假体植入史。

Lista 和同事回顾了与毛面假体相关的不良后遗症，包括异常旋转、包膜挛缩和晚期血清肿，在超过 9 年的 440 例患者中没有发现 BIA–ALCL 病例，但这个样本量不足以恰当地评估 BIA–ALCL。BIA–ALCL 在植入乳房假体的女性中发生率为 1/30 000 ~ 1/1000（见流行病学部分），需要更大的样本人群。McGuire 等报道的前瞻性 CA/CARE 试验虽然不是一项流行病学研究，但却是迄今为止报道的关于毛面假体的最大的前瞻性系列研究。该研究发现，在 17656 名女性中有 6 例 BIA–ALCL，相当于每 2943 名使用 Biocell 毛面乳房假体的女性中有 1 例 BIA–ALCL（95% 置信区间：1350 ~ 8000）。

摩擦学是观察到的两个物体之间的摩擦效应。有假设骨科植入物通过摩擦学会增加致癌性的报道。Brody 认为 BIA–ALCL 的病因可能是多因素的，并且毛面可能是 BIA–ALCL 突变的刺激因素。目前还没有 BIA–ALCL 中假体相关的研究报道。

16.3.3 遗传易感性

遗传易感性可能有助于解释这种疾病的罕见性。Blombery 等在 2 例 BIA–ALCL 患者中发现了 *JAK1* 和 *STAT3* 的获得性激活突变，*JAK3* 种系变异可能是疾病发生的原因。*JAK1/STAT3* 通路异常支持发病机制中的炎症模型，并表明尽管存在临床差异，但 BIA–ALCL 和系统性 ALK 阴性 ALCL 之间存在类似的基础驱动遗传病变。DiNapoli 证实了 BIA–ALCL 中 *JAK–STAT* 通路基因突变，首次在该疾病中发现 *SOCS1* 突变，并发现 *TP53* 和 *DNMT3A* 突变是额外的体细胞事件。

16.4 流行病学

BIA–ALCL 是一种罕见的疾病，其确切发病率未知，最常见于假体植入后 10 年。BIA–ALCL 发病的中位年龄为 50 岁。与普通人群相比，使用毛面乳房假体的女性形成 BIA–ALCL 的绝对风险非常低，而相对风险较高。据报道，在该类乳房假体中形成 BIA–ALCL 的发生率要高 18 倍。由于样本量和随访时间的限制，流行病学研究未能显示乳房假体与淋巴瘤之间的关联。

1997—2016 年，共有 139 例 BIA–ALCL 病例报告。2011 年的报告显著增加，反映出 FDA 发布安全通讯后，医生对该疾病的认识有所提高。如前所述，截至 2018 年 9 月 30 日，FDA 的制造商和用户设施假体体验（MAUDE）数据库包含 457 份 BIA–ALCL 的独特报告。截至 2019 年 10 月 17 日，全世界已向政府当局报告了 573 例 BIA–ALCL 不良事件报告。

用于美容和重建的假体关于 BIA–ALCL 的风险似乎相等。风险与假体类型（生理盐水和硅胶）无关。然而，关于 BIA–ALCL 的报道几乎都是毛面假体。将出售的毛面假体数量与 BIA–ALCL 病例进行统计，估计终生患病率为 1/30 000，是普通人群中原发性 ALCL 的 67.6 倍。在澳大利亚，药物管理局估计，在使用毛面乳房假体的女性中，BIA-ALCL 疾病风险为 1/10 000 ~ 1/1000。美国和澳大利亚之间的风险差异可能是由于医生报告的差异或地理易感性，需要进一步的调查。有趣的是，美国 CA/CARE 试验，是迄今为止发表的最大的前瞻性毛面假体研究，报告的 BIA-ALCL 患病率在澳大利亚估计的范围内（使用 Biocell 假体的女性约为 1/2943）。

16.5 疾病特征

BIA-ALCL 的发病时间为乳房假体植入后 2 ~ 28 年，最常发生在 7 ~ 10 年。单侧患病比双侧患病更常见，后者很少发生，约有 4.9% 的患者双侧患病。

BIA-ALCL 最初表现为假体附近的积液，然后浸润到瘢痕包膜内腔面。有 60% ~ 80%的患者在假体周围出现血清肿，17% ~ 40%的患者出现肿块。BIA-ALCL 的包膜挛缩发生率很低（8% ~ 10%）并且可能是非特异性的。

16.6 诊断

16.6.1 症状

国家综合癌症网络（NCCN）已经制定了 BIA-ALCL 的标准化诊断和治疗指南（图 16-1）。乳房假体植入后超过 1 年发现的血清肿应引起关注，并立即检查是否为 BIA-ALCL。体格检查应包括双侧乳房、腋窝、颈部、胸壁的视诊和触诊。BIA-ALCL 最常见的表现是假体周围积液或肿块。其他症状有乳房肿大、皮疹、包膜挛缩和淋巴结病。

16.6.2 影像学和诊断性测试

超声是检查 BIA-ALCL 首选的初始成像方式，可以用来明确积液的范围（敏感性 84%，特异性 75%），识别肿块（敏感性 46%，特异性 100%）并评估增大的区域淋巴结。如果超声无法确定，可以使用磁共振成像（MRI）或正电子发射断层扫描（PET）。虽然假体周围少量的积液可能是正常的，但血清肿应采用细针抽吸（FNA）进行检查。FNA 可以在超声引导下在门诊进行或通过介入放射学进行。应抽吸血清肿液体进行分析，同时要取包膜和任何可疑肿块的样本并送细胞学检查。免疫组化和流式细胞技术检测 T 细胞标志物，特别是 CD30 免疫组化，是确定 BIA-ALCL 诊断的必要条件。

16.6.3 病理学

由于该疾病的罕见性，因此必须与病理学家进行沟通，并且应明确指示以排除 BIA-ALCL。血清肿液体的病理学检查应包括细胞块细胞学、流式细胞学、CD30 免疫组化等细胞学检查。细胞块细胞学证明如果淋巴瘤的诊断不确定，则应到有该疾病经验的中心进行进一步的血液病理学家会诊。如果病理结

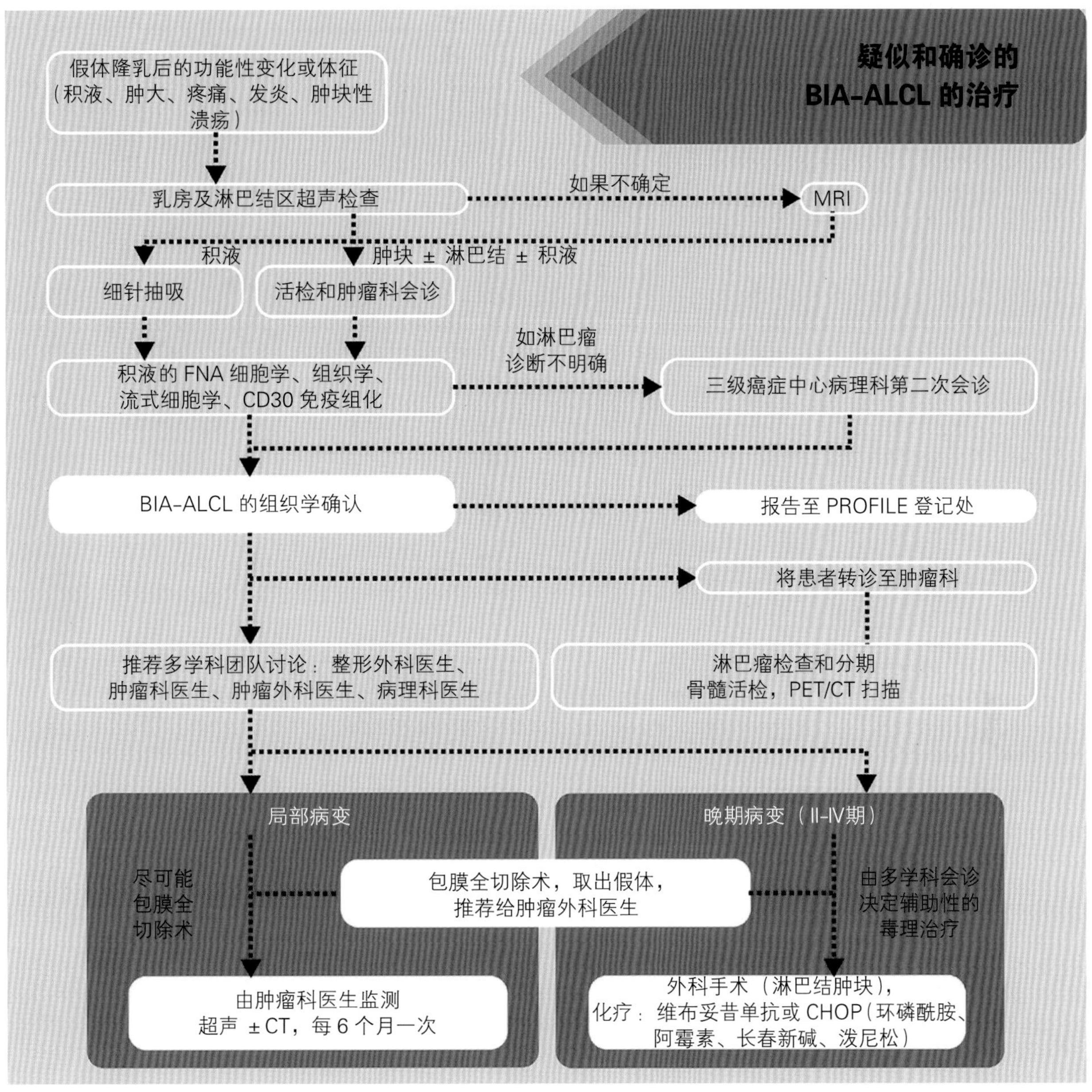

图 16-1 根据国家综合癌症网络（NCCN）指南，诊断和治疗乳房假体相关间变性大细胞淋巴瘤的算法 [Adapted from Clemens MW, Butler CE. ASPS/PSF efforts on BIA-ALCL. Plast Surg News 2015;26(7), 2015.]

果为阴性，转诊至整形外科进行良性血清肿治疗是合适的。如果病理结果为阳性，则应转诊至淋巴肿瘤科和肿瘤外科进行完整的检查和分期。

16.7 分期

16.7.1 分期测试

BIA-ALCL 经病理证实后，应采用多学科团队处理。常规实验室检查包括全血细胞计数（CBC）、生化全套（CMP）、乳酸脱氢酶（LDH）、乙型肝炎和妊娠试验。PET 扫描是评估病理确诊病例中全身扩散到区域淋巴结和器官受累的首选方式。根据影像学和手术时的病理表现确定分期并用于区分局部疾病和播散性疾病。

16.7.2 分期系统

用于 BIA-ALCL 的两种分期系统是 Ann Arbor 分期系统和 MD Anderson（MDA）BIA-ALCL 肿瘤—淋巴结—远处转移（TNM）分期系统。Ann Arbor 分期系统的 Lugano 修订版是淋巴瘤分期，ⅠE 期病变期局限于单个淋巴结外部位（即乳腺或包膜），而ⅡE 期定义为扩散到局部淋巴结。使用该系统，大多数患者可归类为早期病变（83% ~84% 为ⅠE 期，10% ~16% 为ⅡE 期，而只有 0~7% 为Ⅳ期病变）。

MDA BIA-ALCL TNM 分期系统参照美国癌症联合委员会（AJCC）实体肿瘤 TNM 分期系统（图 16-2，表 16-1）。该 TNM 分期系统可能更适合 BIA-ALCL 患者，因为该疾病不像其他淋巴瘤，它更类似于其他实体肿瘤。此外，已显示 MDA TNM 分期系统比 Ann Arbor 淋巴瘤分期系统在预测总生存期方面更为准确。

表 16-1　乳房假体相关 ALCL 的 MD Anderson 实体肿瘤 TNM 分期

TNM 或分期名称	描述
T：肿瘤范围	
T1	局限于积液或包膜内腔层
T2	早期浸润包膜
T3	细胞聚集物或片状浸润包膜
T4	淋巴瘤浸润超出包膜
N：淋巴结	
N0	无淋巴结受累
N1	一个区域淋巴结（+）
N2	多个区域淋巴结（+）
M：远处转移	
M0	无远处扩散
M1	扩散到其他器官 / 远处
分期	
ⅠA	T1N0M0
ⅠB	T2N0M0
ⅠC	T3N0M0
ⅡA	T4N0M0
ⅡB	T1-3N1M0
Ⅲ	T4N1-2M0
Ⅳ	任何 T 任何 N、M

16.8 治疗

16.8.1 手术治疗

治疗遵循由 NCCN 根据现有的最佳循证方法建立的标准化指南。所有 BIA-ALCL 患者均应进行手术去除假体、包膜全切除并切除任何相关肿块至切缘阴性。应采用肿瘤学技术，包括标本定位，在切除的空腔内放置夹子以及在每侧假体使用不同的器械。对于双侧假体，应去除对侧假体和包膜，以减少复发或对侧继发该疾病的风险。前哨淋巴结活检没有作用，因为假体可回流至多个淋巴结群。对于临床或放射学上的肿大淋巴结，应进行切除活检，因为 14% 的淋巴结有病理累及。

完全手术切除提供了最终的治疗，大多数患者（> 85%）可治愈。BIA-ALCL 在完全手术切除后中位总生存期估计为 13 年。完全手术（96%）的无事件生存期显著高于局限的手术（40%）和辅助治疗（化疗 76%，放疗 82%）。

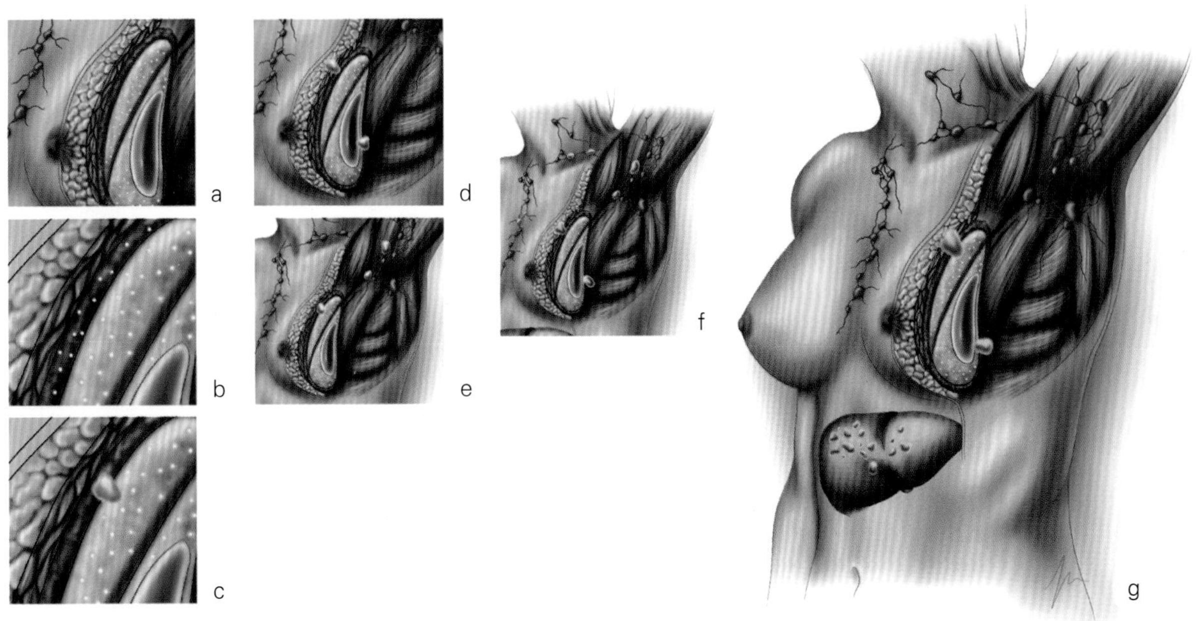

图 16-2 a ~ g. BIA-ALCL 的临床和病理分期遵循 MD Anderson 实体肿瘤分期系统，参照美国癌症联合委员会（AJCC）TNM（肿瘤—淋巴结—远处转移）分期（Adapted from Clemens MW, Medeiros LJ, Butler CE, et al. Complete surgical excision is essential for patients with breast implant-associated anaplastic large cell lymphoma. J Clin Oncol 2016;34(2):160 - 168.）

16.8.2 化疗

对播散性、持续性或复发性疾病的最佳治疗尚不清楚。对于局限性疾病患者（Ann Arbor ⅠE 期，MDA TNM ⅠA ~ ⅡA 期），不需要辅助化疗或放疗。对于不能切除的、侵犯胸壁的，或区域淋巴结受累的患者（Ann Arbor ⅡE 期，MDA TNM ⅡB ~ Ⅳ期），建议辅助化疗。单独手术治疗失败或已证实存在播散性疾病的患者应采用与 ALK 阴性的系统性 ALCL 类似的治疗方法。蒽环类药物治疗方案（CHOP：环磷酰胺、阿霉素、长春新碱和泼尼松）是晚期 BIA-ALCL 的一线治疗。但是，仅接受全身化疗的患者中有 32% 出现了疾病复发，表明这种治疗可能还不够。

16.8.3 维布妥昔单抗

维布妥昔单抗是抗 CD30 抗体 - 药物偶联物，在 BIA-ALCL 的治疗中具有潜在作用。CD30 是理想的药理靶点，在恶性细胞上高度表达，而在正常组织中表达有限。使用维布妥昔单抗作为系统性 ALCL 的主要治疗方法的Ⅰ期研究，显示出良好的反应和易控制的毒性。一份病例报告显示，使用维布妥昔单抗治疗难治性的 BIA-ALCL 得到完全缓解。使用维布妥昔单抗治疗后没有复发的报道。NCCN 指南允许使用维布妥昔单抗代替蒽环类药物作为一线治疗。需要进一步的研究来描述它的确切作用。

16.8.4 放疗

在一项对 60 例患者的回顾中，与单独手术治疗相比，增加放疗并没有显著的好处。没有证据支持 BIA-ALCL 需要常规使用放疗。因此，对于适当的手术治疗后完全缓解的病例，不推荐使用放疗。放疗已应用于局部晚期、不能切除的病例，NCCN 建议将其用于局部残留或不能切除的病变。

16.8.5 治疗对比

与包膜部分切除、全身化疗或放疗相比，完全手术切除的治疗显示出更好的总生存期和无事件生存期。一项对 87 例 BIA-ALCL 患者的回顾比较了不同的治疗方案：单独手术（40%）、手术结合放疗（9%）、手术结合化疗（19%）、手术结合化疗与放疗（30%）和单纯化疗（2%）。图 16-3 为根据治疗方法及 TNM 分期得出的生存曲线。图 16-4 和图 16-5 分别显示病理确诊的和接受治疗性手术的患者。

16.8.6 重建

在对 BIA-ALCL 进行最终治疗后，不建议更换为毛面假体。在作者所在的机构，一些 BIA-ALCL 患者在治疗后进行了即刻或延迟的光面假体更换，虽然这似乎是一个可接受的选择，但这些患者目前正在接受监测。没有疾病复发或进展的报告；然而，目前还没有关于这一群体的长期数据。

16.8.7 随访

根据多学科共识报告的建议，在对 BIA-ALCL 进行最终治疗后的 2 年内，患者应每 6 个月进行一次临床随访。每年进行超声检查，至少持续 2 年，根据临床情况，每 6 个月进行胸部 / 腹部 / 盆腔计算

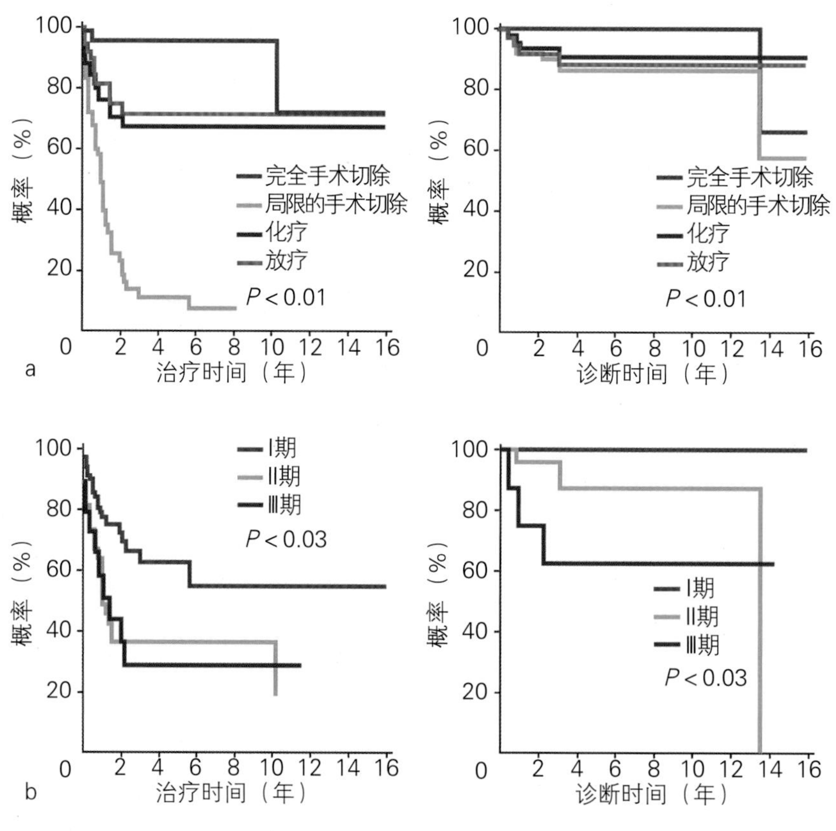

图 16-3 根据治疗方法和 MD Anderson 实体肿瘤分期的生存曲线。左侧为无事件生存期，右侧为总生存期。a. 治疗方法。b.MD Anderson 实体肿瘤分期的生存曲线（Adapted from Clemens MW, Medeiros LJ, Butler CE, et al. Complete surgical excision is essential for patients with breast implant-associated anaplastic large cell lymphoma. J Clin Oncol 2016;34(2):160－168.）

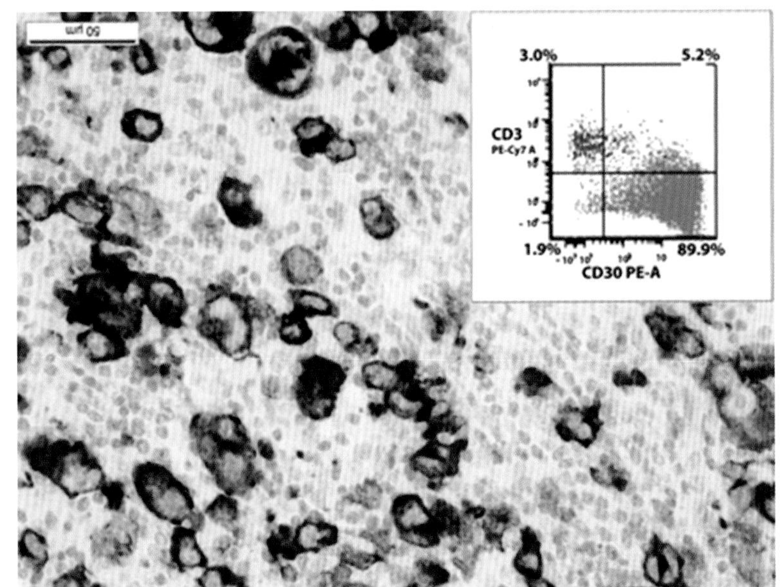

图 16-4 一名 BIA-ALCL 患者的恶性积液通过免疫组织化学（CD30 免疫组织化学和苏木精染色）显示出大的多形性间变性细胞，具有明显的马蹄形核，并具有细胞核折叠和强烈的弥漫性 CD30 反应性。插图显示了流式细胞学上的单个 T 细胞克隆。细胞学阳性、CD30 表达和克隆是诊断所必需的

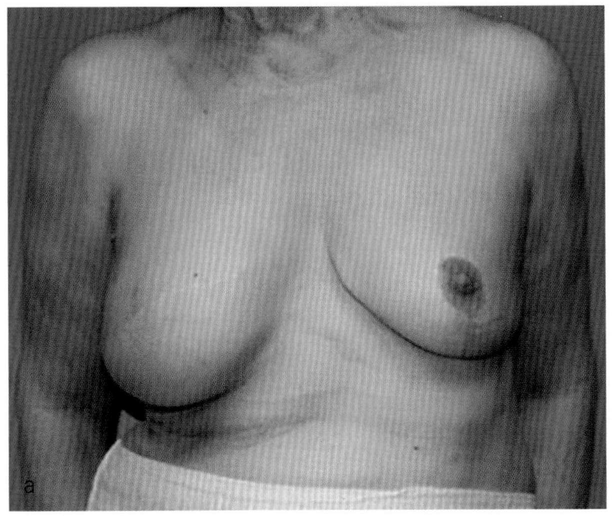

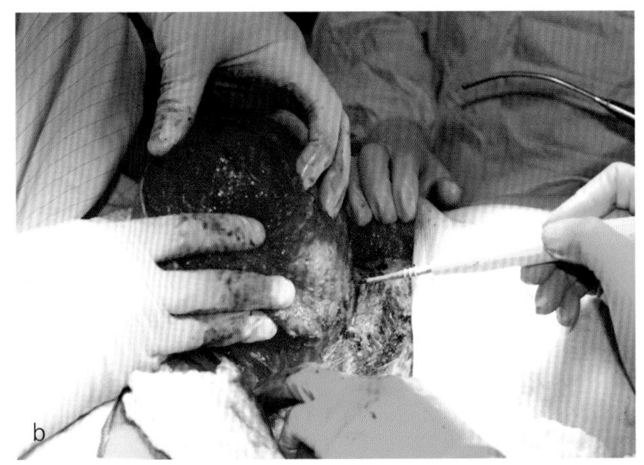

图 16-5 一位 77 岁的女性于 2003 年因乳腺癌接受了乳房切除术后的假体重建术。a. 假体植入后 11 年，她的右侧乳房迅速肿胀，表现为明显的乳房不对称。经细针抽吸后诊断为 BIA-ALCL。b. 然后患者接受了包膜全切除术和假体去除

机断层扫描（CT）及造影或 PET 扫描。

16.9 预后

关于 BIA-ALCL 预后的数据不足。一般来说，完全手术切除后，BIA-ALCL 是一种预后良好的进展缓慢的疾病。然而，存在肿块病变、向包膜外延伸或双侧患病是预后较差的指标。一项对 60 例 BIA-ALCL 患者的回顾性研究表明，无肿块患者（42 例患者中的 93%）的完全缓解率高于有肿块的患者（18 例患者中的 72%）。

虽然大多数 BIA-ALCL 患者的临床病程相对缓慢，但因疾病导致死亡的报道强调了及时诊断和适

当手术治疗的重要性。我们机构的一个病例说明了这一点。一位 38 岁女性出于美容目的于 1987 年接受了双侧硅胶假体隆乳术，9 年后发现左侧乳房可触及一个肿块，随后对肿块进行 FNA 确诊为 BIA-ALCL（LuganoⅠE 期，MDA TNM ⅡA 期）。在诊断时没有出现皮肤受累或全身性疾病。出于美容方面的考虑，这位患者拒绝手术去除乳房假体。她接受了 CHOP 化疗，然后进行局部放疗。患者在接受辅助治疗后的 4 个月内出现疾病复发。她的疾病迅速发展，累及中枢神经系统，伴有脑膜疾病，随后死亡。

这个病例强调了较差的预后与在 BIA-ALCL 中存在肿块相关，排除充分的手术治疗可能会彻底改变该疾病的病程和结果。手术可能是进展缓慢的疾病和潜在致命疾病之间的区别。迄今为止，全世界已经报告了 16 例与该疾病相关的死亡病例，其中大多数病例显示出明显的诊断延迟或没有进行手术干预。

16.10 医疗法律注意事项

16.10.1 知情同意

2011 年，FDA 向假体制造商提出建议后，美国和加拿大在包装说明书上增加了关于 BIA-ALCL 存在的警示。随着对该疾病认识和了解的增加，知情同意的问题变得越来越明显。风险披露有助于尊重患者的自主权，对外科医生和患者都有长期的影响。知情同意应包括常见（> 1% 的手术）和罕见（< 1% 的手术），但严重的不良事件。随着对疾病认识的增加，应在乳房假体植入同意书中增加 BIA-ALCL。美国整形外科医师协会（ASPS）已编写了知情同意的模板，可在 plasticsurgery.org 下载。

16.10.2 筛查

对积液取样并进行病理检查，包括 CD30 免疫组织化学检查，对评估恶性肿瘤是很重要的。当临床上担心存在 BIA-ALCL 时，应立即进行检查。与乳房假体美容相关的并发症可能不被保险覆盖。因此，患者不太可能进行 BIA-ALCL 筛查。乳房假体破裂的筛查也有类似的问题。2006 年，FDA 建议所有植入硅胶乳房假体的女性在植入假体 3 年后进行 MRI 检查，以评估是否失败（破裂）。因为这种筛查试验的保险范围不足，所以患者的依从性有所降低。这一知识强调了医生参与和识别那些需要 BIA-ALCL 筛查的患者的重要性。

16.10.3 对植入乳房假体的女性进行咨询

2017 年，FDA 发布了一份更新的安全通讯，警告植入乳房假体的女性有发生 BIA-ALCL 的可能。对植入乳房假体的女性进行咨询时应包括以下建议：她们应该进行常规的乳房 X 线检查，定期做乳房自查，如果发生变化应及时去就诊。植入乳房假体的女性在假体周围的包膜中形成 BIA-ALCL 的风险可能会增加。BIA-ALCL 最常发生于毛面假体，最常见的表现为迟发性血清肿，但也可能表现为包膜挛缩或肿块。对于无症状的个体，不建议进行筛查和预防性的假体去除。

16.10.4 PROFILE 登记

FDA 建议将 BIA-ALCL 的组织学确诊病例报告给 ASPS 的 PROFILE（乳房假体与间变性大细胞淋巴瘤病因学和流行病学的患者登记和结果）登记处，这是 BIA-ALCL 数据的前瞻性登记和存储库。截至 2017 年 12

月，已报告了 184 例独特病例。作为整形外科协会全球网络的一部分，美国整形外科医师协会在当时发现全世界有 489 例独特病例和 16 例与该疾病相关的死亡病例。使用已确诊病例的登记可能有助于确定乳房假体在疾病发生中的确切作用，有助于阐明遗传易感性的影响，并确定患者或假体等可变的危险因素。

16.11 结论

BIA-ALCL 是一种罕见的 CD30 阳性、ALK 阴性的外周 T 细胞淋巴瘤，与植入乳房假体进行重建或美容的手术相关。具有确切手术史的 BIA-ALCL 病例均与毛面假体相关。平均而言，该疾病在假体植入后大约 10 年出现血清肿或不常见的邻近假体的肿块。延迟出现的假体周围积液应进行抽吸和 CD30 筛查。手术在 BIA-ALCL 的治疗中起关键作用，在很大程度上影响预后。了解 BIA-ALCL 的生物学特性可以使治疗更具针对性和有效性。NCCN 指南包括了我们对该疾病理解的最新重要进展，并指导诊断方法和治疗策略。提高医生的认识，对于优化 BIA-ALCL 患者的治疗至关重要。

关键点

- 乳房假体相关间变性大细胞淋巴瘤（BIA-ALCL）的发生相对罕见。
- 间变性淋巴瘤激酶定义 ALCL 的类型非常重要：间变性淋巴瘤激酶（ALK）阳性的系统性 ALCL，ALK 阴性的系统性 ALCL 和 BIA- ALCL。BIA-ALCL 不表达 ALK 易位，因此在所有报告的病例中 ALK 均为阴性。
- BIA-ALCL 中慢性免疫刺激的病因尚未明确。 提出的描述 BIA-ALCL 发病机制的理论包括对颗粒物的慢性炎症反应、亚临床生物膜的存在、机械磨损后的诱导，以及遗传易感性。
- 生物膜假说认为，毛面假体中含有显著更高水平的革兰阴性菌和皮氏罗尔斯顿菌，这与淋巴细胞的激活有关。
- BIA-ALCL 的发病时间为乳房假体植入后 2～28 年，最常见发生在 7～10 年。
- BIA-ALCL 最常见的表现是局限性疾病，如血清肿（80%）或邻近假体的肿块（40%）。
- 超声是检查 BIA-ALCL 首选的初始成像方式。血清肿或肿块应用细针抽吸（FNA）进行评估，并送去做 CD30 免疫组织化学细胞学检查。
- 正电子发射断层扫描（PET）是评估病理确诊病例中全身扩散到区域淋巴结和器官受累的首选方式。
- 手术去除假体、包膜全切除并切除任何相关肿块至切缘阴性是最终的治疗，大多数患者（>85%）可治愈。应去除对侧假体和包膜，以减少复发或对侧继发该疾病的风险。
- CHOP（环磷酰胺、阿霉素、长春新碱和泼尼松）是晚期 BIA-ALCL 的一线化疗药物。维布妥昔单抗是抗 CD30 抗体 - 药物偶联物，在 BIA-ALCL 的治疗中具有潜在作用。
- 没有证据支持 BIA-ALCL 需要常规使用放疗。
- 最终治疗后的监测包括每年进行超声检查，至少持续 2 年。根据临床情况，每 6 个月进行胸部 / 腹部 / 盆腔计算机断层扫描（CT）及造影或 PET 扫描。

17 管理和降低乳房美容手术的风险

Michele Ann Manahan and Neal R. Reisman

概要

本章简要介绍了乳房美容手术中的医疗和法律风险，这些风险包括很多组成部分而且非常复杂。本章将讨论降低医疗法律风险的一般基本方面，包括全面的知情同意流程建议。此外，还提出了开发和维持成功的乳房美容外科诊所的实践管理策略，例如修复政策的注意事项。也强调了需要考虑的具体情况，包括隆乳乳房上提固定术、间变性大细胞淋巴瘤、包膜切除术 / 包膜缝合术、乳房缩小成形术和脂肪注射。

关键词： 患者选择，知情同意，修复政策，实践管理，隆乳乳房上提固定术，包膜手术，间变性大细胞淋巴瘤，乳房缩小成形术，脂肪注射

17.1 术前注意事项

17.1.1 术前咨询

风险管理的一个关键词是“可预见性”。应为每位患者分别确定可预见的风险，与准患者一起处理，并将其纳入治疗计划。实际上，应将降低可预见的风险视为大部分临床治疗的指导原则。

17.1.2 患者选择

避免风险始于选择患者，而患者选择始于全面的患者咨询，包括交谈和体格检查。知情同意流程是这样开始的：为准患者解释她们目标和期望的流程。然后通过医生的参考框架，结合病史和体格检查结果进行评估。外科医生和患者之间持续的互动和对话完善了这些期望和目标，试图匹配最“可预见”的手术来实现这些目标。

一些准患者是明显不现实的，表达了无法实现的目标。还有一部分准患者可能不知道或无法表达她们的真实意图。关键是认识到这些观察结果，并试图教育患者有关安全、可靠和可预测的目标。一些患者从之前的咨询中学到不要透露自己的真实意图，因为害怕被拒绝。虽然从来没有保证，但直接强调尊重和诚实可能有助于患者表达她们的真实信念。

与签署“知情同意文件”的有限行为相比，正在进行的全面知情同意流程应该持续一段时间，在此

期间进行对话，以诚实地评估这些必要的目标。只面诊一次准患者，并试图完成、评估和披露知情同意流程通常是不明智的。必须留出时间来进行提问和回答以及思考，以充分展现目标和期望，并确定这些目标和期望值是否可以实现。

Gorney 和 Martello 强调了患者畸形和患者担心的交叉的重要性，这对评估患者的期望值非常有帮助。从患者选择的角度来看，那些有明显畸形且心态为“医生，你做的任何事都很好”的准患者是最能被接受的。相反，如果患者的畸形程度很轻，几乎看不出来，而她的心态是“我无法生活、工作或享受任何关系，除非解决了这种情况”，这样的患者是糟糕的手术人选。而处于两者之间的患者则是医生评估的最大挑战。

17.1.3 知情同意

正如前文强调的那样，知情同意是一个涉及医生和患者全面参与的流程，而不仅仅是签署反映该流程的页面。一些准患者已经看了很多医生，但没有完成一个可接受的知情同意流程。知情同意文件的完成意味着在期望的结果和接受风险、时间、费用和对手术的承诺之间取得了平衡。具体的法律标准适用于指定适当的知情同意。适用于知情同意标准的选项有：①合理的患者需要知道什么才能做出知情决定；②合理的医生认为需要向患者解释什么才能做出知情决定。不同的地区使用不同的标准，了解你所在地区的医疗实践法和使用的知情同意标准是很重要的。

17.1.4 患者教育

知情同意的流程是一个重要的步骤，患者对知情同意的理解越深，做出的选择就越好。完成这一流程的重担落在医生身上。有效的教育是实现这一目标的有力工具。Howard Garner 博士描述了 9 种公认的学习方式。其中的 3 种方式在理解这一流程方面发挥重要作用。外科医生和他的团队应该在讨论中使用这 3 种方法。

第一种学习方式是视觉学习。许多患者需要看到她们能够关联的结果、照片、示意图或一些示范性绘图。录像带、小册子和其他来源提供了乳房美容手术中涉及的许多手术的信息。使用照片（以前的照片或计算机修改过的术前照片）时必须谨慎，因为这些照片产生或暗示了一个保证，这样的结果是准患者将要达到的结果。同样地，患者经常从杂志和互联网上获取照片，这可能有助于确定她们的期望，但这些不应该成为病历的一部分。

第二种常见的学习方式是听觉学习。许多患者宁愿听一个详细的故事来解释手术过程，也不愿看图片。这通常可以与第三种常见的学习方式相结合，即动觉学习。这样就建立了个性化的故事或示例，让准患者可以直接与之关联。

以一位隆乳的准患者为例。使用术前和术后的照片、乳房解剖图来展示潜在的层次，患者推荐或者甚至是手术一部分的录像带，以及关于围手术期经验的小册子，都可以为患者提供视觉信息。办公室团队可能会详细解释如何做出决定，如何完成手术以及预期会发生什么。医生可能会从动觉方面与准患者讨论，例如，在她之前怀孕时乳房增大到 DD 罩杯时的想法和经历。该患者对 DD 罩杯大小与当前目标之间的关联有自己内在的、个性化的理解。当所有这 3 种学习方式无缝地纳入知情同意流程中时，准患者的保留和信息保留可能是最高的。

17.2 实践管理教训

17.2.1 团队处理和责任

知情同意的责任最终由手术外科医生承担。整个办公室团队在信息传递方面保持一致是至关重要的，而且办公室工作人员在整个流程中可能会提供超出医患对话之外的额外信息。外科医生通常会将教育工作委派给患者协调员、医生扩展人员和护理人员，这可能是合适的，但这不能取代外科医生确保知情同意充分性的首要和最终责任。

17.2.2 文件

试图提供关于知情同意流程的完整文件可能会很繁重。即使尽了最大努力，病历也无法反映医患互动的全部情况。但是，当发生冲突时，同时完成的病历可以成为强有力的保护。

17.2.3 电子记录

数字时代可以提供帮助，但完成的记录也可能产生潜在问题。外科医生可能会记得花费很长时间来讨论处理风险、危险和如何选择，但记录显示在检查室里花费 12min，这意味着在匆忙的环境中只进行了短暂的面诊，在出现诉讼时这会引起担忧。此外，许多数字电子健康记录使用默认创建的“智能”文本，这些文本可能是正确的，也可能是错误的。忙碌的外科医生可能不会花适当的时间来纠正错误的陈述，从而造成不恰当的记录，这会暗示草率的实践或治疗。考虑到旨在防范医疗差错的自动警报带来的数量负担，医疗服务提供者很容易忽略这些警报，从而增加了他们的责任。此外，同时或交叉手术的问题可以通过检查时间戳和病历中易获取的其他信息来证明。

17.2.4 修复政策

正式记录、讨论和签署与初次手术和修复手术费用责任相关的政策，如果有必要的话，可能与临床及知情同意文件一样重要。存在很多路径。应考虑患者或诊所是否会承担意外的实验室和影像学检查(包括乳腺组织的病理检查)、住院或发生并发症时的其他医疗护理的经济负担。这就提出了一个问题，即如何定义并发症。一个可接受的结果但不满意的患者符合条件吗？结果需要有多不可接受？如果考虑进一步的手术，是否可以免收专业费用？患者或诊所会承担医疗机构费用和麻醉费用吗？患者是否有义务以折扣价返回诊所？谁会在其他医疗机构支付必要的治疗费用？提供修复服务时，可以要求患者控制社交媒体评论，这样才有可能在特定时间段内免除手术费，以换取限制患者进行社交媒体评论。

17.3 术中注意事项

“谁、什么、何时、何地、为什么和如何”是与乳房美容手术相关的重要考虑因素。患者对手术流程的仔细审查不断增加，对治疗体验的期望正在改变。现在更强调的是谁参与以及如何做。那些在学术机构中的外科医生必须解释实习生的能力、协助及参与治疗，而那些在私人诊所执业的外科医生必须准备好解释医生扩展人员做同样的事情。例如，患者可能希望知道，医生助理或住院医师在无监督的情况下进行切口缝合。外科医生也应该仔细考虑手术地点。重要的是了解门诊手术中心的认证和所治疗患者类型的接受标准，以及在诊所、门诊手术中心和医院中进行手术的类型。医院门诊部和门诊手术中心费用结构的差异对患者和外科医生的财务也很重要。应该在手术当天确认何时以及为什么。术前准备决定了手术计划，但必须在手术开始前确认临床情况或预期结果没有变化，并安排适当的术后护理和环境。

17.4 术后注意事项

"杯到嘴边还会失手"这句谚语很明显地适用于整形手术的术后护理。仔细的术前咨询和准备（以及文件），包括预期的术后换药、服装和切口处理、活动限制、变化的时间范围、并发症的警告体征和症状，以及常规和紧急的随访计划，可以最大限度地减少患者的问题和照护人员的担忧，甚至可能预防并发症。促进这些流程的工具以印刷说明的形式存在，它可以从许多来源获得。

17.5 与乳房手术相关的特殊风险

17.5.1 戒烟

在乳房缩小成形术、乳房上提固定术和植入假体的手术中，需要特别预防吸烟。人们普遍认为，使用尼古丁会干扰血液供应，而且肯定会对乳房手术的许多方面产生负面影响，如影响伤口、感染和包膜挛缩。此外，许多吸烟者在麻醉的情况下会咳嗽，进一步在恢复早期制造困难。心血管疾病的风险也会增加。

了解戒烟是多么困难，应该引起很容易就自主已戒烟的患者的关注。许多患者都没有透露她们继续吸烟的习惯或从其他人那里吸了二手烟。列出与吸烟相关并发症的严重性的附加同意文件，不足以进行诉讼。有人可能会说，患者不同意过失手术，而外科医生有责任保护患者——有时是免受来自她自己的伤害。可替宁是一种检测患者体内是否存在尼古丁代谢物的尿液检查。明智的做法是在手术前进行检测，如果检测结果呈阳性，则要谨慎进行手术。然而，这仍然是整形外科中一个有争论的领域。

17.5.2 乳房假体

当使用假体时，有许多重要的考虑因素。选择不适当的假体时，应注意需承担责任。患者必须准备好接受长期随访和维护手术。必须有记录硅胶的后果和间变性大细胞淋巴瘤的文件，以使患者理解。

假体的大小和凸度

尺寸的计划至少需要包括胸部测量，以证明可量化的努力，帮助患者选择正确的假体。在回顾诉讼案件时，会注意到两个常见的情况。第一个是选择高凸的假体，其固有体积更大，会导致拉伸畸形和错位或下垂。苛刻的患者可能会指责这是不合需要的体积并将不良结果归咎于外科医生。高凸假体的选择当然有一席之地并且应该与支持该选择的病历中的文件相关联。500mL 中凸假体和 500mL 高凸假体之间存在显著差异；第二个是试图将乳房放置在胸部更高的位置。胸部高度较高的患者往往会寻求更高的位置和更深的乳沟，但这很少能实现。选择更高凸度、更大的假体最初可能看起来能达到目的，但由于其额外的重量，软组织会拉伸，很快就会失败。由于疏忽了假体的选择，原告要求用其固有瘢痕进行乳房上提固定术，但乳房仍然位于胸部较低的位置，而这一切都可以通过正确的假体选择来避免。了解乳房外形、大小以及这些因素对手术选择和结果的相对影响，可以提高对效果的可预测性和满意度。

与假体选择相关的咨询应直接与准患者进行，并在没有其他家属或朋友等“利益相关者”的情况下进行私下讨论。有很多这样的故事，同伴控制着讨论，导致大量不恰当的选择。手术后男朋友离开了，现在诊所不得不和一个不开心的患者沟通。有人说过：“你靠你做手术的患者谋生，但你靠你拒绝的患者获得你的名声。”

材料管理

明智的做法是在执行麻醉前确认所选的假体，并确保假体在手术前一天在手术的医疗机构内。谨慎的做法是不仅订购一种大小的假体，而且是要订购适当的大小范围。

假体的特征

假体的外形、材料和外壳的选择都可能转化为特定的潜在责任。患者必须意识到硅胶相关的并发症，如淋巴结病和肉芽肿，尽管假体移除，这些并发症也可能持续存在。假体成像的资金，如用于硅胶假体监测的磁共振成像（MRI），也应在术前解决。保持最新的美国食品和药品监督管理局（FDA）关于使用乳房假体的建议，并保持与使用硅胶假体相关的合理的所需文件是有益的。

乳房假体相关间变性大细胞淋巴瘤

2016 年，世界卫生组织官方承认乳房假体相关间变性大细胞淋巴瘤（BIA-ALCL）是一种不同于其他 ALCL 实体的疾病，目前已知该病已发生死亡病例（另见第 16 章）。最常见的表现有迟发的血清肿，但也可能包括肿块。建议包括提高对这种罕见但危险的疾病的认识，并熟悉目前的诊断建议（包括抽吸假体周围积液检查是否是 CD30 阳性和 ALK 阴性的 T 淋巴细胞）、影像学检查、治疗（多学科治疗，双侧包膜完整切除及双侧假体去除并考虑辅助治疗）。目前的整形外科文献支持在知情同意流程中纳入关于 BIA-ALCL 的具体讨论。

标本管理

在考虑 ALCL 时，术前财务披露尤其重要，因为细胞学和积液评估的费用可能很昂贵。术前还应考虑乳腺组织标本处理与病理学检查的舒适度，这将增加费用。患者在术前应了解这些选择和计划。

17.5.3 乳房上提固定术

乳房上提固定术会带来额外的风险和担忧，无论是单独进行还是与植入假体一起进行。对吸烟的担忧是真实存在的，建议严格遵守不对吸烟者进行乳房上提固定术。乳房上提固定术的进一步考虑包括伴有持续松弛和拉伸的皮肤类型。对话中应该包括预测，如果皮肤质量较差，随着时间的推移，就会出现持续沉底和外形改变。尽管得到了最好的治疗，瘢痕还是会出现拉伸，因为患者的遗传倾向起决定作用。复发可能不像最初看到的那么明显，但它确实会发生。明智的做法是制定一个涵盖未来几年时间段的具体的、书面的修复政策，以解决拉伸的复发和预期的变化。这可能包括患者对就诊和推荐治疗的依从性，以及未来费用的明确财政披露和期限。

17.5.4 自体脂肪移植

在适当的地方注射脂肪可以帮助假体不能做到的部位更加饱满。该方法也可用于无假体材料的填充。作为一项较新的技术，影像历来备受关注，FDA 最近也对定义脂肪移植的意义和合理使用感兴趣，人们应该继续在这一领域谨慎地遵循发展中的实践标准。人们也可能会认为随着时间的推移，某些目前争论不休的脂肪获取或处理技术可能会显示出自己比其他的技术更好或更差。可以想象，在一个发展迅速的领域中，过时的技术只会在很短的时间内被接受，而且会很容易使人承担责任。

17.5.5 乳房缩小成形术

技术

许多与乳房上提固定术相关的特定担忧同样适用于乳房缩小成形术，包括吸烟、瘢痕、设计皮肤类型和复发。此外，术前应处理预期的外形变化和乳晕大小的变化。乳头移植或乳头坏死的可能性必须得到解决。患者对乳房位置变化的期望不是这种手术的组成部分，必须阐明和解决。外科医生应考虑是否常规地将去除超出乳房解剖边缘的侧胸壁组织纳入乳房缩小成形术中。如果没有，可以事先与患者具体讨论，以避免术后关注乳房与侧胸部之间的不平衡和轮廓不规则。此外，量化乳房大小和管理与此相关的术后结果接受度的困难必须以直截了当的方式向患者提出。

保险范围

乳房缩小成形术患者的目标从相当于美容性的乳房上提固定术到出现可接受的畸形或功能障碍，特别是乳头，再到试图减轻与巨乳症有关的症状负担。保险的支付标准各不相同，可能包括术前保守治疗的要求以及术中切除重量的最低限度。如果保险公司拒绝支付，外科医生必须了解现有的保险合同细节和患者账单的津贴。这些细节必须在最终制订手术计划之前向患者说明。

17.6 结论

总的来说，乳房美容手术涉及的手术范围很广，可以对有广泛期望的大量患者进行手术。预先考虑和精心准备，通过全面和持续的沟通精心优化医患关系，辅以仔细的、支持性的文件，将增加所有相关经验的“可预见性”。经过精心的准备，乳房美容手术可能会成为诊所发展和维持的可靠来源和支柱。

关键点

- 避免可预见的风险应该是所有临床实践的基础。
- 避免风险始于选择患者，拥有明显不切实际的期望值或有较小的畸形而不是明显问题的患者是危险信号。
- 知情同意是一个持续的流程，涉及医生和患者的全面参与。
- 患者对知情同意流程的理解越深，最终做出的决策就越好。
- 患者表现出多种学习方式，包括听觉、视觉和动觉。这些都应该用于教育患者。
- 术前应详细讨论一个手术的“谁、什么、何时、何地、为什么和如何”。
- 应正式记录、讨论和签署与初次手术和修复手术费用责任相关的政策。
- 仔细的术前咨询和有关预期术后护理的准备对于患者满意度的提高至关重要。

第五部分

轻松过渡到技术应用

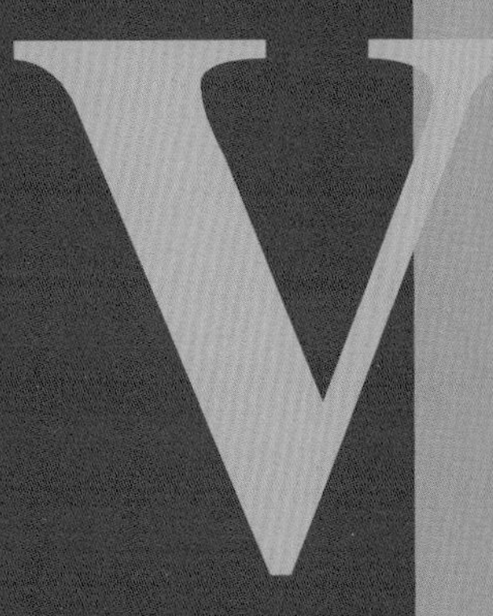

18　男性乳房发育症的评估与手术治疗

R. Brannon Claytor and Joseph R. Spaniol

概要

男性乳房发育症非常常见，在普通人群中的发病率高达 50% ~ 70%，因此是男性寻求整形外科医生帮助的最常见原因之一。外科医生必须擅长对该病的评估、检查和手术治疗。鉴于最近技术的进展，整形外科医生拥有的设备比以往任何时候都多。本章回顾了该疾病的发展过程和最近的证据来改进检查，并提出了一个“重建阶梯”的方法来治疗男性乳房发育症，这将有助于读者将新技术吸收成为更综合的方法。

关键词： 男性乳房发育症，假性男性乳房发育症，男性女性化，冷冻溶脂，超声辅助吸脂，射频辅助吸脂

18.1　定义和流行病学

男性乳房发育症是指男性乳房腺体组织的良性增生。假性男性乳房发育症常见于肥胖男性，是指没有腺体增生的脂肪堆积。男性乳房发育症是一种相对常见的疾病，据报道在男性人群中的患病率为 1/3 ~ 2/3，该疾病短暂发生于大多数男性婴幼儿，14% ~ 65% 的青少年男性和 57% ~ 72% 的 50 ~ 80 岁的男性。双侧发病最常见，10% ~ 20% 的男性可持续 12 个月以上，此时会发生纤维化，不太可能消退。男性乳房发育症可能是相当痛苦的，会扰乱青少年和成年男性的心理和社会健康。

18.2　病因学

刺激乳腺生长的雌激素和抑制乳腺生长的雄激素之间的失衡，是导致男性乳房发育症发生病理改变的原因。这些不平衡可能是由多种全身性疾病（框 18-1）和药物引起的。值得注意的是，许多历史文献认为药物会导致男性乳房发育症，尽管在高达 25% 的病例中发现与药物有关，但这些文献的证据质量都较差。最近一篇关于药物诱发男性乳房发育症的系统综述，阐明了哪些药物有最好的数据和最清楚的病理生理学支持导致男性乳房发育症。这些药物总结在表 18-1 中。

18.3 病理学

在组织学检查中，男性乳房发育症最初被描述为“症状典型的”，其特征是导管上皮增生，炎症细胞、乳晕下脂肪和血管增加。这一过程通常要么在第一年内消退，要么转变为“纤维”状态，以基质的纤维化为主，导管增生极少。

18.3.1 诊断

必须获得详细的病史，重点关注乳房增大的发病年龄、不适或压痛症状、娱乐性药物和酒精的使用，以及胸部女性化对患者心理和社会健康的影响。系统回顾应集中于引起男性乳房发育症的全身病理症状，包括甲状腺、肝脏、肾脏和肾上腺疾病，以及任何恶性肿瘤。体格检查应评估腺体与脂肪组织的含量、下垂程度、皮肤状态，以及是否存在肿块。如果睾丸、甲状腺或肝脏检查出现异常，应立即对该器官系统进行专门检查。整体的女性化特征应关注潜在的内分泌紊乱。不需要常规的内分泌检查，因为最近有一项研究，评估内分泌转诊在男性乳房发育症检查中的作用，发现只有 7.6% 的患者患有继发性男性乳房发育症。转诊导致昂贵的血液检查，而只有 1.7% 的病例呈阳性。作者的结论是，如果在初步评估时怀疑有内分泌紊乱，应考虑转诊到内分泌科。提示该疾病的表现为溢乳、睾丸检查异常、Klinefelter 综合征的特征（睾丸小而硬、男性乳房发育、身高高于平均水平、四肢长、腹部肥胖）、视觉障碍和男性乳房发育的迅速进展。Klinefelter 综合征的男性不适合吸脂，因为他们患乳腺癌的风险增加了 58 倍，因此应该通过切除手术进行治疗。

最后，初步评估的主要目标是筛查与乳腺癌相一致的特征。男性乳房发育症的组织柔软、紧实或有弹性，但一般不硬。受影响的部位位于乳头乳晕复合体（NAC）下方并呈放射状延伸，大多数病

框 18-1 男性乳房发育症的病理分类

- 血清雌激素升高
  - 内源性生成增加
    - 睾丸间质细胞或支持细胞肿瘤
    - 位置正常或异位的人绒毛膜促性腺激素分泌肿瘤
    - 肾上腺皮质肿瘤
  - 芳香化酶增高
    - 老化
    - 肥胖
    - 甲状腺功能亢进症
    - 肝脏疾病
    - 家族性或散发性芳香化酶过量综合征
    - Klinefelter 综合征
    - 睾丸肿瘤
    - 饥饿后重新进食
  - 外源性
    - 局部雌激素乳霜
    - 口服摄入雌激素
  - 性激素结合球蛋白置换雌激素
    - 药物，如螺内酯和酮康唑
  - 雌激素代谢降低
    - 肝硬化
- 睾酮合成减少
  - 原发性性腺衰竭
    - 创伤
    - 辐射
    - 药物
    - Klinefelter 综合征
    - 先天性无睾症
  - 继发性性腺机能减退
    - 下丘脑疾病
    - 垂体衰竭
    - Kallmann 综合征
  - 雄激素作用降低
    - 雄激素受体缺陷
    - 抗雄激素药物
- 其他
  - 慢性肾功能衰竭
  - 肝脏疾病
  - 人类免疫缺陷病毒（HIV）
  - 慢性疾病
  - 乳腺组织敏感性增强
  - 环境因素
    - 防腐剂
    - 薰衣草和茶树油
    - 除虫剂中的苯醚菊酯

From Beck Do, Rios JL. Gynecomastia. In: Janis JE. Essentials of Plastic Surgery. 2nd ed. New York, NY: Thieme Medical Publishers; 2014; 573 – 579.

表 18-1　历史上被认为与男性乳房发育症有关的特定药物的证据

证据质量好的与男性乳房发育症有关的药物	证据质量一般的与男性乳房发育症有关的药物	证据质量差的与男性乳房发育症有关的药物
螺内酯	利培酮	抗精神病药
西咪替丁	维拉帕米	抗抑郁药
酮康唑	硝苯地平	苯二氮䓬类
hGH	奥美拉唑	抗惊厥药
雌激素	依非韦伦	钙通道阻滞剂
抗雄激素（氟他胺，比卡鲁胺，醋酸环丙孕酮）	烷化剂	ACE 抑制剂
GnRH 类似物（戈舍瑞林，亮丙瑞林）	合成类固醇	抗心律不齐药
5-α- 还原酶抑制剂（非那雄胺，度他雄胺）	酒精	降血脂药
	阿片类药物（海洛因，美沙酮）	抗酸药
		促动力药
		抗 TB 药
		抗生素
		HIV 药物（司坦夫定，茚地那韦，沙奎那韦）

缩写：ACE，血管紧张素转换酶；GnRH：促性腺激素释放激素；hGH：人体生长激素；HIV：人类免疫缺陷病毒；TB：结核

Data from Deepinder F, Braunstein GD. Drug-induced gynecomastia: anevidence-based review. Expert Opin Drug Saf 2012;11:779 - 795.

例为双侧。另一方面，乳腺癌本质上更硬，常在 NAC 以外，最常见的为单侧。此外，皮肤凹陷、乳头内陷、乳头出血和乳头溢液是乳腺癌更常见的相关因素，应立即进行检查，根据情况，从诊断性乳房 X 线检查和活检开始。

18.3.2　分期

Simon、Hoffman 和 Kahn 最初将男性乳房发育症分为 4 级：1 级（轻度增大，无皮肤多余）；2a 级（中度增大，无皮肤多余）；2b 级（中度增大伴皮肤多余）；3 级（明显增大伴皮肤多余）。作者建议 2b 级和 3 级进行皮肤切除。Rohrich 等在超声辅助吸脂出现后提交了一份修订的分类方案：Ⅰ级，轻度肥大（乳腺组织＜ 250g），无下垂；Ⅱ级，中度肥大（乳腺组织 250 ~ 500g），无下垂；Ⅲ级，重度肥大（乳腺组织＞ 500g）伴Ⅰ级下垂；Ⅳ级，重度肥大伴Ⅱ级或Ⅲ级下垂。评估疾病的分期有助于制定非手术和手术治疗。

18.4　治疗

持续 12 个月以上的男性乳房发育症一般会发展到刚才所描述的纤维化状态，不太可能消退。在此

之前，进行试验观察是合适的。如果有假性男性乳房发育症的组成部分，也应该考虑尝试减肥，如果发现男性乳房发育症是由药物引起的，停药一段时间是明智的。随着男性乳房发育症分期的增加，手术治疗的侵袭性也随之增加。图 18-1 列举了一种类似于重建阶梯的治疗男性乳房发育症的阶梯式方法，即从最简单的选择开始评估，逐步向更复杂的阶梯发展。

如果Ⅰ级或Ⅱ级假性男性乳房发育症（无皮肤多余）没有或只有很小一部分腺体肥大，冷冻溶脂（酷塑，冷冻溶脂美容，加利福尼亚州，普莱森顿）可以实现显著改善。然而，大多数患者需要进行两次治疗，因此，对假性男性乳房发育症患者考虑冷冻溶脂时，患者教育和管理预期是关键。对于体积较大的假性男性乳房发育症患者（即Ⅱ级或Ⅲ级），吸脂是比冷冻溶脂更好的选择，因为吸脂可以在一次手术中去除更大的体积。在具有更多腺体成分的患者中，增加篮状吸脂针可允许更激进地切除乳晕下致密、纤维化的腺体组织。

超声辅助吸脂（威塑，索尔塔，华盛顿州，博塞尔）最初在 20 世纪 90 年代中期被用于男性乳房发育症，由于一些优势在许多中心很受欢迎。与传统的吸脂术相比，超声辅助吸脂具有以下优势：术中转换为开放式切除术的比率较低、改善术后疼痛评分和淤青、更光滑的乳房轮廓、改善皮肤回缩、每毫升血红蛋白损失可释放更多的甘油三酯。Rohrich 和他的同事报告，即使是Ⅳ级男性乳房发育症（乳腺组织＞ 500g，伴有Ⅱ级或Ⅲ级下垂），也只有不到一半（43%）的患者需要进一步手术。自这项研究以来，他们的小组发现，通过在外侧乳房下皱襞（IMF）处的穿刺切口对腺体组织进行拉出切除，几乎没有患者需要进一步手术。

激光辅助吸脂（LAL）治疗男性乳房发育症，除了减少乳房体积外，还能显著收紧真皮，并取得了非常好的效果。激光光能在脂肪细胞中转化为热能，导致脂肪细胞破裂。激光的凝血作用减少出血并发症并刺激真皮胶原的形成。在一项对 28 例患者的研究中，Trelles 和同事描述了他们的治疗方法。在乳房呈锥形且质地较硬的病例中，最初的纤维附着被破坏。然后，插入一个 980nm 波长的二极管激光器，根据乳房的大小，每个乳房输入 8 ~ 12kJ 的总平均累积能量。先在较深的层次穿入套管，然后在较浅的层次快速移动套管，目的是将能量平均分配到真皮层。在激光使用期间，使用外部气流装置对皮肤进行冷却，并使用红外温度计监测皮肤温度。然后进行传统的吸脂手术。SmartLipo 是 1064nm Nd：YAG 激光（赛诺秀，德国，朗根），在男性乳房发育症中显示出明显的改善。热处理可以使皮肤收紧，此外，使用规定的能量配置来打碎致密的男性乳房发育的组织后，通过吸脂术可以更有效地分离组织。

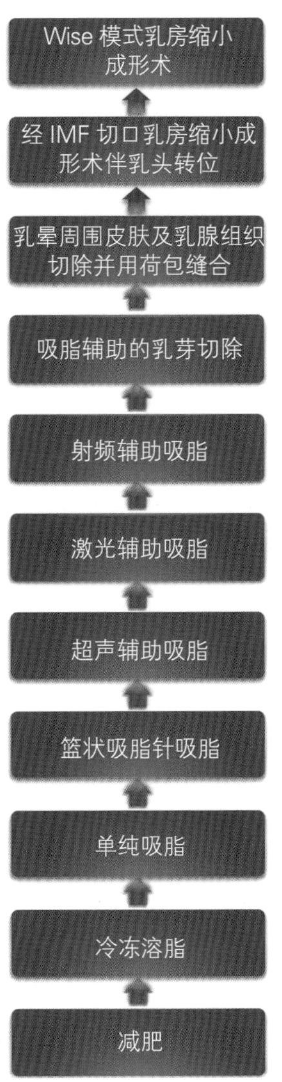

图 18-1 男性乳房发育症的“重建阶梯”方法

与激光辅助吸脂类似，射频辅助吸脂（RFAL）也提供了吸脂术和额外软组织收缩的好处。与 LAL 相比，RFAL 还可以将能量分配到更多的组织，也可以使软组织收缩，但是可以使能量分配的区域更加均匀，并且可能降低局部烧伤的风险。在欧洲的一项研究中，RFAL 对一些男性乳房发育症患者显示出良好的效果。

如果有大量的腺体成分，则不能用上述技术有效治疗，可以使用 NAC 下缘小的新月形切口，通过吸脂辅助去除下方的腺体。将腺体切口保持在 NAC 的边缘，可以使最终的瘢痕几乎看不见，大多数患者对此都很满意。有时一个新月形切口不足以切除足够的皮肤。对皮肤中度多余的病例，则进行完整的乳晕周围偏心性皮肤切除并行荷包缝合，有助于去除多余的皮肤并矫正下垂，同时将瘢痕隐藏在 NAC 的边缘。

如果皮肤严重多余，可能需要通过在 IMF 处做切口进行乳房缩小。NAC 保留在去表皮的真皮腺体蒂上并移动到新的位置。新乳头的位置位于第 5 肋与胸大肌外侧缘交界处，或从胸骨切迹到耻骨距离的 1/3 处。最后，在严重病例中，可能需要通过 Wise 模式切口进行乳房缩小成形术（第 12 章，乳房缩小成形术）。然而，根据资深作者的经验，Wise 模式乳房缩小成形术或其他在胸部形成垂直瘢痕的技术是不理想的，应该避免。

18.5 结果

最大的并发症是乳房不对称和对效果不满意，特别是当患者仍然觉得他的组织比他期望得更多时。另一个挑战可能是乳头感觉的改变，甚至是乳头颜色的改变。男性对乳头刺激非常敏感，这在手术后可能会发生改变。乳头神经连接的改变可能会导致刺激后勃起改变减少。男性乳房发育症手术最常见的术后并发症是形成血肿。这可能是由于所需的吸脂术更具侵袭性，以打碎男性乳腺组织的致密附着，或由于男性乳腺组织血管增加所致。有时，男性乳房发育症患者吸脂后可导致轮廓不规则。

男性乳房发育症的手术治疗是男性第三常见的美容手术，2018 年进行了近 2.5 万例手术，比 2014 年增加了 48%。图 18-2 ~ 图 18-4 为激光辅助吸脂的案例。总体而言，男性对效果非常满意，报告他们在总体健康、生活质量、功能能力和心理健康方面有了显著的改善，并且有 96% 的男性认为乳房缩小成形术是“值得的”。只有通过细致的病史和体格检查、共同做决策、管理期望值，以及掌握可用的外科手术方案，才有可能获得如此出色的效果。

关键点

- 男性乳房发育症仍然是男性寻求整形外科医生帮助的最常见原因之一。
- 进行重点的病史和体格检查，包括睾丸检查。然而，大多数病例是特发性的。
- 许多历史文献认为多种药物会导致男性乳房发育症，但这些文献的证据质量都较差。有些文献比其他文献有更多的证据支持这一说法。
- 最近技术进展包括冷冻溶脂、超声辅助吸脂、激光辅助吸脂和射频辅助吸脂。

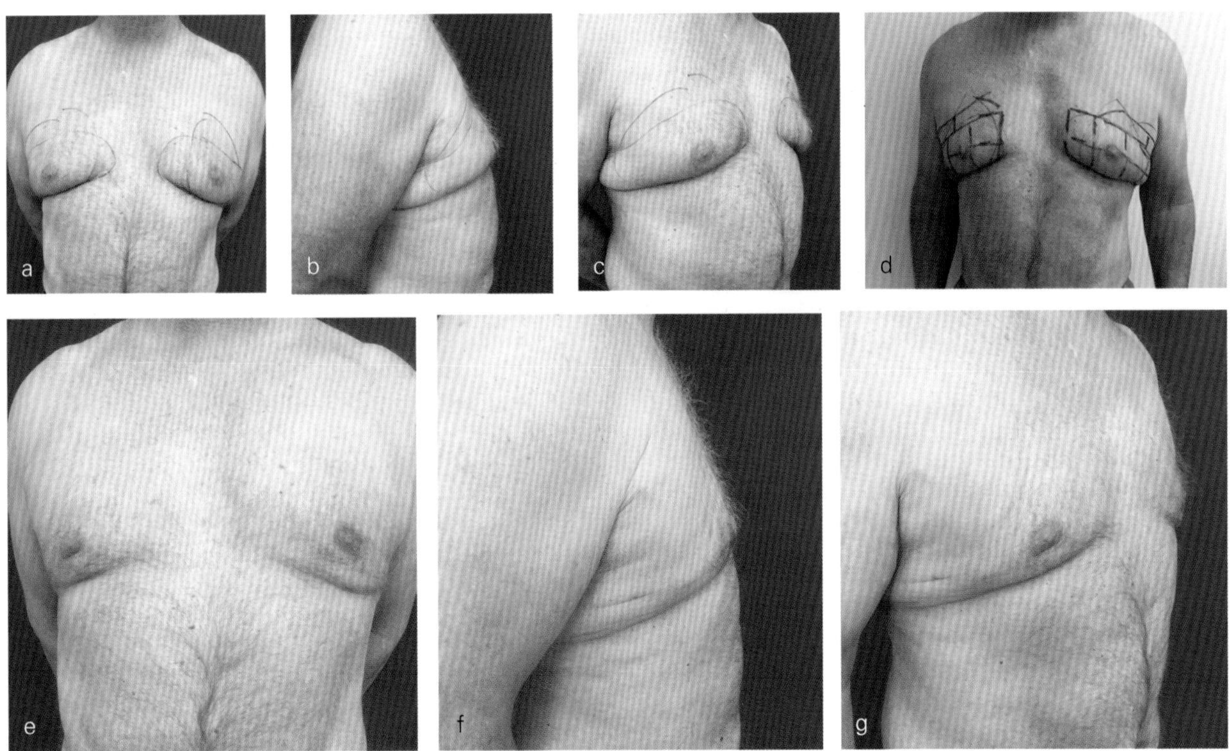

图 18-2 a ~ c. 男性，57 岁，BMI 28.7kg/m^2，表现为男性乳房发育症。d. 手术时的术前标记是治疗部位的方块数量。这些有助于治疗和所需能量的手术计划。患者接受激光辅助吸脂，每个乳房的能量为 10kJ。还从每个乳房去除了 250mL 脂肪，总共去除 500mL 脂肪。e ~ g. 显示术后 6 个月的照片

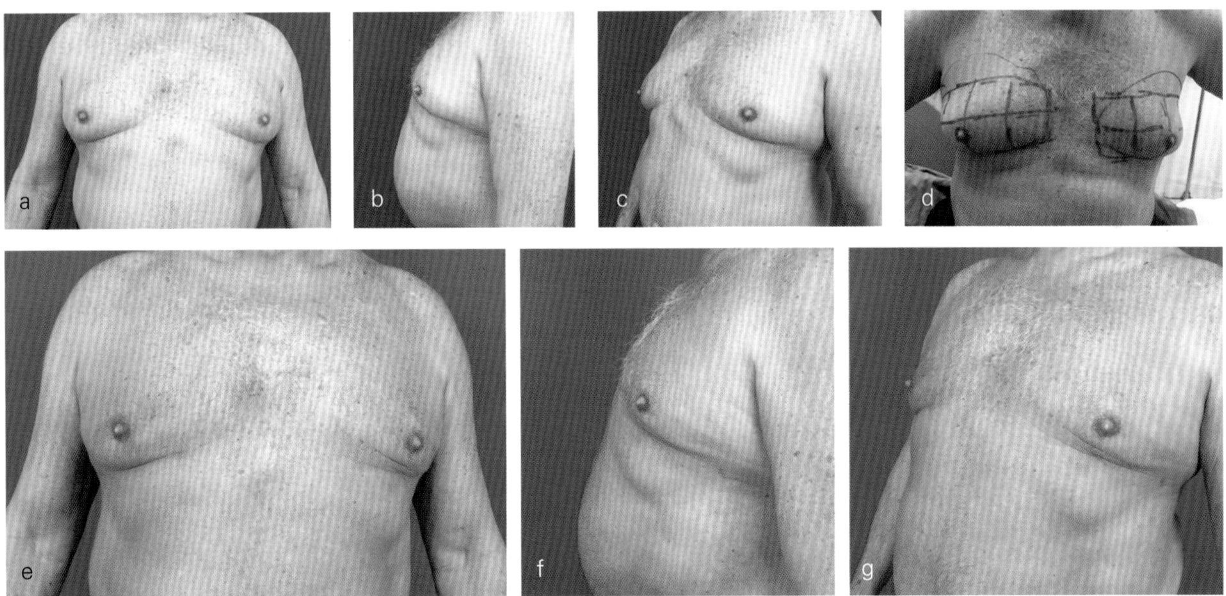

图 18-3 a ~ c. 男性，69 岁，BMI 29.1kg/m^2，表现为男性乳房发育症。d. 激光辅助吸脂治疗的术前标记，每侧应用 10kJ 能量。左侧去除了 225mL 脂肪，右侧去除了 275mL 脂肪。e ~ g. 术后 6 周的照片

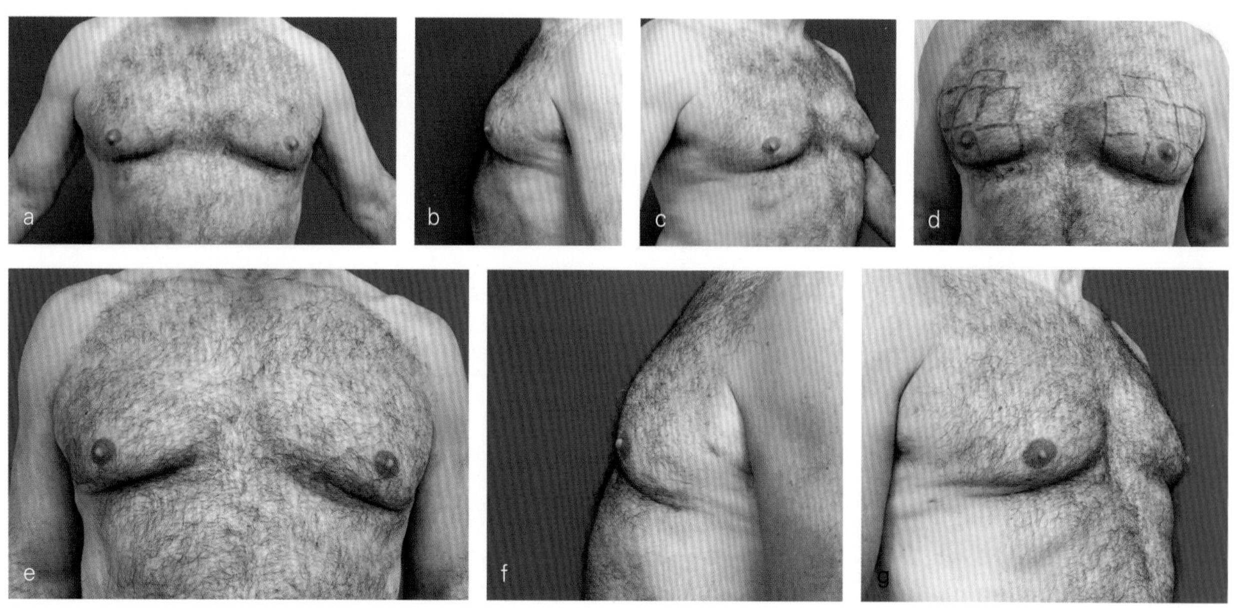

图 18-4　a ~ c. 男性，57 岁，表现为男性乳房发育症。d. 激光辅助吸脂治疗的术前标记，每侧应用 10kJ 能量，每侧吸脂 250mL。e ~ g. 术后照片

- 对患者个体而言，最佳治疗方法需要具有传统手术方式的工作知识并能从这些新技术中得到借鉴。
- 总体而言，患者对效果非常满意，报告他们在总体健康、生活质量、功能能力和心理健康方面有了显著的改善。

19 男性乳房的美学

Douglas S. Steinbrech and JohnT. Stranix

概要

硅胶假体隆胸术是一种让患者得到他们想要的胸部的好方法。本章回顾了手术的解剖学和技术细节，任何进行常规女性隆乳术的美容外科医生进行男性手术时应该是相当轻松的。额外消息是利用身体库的脂肪移植来增加更自然的轮廓，并且需要胸部提升的患者可以进行胸部固定术。

关键词： 硅胶假体，胸部增大，胸肌增大，胸大肌，胸小肌，身体库脂肪移植，胸部固定术，乳晕周围偏心性胸部固定术

19.1 引言

1965 年，首次描述了男性假体胸部塑形，用于重建与漏斗胸相关的胸壁畸形。在漏斗胸、Poland 综合征、胸大肌破裂等胸壁畸形中使用胸部假体构成了目前的大部分文献。早期手术是通过胸骨前切口在皮下层植入假体，存在假体外露和血清肿形成等相关并发症。最近通过腋窝切口在胸肌下剥离腔隙显著改善了结果。

第一代胸部假体是使用混凝纸浆模具作为模型构建的，以制作定制的硅胶外形。在 20 世纪 90 年代早期，出现可用于男性患者的预制胸部假体。这些假体具有 7 层毛面的外壳，其内包含黏性的硅凝胶。假体外形设计为矩形，边缘为圆形，外侧向腋窝延伸。

对男性胸部美学解剖学更好的理解、改良的假体设计，以及手术技术的细化，使得胸部假体从最初的重建手术演变为男性胸部美容增大的强有力工具（AdamsB，个人交流）。现有各种大小、外形和凸度的假体可供使用（图 19-1）。

19.2 身体评估

19.2.1 理想人选

男性胸部假体的理想人选具有以下特征：

- 现实的期望和目标。

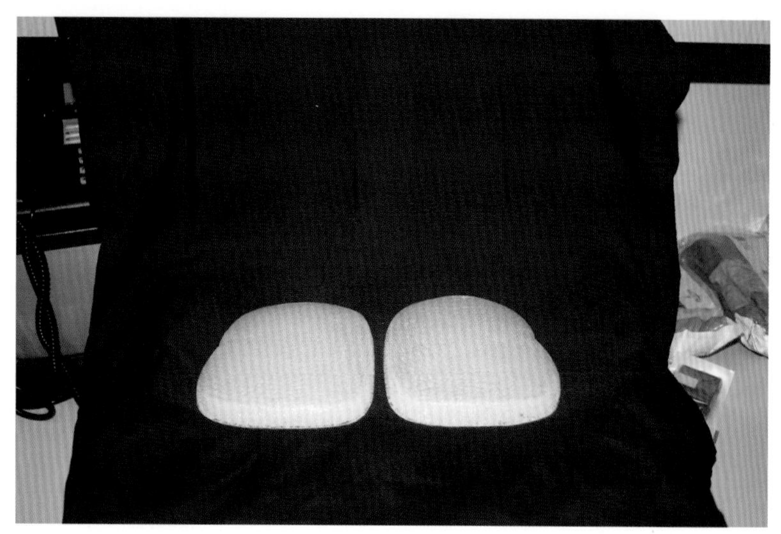

图 19-1　一个由半固态硅胶材料制成的胸部假体。该产品可以根据患者解剖结构的特殊需求定制

- 遵医嘱。
- 瘦、体脂很少。
- 对称的胸部解剖。
- 良好的皮肤质量。
- 有魅力的术前外形。

尽管要有这些理想的特征，但植入胸部假体在其他情况不太理想的情况下也是非常有帮助的。例如，假体可以与其他方式联合使用，如吸脂或身体库（由资深作者开发）的脂肪移植到胸部的内上侧部位，这样做可以改善老年患者的轮廓，获得更好的上极体积和更自然的外观，他们将受益于假体与脂肪复合的策略。此外，偏心的“复活节彩蛋”模式乳晕周围皮肤切除或胸部固定术，可以帮助老年患者提升乳房下极。最后，采用 BodyTite（盈美特，加利福尼亚州，森林湖）等技术，利用射频能量，可能有助于拒绝乳晕周围切口的患者收紧胸下部的皮肤。

19.2.2　假体的目标

假体的目标如下：

- 一个外观自然的效果。
- 中央乳沟。
- 看不到假体的边缘或“阶梯感”。
- 美学上与其他肌群协调。
- 胸壁协调。

19.2.3　体格检查

术前体格检查包括以下步骤：

- 检查皮肤和皮下组织的质量，是否有松弛和脂肪堆积。
- 站立位、静止状态和屈曲位评估胸大肌。界定胸大肌的锁骨、胸骨和肋骨附着的轮廓。

- 沿下极测量从胸骨到腋前线的宽度。
- 测量从锁骨到锁骨中线处下缘的高度。
- 评估肩部、胸廓、胸骨、肩胛骨和脊柱的骨骼异常，是否有脊柱侧凸、漏斗胸 / 鸡胸或 Poland 综合征。
- 任何不对称都要在检查时向患者指出。

19.3 解剖

男性胸部的美学很大程度上是由胸大肌的外形和发育所界定的。肌肉发达的男性胸部表现出上部饱满，在乳房下皱襞（IMF）水平过渡到坚实的下胸部，内侧位于胸骨中央表面。胸大肌外侧缘从半月线向上延伸至腋前线。

胸大肌分为锁骨头和胸骨肋骨头。锁骨头起源于锁骨内侧半的前缘，胸骨肋骨头起源于胸骨前表面、上 6 个肋软骨、腹直肌前鞘和腹外斜肌腱膜。肌纤维会聚并沿肱骨结节间沟外侧唇止于肱骨近端前内侧。胸肩峰动脉的胸肌支和胸廓内动脉的穿支为胸大肌提供血液供应。

胸大肌的下 2/3 受胸内侧神经支配，胸内侧神经与胸外侧血管密切相关。胸内侧神经在外侧的胸肌下剥离时有损伤的风险，因为它穿过或围绕胸小肌，沿外下缘进入胸大肌。胸外侧神经与胸肩峰血管走行在更上方的位置，支配胸大肌的上 1/3。这条神经也可能在更上方的胸肌下剥离过程中受损。

胸小肌是胸大肌下面的薄的、三角形肌肉。它起源于第 3 ~ 5 肋的外上侧表面并止于肩胛骨喙突的内侧缘。动脉供应来自胸肩峰动脉的胸肌支，胸内侧神经提供支配。锁胸筋膜覆盖在肌肉前方，根据腋窝淋巴结相对于肌肉的位置将腋窝淋巴结分为：1 级，外侧；2 级，深层；3 级，内侧。

腋区在肩关节正下方，包含腋动脉和静脉，臂丛和淋巴结。前界由胸大肌外侧的下缘组成，它形成了腋前皱襞，并通过锁胸筋膜与上覆的皮下组织分开。后界由背阔肌和大圆肌组成，形成腋后皱襞。

19.4 固体硅胶假体

19.4.1 术前标记

标记是在患者完全直立而外科医生坐着的情况下进行的。精确地画出胸部解剖，特别注意存在的任何不对称。让患者上臂外展并举过头部有助于清晰地界定胸部外侧边缘以及腋窝皮肤皱褶以便标记切口。放下手臂反复屈曲胸肌，也有助于描绘边缘以精确标记。除了注意两侧的解剖差异并将其纳入手术计划外，还应向患者指出不对称并明确记录下来。利用术前照片特别有助于向患者阐明不对称。虽然应该调整假体的大小、外形和腔隙位置以尽可能地矫正不对称，但术前识别这些不对称对于实现美学的成功效果和管理患者的期望是至关重要的。

上臂外展 90°，切口入路沿着腋窝毛发区域的自然皱褶进行标记。通常这个切口为 3 ~ 4cm 长，允许植入轻轻折叠的假体。让患者把上臂放回到两侧，标出胸下皱襞（IPF）。然后指示患者屈曲胸肌，画出胸大肌在胸骨上的内侧起点，以确定制作假体腔隙的内侧位置。在这里，还要画出身体库填充的部位

（图 19-2）。

标记假体腔隙的下缘，使其位于乳晕下缘的下方。相应地，标出制作假体腔隙需松解的部位。重要的是确保假体的外侧不要太大，因为它可能会摩擦上臂并引起不适。现在标记出内侧身体库脂肪移植的任何部位。身体库脂肪移植使中央有更多的体积，可以形成理想的增强的乳沟，以取得更好的效果。它还可以用于上方，将假体与锁骨融合，以预防假体上方的阶梯感及锁骨下凹陷——这是新手做隆胸手术的不自然特征。

在所有感兴趣的部位都被标记和突出后，外科医生应该站起来并向后退几米来评估整体的对称性。虽然精确地画出解剖边缘很重要，但通常存在轻微的单侧差异，至关重要的是两侧胸部要相互匹配。精确地标记有助于手术的成功，并有助于避免术后患者的不满意。

19.4.2 体位

患者在手术台上置于仰卧位，连续加压靴用于腿部，预防性应用抗生素，并实施全身麻醉。上臂外展 90°并固定于手架。无菌手术准备应广泛实施于颈部到脐部，向下延伸到双侧手术台，最后准备腋窝。然后以无菌方式将手术区域铺巾，暴露整个胸部、双侧腋窝和上腹部。可额外铺抗菌巾（Ioban，3M，明尼苏达州，圣保罗）于手术野，以固定手术巾的位置并将污染的风险降到最低。

19.4.3 胸部假体隆胸的步骤

为了最大限度地减少静脉和吸入麻醉的需要并改善止血效果，在腋窝切口、侧胸部皮下组织和胸大肌注射 2%利多卡因和 1:100 000 的肾上腺素。等待 5～7min，血管收缩起效后，再做腋窝切口（图 19-3）。联合应用剥离剪和电凝，形成朝向胸大肌外缘的相对浅表的皮下隧道。严密止血，小心避开腋窝较深的内容物。

在确定胸大肌外侧缘后，在胸大肌边缘下用手指进行钝性剥离，在胸大肌与胸小肌之间形成一个肌间层次（图 19-4）。置入光源拉钩，再次检查止血。使用 Agris-Dingman 剥离器进行肌间钝性剥离以打开胸大肌下的潜在间隙。肌间层次相对无血。

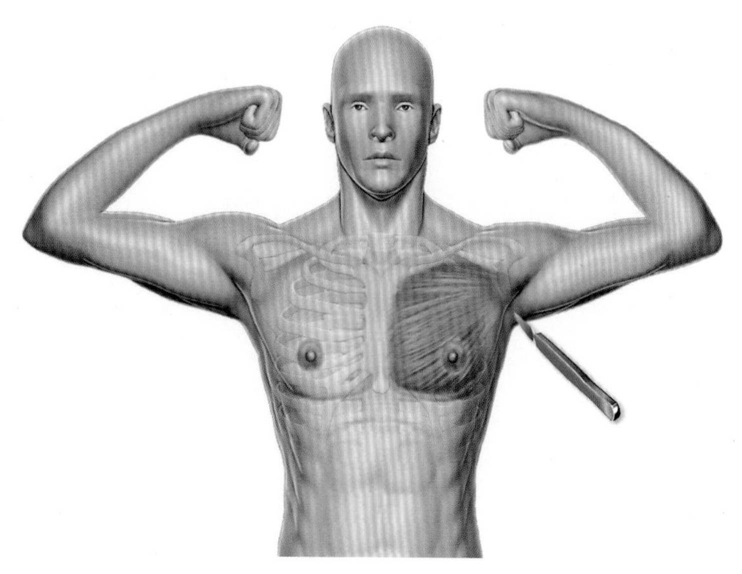

图 19-2　标准的术前测量。图中显示一个 4～6cm 的切口放在腋窝自然皱褶处。记录垂直和水平测量值。标出腔隙的区域，以便进行精确的腔隙解剖

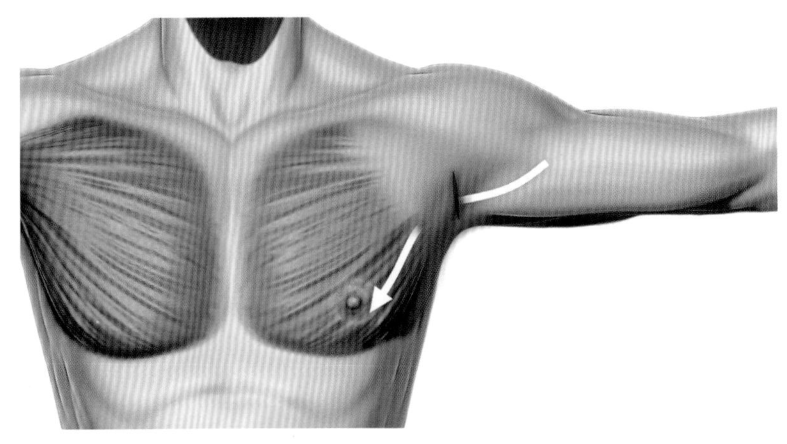

图 19-3 患者在手术台上，上臂外展 120°，以便更好地进入侧胸部腔隙。可以用臂带将上臂固定在无菌巾下。切口隐藏在腋窝的自然皮肤皱褶中

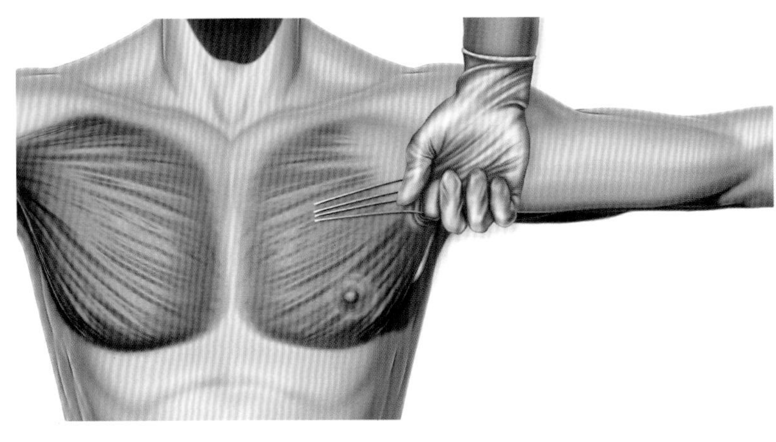

图 19-4 用手指进行钝性剥离。在拉钩的辅助下，用手指轻柔地进行钝性剥离可以让外科医生进入胸大肌和胸小肌之间的肌间层次。这将是内镜下辅助剥离的腔隙

然后使用内镜观察胸肌的内侧和下方止点。在内镜直视下用电凝选择性地松解这些止点，以获得假体所需的适当腔隙大小。一旦外科医生对内镜下的松解感到满意，就重新插入 Agris-Dingman 剥离器，以确认腔隙的剥离与术前标记的置入部位相匹配。然后再次使用光源拉钩和内镜确认止血，并用三联抗生素溶液冲洗腔隙。

这时，采用“非接触”技术更换外科手套。打开假体并浸泡在三联抗生素溶液中。此时定制修剪这两个假体。在假体的外上角修剪一个 8mm 的角以便定位。将清洁、未使用过的假体拉钩通过腋窝切口置入胸大肌下，轻轻折叠假体并以正确的方向植入，小心避免假体破裂。植入假体后，置入 Agris-Dingman 剥离器检查假体的皱褶，根据需要进行矫正，但不要造成进一步的剥离，这会导致手术后期的过度出血（图 19-5）。

对侧完成手术后，将患者取直立位坐在手术台上，以确认合适而对称的假体方向、凸度和高度。当外科医生对胸壁的外观满意时，如果对止血有任何疑问，可以将直径为 10mm 的引流管直接放在双侧假体的浅层（需要注意的是，本文的主要作者目前在做隆胸手术时，很少使用引流管，因为长期使用引流管可能会导致重要的腋窝周围淋巴回流系统的自发性萎缩，一旦移除引流管，就会导致血清肿反弹）。放置引流管时，避免引流管与胸壁皮肤的任何接触，以降低污染风险（图 19-6）。

再次使用光源拉钩检查腋窝隧道内的止血情况。胸外侧缘用 2-0 薇乔缝线（爱惜康，马萨诸塞州，布里奇沃特）与胸壁进行间断缝合对合，以防止假体向外侧移位。皮下深层用 2-0 薇乔缝线进行间断缝合关闭，然后使用 3-0 单乔缝线（爱惜康）进行皮下连续缝合关闭皮肤。如果使用引流管，应该用

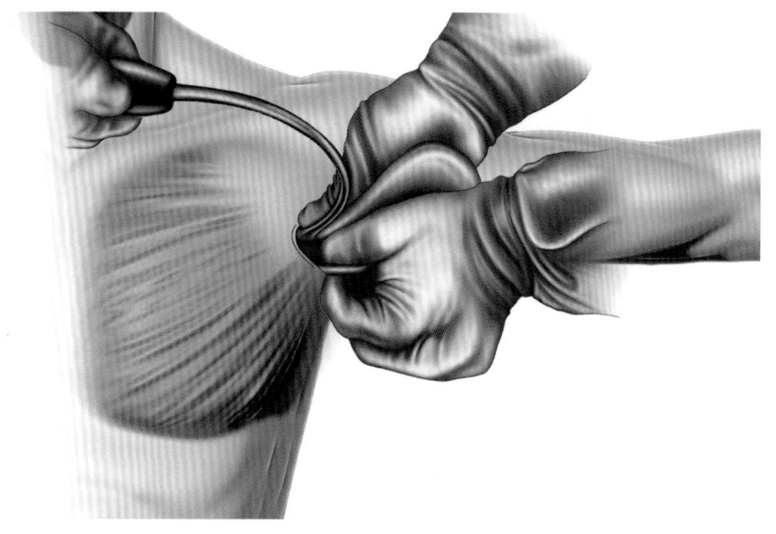

图 19-5 轻轻植入折叠的硅胶胸部假体。一旦内镜确认了精确的剥离腔隙，外科医生就使用“非接触”技术，更换手套，操作假体植入到位

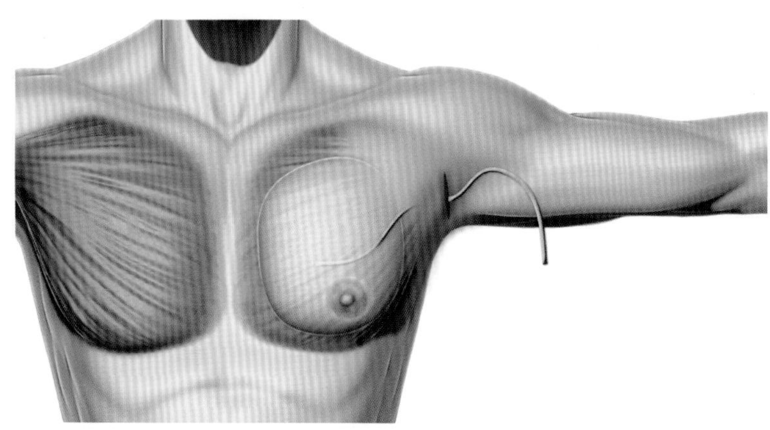

图 19-6 如果对止血有任何疑问，可以放置直径为 10mm 的引流管，避免引流管与胸壁皮肤的任何接触

3-0 尼龙线固定，并连接至封闭的负压球。

任何身体库脂肪移植都可以通过腋部（远离开始的胸部切口）2mm 的切口，用 2mm 的长弧形注脂针进行注射。为防止脂肪被排出，可在移植部位内侧的下方 4cm 处做小切口。所有这些小切口均应使用 5-0 的普通肠线进行缝合。

19.4.4 术后包扎

切口用 Mastisol（芬代尔公司，密歇根州，芬代尔）和两层 25mm 的免缝胶（3M，明尼苏达州，圣保罗）覆盖，第一层沿着切口的长度，然后在表面与垂直方向的免缝胶交叉。用纸胶带将干纱布固定在切口上。将 50mm 的 3M 泡沫板放置在假体的外侧，以形成外部的外侧加压支撑。此外，中央乳沟处放置加压敷料卷，以防止中央脂肪移位。再用弹力背心固定。

19.5 术后护理

术后第一天在门诊复查患者，评估假体的位置。再次教育患者，特别强调遵医嘱穿着弹力背心和限制活动的重要性。具体限制是第一周不能推 / 拉、不能举起任何超过 2.25 ~ 9kg 的东西。1 个月内不做举过头顶的工作、不能锻炼。在术后 1 周随访时，去除支撑并开始缓慢活动范围的运动。如果使用引流管，应保持在位，直到引流量低于 25mL/d（通常为 2 ~ 3 周）。弹力背心必须一直穿 6 周。假体植入术后 3 个月采集术后照片。

19.6 并发症的治疗

血清肿是最常见的并发症，通常表现为新发的有张力的、相对无痛的肿胀，治疗的选择是经皮抽吸。最好的预防方法是在术中尽量减少对腋窝淋巴的破坏，患者穿弹力背心期间坚持良好的依从性，放置假体时尽量减少无效腔。覆盖皮肤菌群的口服抗生素治疗通常对浅表感染有效。然而，深部腔隙感染需要去除假体。术后不对称可能是由于假体移位或旋转造成的。这可以通过仔细识别原有胸壁不对称和过度剥离假体腔隙来避免。切口裂开和假体外露是潜在的并发症，通常是由于缝合技术差或假体体积过大导致皮肤张力过大所致。神经损伤和包膜挛缩是胸部假体植入术后的其他潜在并发症。然而，这在我们的经验中是罕见的，并不会导致长期残疾。

19.7 病例分析

19.7.1 病例 1：偏瘦体形

这是一名 27 岁，183cm，74kg 的偏瘦体形男性，他接受了内镜下在胸肌间植入 185mL 的硅胶假体（图 19-7）。在这个病例中，必须格外小心地修剪假体的上方，以获得自然的轮廓。术后 13 个月的效果显示，体积有适当细微的增大，外观自然，轮廓清晰，补充而不破坏其他上半身肌群的平衡。

19.7.2 病例 2：中度瘦的体形

这是一名 29 岁，180cm，75kg 的中度瘦体形的男性，他接受了内镜下在胸肌间植入 185mL 的硅胶假体（图 19-8）。在上方进行身体库脂肪移植，使上至锁骨的上方轮廓更加柔和，预防人造的阶梯感和可见的假体状外观。身体库脂肪移植也被用于内侧，以形成中央更明显的乳沟轮廓，因为内侧胸肌在胸骨止点的限制，这是使用假体无法实现的。术后 23 个月的效果显示体积增大，轮廓自然，无可见的切口。

19.7.3 病例 3：偏瘦而肌肉发达的体形

这是一名 36 岁，178cm，97.5kg 的偏瘦而肌肉发达的男性，他接受了内镜下在胸肌间植入 285mL 的硅胶假体（图 19-9）。术后 16 个月的效果显示体积增大，轮廓自然，无可见的切口。

19.7.4 病例 4：重量级的肌肉发达的健美运动员

这是一名 46 岁，173cm，93kg，重量级的肌肉发达的男性健美运动员，他接受了内镜下在胸肌间植入 385mL 的硅胶假体（图 19-10）。有趣的是，与其他肌群相比，肌肉发达的健美运动员很难通过锻

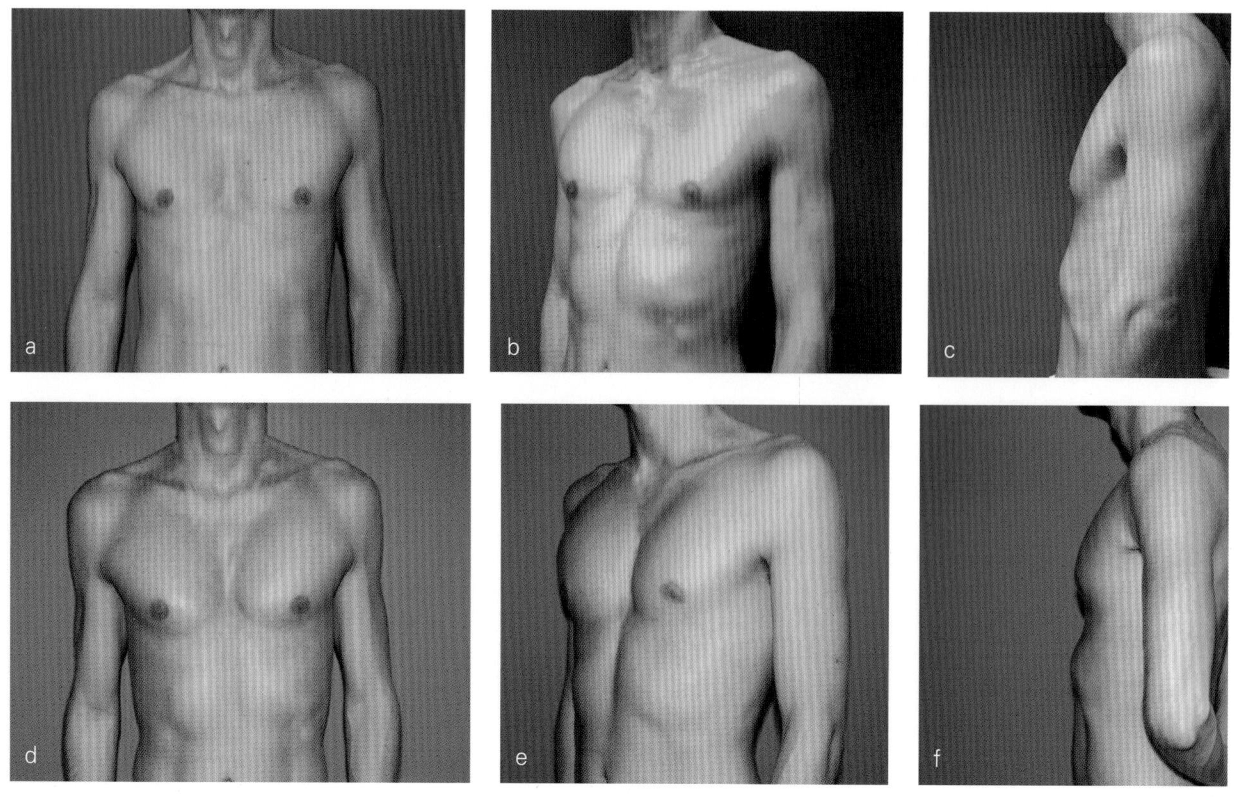

图 19-7　偏瘦体形男性的胸肌增大。a ~ c. 术前照片。d ~ f. 术后照片

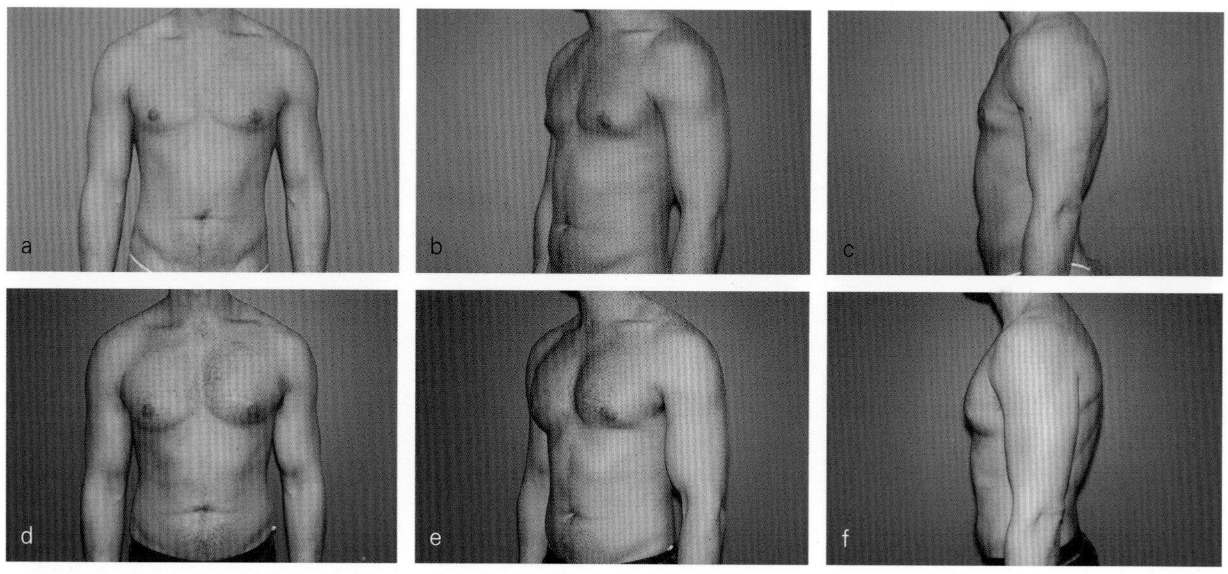

图 19-8　中度瘦体形的男性的胸肌增大。a ~ c. 术前照片。d ~ f. 术后照片

炼塑形他们的胸部。在这个病例中，没有必要修剪假体，因为患者已经有大量的肌肉覆盖，他希望有更夸张的凸度。术后 7 个月的效果显示，体积显著增大，上部非常饱满。

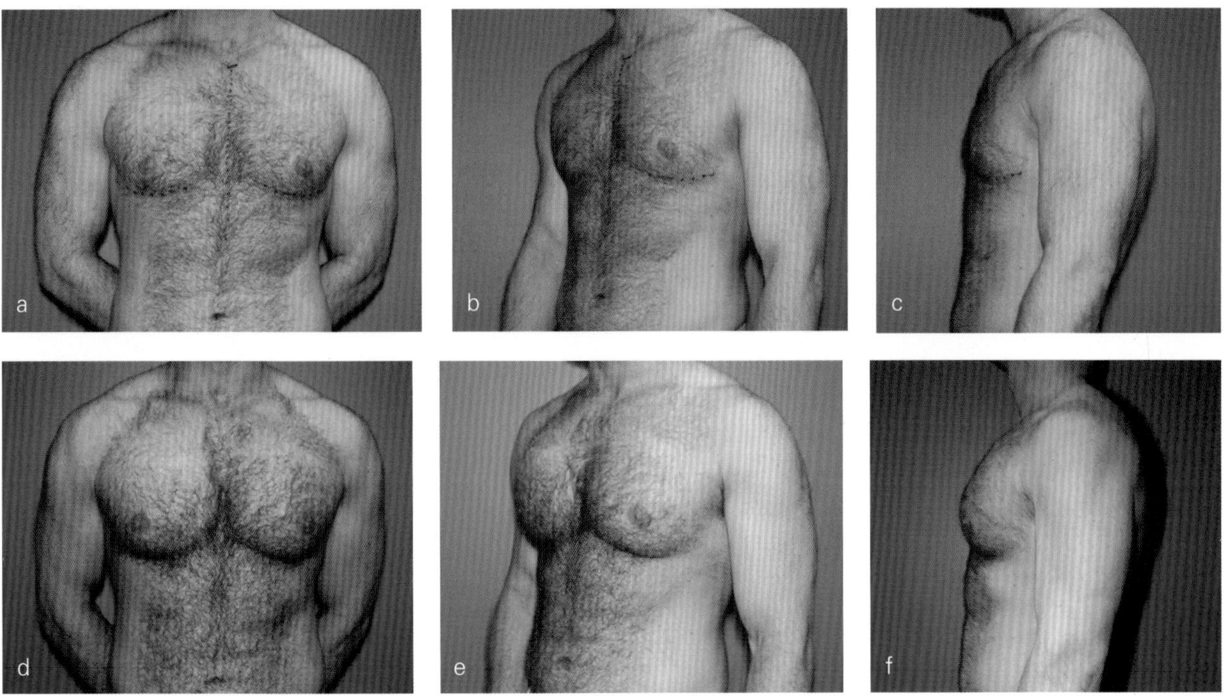

图 19-9　偏瘦而肌肉发达的男性的胸肌增大。a ~ c. 术前照片。d ~ f. 术后照片

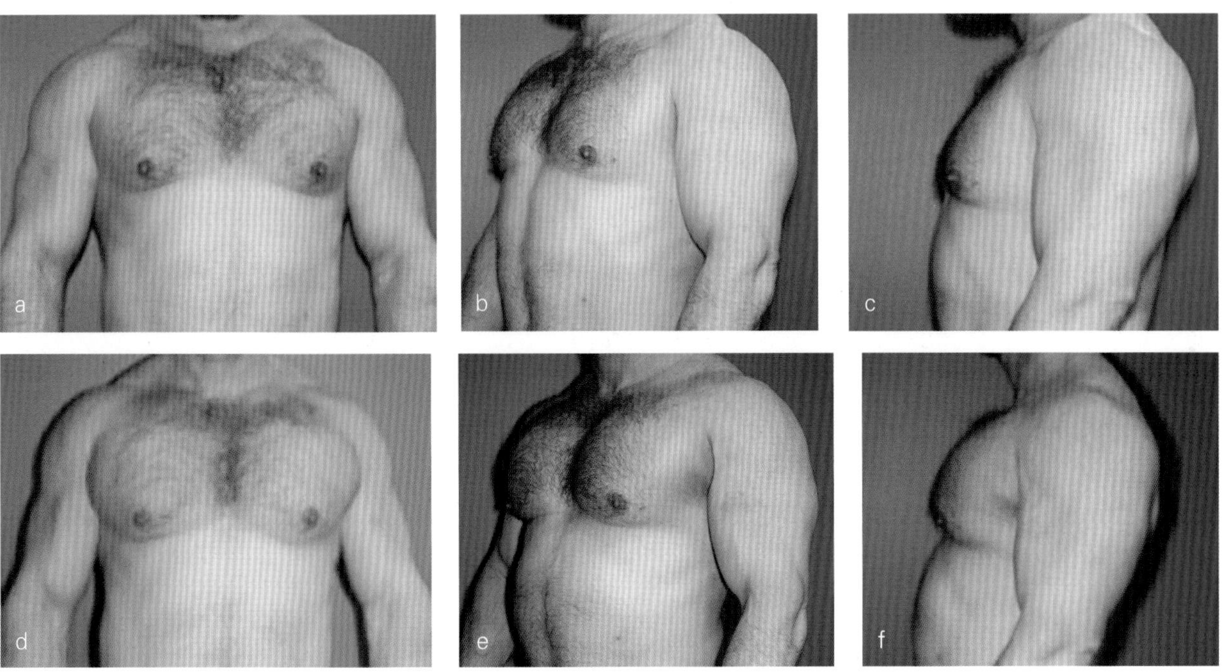

图 19-10　重量级的肌肉发达的健美运动员的胸肌增大。a ~ c. 术前照片。d ~ f. 术后照片

19.8 隆胸的步骤

另请参见框 19-1 所列的要点和教训。

19.8.1 设备

- 光源拉钩。
- 内镜，假体拉钩（视频 19.1）。
- MuscleGel 假体。
- Ioban 抗菌巾。

19.8.2 缝线

- 2-0 薇乔缝线。
- 3-0 薇乔缝线。
- 3-0 单乔缝线。
- 4-0 尼龙线缝合固定引流管。

19.8.3 术前标记

（1）患者应该站着，而医生应该坐着。
（2）仔细评估任何不对称，告知患者，用文字和照片记录下来。
（3）通过腔隙位置或假体的大小和外形矫正不对称。
（4）始终先标记身体的中线。

框 19-1 要点与教训

要点
- 目标是形成边缘逐渐变薄的、方形的假体，以获得足够的上部体积且没有阶梯感
- 假体的外侧和 / 或上方可能需要修剪或逐渐修薄以避免阶梯感
- 仔细选择患者
- 植入假体时可通过同一切口与肱二头肌和肩部假体联合进行
- 利用身体库复合脂肪移植，可以在大小、外形和对称性方面增强效果。
- 手术前要保证手术巾无菌，术后需穿弹力服。

教训
- 如果不熟悉假体植入技术，不要从大的假体 / 组织比例开始
- 避开不合作的患者
- 确保患者穿着束身衣
- 确保患者 3 个月避免胸部锻炼
- 鼓励患者在早期恢复过程中将宠物留在朋友那里
- 如果进行复合脂肪移植，不要把脂肪填充在假体附近

(5) 在腋窝自然皱褶处标记切口：长 3 ~ 4cm 以植入折叠的假体。
(6) 标记 IPF（胸下皱襞）。
(7) 屈曲状态下标记胸大肌在胸骨上的止点，以确定制作腔隙的内侧位置。
(8) 标出身体库复合脂肪填充的部位。
(9) 如果需要，标出乳晕周围偏心的“复活节彩蛋”模式荷包缝合或胸部固定术。
(10) 在乳晕下部表面标记假体下缘。
(11) 标出需要松解的内侧和下方部位。
(12) 确保假体的外侧不要太大，以免与上臂摩擦。

19.8.4 体位

(1) 将上臂固定于 90°。
(2) 在腿部放置连续加压靴和无菌巾。
(3) 仰卧位进行术前准备，从颈部到脐部再到背部，最后是腋窝。

19.8.5 隆胸的步骤

(1) 将 2% 利多卡因和 1:100 000 肾上腺素注射到切口、侧胸部皮下和胸大肌下。
(2) 做腋窝切口并止血。
(3) 用剪刀撑开和电刀止血制作皮下隧道，避开腋窝内容物。
(4) 用手指剥离至胸大肌下。
(5) 使用光源拉钩检查止血情况。
(6) 用 Agris-Dingman 剥离器进行轻柔的钝性剥离，打开潜在的肌间间隙。
(7) 借助内镜摄像头的视野，选择性松解胸大肌在胸骨旁内侧和下方的止点。
(8) 用三联抗生素溶液冲洗。
(9) 在 MuscleGel 假体的外上角上切一个 5mm 的角以便定位。
(10) 采用“非接触”技术更换外科手套。
(11) 小心植入假体，避免假体破裂。
(12) 用 Agris-Dingman 剥离器检查假体的皱褶。
(13) 置入双侧假体后，患者取坐位以确认方向。
(14) 将直径为 10mm 的引流管放在假体浅层并避免接触胸壁。
(15) 使用光源拉钩检查腋窝隧道是否有出血。
(16) 用 2-0 薇乔缝线将胸外侧缘对合至胸壁。
(17) 用 2-0 薇乔缝线对合皮下深层。
(18) 用 3-0 单乔缝线进行连续缝合关闭皮肤。
(19) 如果需要引流管，使用 3-0 尼龙线进行缝合固定引流管。

19.8.6 术后包扎

- Mastisol 和 1in 的免缝胶线性和交叉使用。

- 纱布和纸胶带。
- Ace 绷带和弹力背心。

19.8.7 术后护理

（1）第一天复查以教育患者关于假体的位置。

（2）术后 1 周随访。

（3）术后 2 ~ 3 周去除引流管，取决于引流量＜ 25mL/d。

（4）穿弹力背心 4 周。

（5）1 周后，进行缓慢活动范围的运动。

（6）1 个月不锻炼。

（7）术后 3 个月采集照片。

关键点

- 患者的选择至关重要。避免那些有不切实际的期望或可能不遵从医嘱的患者。
- 隆胸的目标是形成一个外观自然的效果、最小的“阶梯感”并且与其他肌群协调。
- 术前标记对于理想的定位假体和确定脂肪移植的部位是至关重要的。
- 重视术前标记、仔细剥离腔隙将优化结果。
- 辅助技术，如乳晕周围皮肤切除、胸部固定术或应用射频能量收紧皮肤可用于特定的患者。

第六部分

其他乳房美容手术主题

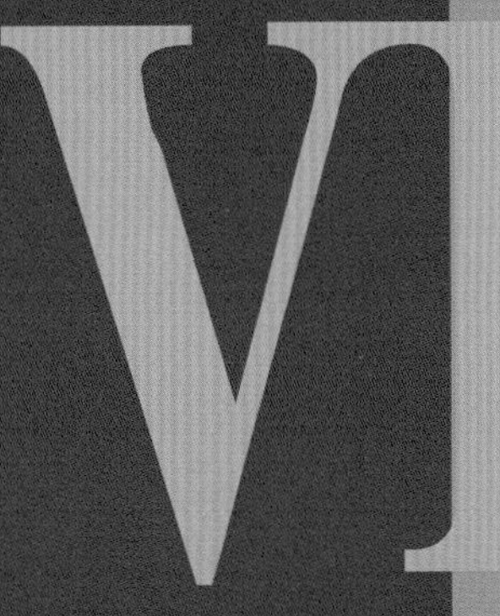

20 先天性乳房畸形的评估与治疗

Raja Mohan, Akash Chandawarkar, and Justin Sacks

概要

先天性乳房畸形是整形外科医生经常遇到的疾病，因为与这些疾病相关的解剖异常会影响乳房的外观。每种畸形或疾病在病因学、检查和治疗方法上都是独特的。每种畸形都可以归入先天性乳房畸形的一种亚型，包括增生性疾病、发育不全性疾病和畸形性疾病。所有这些疾病都对整形外科医生提出了重建的挑战，治疗目标是实现对称性和恢复在发育过程中受阻的自然解剖学结构。本章对最常见的疾病进行了回顾并总结了每种疾病的治疗方法。

关键词：乳房胚胎学，先天性畸形，管状乳房，Poland 综合征，乳头内陷

20.1 引言和胚胎学

先天性乳房缺陷通常可以追溯到发育异常。因此，理解正常乳房的发育是至关重要的，可以帮助整形外科医生确定适当的治疗方法和治疗潜在的相关疾病。

乳房是一种特化的汗腺，在妊娠的第 4 ~ 6 周开始发育。双侧从腋窝至腹股沟的腹侧面，出现增厚的外胚层条带，称为乳脊或乳线（图 20-1）。到妊娠第 7 ~ 8 周时，每对乳脊内的 15 ~ 20 个乳芽开始退化并发生凋亡，只有一对在第 4 ~ 5 肋间隙的乳芽（初级乳芽）持续存在。在第 8 周时，初级乳芽上皮组织开始进入深层的中胚层，称为盘期。深层的间充质结缔组织最终发育成筋膜上系统和 Cooper 韧带。在 8 ~ 14 周，上皮组织继续向更深处生长，完成球形期和锥形期，开始形成乳芽并分支进入原始的乳腺泡。16 周时，形成 15 ~ 25 个上皮分支，汗腺和皮脂腺也同时分化。在妊娠晚期开始时，胎盘性激素启动上皮分支的导管形成，乳芽内的小管腔开始发育，输乳管和分支开始形成。导管形成期持续到儿童期。这些输乳管的汇合处形成一个浅凹，最终形成乳头。乳晕在 5 个月时开始发育。

在出生时，男性和女性的乳房是无法区分的，有 15 ~ 20 个乳腺小叶通过主要输乳管排入壶腹。出生后，乳头开始从乳晕突出，进一步的分支和终末导管发育一直持续到 2 岁。然后暂停乳房发育，直到青春期乳房开始发育。在北美洲，青春期通常在 8 ~ 12 岁开始，在此期间，下丘脑释放促性腺激素释放激素（GnRH）开始了激素级联反应，乳房发育重新开始。GnRH 升高会刺激垂体激素，促卵泡激素（FSH）和促黄体生成素（LH）的释放，从而诱导卵泡成熟。这些卵泡释放孕激素和雌激素，进而诱导

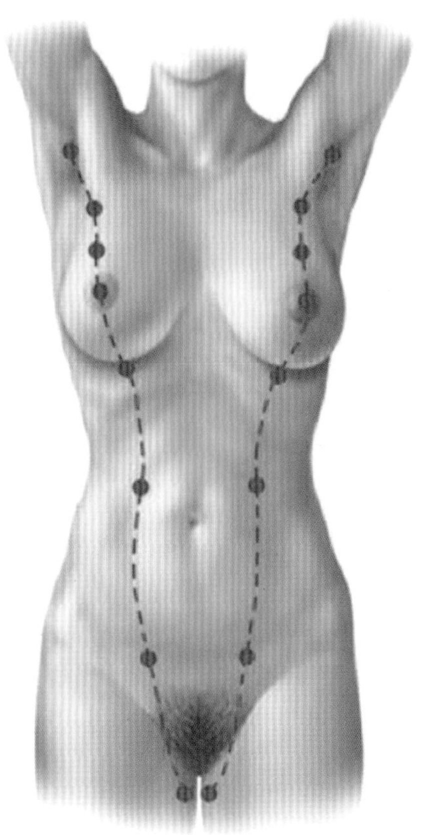

图 20-1 显示了从腋窝至腹股沟的双侧乳线。这些都是多乳头和多乳房的常见部位（Reproduced from Gilroy AM, MacPherson BR, Schuenke M, Schulte E, Schumacher U, eds. Atlas of Anatomy. 3rded. Stuttgart, Germany: Thieme Medical Publishers; 2016.）

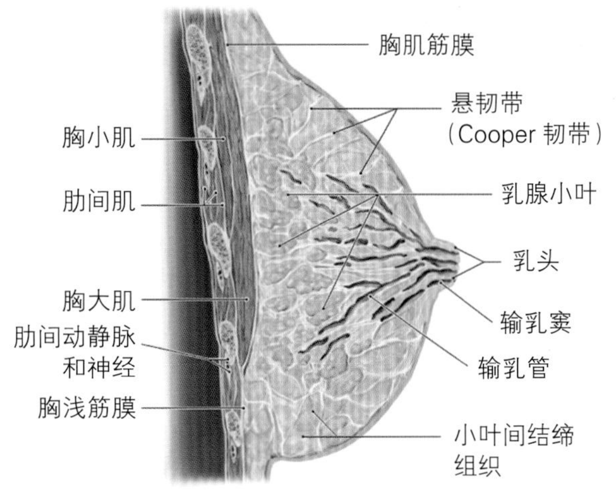

图 20-2 女性乳房的解剖学结构（Reproduced from Gilroy AM, MacPhersonBR, Schuenke M, Schulte E,Schumacher U, eds.Atlas of Anatomy. 3rd ed. Stuttgart, Germany:Thieme Medical Publishers; 2016.）

表 20-1 Tanner 分期分类

Tanner 分期	事件
Ⅰ（青春期前）	乳头隆起高于胸壁水平
Ⅱ（乳芽）	乳房及乳头隆起，乳晕直径增大
Ⅲ	乳房和乳晕持续增大
Ⅳ	乳晕和乳头隆起高于乳房丘
Ⅴ	乳头隆起伴乳晕变平

乳腺导管上皮、周围基质、集合管、终末小叶和乳芽的增殖（图 20-2）。体积增加的同时伴随血管和结缔组织的增生。乳房整体发育通常用 Tanner 分期描述（表 20-1）。

20.2 增生性疾病

20.2.1 多乳头

多乳头或多余乳头是儿童乳房最常见的异常。据报道，该疾病的发病率为 0.22% ~ 5.6%。男性和女性的患病机会通常是相等的，据报道，不同种族之间的发病率有一些差异。虽然有家族性病例的报道，但病例往往是散发的。其病因是乳脊退化失败，然而退化失败的原因尚不清楚。有报道称其与其他的外胚层异常，特别是泌尿系统异常有关。

根据病理生理学，在出生时沿乳线的任何地方都可以发现多余的乳头（图 20-1）。然而，也有报道发生在其他部位，提示该疾病存在另外病因。多数病例是单侧的，没有右侧或左侧的倾向，通常发生在乳房以下和下腹部皮肤以上的位置。多乳头通常在出生时就被发现，最初常常与痣或其他皮损相混淆。乳头可以有部分乳晕或全部乳晕，有些甚至有完全隆起的乳腺组织。

多乳头是常见的。因局部刺激或以美容为目的的选择性治疗可以通过简单的椭圆形切除来完成。但色素性病变是例外，应在青春期前早期切除治疗并做组织病理学检查，因为已有报道出现癌变的情况。如果女性在青春期开始后决定切除，因腺体生长可能需要更广泛地切除。如果需要切除的多余乳头位于乳房本身，磁共振成像（MRI）可以确认哪个乳头乳晕复合体（NAC）与腺体和导管组织相关。椭圆形切除无关的乳头，随后进行改良的 Benelli 乳房上提固定术，将真正的 NAC 转位到皮肤缺损处。还应进行额外的检查，包括体格检查、尿液检查和肾脏超声检查，以排除任何相关的肾脏异常。

20.2.2 多乳房

多乳房，有时称为异位乳房，是一种解剖外乳腺组织的先天性疾病。它的发生率低于多乳头的发生率，在所有婴儿中发生率为 0.1% ~ 1.0%。其病因与多乳头相似，可能是由于乳脊在子宫内退化失败。该疾病以女性为主，一般为散发性病例。然而，也有报道为家族遗传。多乳房也可能与染色体异常和其他胸部或泌尿生殖系统异常有关。

与多乳头不同的是，多乳房通常到青春期才被发现，这时腺体组织对激素的作用会做出反应。妊娠和哺乳涉及类似的激素变化，也可以引起潜在的多乳房。这种疾病通常也沿乳线发生，最常见于腋窝（图 20-1）。事实上，它经常被误认为是淋巴结病或脂肪瘤。异位乳腺组织最常见的表现是少量组织伴有小的 NAC，但表现形式可能有很大差异。由于乳腺组织可对影响全身的信号产生反应，所以副乳腺组织与正常乳腺组织一样会受到生理变化和疾病过程的影响。

切除通常是出于美容的原因以及减少病理风险。切除时机一般在乳房发育完成后进行，以避免残留组织的继续生长。切除的类型取决于大小和位置。如果有第三个明显的乳房隆起，则需要进行单纯的乳房切除术，避免破坏乳房下皱襞（IMF）并保留剩余乳房的软组织罩。如果异位组织与正常乳房相邻，可以进行对皮肤去表皮的组织保留技术和副乳头切除术。由于在腋窝部位进行切除的并发症发生率较高，吸脂术可用于减少副乳腺组织的脂肪成分和界定副乳腺组织与深层腋窝之间的层次。需要随访以对任何可能的残留组织进行持续癌症监测。多乳头和多乳房的常见病因会导致各种各样的表现。这些表现可按照 Kajava 分类系统进行分类（表 20-2）。

表 20-2　多乳头的 Kajava 分类

Kajava 分类	乳腺组织	乳晕	乳头
1. 完整的乳房	存在	存在	存在
2. 副乳房	存在	缺失	存在
3. 副乳房	存在	存在	缺失
4. 异位乳房	存在	缺失	缺失
5. 假性乳房	缺失（存在脂肪组织）	存在	存在
6. 多乳头	缺失	存在 / 缺失	存在
7. 多乳头乳晕	缺失	存在	缺失
8. 多乳头毛（仅一撮毛）	缺失	缺失	缺失

20.2.3 处女性肥大或乳腺增生

乳腺增生或处女性肥大是病因不明的罕见疾病。一般认为，腺体组织对正常水平的激素反应过度，导致乳房快速而不成比例地生长。值得注意的是，乳腺组织中的脂肪和纤维成分增加了，而腺体成分没有增加。尽管提出了激素病因，但这与肥胖或乳腺癌风险增加并没有关联。这种疾病通常是散发性的，但是已有 1 例遗传模式的报道。

乳腺增生通常出现在青春期后不久，在 11 ~ 16 岁。如果它出现在青春期之前，病例通常是双侧的。处女性或青春期后的表现可以是单侧或双侧的。患者的内分泌检查一般正常并且身体其余部分的生长也正常。该疾病生长迅速，与身体的其他部分不成比例。胸骨切迹到乳头的距离每月可以增加几厘米。症状可在几个月内出现。快速的扩张导致皮肤变化，例如膨胀纹、皮肤变薄和静脉扩张。体格检查时乳房致密并有触痛。患者通常会因为乳房的重量而出现明显的不适，这可能会导致严重的心理压力。

治疗的目标是缩小体积、实现对称和 NAC 解剖位置正确。最终的手术时机通常要推迟到青春期结束，在乳房生长停滞约 1 年之后，以避免修复手术。然而，如果患者症状严重，则有必要早期进行手术治疗。标准的治疗是乳房缩小成形术。然而，缩小后可能出现再次生长。抗雌激素药物［如醋酸甲羟孕酮，地屈孕酮，他莫昔芬，溴隐亭（如果有妊娠）］在缩小成形术后降低再次生长率方面发挥重要作用。顽固性的再次生长可能需要修复手术（或者在严重病例中需要进行乳房切除术）以及乳头游离移植或乳头乳晕重建。在治疗计划中，建议向精神病学家或心理学家咨询，特别是确保患者能够接受手术的风险，包括潜在的瘢痕、乳头敏感性降低和母乳喂养能力下降。

20.3 发育不全性疾病

20.3.1 不对称

乳房不对称是一个通用术语，指的是一个或两个乳房的变异性发育不全。它经常发生（高达 80% 的患者就诊于整形外科诊所，期望进行隆乳术或乳房缩小成形术），并且在两乳房之间有一系列的各种各样的表现，从轻微的差异到超过整个大小的差异。

因为治疗的目标是对称，所以治疗最好在完全发育后进行，以便进行计划。对于轻度不对称，增大较小的乳房，而较大的乳房做或者不做缩小成形术或乳房上提固定术，可以帮助实现对称（图 20-3，图 20-4）。对于更严重的不对称，通过组织扩张和超量扩张的分期重建可使乳房下垂并在永久性假体植入之前形成更大的皮肤罩。填充脂肪可以帮助调整小的不对称或修复。如果双侧乳房发育不全，则可能需要对双侧乳房进行不同程度的增大。值得注意的是，随着年龄增长、体重增加或妊娠，每个重建的乳房都会发生不同的生理变化，这可能导致需要进行额外的手术。

不对称乳房的 Elsahy 分类系统如表 20-3 所示。在一项研究中发现最常见的不对称类型是Ⅳ型（双侧不对称性乳房过小），其次是 V 型（双侧不对称性巨乳症）。将患者分类至特定的不对称类别有助于术前手术计划。

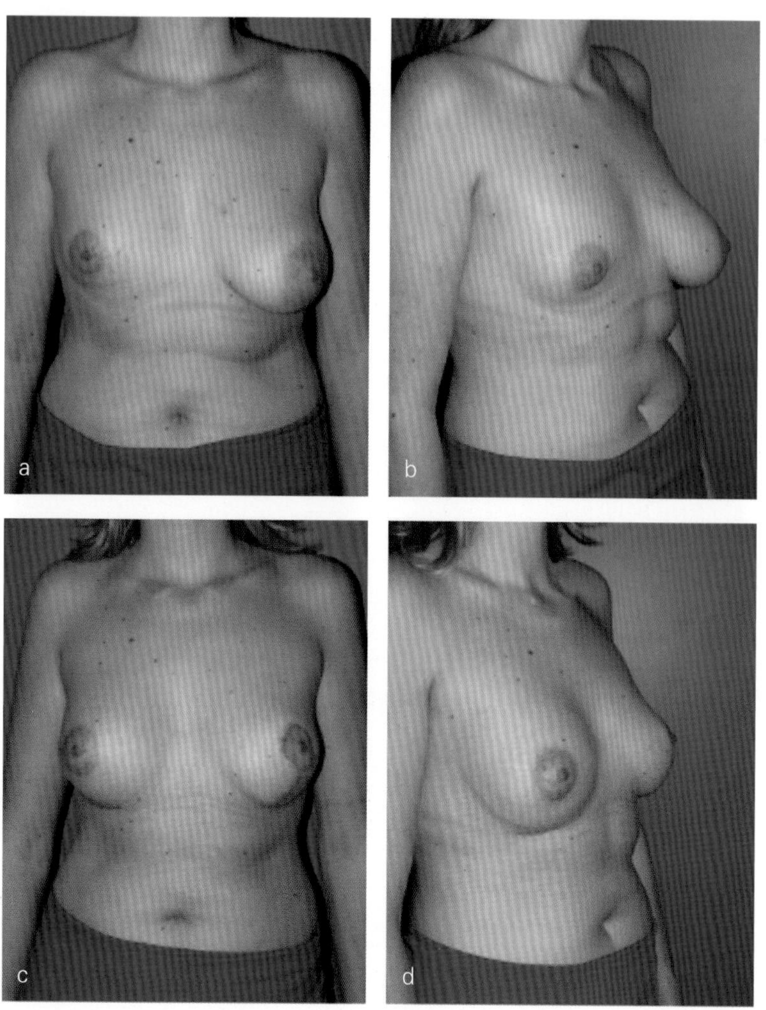

图 20-3　患者 23 岁，乳房不对称。a、b. 术前照片显示与左侧乳房正常外观相比，右侧乳房发育不全。c、d. 右侧隆乳术和左侧 Lejour 乳房上提固定术的术后照片（Reproduced fromGabka CJ, Bohmert H, Blondeel PN. Plastic and Reconstructive Surgery of the Breast. Stuttgart,Germany: Thieme Medical Publishers; 2009.）

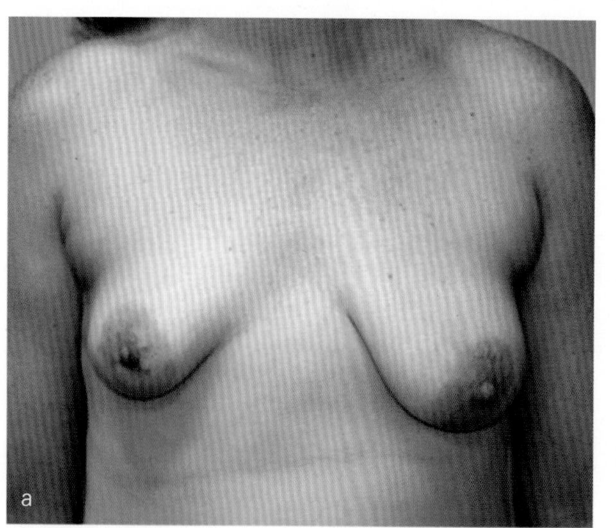

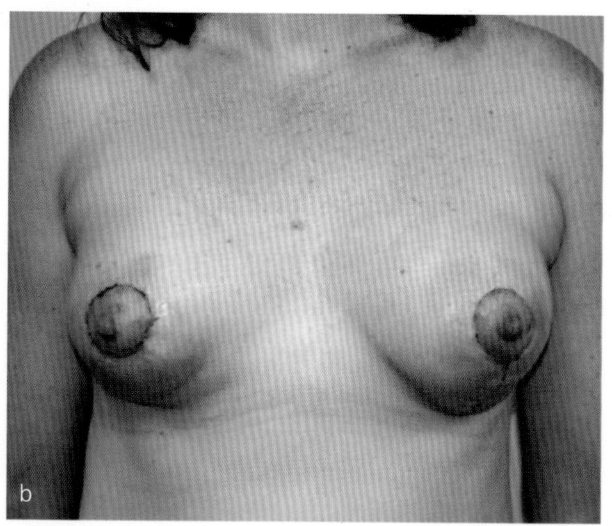

图 20-4　a. 患者 36 岁，乳房不对称。她接受了不对称的隆乳术及乳房上提固定术。右侧放置 325mL 假体并进行乳晕周围切口乳房上提固定术，左侧放置 250mL 假体并进行垂直法乳房上提固定术。b. 术后照片（Reproduced from Nahai F. Art of Aesthetic Surgery: Principles and Techniques,2nd ed. New York: Thieme Medical Publishers; 2010.）

20.3.2 无乳头

无乳头包括 NAC 的缺失，伴或不伴无乳房（乳腺组织缺失）。真实的发病率尚不清楚。其病因是乳脊退化异常。研究表明，甲状旁腺相关激素不足与形成 NAC 的间充质增殖缺乏有关。几乎都与综合征或异常有关，包括：

- 综合征和症状群：Poland 综合征，后鼻孔闭锁 - 无乳头综合征，Al Awadi/Raas-Rothschild 综合征，头皮 - 耳 - 乳头（SEN）综合征。
- 异常：皮样囊肿，外胚层发育异常。

表 20-3　不对称乳房的 Elsahy 分类

Elsahy 不对称分类	定义
Ⅰ型	单侧乳房过小
Ⅱ型	单侧巨乳症
Ⅲ型	乳房过小和巨乳症
Ⅳ型	双侧不对称性乳房过小
Ⅴ型	双侧不对称性巨乳症

临床表现为单侧或双侧，通常在出生时就可注意到。此时，治疗方案应集中于彻底检查相关异常。乳头重建通常推迟到青春期。对于孤立的无乳头女性，为了位置及对称性的目的，可在乳房发育完成后进行重建。无乳头女性合并无乳房的病例延迟乳头重建至乳房重建完成后。对于男性来说，乳头重建可以在青春期开始。但是，如果无乳头是双侧的，就会缺乏确定适当解剖位置的标志。Beer 的研究为乳头解剖定位提供了如下公式：

- 距离 A（胸骨中线到乳头）=2.4cm+（0.09 × 胸部的周长）。
- 距离 B（胸骨切迹到与 A 的交点）=1.2cm+（0.28 × 胸骨的长度）+（0.1 × 胸部的周长）。

在确定了 NAC 重建的合适时间和位置后，就可以采用类似于乳房切除术后的技术进行重建。根据患者的喜好，可供患者的选择包括传统文身、局部组织瓣和植皮。

20.3.3 无乳房

无乳房，或乳腺组织缺失，是一种罕见的疾病，可对自尊和健康相关的生活质量产生重大影响。无乳房是一种先天性外胚层缺陷，导致乳脊完全消失或从一开始就不能发育。这可能是散发的、家族性的，或在妊娠前 3 个月接触致畸药物导致的（如脱氢表雄酮、甲巯咪唑 / 卡比马唑）。这种疾病最常见表现为单侧发病，比如 Poland 综合征的变异，将在本章其他地方讨论。双侧无乳房可伴有其他与外胚层缺陷有关的异常，包括腭裂、胸肌或上肢畸形、泌尿系统畸形或表皮畸形。无乳房可能是其他综合征的一部分，如肢端 - 肾 - 外胚层发育不良，脂肪萎缩性糖尿病（AREDYLD）综合征，因此在诊断无乳房时必须进行全身检查。

无乳房的治疗遵循肿瘤后乳房重建的原则，但由于缺乏解剖学标志，应特别注意手术时间以及 IMF 和乳头的位置。应计划使用组织扩张器以及最终的自体或假体重建。组织扩张的时间参照未受影响侧的发育情况（如果是单侧），或者与患者的同龄人（如果是双侧）进行比较。最终的重建应在患者完全发育成熟后进行。如果选择自体重建，则应考虑皮瓣，例如腹壁下动脉穿支皮瓣、横形上股薄肌皮瓣、臀部皮瓣或背阔肌皮瓣。在计划自体重建时，要警惕由于相关异常导致的血液供应异常。如果计划进行单侧的假体重建，由于随着时间的推移，乳房会发生变化，所以患者需要终身随访，特别是在早期。应该告知患者，为了达到对称，将来可能需要进行修复手术。

20.3.4 无乳腺

无乳腺的报道相对较少，这是一种以乳腺组织缺失并且 NAC 正常为特征的疾病。这种疾病是由于在妊娠第 7～10 周期间，整个乳脊发生萎缩，同时伴有副乳头沿乳线的不当退化所致。已有双侧无乳腺与双侧后鼻孔闭锁和中面部发育不全的报告。

作为手术治疗计划的一部分，心理评估和随访是很重要的，因为许多患者注意到她们的发育是异常的，与她们的同龄人不同。由于这种疾病可能与正常变异相混淆，因此需要用影像学确认乳腺组织的完全缺失来明确诊断。对于皮肤质量良好且充分的患者，可以使用类似于美容性隆乳术的方法进行乳房增大术。皮肤不足的患者可能需要使用基于扩张器的假体重建或自体组织重建。乳房切除术后缺损进行乳房重建的常见治疗方法可应用于这些病例。

20.3.5 管状乳房畸形

管状乳房畸形是期望进行乳房手术的患者的常见主诉，但确切的发生率尚不清楚。管状乳房畸形相当于先天性乳房畸形，疝出的乳房通过乳晕下紧缩的筋膜环突出。患者通常有 NAC 增大，乳房不同象限的腺体体积不足。89% 的病例为双侧，2/3 的患者存在＞ 100g 的体积不对称。

管状乳房畸形中最常见的异常如下：

- 乳房发育不全，基底宽度不足。
- 乳腺组织疝入乳晕。
- 皮肤罩不足。
- IMF 错位（通常过高或缺失）。

关于这种疾病是如何产生的有各种各样的假说，包括以下两种：

（1）下极筋膜将真皮紧紧地附着于肌肉，从而限制了乳房下极的扩张并迫使其向 NAC 扩张。

（2）乳房基底部狭窄导致垂直和水平方向的乳腺组织不足。

文献中有两种类型的分类系统，描述了管状乳房畸形的分期和程度（表 20-4，表 20-5）。

根据缺陷的类型和严重程度，有多种治疗方法。一般原则包括处理表现出的异常解剖结构的任何组成部分：

表 20-4 管状乳房畸形的 Heimburg 分类

Heimburg 分类	定义
Ⅰ型	内下象限发育不全
Ⅱ型	内下象限和外下象限发育不全；乳晕下皮肤充足
Ⅲ型	内下象限和外下象限发育不全；乳晕下皮肤不足
Ⅳ型	乳房严重紧缩；乳房基底极小

表 20-5 管状乳房畸形的 Grolleau 分类

Grolleau 分类	定义
Ⅰ型	内下象限不足
Ⅱ型	内下象限和外下象限不足
Ⅲ型	4 个象限不足

- 松解狭窄的基底。
- 降低 IMF，并设置适当的乳头到 IMF 的长度。
- 缩小乳晕的大小。
- 矫正乳腺组织的疝出。
- 矫正任何的不对称。
- 如果需要增加体积，则要进行隆乳。
- 根据畸形的类型，一期或两期处理。

处理通过 NAC 疝出的乳腺组织需要松解所有紧缩环并缩小 NAC 的大小。对乳房狭窄的基底进行放射状划痕，可使乳腺组织重新分布并填充乳房的各个象限。如果 IMF 缺失或 IMF 过高，则需要降低 IMF，并且可以根据需要动员局部组织（Ryan 组织瓣）。

可以通过自体组织、假体或自体脂肪移植来增加体积。有一种确定 IMF 新位置的方法，即用假体高度乘 0.55，因为 55% 的腺体体积位于乳房的下极。解剖型假体更适合管状乳房畸形的患者，因为需要增加的大部分体积在下极。如果患者想要更大的乳房，分期隆乳可能会产生更可预测的结果。假体可以通过乳房下或乳晕周围切口放置在腺体下或肌肉下腔隙。需要乳晕缩小或下垂修复的患者可能需要行环乳晕或垂直模式乳房上提固定术（图 20-5）。

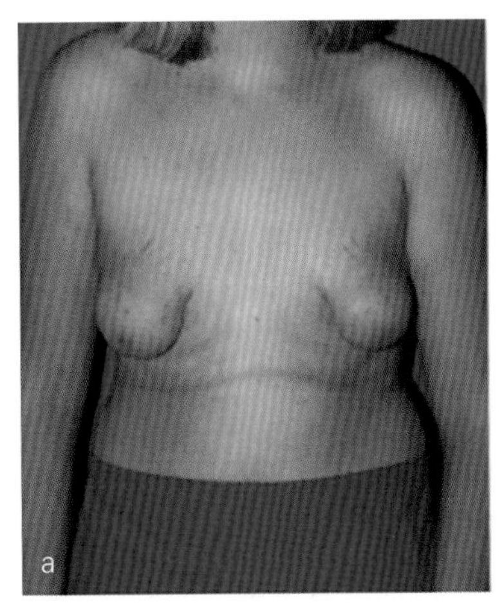

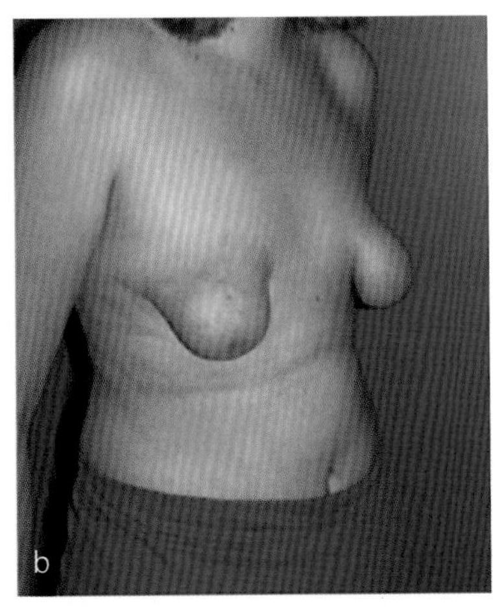

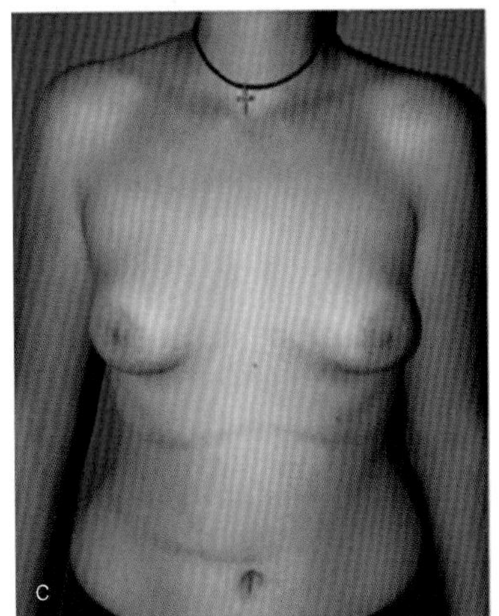

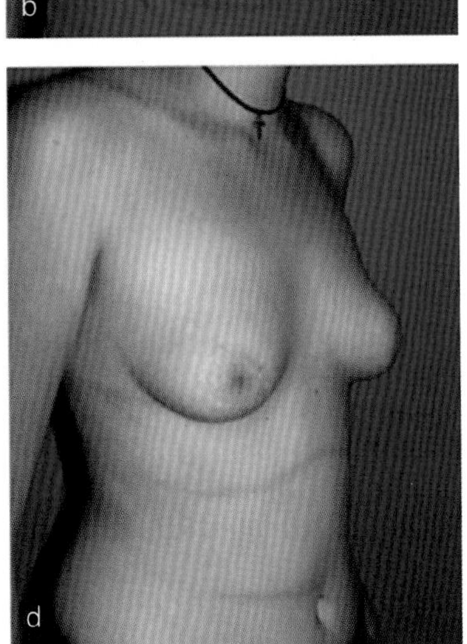

图 20-5 患者年龄 24 岁，双侧管状乳房畸形。a、b. 术前照片。c、d. 乳晕周围切口矫正后，术后 9 个月照片（Reproduced from Gabka CJ, Bohmert H,Blondeel PN. Plastic and Reconstructive Surgeryof the Breast. Stuttgart,Germany: Thieme Medical Publishers; 2009.）

更严重的管状乳房畸形可能需要使用组织扩张器或自体皮瓣来处理紧缩、腺体体积不足和皮肤不足。任何皮肤不足都可能需要用多期手术来处理畸形。

基于假体手术的并发症有感染、血肿、包膜挛缩、假体破裂、不对称和切口裂开。即使进行了矫正，乳头到 IMF（N–IMF）的距离较短和 NAC 较大的情况可能持续存在，需要进一步修复。

20.4 畸形性疾病

20.4.1 乳头内陷

据报道，普通人群中有 2% 的人存在乳头内陷，50% 的患者有阳性家族史。这种疾病经常被忽视，但是有些患者确实希望得到矫正，因为母乳喂养有困难或存在美容方面的担忧。这是因为在妊娠时乳房导管的束缚，以及乳头后方纤维条索的发育所致。

对于持续到青春期和成年的乳头内陷，有许多手术治疗方法。有些涉及使用缝合技术环形收紧乳晕边缘或使用邻近皮瓣填充乳头基底。可以做一个短的环乳晕切口，以松解引起内陷的紧密条索。

手术的并发症有乳头感觉丧失、复发和不能母乳喂养。在修复乳头内陷时，因切断乳房导管，所以无法进行母乳喂养。现已描述了一些技术，包括仔细剥离松解纤维条索，同时保持乳房导管完好无损。

20.4.2 Poland 综合征

在世界范围内，每 7000 ~ 10 000 人中就有 1 人患有 Poland 综合征。通常男性比女性更容易患此病（比例为 3:1），右侧身体受累更常见。已经描述了该疾病的家族形式，涉及常染色体显性基因的突变。有人提出该疾病病因学的理论是锁骨下动脉发育不全导致上肢血液供应的中断。因此，胸大肌无法发育，并可能出现同侧手异常。

该疾病的解剖异常和组成部分包括以下方面：

- 乳房和 NAC 发育不全（占 33%）。
- 胸大肌（胸骨肋骨头）和胸小肌缺失。
- 皮下组织不足。
- 其他邻近胸部肌肉缺失（背阔肌、腹外斜肌、前锯肌）。
- Ⅱ ~ Ⅳ肋软骨畸形（可能导致肺活量减少）。
- 腋窝和乳房部位毛发缺失。
- 同侧短并指（高达 56%）。
- 肾异常。

该综合征的治疗不仅包括处理美容畸形和乳腺组织的缺乏，还包括评估其他异常，如胸壁凹陷和胸壁反常运动。当对侧乳房发育完成后再进行治疗，这样可获得对称性。

在治疗方面，最合适的重建方法是通过评估胸壁、胸肌和软组织体积来确定的。对于罕见的胸壁不稳定患者，可能需要骨移植来稳定胸壁。胸肌缺失可以通过几种方式来处理。在腋前皱襞轮廓清晰肌肉部分缺失的病例中，主要考虑用自体组织瓣或假体进行软组织填充。软组织填充应考虑对侧乳房的外形和体积。需要增加腺体体积并有足够皮肤罩的患者可进行乳房增大成形术。利用自体脂肪移植进行脂肪填充是轻度畸形的另一种选择。青春期未结束、皮肤容量不足或不对称的患者可以使用组织扩张器进行分期重建，然后放置永久性假体（图 20-6）。在胸肌完全缺失的病例中，可以使用同侧带神经的背阔肌皮瓣，然后用自体穿支皮瓣或假体进行软组织填充。畸形更严重的患者可能需要自体皮瓣重建，并可能需要使用假体进一步增加凸度和体积（图 20-7）。一种常用的选择是同侧背阔肌皮瓣，可以带神经以提供动力转移（图 20-8）。NAC 的位置可能需要降低，在这种病例中，软组织重建之前可能需要进行组织扩张，以优先扩张胸壁的面积，从而实现 NAC 必要的移动。

严重的胸壁畸形可能需要使用自体皮瓣、假体塑形网进行更广泛的重建和 / 或使用劈开的肋骨移植物骨重建。胸壁重建的目标是提供一个稳定的骨框架，任何不稳定都可以通过劈开的肋骨移植物桥接骨间隙进行重建。选择任何局部皮瓣都可能存在异常的或受损的血管系统，在进行重建前都需要术前成像。

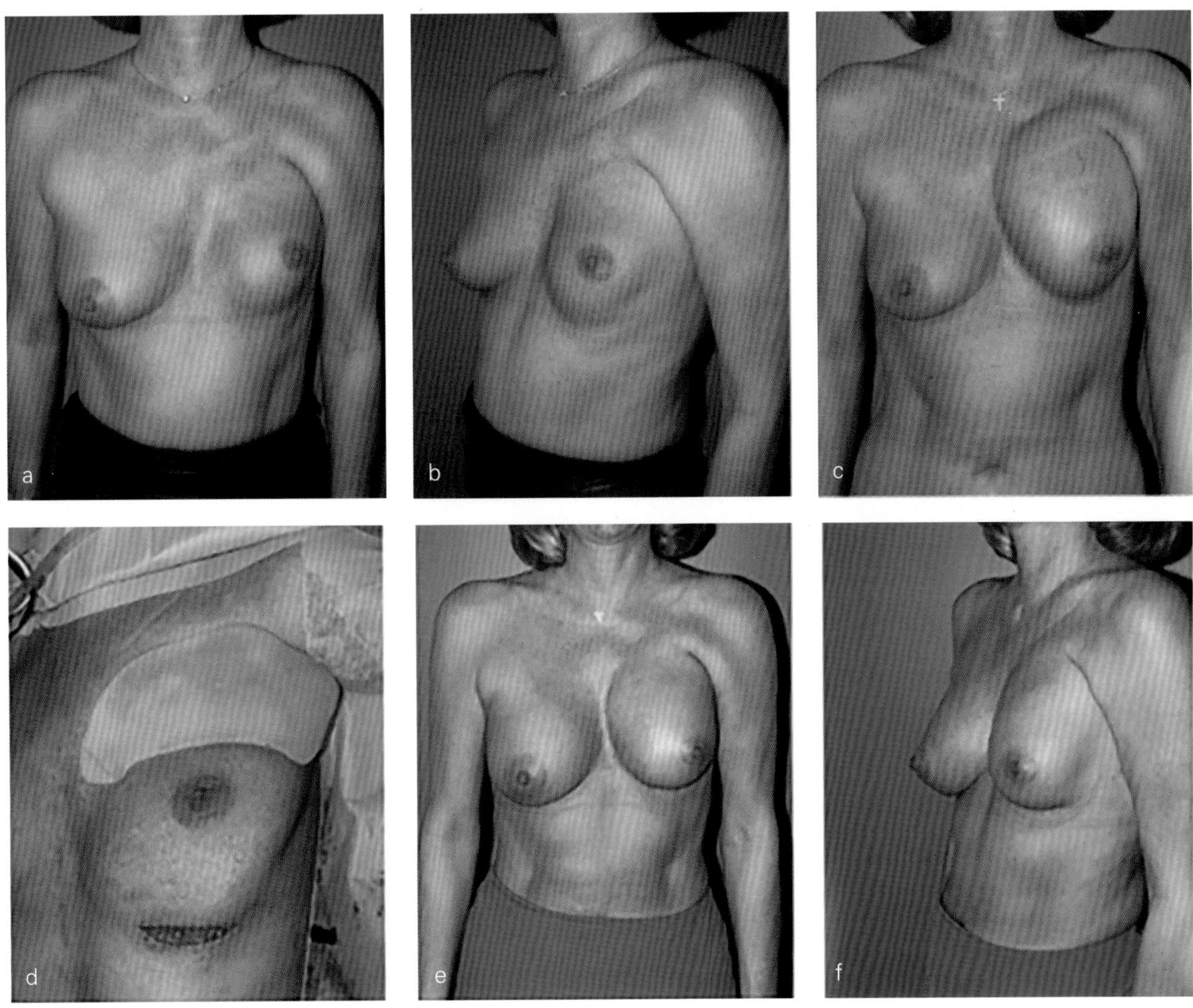

图 20-6　a ~ f. 患者 48 岁，患有严重的 Poland 综合征，接受了基于扩张器的假体胸部畸形分期重建（Reproduced from Gabka CJ, Bohmert H, Blondeel PN. Plastic and Reconstructive Surgery of the Breast. Stuttgart, Germany: Thieme Medical Publishers; 2009.）

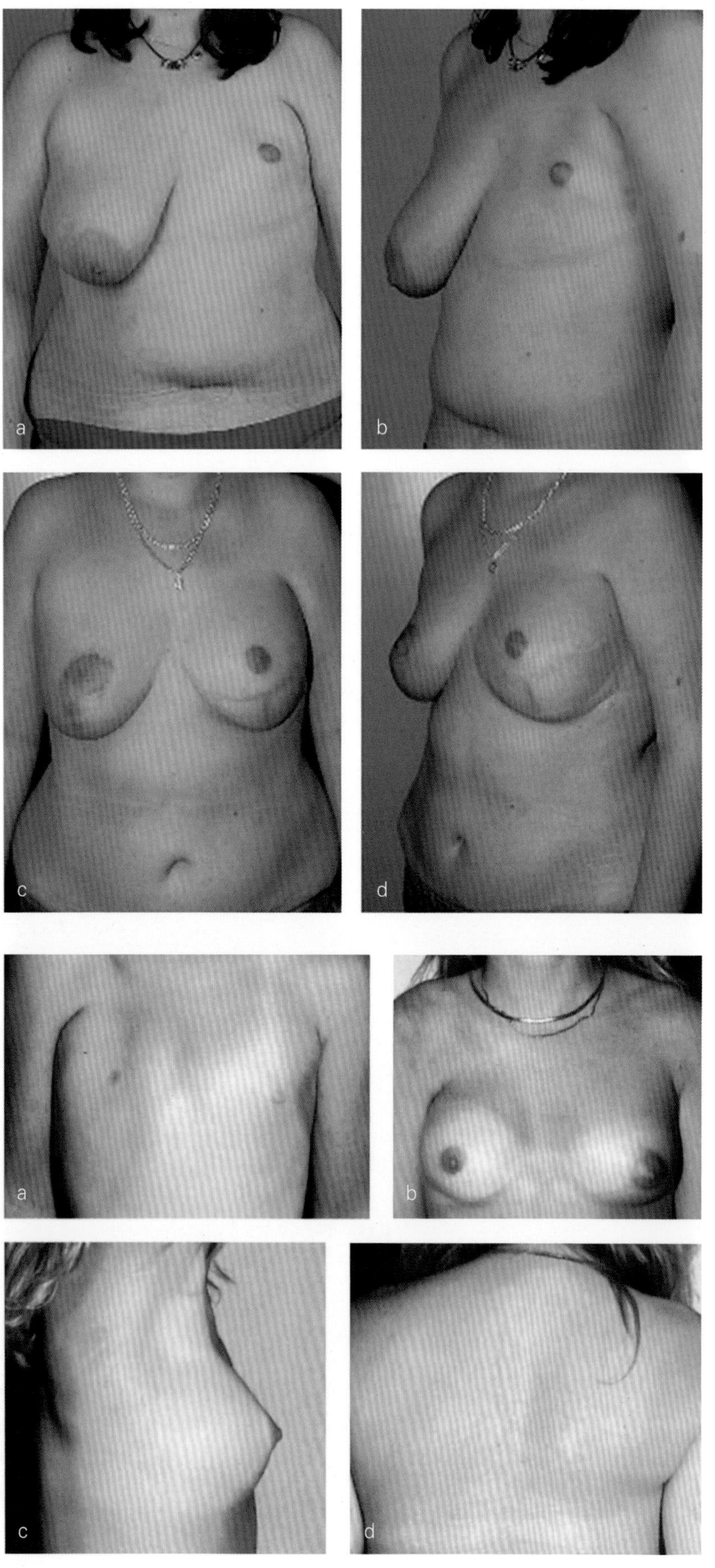

图 20-7 a ~ d. 患有严重 Poland 综合征的患者接受了横形腹直肌皮瓣（TRAM）重建缺损（Reproduced from Gabka CJ,Bohmert H, Blondeel PN. Plastic and Reconstructive Surgery of the Breast. Stuttgart,Germany: Thieme Medical Publishers; 2009.）

图 20-8 a ~ d. 患者 9 岁，患有 Poland 综合征及乳头错位。她接受了患侧背阔肌皮瓣和双侧不对称性乳房增大成形术，术后 7 年的外观（Reproduced from Nahai F. Art of Aesthetic Surgery: Principles and Techniques,2nd ed. New York: Thieme Medical Publishers; 2010.）

20.5 结论

乳房先天性畸形包括多种疾病和畸形，可分为3类：增生性、发育不全性和畸形性。每种疾病都有其自己的病因和一组解剖异常。有些疾病与影响其他器官系统的疾病有关。任何先天性乳房畸形都需要进行彻底的检查，以排除其他并发症。这些疾病的治疗方法来自用于乳房美容和重建整形手术的一般原则。每种治疗方法的目标都是达到对称，形成外观自然的乳房。对于任何一个整形外科医生来说，最关键的是在制订治疗计划之前，首先要诊断出这种疾病并要了解什么样才是正常的。本章回顾了整形外科医生在临床实践中可能遇到的最常见的先天性疾病。

关键点

- 多乳头是一种常见的疾病，可以观察或进行切除。
- 乳腺增生是一种激素介导的疾病，有时需要使用缩小技术进行手术干预。
- 无乳房、无乳头和无乳腺都是罕见的疾病，需要通过重建技术来处理各种类型的乳腺组织缺失。
- 管状乳房畸形的患者可能会要求隆乳，但需要的不仅仅是增加体积，还要通过手术处理各种畸形。
- Poland综合征是一种可能需要使用自体组织或基于扩张器的假体重建进行矫正的疾病。

21 跨性别者的乳房手术

Paul R. Weiss and Loren S. Schechter

概要

许多患有性别焦虑症的个体寻求手术治疗，以帮助减轻他们的症状，并让他们成为自己所确认的人。跨性别者和性别多样性的人经常要求隆乳或乳房切除术 / 胸部重建。尽管以前在本质上被认为是“美容性”的，但这些手术已显示出显著的治疗收益，并且通常被患者、医护人员和保险公司认为在医学上是必需的。本章回顾了为跨性别者和性别多样性的个体提供治疗时的适应证、手术技术和其他注意事项。

关键词： 跨性别者，性别多样性，性别焦虑症，乳房增大成形术，乳房切除术 / 胸部重建

21.1 引言

性别焦虑症是指个体在出生时指定的性别会导致严重的困扰或障碍的疾病。许多患有性别焦虑症的跨性别者和性别多样性的个体寻求手术治疗来减轻他们的症状。乳房或胸部手术，特别是乳房增大成形术或乳房切除术 / 胸部重建，是跨性别者和性别多样性人群通常要求的手术。这类手术的总体目标是缓解或减轻性别焦虑的症状，并让他们按照自己所确认的性别而生活。患者的个人目标各不相同。对一些人来说，乳房或胸部手术可能是唯一要求的手术，而对另一些人来说，这样的手术只是他们进行转变的许多步骤之一。从技术角度来看，手术的目标包括成功的美容和功能性结果，以及最小的并发症。虽然乳房和胸部重建手术以前被认为是“美容性”的，但它们现在越来越多地被认为是治疗性的和医学上必须的手术。

在治疗跨性别者或性别多样性的个体时，外科医生担任多学科医护团队的一部分。这个团队可能包括心理健康专业人员、初级保健医生和内分泌学家。作为团队成员，手术医生应了解导致建议进行手术的诊断、可能影响手术结果的医学并发症、激素治疗对患者健康的影响（如适用），以及可能预测患者对手术效果最终满意度的因素。此外，外科医生应帮助协调患者的术后护理，以确保治疗的连续性。

治疗跨性别者和性别多样性个体的外科医生应熟悉世界跨性别者健康专业协会（WPATH）的治疗标准（SOC）。这些指南提供了一个灵活的参照标准，帮助跨性别者和性别多样性的个体提供治疗。虽然乳房增大成形术和胸部手术不像生殖器手术那样具有侵入性，但外科医生应该小心，以确保要求进行此类手术的个体是合适的人选。

SOC 建议，要求进行乳房或胸部手术的个体要有心理健康提供者的转诊信。心理健康提供者可以来自各种学科（心理学、精神病学、社会工作、护理、家庭实践等），并且在治疗跨性别者和性别多样性的个体方面有专门的培训和经验。除了心理健康评估外，来自患者初级保健医生的，或者在某些情况下，内分泌学家的意见也有助于确认患者在医学上是否适合手术。在需要时，外科医生应该直接与医护团队的成员沟通，特别是如果有任何关于患者是否适合进行手术的问题。对于想要进行乳房或胸部手术的个体，SOC 推荐以下标准：

（1）持续性的、有充分证据的性别焦虑症。

（2）拥有做出充分知情的决定并同意治疗的能力。

（3）特定国家的法定成年年龄（如果较年轻，则适用其他建议）。

（4）合理良好地控制任何可能存在的重大的医疗或心理健康问题。

激素治疗不是乳房切除术 / 胸部重建手术或乳房增大成形术的先决条件。然而，一些保险计划可能需要激素治疗来预先授权手术。根据作者的经验，寻求乳房增大成形术的患者，仅靠激素治疗来实现乳房充分生长的情况并不多见。然而，乳房增大成形术前进行 12 个月的女性化激素治疗可能有助于乳房最大限度地生长，并在手术后获得更稳定的效果。

在合适的手术人选中，应亲自会诊。在会诊时，外科医生应讨论手术技术、技术的优缺点、手术的局限性，以及各种技术的风险和可能的并发症。此外，外科医生应该讨论患者对手术的期望以及术后护理。期望不切实际的患者有对最终效果感到失望的风险。

如果个体决定继续进行手术，知情同意的书面文件应该包括在患者的病历中。

21.2　跨性别女性的乳房增大成形术

21.2.1　乳房发育和激素治疗

产前的乳房发育与性激素无关，因此，对于男性和女性来说是一样的。在胚胎发育过程中，从外胚层发育而来的小管网络组成乳芽。在女性中，这些小管最终会变成成熟的乳管。在青春期之前，乳芽的小管网络保持静止状态。在青春期，男性和女性的乳房发育变得不同。在女性中，雌激素和孕激素结合生长激素和胰岛素样生长因子（IGF-1），导致小管的生长和成熟，进入乳腺导管系统。雌激素通常被认为可诱导乳腺增生，而孕激素导致分化。孕激素被认为对乳房体积没有重要作用。青春期男性的雄激素（睾酮和二氢睾酮）比女性高约 10 倍，雌激素比女性低约 1/10。高水平的雄激素强烈地抑制了青春期乳房中雌激素的作用，从而导致男性乳房发育不足。

在跨性别女性中，有些乳房生长是由于雄激素的抑制和雌激素的补充。用抗雄激素可以实现雄激素阻断。在美国，螺内酯是最常用的抗雄激素药物，而在欧洲广泛使用的是醋酸环丙孕酮。这两种药物的主要区别是，环丙孕酮除了具有抗雄激素的作用外，还具有孕激素的特性。由于担心肝毒性，环丙孕酮在美国没有被批准使用。一些中心使用促性腺激素释放激素（GnRH）类似物来抑制雄激素的产生，但成本限制了这些药物的使用。或者，睾丸切除术是降低雄激素水平的有效方法。

乳房通常在激素治疗开始后的 2 ~ 3 个月开始增大。最初乳芽开始形成，乳房生长进程超过 2 年。因为生长需要一段时间，SOC 建议在隆乳术前至少进行 1 年的激素治疗。然而，不同个体对激素治疗的反应因人而异，跨性别女性的乳房和乳头发育很少像顺性女性那样完全。此外，在一些个体中，激素治疗主要导致乳晕下乳房肥大，而乳房的其他部位发育不足。因此，在激素使用到 1 年之前就进行隆乳术的情况并不罕见。

很少有研究探讨使跨性别女性的乳房最大限度生长的最佳激素方案。虽然研究已经证明了各种激素治疗的有效性，但报告的数据是根据观察和主观的。大多数现有文献并没有表明雌激素类型或剂量是否会影响跨性别女性的最终乳房大小。此外，目前的数据并没有提供证据表明孕激素可以促进乳房生长。一些作者认为，低龄、组织敏感性和体重可能会影响乳房的大小。此外，肩宽可能在感知乳房的大小和生长的充分性方面起作用。总的来说，文献表明 60% ~ 70% 的跨性别女性寻求隆乳手术，因为激素治疗后的最终乳房大小令人不满意。

应告知患者她们期望的激素治疗所获得的乳房生长程度，如果她们想要更大的乳房应做出适当的选择。不幸的是，一些跨性别女性采用了“注射”的方式，这是一种非法且危险的做法，这种方法是将液态硅胶注射到乳腺组织中以增大乳房的大小。注射的严重并发症有局部炎症反应、肺栓塞和死亡。然而，与已批准的治疗方法相比，它是一种廉价的替代方法，所以这种潜在的致命做法仍在继续。

21.2.2 乳房增大成形术

许多跨性别女性在接受激素治疗后，乳房生长仍然不充分，她们继续佩戴外部假体或衬垫胸罩。因此，她们可能会要求进行乳房增大成形术。隆乳术可与阴道成形术同时进行，对于期望进行这两种手术的个体来说，这样做有助于减少手术时间和成本。在一项对 107 名跨性别女性的回顾性调查中，Kanhai 等报告称，80% 的参与者同时进行了乳房成形术和阴道成形术。然而，本系列研究中的所有患者都接受了阴道成形术。同时接受这两种手术的患者的比例可能很低，并且在不同临床实践中也有所不同。在一些地区，缺乏训练有素的外科医生和有限的第三方保险范围可能会减少进行阴道成形术的机会。

男性和女性胸部的解剖学差异与假体的选择、切口的选择和腔隙的位置有关。天生男性的胸部和胸骨不仅比顺性女性的胸部宽，而且胸大肌通常更强健。此外，天生男性的乳晕比顺性女性的乳晕更小并且更靠外侧。总体而言，跨性别女性的皮肤罩更紧（尤其是乳头乳晕下方），乳头与乳房下皱襞（IMF）之间的距离更小，乳房下垂也更少（图 21-1）。

这种解剖特征要求通过沿着肋骨松解胸骨附着并松解胸大肌的下方胸骨附着来降低 IMF（图 21-2)。在松解胸肌的胸骨附着时，上覆的胸肌筋膜是完整的。这些操作可以帮助假体相对于乳头乳晕复合体（NAC）位置进行定位，也有助于防止假体向外侧移位。由于跨性别女性的胸壁直径更宽，因此乳头间距离也更宽，即使选择了更大的假体，较宽的乳房间宽度也很普遍。

假体可以放置在腺体下或胸肌下腔隙。这一决定取决于临床特征，包括乳房生长对激素治疗的反应程度。由于覆盖在假体上的软组织较少，腺体下假体可能更容易被触及并且可能有更高的包膜挛缩发生率，但是肌肉下放置假体是否能够减少包膜挛缩仍存在不同的意见。然而，由于上覆的胸大肌的活动，胸肌下放置假体可能更容易发生移位和动态畸形。放置在胸肌下是偏瘦个体的首选，而放置在腺体下可作为健美运动员的选择。总的来说，胸肌下放置仍然是最常见的腔隙位置，但腺体下放置可能适合肥胖的个体或有足够软组织覆盖的个体。

在切口方面，可采用经腋窝、乳晕周围或 IMF 入路。切口的选择是根据个体的要求和解剖情况确定的。由于跨性别女性的乳晕比顺性女性小，且使用较大体积的假体，所以最常选择 IMF 入路。有时

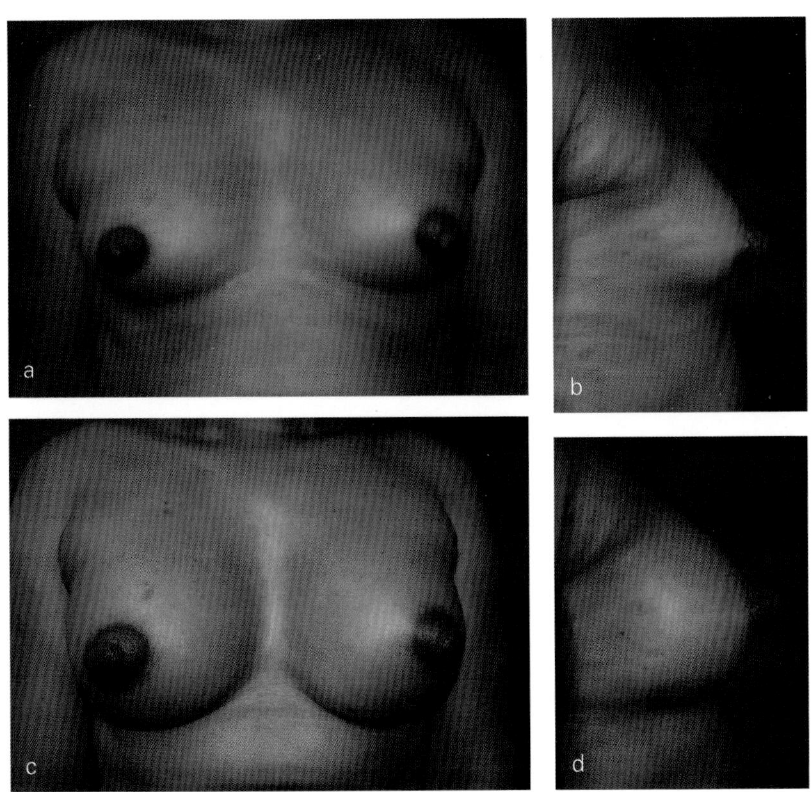

图 21-1 光面硅胶假体肌肉下隆乳术。a、b. 术前照片。c、d. 术后的照片

使用经腋窝切口入路，而很少使用乳晕周围切口入路。随着形态稳定型假体使用的增加，通常需要更大的切口，所以 IMF 入路更有利。

假体的选择取决于患者的偏好，也可能因外科医生的偏好而有所不同。最常见的是使用硅胶假体（圆形或形态稳定型）。假体的选择可以基于基底直径、期望的大小和乳头到 IMF 的距离。形态稳定型假体有助于减少上极的饱满程度，尽管目前还没有长期的数据。对于这两种假体，可能都需要对 IMF 进行调整。自本章撰写以来，由于对 ALCL 的担心，不再使用形态稳定型假体。

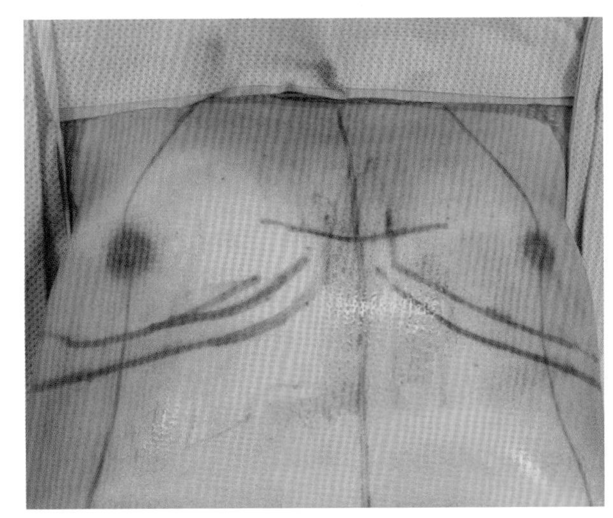

图 21-2 术前标记，降低乳房下皱襞

通过术中使用模拟器可以帮助最终假体的选择。此外，稳固的筋膜缝合对于维持 IMF 的位置也很重要。

很多跨性别女性喜欢体积大的假体。Kanhai 等报道，在他们的实践中，跨性别女性假体的体积大小几乎翻了一倍，从 1979 年的 165mL 增加到 1996 年的 287mL。在对 107 名患者的长期随访研究中，作者报道，25% 的患者对自己的乳房成形术效果不满意。乳房过小是最常见的不满意原因。据报道，在这些患者中有 19% 的患者进行了进一步的填充。

为了降低静脉血栓栓塞的风险，术前 2 周停用激素，在麻醉诱导时皮下给予普通肝素或低分子量肝素。手术后，弹力胸罩要穿 3 周。还要指导患者在手术后的前几周限制上半身的运动，以减少假体移位的风险。术后 7 ~ 10 天开始进行轻柔的乳房按摩。

21.2.3 第三方付款人的保险范围

虽然在性别确认手术的第三方保险范围方面已经取得了重大进展，但许多（但不是所有）保险公司继续将隆乳术视为一种“美容”手术。因此，他们可能拒绝给予保险福利。然而，SOC 指出，对于一些人来说，这项“美容”手术可能会对她们的生活质量产生根本和永久的影响。事实上，研究表明，跨性别个体隆乳术后获得的乳房满意度、社会心理健康和幸福感方面具有统计学意义和临床意义。由于保险福利各不相同，应逐个审查福利，以确定是否覆盖乳房增大成形术。

21.3 跨性别男性的乳房切除术 / 胸部重建

21.3.1 激素治疗

尽管激素治疗并不是跨性别男性乳房切除术 / 胸部重建手术的先决条件，但许多个体希望接受睾酮治疗来实现男性化。睾酮有几种剂型，但最常见的是肌肉注射或局部使用。剂量应该滴定到一个成年男性的血浆浓度。睾酮与全身的雄激素受体结合，可以抑制卵巢中雌激素和孕激素的产生。因为睾酮是通过芳香化酶在外周转化为雌二醇，所以在跨性别男性中雌二醇通常是可测量的。

除了胸毛的生长，睾酮治疗不会引起乳房外观的显著变化。然而，在微观层面上，已经观察到一些变化。对 100 名接受睾酮治疗至少 6 个月的跨性别男性经手术去除的乳腺组织的评估显示，在 93% 的病理样本中，腺体组织减少，纤维结缔组织增加。此外，86% 的组织样本出现轻度小叶萎缩，7% 的组织样本出现重度小叶萎缩。纤维腺瘤 2 例，纤维囊性病变 34 例，无癌变报告。

21.3.2 裹胸

跨性别男性经常用裹胸来隐藏乳腺组织。裹胸是用紧身的衣服将乳房压在躯干上，更容易将其隐藏在衣服下面。裹胸对健康的长期影响，如果有的话，我们知之甚少。然而，多年的裹胸会降低皮肤弹性和质量，因此，会影响乳房切除术和胸部重建的手术技术及美学效果。

21.3.3 乳房切除术 / 胸部重建

胸壁轮廓塑形对许多跨性别男性来说是一个重要的手术步骤。对于有些跨性别者和性别多样性的人来说，胸部手术是唯一期望的手术，而对于另一些人来说，胸部手术只是进行转变的步骤之一。胸部手术的目标是通过去除乳腺组织和多余的皮肤来塑造美观的胸部轮廓，必要时可缩小和重新定位 NAC、松解 IMF、胸部吸脂，并且尽可能减少胸部瘢痕和保留乳头的敏感性。

在进行胸部手术前，根据患者年龄、个人病史和家族史，以及体格检查，可以考虑术前乳房成像（乳房 X 线检查或超声）。美国妇产科医师协会建议，从 40 岁开始，每年进行一次乳房 X 线检查。对高危人群进行更早和额外的检查可能是必要的。

由于乳房体积、乳房下垂、NAC 的大小和位置、皮肤多余的程度和潜在的皮肤弹性丧失等因素，跨性别男性的胸部手术呈现出美学上的挑战。此外，伴随的肥胖会增加获得满意轮廓的难度，特别是在腋下区域。裹胸可能需要去除大量的皮肤，有几种可用的手术方法，具体技术的选择取决于皮肤的质量和弹性、乳房下垂的程度和 NAC 的位置。此外，保留乳房切除术皮瓣的皮下脂肪、保留胸肌和前锯肌筋膜、松解 IMF 和胸骨附着、侧胸壁塑形也都是胸部手术和胸壁塑形的重要组成部分。

小而不下垂的乳房通常可以用乳晕周围切口（“小切口”）来治疗。在这些病例中，乳头可通过下极的楔形切除进行缩小，但乳晕不能重新定位。少量组织留在 NAC 的下方以保持存活（图 21-3）。环乳晕（“荷包缝合”）联合垂直或水平切口和乳头乳晕游离移植可以用于需要去除少量皮肤的、轻度下垂的较大乳房。垂直或水平延伸可能有助于减少术后乳晕扩散和扭曲，但与 IMF 切口相比，这种切口可能导致不太美观的难掩饰的瘢痕（图 21-4）。最后，传统的横向 IMF 切口（“双切口”）和乳头乳晕游离移植可以更好地适用于需要去除大量皮肤的、乳房体积较大的、乳房更下垂的患者（图 21-5）。这种方法有助于切除多余的皮肤。将切口向外侧延伸进入腋窝并不少见。一些外科医生将切口的内侧延伸跨越中线，以减少内侧的“猫耳”（图 21-6）。虽然穿过中线会产生不太美观的瘢痕，但是轮廓的改善和减少上下切口长度之间的差异可能会使得这种方法是可取的。当较瘦的患者选择乳头乳晕游离移植（FNG）时，在乳头乳晕下方添加一个小的真皮腺体蒂可以实现乳头乳晕下方外观自然的饱满度（图 21-7，还描述了作者对 FNG 的切口设计）。

通常会用到乳头缩小术，常结合乳头乳晕游离移植。FNG 需要将乳头变小以保证移植物的存活。此外，吸脂术经常用于胸壁塑形并用来不连续的潜行分离 IMF 和侧胸壁。虽然乳头乳晕游离移植是最常见的乳头转位技术，但一些外科医生将 NAC 保留在真皮腺体蒂上。虽然这项技术可以保留 NAC 的感觉，但也可能导致残留的乳房饱满。患者应该明白使用这种技术乳房可能会比较饱满。这种残留的饱满可以通过二次手术直接切除或吸脂来缩小。在肥胖的患者中，蒂不会那么明显，但这些个体通常乳房较大、乳头至 IMF 的距离较长。对于一些外科医生来说，决定使用 FNG 可能是基于从乳头到 IMF 的距离。当这一距离超过 6～7cm 时，FNG 可能是更好的选择，可以预防与大量真皮腺体蒂相关的继发轮廓畸形。

对于接受激素治疗的患者，术前 2 周停用睾酮。站立位对患者进行标记。相关参考点包括 IMF、乳房经线、胸大肌外侧缘、乳房的腋尾、中线、NAC 的预期位置（图 21-8）。或者，在站立位时只标记新乳头的位置，所有其他切口在铺巾完成后仰卧位时再进行标记。

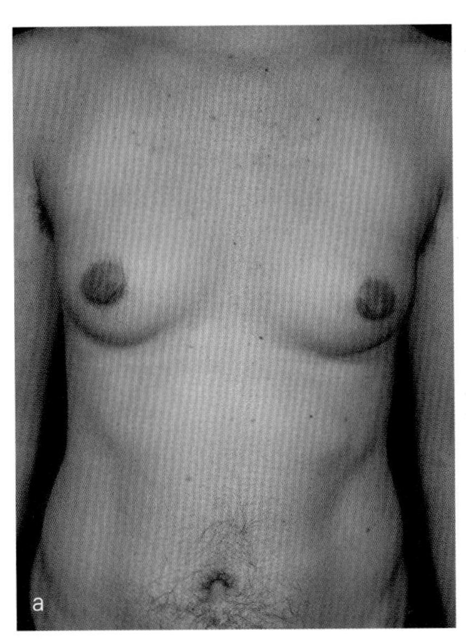

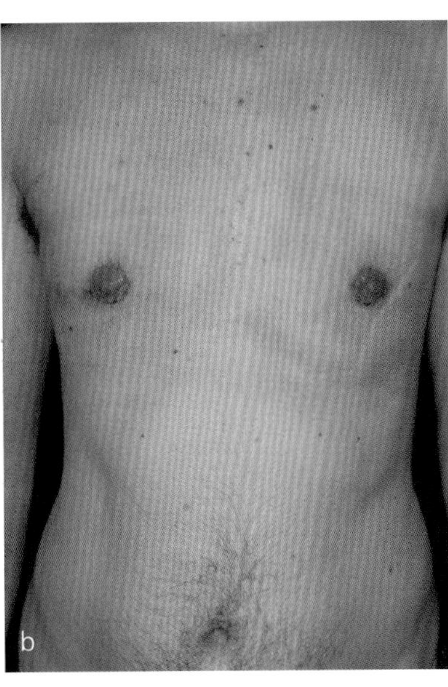

图 21-3　跨性别男性小切口乳房切除术。a. 术前照片。b. 术后照片

手术前，放置连续加压设备，静脉注射抗生素。在全麻诱导后，进行皮下注射，通过药物预防静脉血栓栓塞（低分子量肝素或普通肝素，视机构政策而定）。对于每种手术技术，患者都采用仰卧位，双上臂外展置于泡沫垫上，肘部屈曲，下半身放置强制空气加热毯。铺巾应允许从上肢上方和下方接近术野。此外，为了评估对称性和指导乳头乳晕移植物的放置，在手术台背面弯曲至预期位置时，对患者进行摆放体位和固定。参考点刺入亚甲蓝进行标记以辅助术中识别（图 21-9）。如果要进行乳头乳晕游离移植，NAC 的直径应调整为 2.5 ~ 3.0cm。此外，如果需要乳头缩小，可以采用乳头下极楔形切除。获取乳头乳晕移植物并去脂，然后将其放置在潮湿的纱布海绵中以备以后使用。当计划进行皮肤切除时，无论采用何种技术，都要切开预期的皮肤切除区域，以便于去除乳房。在乳腺包膜水平乳腺组织和皮下脂肪之间的连接处形成皮瓣。乳房的内侧剥离在胸骨缘处停止，尽可能保留胸廓内动脉的穿支。外侧剥离在前锯肌浅层的皮下进行并保留前锯肌筋膜，将乳腺从胸壁翻转出来并保留胸肌筋膜（图 21-10）。对 IMF、侧胸部和腋尾部进行吸脂。一些外科医生在腔隙内放置纤维蛋白黏合剂。将患者置于半坐卧位，分层裁剪皮瓣并将其纳入，留置 15 号 French 封闭负压引流管。切除后，标记乳腺组织，送病理做常规检查。此外，一些外科医生选择在术中对标本进行称重。

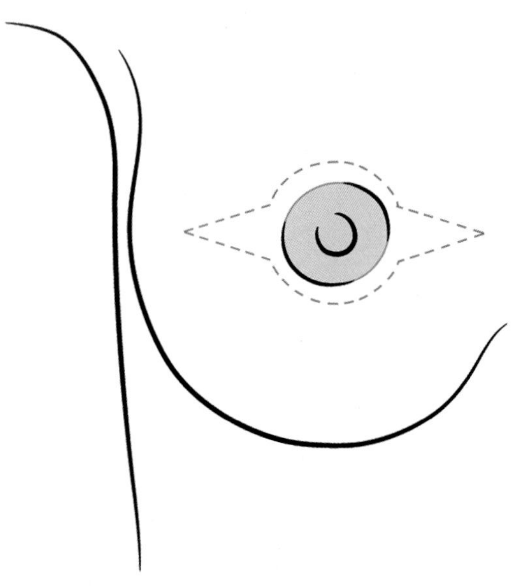

图 21-4　少量皮肤冗余的切口

对于跨性别男性，目前还没有关于乳头位置和乳晕直径的通用指南。有些人认为，塑形乳晕时有一种趋势，容易将乳晕设计得过大、放置在胸壁的位置过高且位于内侧。Atiyeh 等提出了一个数学公式，该公式使用脐至腋前皱褶顶点的距离和脐至胸骨上切迹的距离来确定体重大量减少后男性乳头放置的理想位置。此外，McGregor 和 Whallett 报告了他们放置乳头乳晕的技术。他们建议在关键点进行缝线：锁骨中部的位置作为新乳头的垂直轴，胸骨中线轴作为新乳头的水平轴，以及胸

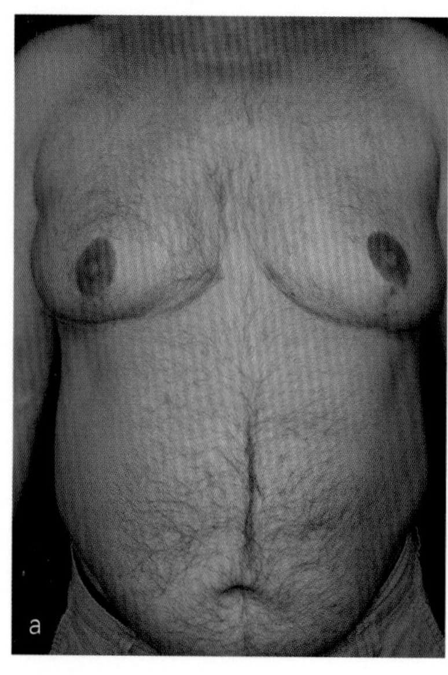

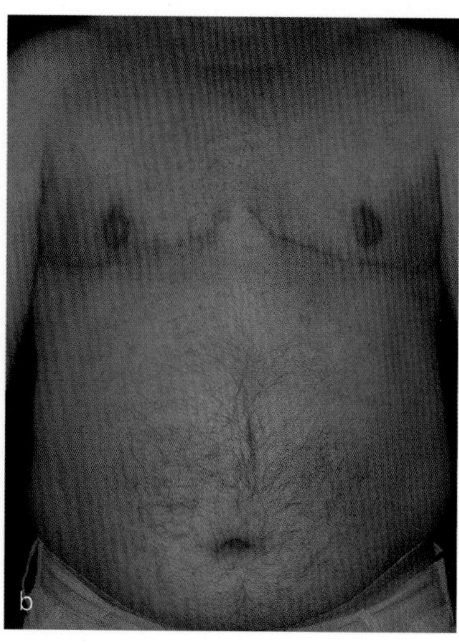

图 21-5　跨性别男性双切口乳房切除术。a. 术前照片。b. 术后照片（有乳房缩小成形术史）

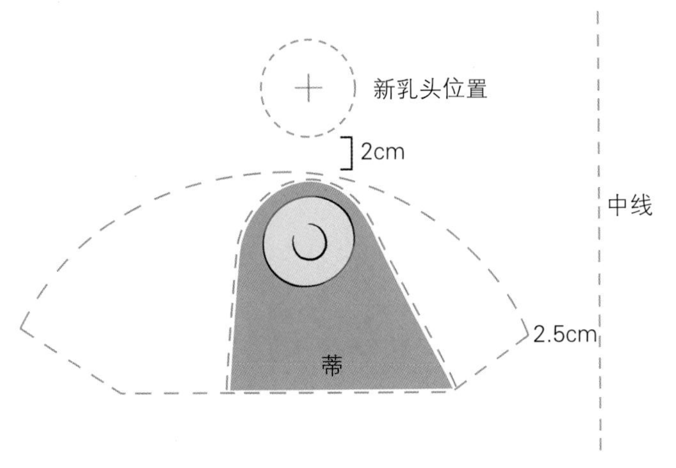

图 21-6 乳房缩小成形术（皮下乳房切除术）及带蒂乳头转位的术前标记

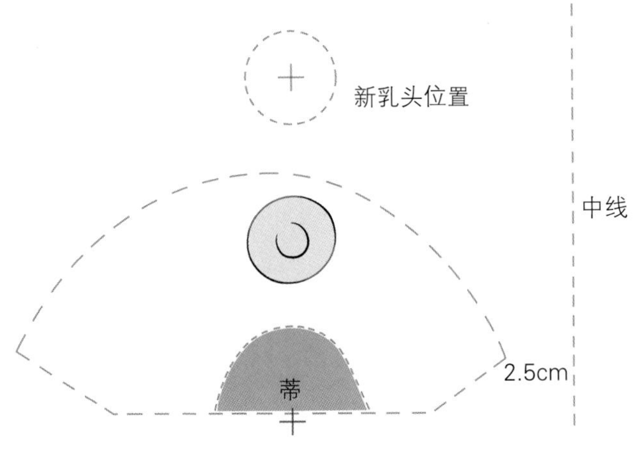

图 21-7 乳头游离移植并使用下蒂以填充乳头轮廓的标记

骨上切迹。胸骨的中线轴由上臂的一个点来确定，该点在肘部皱褶和腋前皱褶的顶点中间。沿轴线牵拉缝线。缝线相交点将被选为新乳头的部位。在这个位置，制作一个 2cm 的圆盘形去表皮区域，作为乳头乳晕移植物的受区。但是，Monstrey 等认为："绝对测量可能会产生误导"。

根据我们的经验，临床判断是定位跨性别男性 NAC 的最佳方法。通常，乳头乳晕位于胸大肌外侧缘的内侧，在胸大肌下方止点以上 1 ~ 2cm 处。虽然关于乳头放置的细节可能会有所不同，但其放置在图 21-11 建议的参数之内。在肥胖的个体中，胸大肌的边缘可能难以界定。可以在切口缝合时对乳头位置进行最终的调整。

标记通常是在站立位进行的。对于双切口入路，作者的偏好是将胸部下方切口放置在 IMF 处，以便在此水平去除乳腺组织。但是，一些外科医生将胸部下方切口放置在胸大肌下缘。如果计划采用下蒂携带乳头转位，则将乳晕的大小设计为 25mm，并在乳腺包膜深层将蒂掀起。然后，将蒂去表皮并将其缝合到计划的乳头位置下方的胸肌筋膜。蒂的基底部与下层的筋膜保持连续（图 21-12）。另外，一些作者描述了破坏 IMF 以改善随后的胸部轮廓，但是这种操作可能会损害皮瓣的血运。

蒂形成后，切开上切口向下至乳腺包膜水平。向上方和内侧的胸肌筋膜以及外侧的前锯肌上覆筋膜进行剥离。

在切口缝合之前，可能需要对胸壁进行吸脂以进一步塑形。通常在侧胸部或腋下区域和 / 或下胸部 / 上腹部 / 中线区域进行。大多数情况下会放置一个封闭的负压引流管，有些外科医生也会使用纤维蛋白黏合剂。

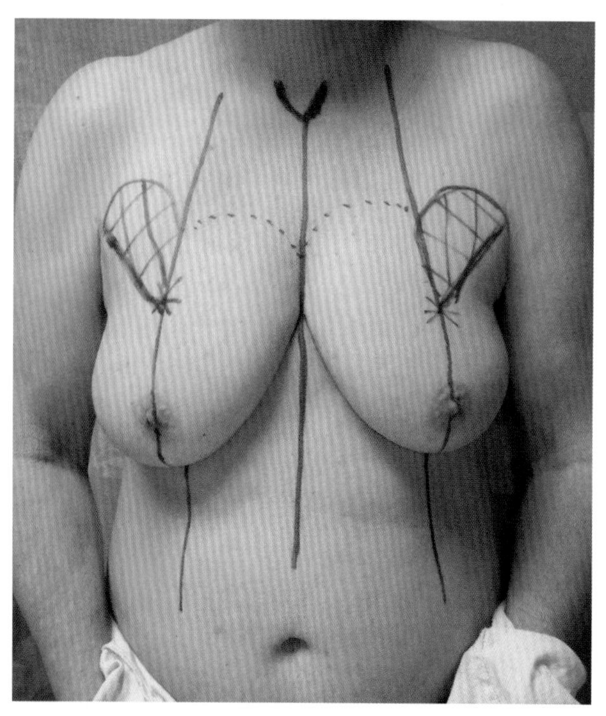

图 21-8　接受乳房切除术患者的术前标记

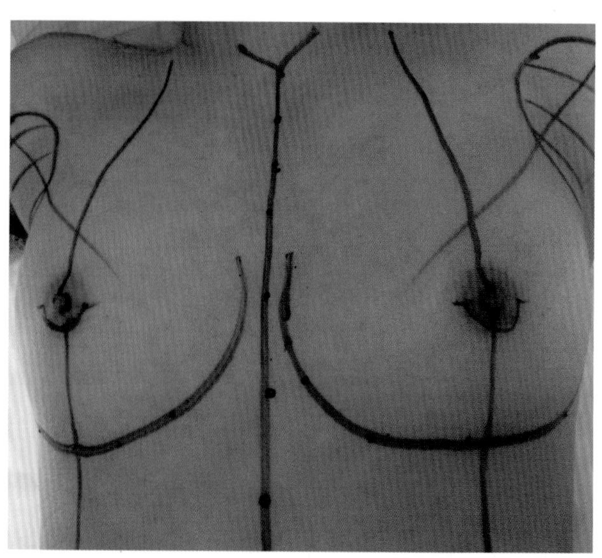

图 21-9　在进行胸部手术时使用亚甲蓝在术中做标记，以辅助识别参考点

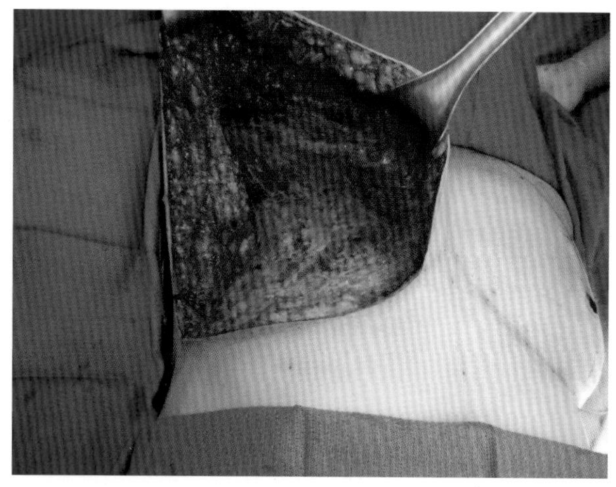

图 21-10　完成了保留胸肌和前锯肌筋膜的乳房切除术

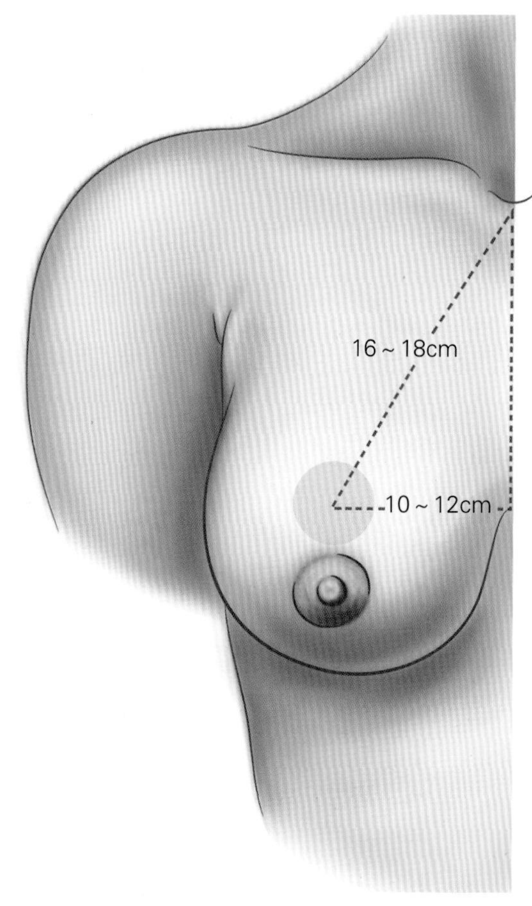

图 21-11　男性胸部的乳头位置

将患者置于半坐卧位，在切口缝合时对乳头位置进行最终的调整。调整乳头的位置时，要使乳晕的下缘在 IMF 上方 2～2.5cm 处，并且两侧乳头距中线和胸骨切迹的距离是相等的。这些测量值可能会因为胸壁尺寸通常是不对称的而有所不同。使用带蒂技术时，在胸部皮瓣中切除 2cm×1cm 的全厚椭圆形皮肤（图 21-13）。由于皮瓣张力，椭圆形在最终纳入后变为圆形。乳头乳晕用可吸收缝线进行单层间断埋没缝合。在带蒂手术中，当乳头需要缩小时，可在二期进行三点或四点星形切除（图 21-14）。当使用 FNG 时，将移植物去脂并纳入真皮床。在凡士林纱布和可吸收棉垫上进行缝合，完成乳头移植物的固定。然后使用弹力绷带加压包扎。

以下是几个胸部手术的例子。图 21-15 显示了一例 27 岁跨性别男性的术前和使用带蒂法缩小术后 9 个月的照片。图 21-16 显示了一例 24 岁跨性别男性的术前和使用 FNG 技术的胸部手术后 6 个月的照片。最后，图 21-17 显示了一例 20 岁跨性别男性的术前和使用下蒂技术的胸部手术后 6 个月的照片。

胸部手术通常作为门诊手术进行，除非患者正在旅行或有其他医学并发症。术后 4～6 天持续使用弹力绷带加压包扎。此外，双侧放置封闭的负压引流管，并指导患者监测和记录引流量。出院药物包括口服的麻醉性或非麻醉性镇痛药、抗生素、大便软化剂和止吐药。鼓励患者尽早走动。在取下敷料之前，患者可以洗澡，但不能淋浴。在术后的几周内，举重限制在 4.5～6.8kg，术后 1 周内患者睡觉时背部可以抬高。在术后 4～6 天门诊随访时更换敷料，从 NAC 去除敷料，然后使用抗菌软膏进行局部护理。加压包扎持续至术后 3 周，然后再穿弹力衬衣 3 周。当每 24h 的引流量少于约 30mL 时，拔除引流管。建议患者术后在旅行出发前停留在当地约 1 周。对于正在接受激素治疗的患者，手术后几天就可以重新使用睾酮。

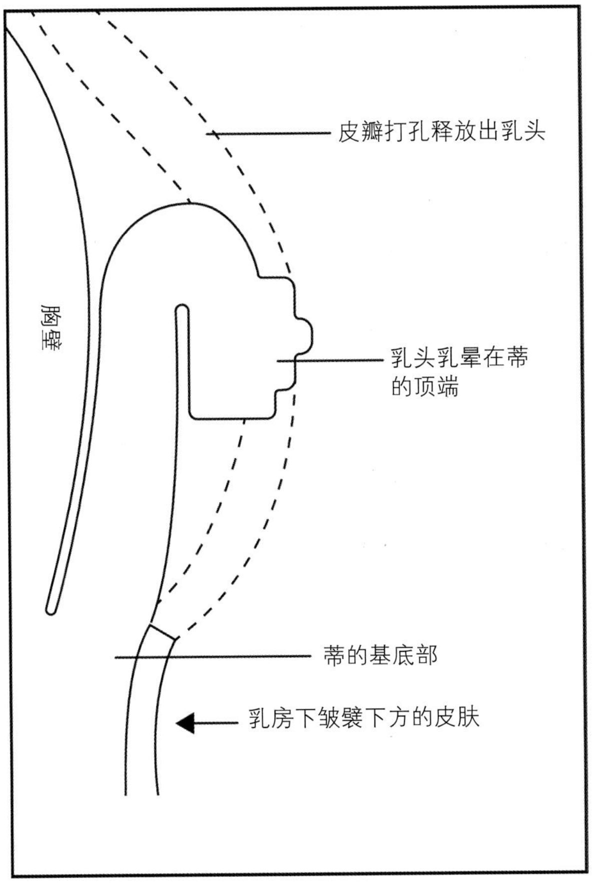

21.3.4 第三方付款人的保险范围

虽然还远未普及，但乳房切除术 / 胸部重建的保险福利比乳房增大成形术的保险范围更常见。许多保险公司遵循 WPATH（世界跨性别者健康专业

图 21-12　蒂的剥离

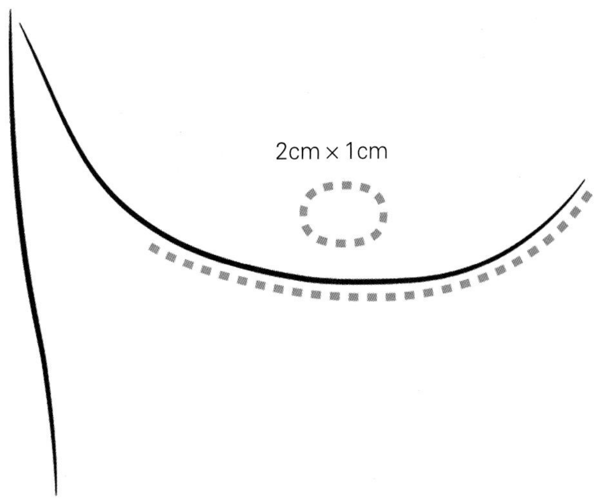

图 21-13　设计开口以容纳蒂上的乳头（全厚切除）

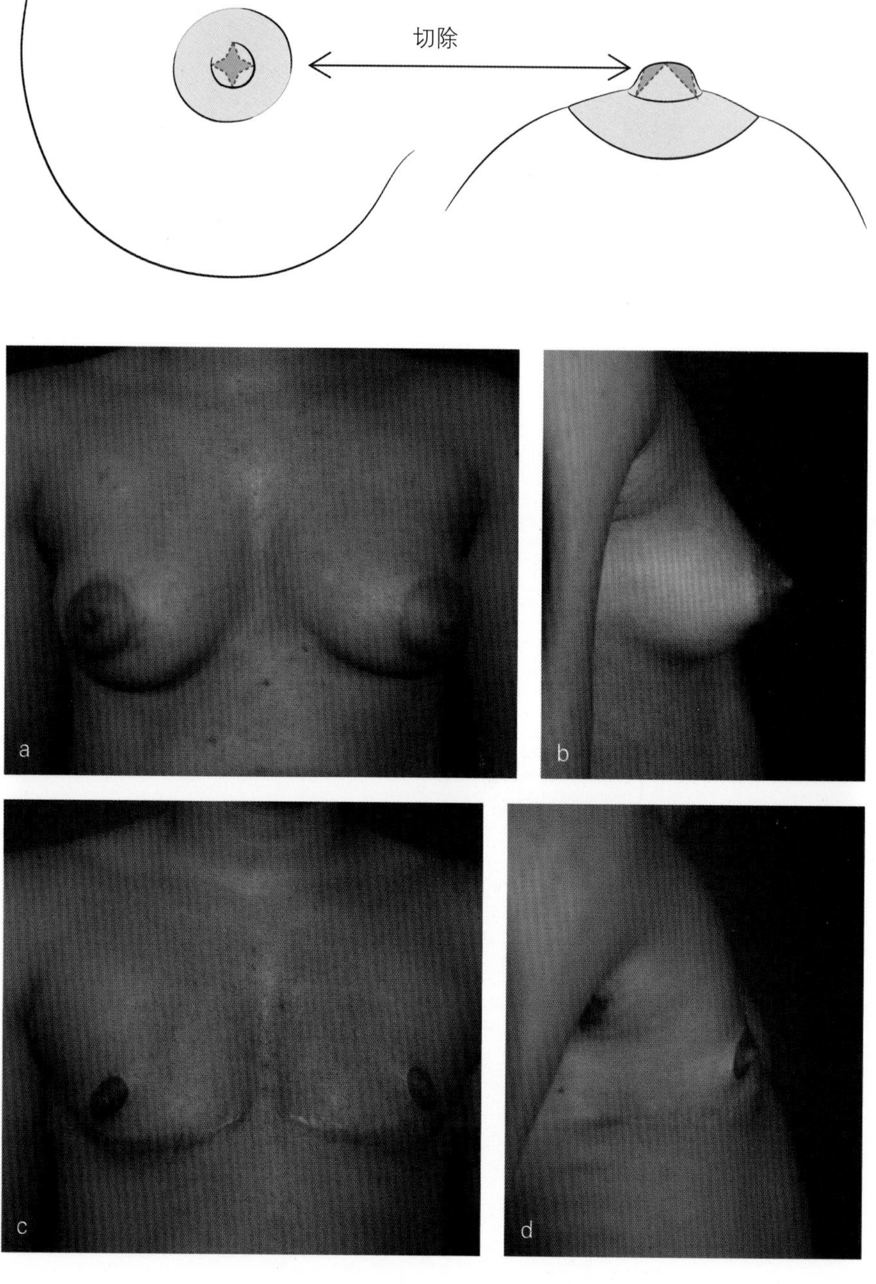

图 21-14　乳头缩小术的方法

图 21-15　接受下蒂缩小术患者的照片。a. 术前前面观。b. 术前侧面观。c. 术后 9 个月的前面观。d. 术后 9 个月的侧面观

协会）的 SOC（治疗标准），在提供手术的预先凭证之前，要求心理健康提供者出具转诊信。

21.4　术后长期护理

21.4.1　跨性别女性

对于没有已知的乳腺癌风险增加的跨性别女性，应该遵循为顺性女性推荐的筛查指南。患乳腺癌风

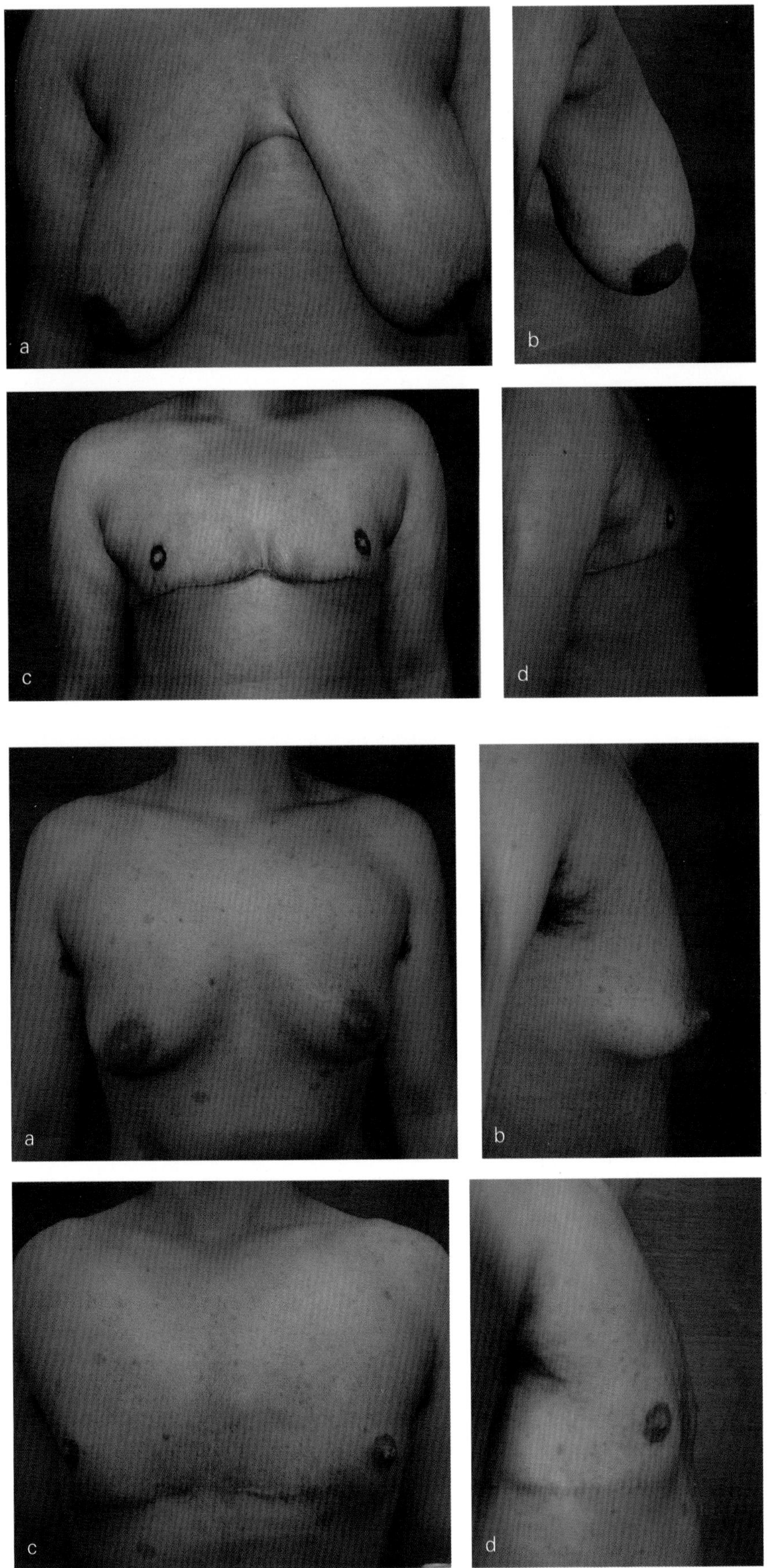

图 21-16　接受乳头游离移植乳房缩小成形术患者的照片。a. 术前前面观。b. 术前侧面观。c. 术后 6 个月的前面观。d. 术后 6 个月的侧面观

图 21-17　接受下蒂缩小术患者的照片。a. 术前前面观。b. 术前侧面观。c. 术后 6 个月的前面观。d. 术后 6 个月的侧面观

险增加的跨性别女性可能需要额外的检查。目前还没有大规模的随机试验来评估激素治疗对跨性别女性乳腺组织的副作用。虽然很罕见，但已有文献报道了一些跨性别女性患乳腺癌的病例。有趣的是，与顺性女性相比，跨性别女性乳腺癌病例发生的年龄更年轻，经过相对较短时间的雌激素治疗，显示出与顺性男性乳腺癌的相似性。尽管如此，由于许多乳腺癌患者的雌激素受体是阳性的，因此外源性激素治疗可能会增加患癌症的风险。对于绝经后顺性女性乳腺癌患者，雌激素治疗的风险的研究是相互矛盾的。此外，这些研究并不是很容易地适用于跨性别人群，因为这些个体往往接受更高剂量的雌激素，并可能有更高的睾酮水平。有些人认为，随着跨性别群体的增加和年龄的增长，乳腺癌的发病率也会增加。

对于那些做过乳房增大成形术的跨性别女性，最佳筛查方法尚未确定。可供的选择包括乳房 X 线检查、超声检查和磁共振成像（MRI）。一般来说，乳房 X 线检查用于筛查并与定期自我和临床乳房检查一起进行。然而，与没有假体的女性相比，有假体的顺性女性使用乳房 X 线检查检测出恶性肿瘤的敏感性较低。在一项研究中，137 名有过隆乳史的女性和 684 名没有隆乳史的女性被诊断为乳腺癌，10 533 名有过隆乳史的女性和 974 915 名没有隆乳史的女性没有患乳腺癌，该研究发现隆乳术降低了乳房 X 线检查的敏感性（45% 和 66.8%；P=0.008）。这项研究不包括跨性别女性。关于乳房假体评估的建议应遵循 FDA 的指南。

21.4.2 跨性别男性

跨性别男性乳房切除术后乳腺癌的发病率很低。对于如何、何时以及是否应该对接受过胸部手术的跨性别男性进行乳腺癌筛查，目前还没有指南。美国癌症协会指出接受双侧乳房切除术的顺性女性不需要进一步的乳房 X 线检查。没有建议跨性别男性进行放射学检查。根据作者的经验，建议乳房切除术后每年进行一次体格检查。进行额外的影像学检查需根据临床表现。

双侧乳房切除术并不能完全消除形成乳腺癌的风险。Katayama 等报道了 1 例跨性别男性患者在接受乳房切除术、子宫切除术及双侧输卵管卵巢切除术后 12 年形成乳腺癌。患者连续接受睾酮治疗 15 年。病理检查显示肿瘤有雄激素和雌激素受体表达，提示睾酮治疗可能在肿瘤形成中起作用。此外，Nikolic 等描述了一位 43 岁的跨性别男性，他接受了性别确认手术，包括经腹子宫全切除术和双侧输卵管卵巢切除术，以及保留双侧乳头的皮下乳房切除术。病理分析显示没有值得注意的异常。在接受生殖器手术和胸部手术之前，乳房超声、乳房 X 线检查和肺部放射学检查也没有值得注意的异常。患者服用睾酮约 2.5 年。乳房切除术后 1 年，患者就诊时发现左侧乳晕肿块，被诊断为浸润性导管癌（雌激素和孕激素受体阴性，她的 2/neu 受体阳性），并扩散至左侧腋窝淋巴结和出现肺转移。这些病例表明，继续保持警惕是有必要的。

21.5 并发症的治疗

21.5.1 乳房增大成形术的并发症

乳房增大成形术后的急性并发症比较少见，包括血肿、血清肿和感染。此外，有些患者会因为假体放置于胸肌下的位置而感到疼痛加重。其他并发症有包膜挛缩、乳房不对称、IMF 不对称、假体移位或渗漏，以及美学上令人不满意的外观。应告知患者如果在手术后20年内出现问题，需要进行假体更换/置换。

乳房增大成形术后需要修复有几个原因。在一项为期10年的回顾性研究中，Forster等确定了有24名跨性别女性在瑞士苏黎世大学医院接受了再次手术（假体更换或去除）。美学适应证有大小（*n*=11，45.8%），不对称/错位（*n*=15，7.8%）和外形（*n*=1，4.1%），而医学适应证有包膜挛缩（*n*=7，29.1%），包膜挛缩和大小（*n*=1，4.1%）。

21.5.2 乳房切除术/胸部重建的并发症

乳房切除术/胸部重建手术后的并发症可分为急性并发症和继发性并发症。据报道，急性并发症的发生率为11% ~33%，包括但不限于血肿、血清肿、感染、延迟愈合和移植乳头坏死。据报道，急性并发症的再次手术率为4.3% ~10.4%。血肿是术后急性期再次手术最常见的原因。

许多患者出于美观的原因需要进行随后的修复。因美学而矫正的比率为9.0% ~40.4%，随所使用技术的不同而不同，并且可能在有急性并发症的患者中更常见。瘢痕需要矫正的比率为1.4% ~19.6%，胸部轮廓需要矫正的比率为5.5% ~28.0%，乳头乳晕需要矫正的比率为2.0% ~13.0%。Cregten-Escobar等在对202名跨性别男性的404例乳房切除术的回顾性研究中发现，一般来说，乳房越大，需要的切口和瘢痕就越大，瘢痕越小，发生血肿的风险就越高。

作者认为，肥胖与随后需要的修复有关。很多时候，这与二次切除多余的腋部组织（“猫耳”）有关。但是，偏瘦的个体有时也需要进行修复。

21.6 结论

对于一些跨性别者和性别多样性的个体，乳房增大成形术和乳房切除术/胸部重建手术在减轻性别焦虑方面可以发挥重要作用。应该小心确保对此类手术感兴趣的个体是合适的人选。外科医生应熟悉世界跨性别者健康专业协会（WPATH）治疗标准（SOC）所推荐的参照标准，并与医护团队密切合作以确保获得最佳治疗。决定进行手术的个体在手术前必须充分了解手术的风险、利益和局限性。

关键点

- 对于跨性别男性和跨性别女性隆乳术，要认识到：①患者与顺性女性的解剖学差异（胸大肌、皮肤罩、乳晕大小）；②跨性别男性和跨性别女性雌激素对乳房生长的影响。此外，因为存在这些解剖学差异，所以可能需要调整乳房下皱襞。
- 对于跨性别男性和跨性别女性胸部手术（皮下乳房切除术），在选择技术时要认识到相关的解剖学考虑因素（皮肤弹性、乳房下垂的程度）。
- 对于跨性别男性和跨性别女性，应基于患者的病史、家族史和体格检查，遵循乳腺癌筛查指南（即影像学检查和基因检测）。

22 乳头乳晕的手术与美学

Steven G. Woodward and Matthew P. Jenkins

概要

乳房手术的一个重要组成部分是保留或重建乳房的自然外观。乳房手术后获得良好的美学效果在身体外观和心理体象方面是影响患者术后生活质量的重要因素。乳房手术美学的一个关键因素是乳头乳晕复合体（NAC）的保留、再造和重建。影响 NAC 美学的因素有位置、方向、角度、大小、外形、颜色和对称性。为了改善乳房手术后的美学效果，现有一些手术方法来处理 NAC。本章将回顾 NAC 的解剖学、胚胎学和生理学，包括泌乳系统、淋巴回流、神经支配和血管供应。此外，还将讨论“理想的乳房”，描述与文献中最佳美学结果相关的 NAC 在乳房上的比例和相对位置。最后，将讨论 NAC 的主要病理，包括乳头内陷和乳头肥大并讨论手术矫正方法。

关键词：乳头，乳晕，美学，手术

22.1 引言

乳房手术的一个重要组成部分是保留或重建乳房的自然外观。乳房手术后获得良好的美学效果在身体外观和心理体象方面是影响患者术后生活质量的重要因素。乳房手术美学的一个关键因素是乳头乳晕复合体（NAC）的保留、再造和重建。影响 NAC 美学的几个因素有位置、方向、角度、大小、外形、颜色和对称性。NAC 的几种主要病理影响其美学外观，包括乳头内陷和乳头肥大；这些研究是为了研发更好的手术矫正技术。

22.2 乳头乳晕复合体的解剖

22.2.1 胚胎学、结构和发育

NAC 是由乳晕及乳头组成的乳房中央结构，乳晕与乳房周围其他组织的区别在于其皮肤色素的明显变化。NAC 的生理作用是将乳腺产生的乳汁输送给婴儿。乳晕的正常颜色可以从浅肤色到深肤色，

可以从粉色到红色到棕色或接近黑色，这取决于个人深层的皮肤颜色。通常，浅肤色的人乳晕颜色较浅，深肤色的人乳晕颜色较深，但其色素不同于乳房周围的皮肤。许多人认为这种颜色差异使其更明显，可以吸引试图以母乳喂养的婴儿的注意。

乳腺组织和构成可分为实质组织和间质组织。在子宫内，实质组织形成分支导管系统，发育形成分泌腺泡细胞，最终形成输乳管系统。间质组织发育形成乳腺脂肪组织，为导管系统的正常发育提供了环境。在子宫内，该系统随着中胚层的增殖而缓慢发育。中胚层的增殖导致出生后不久皮肤水平的乳头外翻。这与 NAC 色素沉着发生变化的发育时间相同。NAC 内勃起组织的进一步发育导致乳头突出。在成熟的乳房中，NAC 包含蒙哥马利腺或称为乳晕腺，这是一种巨大的皮脂腺，可以分泌润滑液，防止母乳喂养期间皮肤发炎。这些腺体开口于蒙哥马利氏结节，它是乳晕上隆起的小丘。泌乳系统由腺叶组成，腺叶细胞分泌乳汁至输乳窦，然后进入输乳管，在受到刺激时就会通过乳头分泌乳汁（图 22-1）。需要注意的是，上覆的皮肤与导管是连续的，这具有肿瘤学意义，恶性肿瘤可以从导管内播散到上覆的皮肤。

22.2.2　淋巴回流

乳房有 4 种主要的淋巴回流通路，包括 2 个深层淋巴系统和 2 个浅层淋巴系统。NAC 的主要淋巴回流是 Sappey 丛，它是一个复杂的乳晕下淋巴系统，与其中一个浅表回流通路相通。然后这个浅表丛与一个更深的淋巴系统相通，即腺体丛，它与输乳管伴行。这些淋巴通路最终注入腋窝淋巴结系统。皮肤和腺体组织具有相同的胚胎起源，因此有相同的淋巴回流通路。所以乳腺外科医生在乳腺癌手术患者的乳晕下或乳晕周围组织中注射皮下放射性示踪剂或亚甲蓝可追踪到腋窝前哨淋巴结。

22.2.3　神经支配

NAC 的神经供应特别重要，因为其敏感性在乳房手术后的并发症和患者满意度方面起着重要作用。在一些尸体研究中，解剖了 NAC 的神经供应，以便更好地了解其皮肤神经支配。NAC 的感觉神

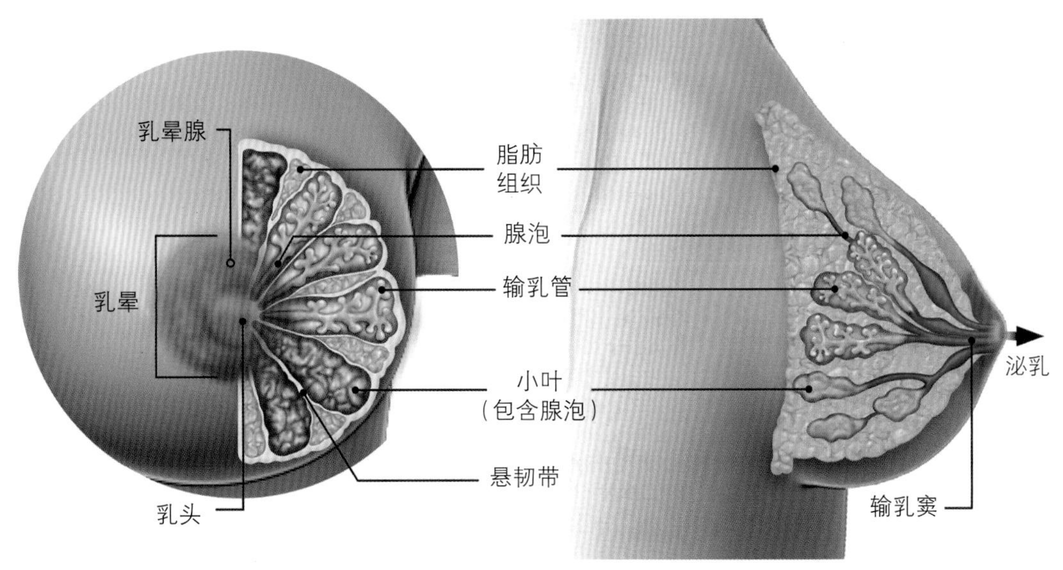

图 22-1　乳房泌乳系统及导管的解剖

经支配主要来自第 2～5 肋间神经的外侧皮支和前皮支（图 22-2）。这些研究表明，这些神经支配中最一致的贡献是来自第 4 肋间神经，特别是外侧皮支；然而，第 3 和第 4 肋间神经的前皮支贡献也高度一致。

22.2.4 血液供应

NAC 的血液供应通常来自胸廓内动脉（乳内动脉）、肋间前动脉和胸外侧动脉（图 22-3）。为了更好地理解各动脉系统对 NAC 的贡献，从而指导更好的手术技术，已有了这方面的研究。在一项特定的尸体研究中，van Deventer 解剖了 27 例女性乳房的动脉，发现对 NAC 贡献最一致的是胸廓内动脉（100%），其次是肋间前动脉（74%）和胸外侧动脉（70%）。在另一项利用胸部计算机断层扫描（CT）血管造影来确定 NAC 动脉供应的回顾性研究中，Stirling 等发现，81.8% 的患者的胸廓内动脉穿支贡献于 NAC 的血液供应，其次为胸外侧动脉占 23.5%，肋间前动脉占 15.9%。其他研究也描述了直接来自其他动脉系统的次要贡献，包括腋动脉和肋间后动脉。考虑到 NAC 接受多种来源的血液供应，它被认为是一个高度血管化的结构，在手术中如果需要的话，会有侧支血液供应。Iris 等分析了乳房磁共振成像（MRI），以理解 NAC 从多个区域或动脉系统，而不是从一个动脉系统接收血液的频率。他们发现，在 58% 的患者中，血液供应来自一个普通的乳房区域（内侧、外侧、中央、上或下），其中大多数来自内侧穿支血管。只有 42% 的患者 NAC 的血液供应来自多个区域，其中绝大多数为内侧和外侧穿支。这提示 NAC 的主要血液供应来自胸廓内动脉的内侧穿支血管，也有部分来自胸长动脉和肋间动脉的外侧穿支血管。了解 NAC 接受血液供应的来源和方向，可以更好地指导手术方法和进行剥离，以避免破坏 NAC 的灌注，导致术中坏死和乳头缺失。

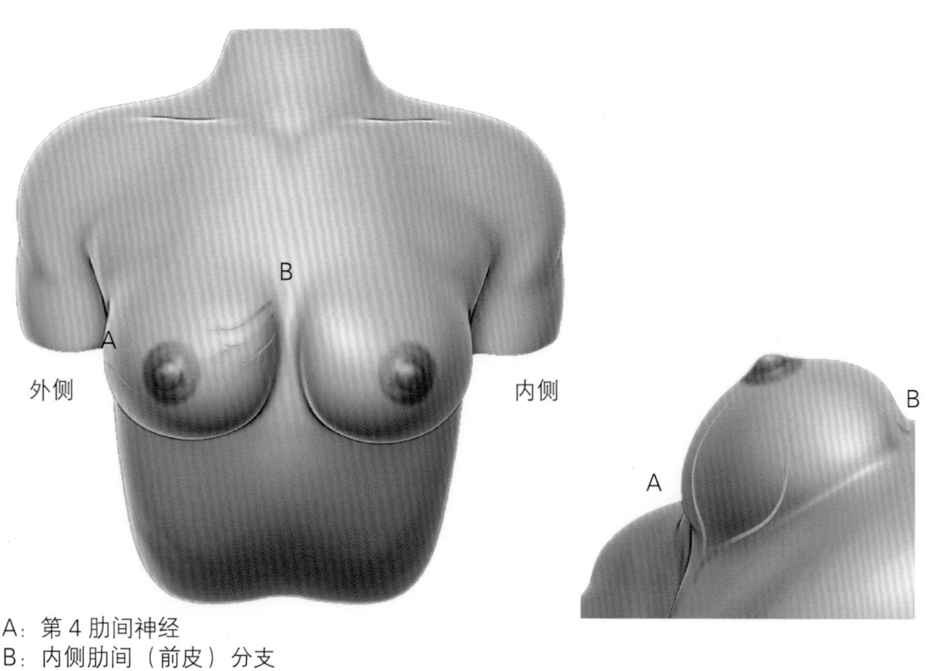

图 22-2 乳头乳晕复合体的皮肤神经支配

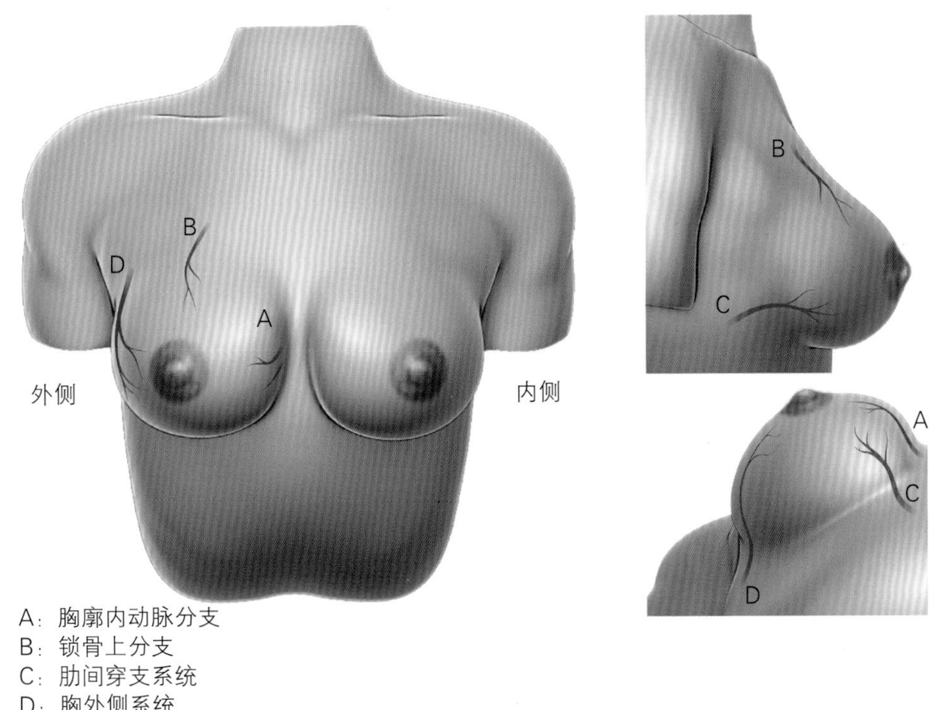

图 22-3　乳头乳晕复合体的血液供应

22.3　理想的乳头乳晕复合体

22.3.1　一般原则

关于 NAC 的重建和保留，我们必须牢记几个一般原则，才能实现美学上成功的手术。首先，重要的是要记住，每个患者都是不同的，她们会对期望的结果有特定的偏好。因此，在术前与患者讨论并设定这些期望是很重要的。有些文献描述了一种技术，术前患者可以通过使用标记笔或贴纸来指定 NAC 可能的位置。这可以让患者在术前看到几种可能的位置，并选择她们认为的最美观的位置。患者和外科医生可以使用这种技术来找到理想的 NAC 位置和比例，从而优化美学结果。

还应该注意的是，任何美观的结果都将包括并保持乳房之间的对称性。这种对称应该包括颜色、质地、大小、凸度、角度、位置和相对比例等参数。在单侧乳房重建中，应以对侧乳房和 NAC 为模板进行重建。在双侧乳房重建中，应首先考虑 NAC 的对称性。

22.3.2　乳头乳晕复合体的定位

已经有几项研究来确定 NAC 相对于乳房和胸部固定标志的理想位置。Lewin 等的一项研究使用了一份问卷，包含了几个不同位置的 NAC，由大众决定哪一个是最美观的。在本次调查中，确定了理想的 NAC 位置在 *X* 轴上的比例为 40:60，在 *Y* 轴上的比例为 50:50（图 22-4）。这可以描述为 NAC 被平均地定位在乳房的上极和下极之间，并以 40:60 的比例更靠近乳房的外侧缘。Mallucci 和 Branford 的另一项研究分析了模特乳房美学的关键特征，发现 NAC 定位的一个关键因素是上极和下极的比例为 45:553。

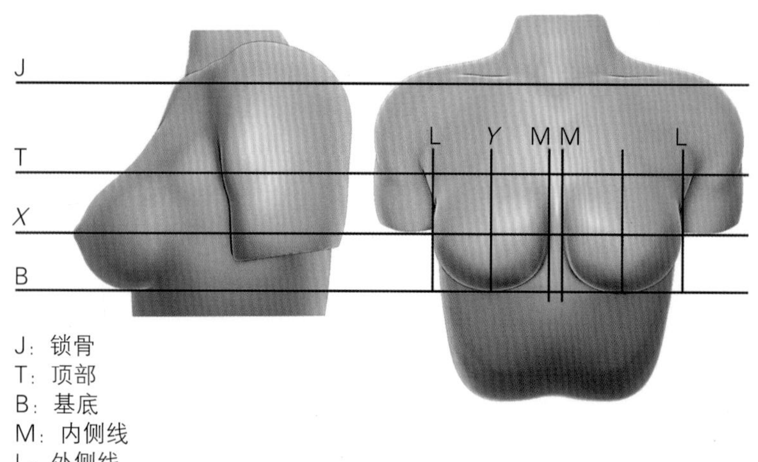

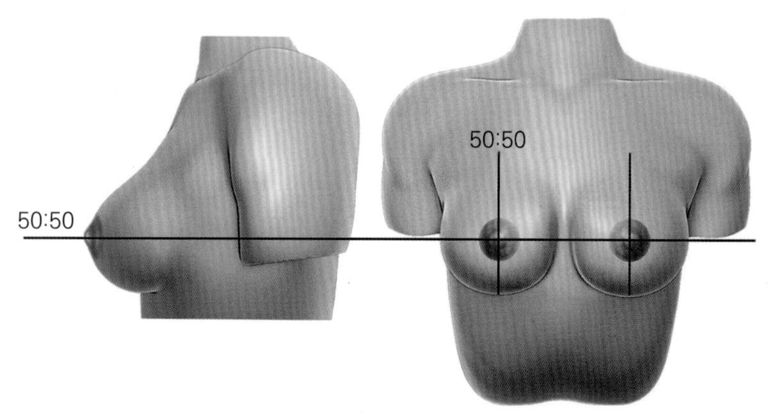

图 22-4　乳头乳晕复合体在 X 轴和 Y 轴上的位置

在 Beckenstein 的一项研究中，理想的乳头参数是通过分析具有理想体重的男性，从解剖学上来确定的。本研究发现，乳头理想的位置距胸骨切迹约 20cm，距锁骨中点约 18cm。在这些男性中，乳头到乳头的平均距离为 21cm。

22.3.3　乳头特征

在重建乳头本身时，必须确定几个参数。乳头代表乳房的顶点，一些研究已经研究了乳房与乳晕和乳头与乳晕的理想比例。研究表明，理想的乳晕与乳房比例为 1:3 或 1:4，理想的乳头与乳晕比例为 1:3。Mallucci 和 Branford 在他们的研究中进一步描述了理想的乳头特征，即乳头正中向上成角大约 20°。这个角度呈现在上极为微凹的斜坡和下极稍微饱满的乳房上。Beckenstein 研究理想的男性乳头，发现乳晕的平均直径约为 2.8cm，范围为 2.5 ~ 3.0cm。

22.4　乳头乳晕复合体的病理与重建

文献中有许多对 NAC 病理进行的研究，目的是研发和指导重建手术技术。这些缺陷会导致呈现出病态，会对母乳喂养、性行为和继发于美观上的不满意而对患者的自信产生负面影响。较常见的病理描述有乳头内陷和乳头肥大。

22.4.1 乳头内陷

乳头内陷被描述为部分或整个乳头位于乳晕水平以下的疾病。它在19世纪首次被描述，自从它首次被描述以来，已经有了许多确定的病因，包括先天性的、感染、炎症、创伤、既往的手术史和肿瘤。其中最常见的病因是先天性的，发病率为3.26%，多数为双侧缺陷。这种缺陷通常是由于解剖学上的导管缩短引起的，导致乳头在其附着点向内退缩，引起乳头内陷。Han和Hong设计了乳头内陷的分级系统，以描述内陷程度并评估它在手术矫正中的作用（图22-5）。Ⅰ级乳头内陷纤维化程度最小，很容易用手牵拉出来，无须牵引即可保持乳头的凸度。Han和Hong描述Ⅰ级乳头内陷可以在乳头颈后方通过单纯荷包缝合来治疗。Ⅱ级乳头内陷可以用手牵拉出乳头，但不像Ⅰ级乳头内陷那么容易，而且乳头不能保持其凸度，因为在没有持续牵引的情况下，乳头容易退缩。在修复Ⅱ级乳头内陷时，他们描述了在NAC深层在垂直方向松解纤维组织，同时识别并保留输乳管，直到乳头可以容易地外翻，并在没有牵引的情况下保持其凸度。然后在乳头深层进行皮内荷包缝合，有助于保持其凸度。Ⅲ级乳头内陷的乳头严重内陷、退缩，难以牵拉出来，刚将其外翻后就迅速退缩。对于Ⅲ级乳头修复，Han和Hong描述在10点钟、2点钟和6点钟位置掀起去表皮的皮瓣，并剥离乳头下的组织以松解纤维组织，直到乳头可以容易地外翻。这个步骤完成后，将真皮瓣翻转到乳头下面并相互缝合在一起，增加乳头容量。然后在乳头下方进行荷包缝合，有助于保持其凸度。文献中描述了许多矫正乳头内陷的手术技术。与Han和Hong的描述类似，大部分的这些技术可分为两类：①制作皮瓣用来保持乳头的突出；②牵引出乳头后，在乳头深层用缝合的方式保持其凸度。哪种技术更好还没有达成共识。这两种技术都可与乳头牵引结合使用。持续的乳头牵引既可用于围手术期，在手术修复愈合时保持乳头的凸度，也可作为非手术的保守治疗。当使用牵引作为保守治疗时，需要使用器械或缝线来保持乳头的凸度，使用牵引的时间需长达数月以矫正乳头内陷。

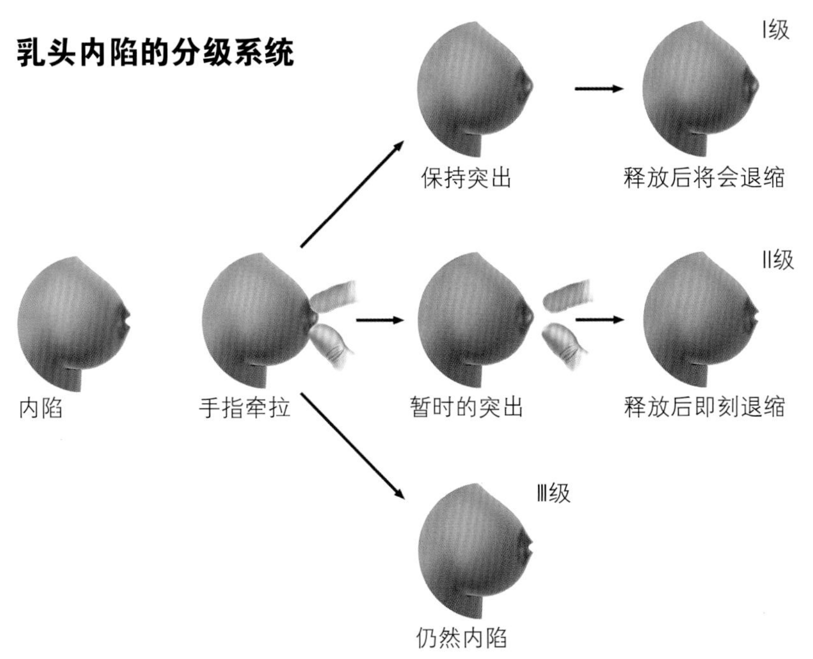

图22-5 乳头内陷的分级系统

22.4.2 乳头肥大

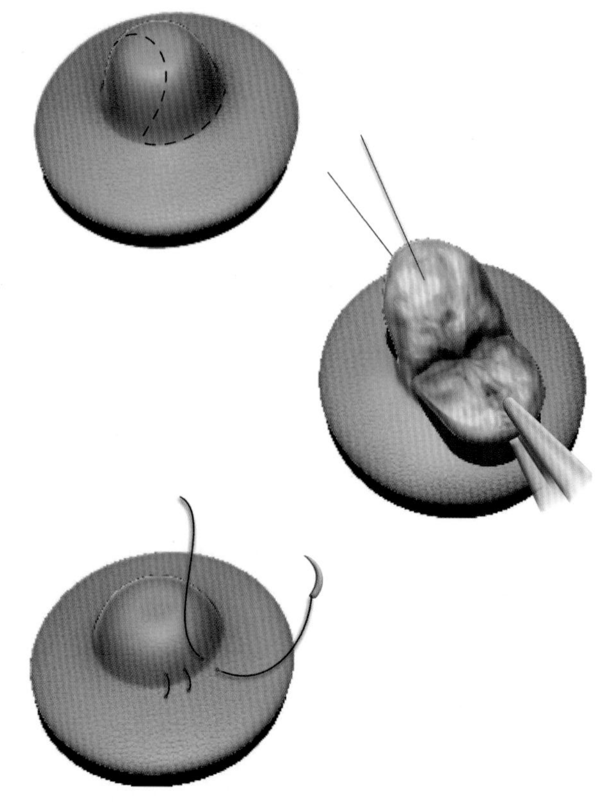

图 22-6 重建肥大的乳头，楔形切除技术

目前还没有关于乳头肥大（巨大乳头）的定义，尽管它经常在亚洲人群中被描述。大多数专家使用之前讨论的“理想乳房”中的 NAC 参数作为指南来评估肥大的乳头。这与患者对 NAC 美学的偏好和满意度有关。手术矫正乳头肥大有几种技术。许多技术描述了从乳头做新月形或三角形全层楔形切除（图 22-6）。这些操作可以在乳头的几个部分（通常是 2 ~ 4 个）进行，以保持对称。一旦这些部分被切除后，就将缺损缝合在一起，以缩小乳头体积。这些部分可以在术前进行标记，并针对每个患者进行设计，以适当地减小乳头的直径或高度。一些作者描述了计划的缩小范围通常是原有乳头直径的 1/9 ~ 1/6。文献中还描述了其他一些技术，切除乳头的前部并形成侧方皮瓣，然后将侧方皮瓣缝合在一起，以留下一个更小、更美观的乳头（图 22-6）。没有强有力的证据表明哪种技术可以将并发症发生率降至最低。然而，为了避免乳头不对称、乳头感觉下降、感染、伤口延迟愈合和乳头缺失 / 坏死，我们必须牢记上述原则和解剖。

关键点

- 乳头乳晕复合体的保留、再造和重建是乳房手术美学的关键因素。
- 详细了解乳头乳晕复合体的血液供应和神经支配在乳房美容手术中是必不可少的。
- 乳头理想的位置距胸骨切迹约 20cm，距锁骨中点约 18cm。
- 乳头内陷和乳头肥大是两种常见的与乳头乳晕复合体美学有关的疾病，有多种技术可以进行矫正。

23 通过社交媒体营销乳房美容外科诊所

Heather J. Furnas

概要

本章提供了一些工具，可以通过这些在线工具吸引受众，吸引她们来你的诊所。数字化展示的每个组成部分都会构成其他的组成部分。策略、A/B 测试和了解你的受众可以区分开被吸引或被忽略。你的网站、社交媒体展示、搜索引擎优化，以及视频创建是否成功都可以通过分析来衡量。如果使用得当，数字策略将使你的乳房美容外科诊所与众不同。

关键词： 社交媒体，数字化营销，搜索引擎优化（SEO），广告，推广，患者教育，数字分析，Google 关键词广告，Google 分析数据，社交媒体，网站

23.1 引言

让别人知道你是乳房美容外科的专家，这对你诊所的发展很重要。最有效、高效、价格实惠的营销方式是通过社交媒体和网站等在线方式。为了看到结果，你需要知道使用什么平台，如何最大化你的帖子的覆盖范围，如何不断产生新内容，如何制作好的视频，以及如何衡量投资的回报。无论你发布什么，使用最好的关键词和最大化在线内容背后的元数据将帮助你得到关注。在网上吸引人们与你联系是一门艺术，但如果你能找到自己的声音，如果人们注意到你，你就能成功地营销你的乳房美容外科诊所。你可以通过播客、博客、客座博客、视频、电子书和社交媒体把人们吸引到你的诊所，你也可以通过关键词广告、展示广告、搜索广告、社交媒体广告、电子邮件营销和网络研讨会等在线广告将人们吸引到你这里。无论你使用哪种数字策略，都要用数字分析追踪你所有的努力，然后调整你的工作。之后，就由你来实现患者的期望了。

23.2 利用数字策略和社交媒体

你可能是一名技术高超的乳房美容外科医生，能取得很好的效果，但除非人们知道你是谁，否则可能没有你想要的那么多患者。过去，良好的声誉和口口相传足以维持成熟外科医生的诊所，但今天，人

们可以通过搜索你的在线评论和在你的网站上寻找术前术后照片来确认她们朋友的建议。即使你忽略了在网上的展示，人们也可能会在 Yelp、Google Plus 和 Facebook 上谈论你，她们可能是网络喷子、愤怒的患者，或者是无耻的竞争对手。所以，如果你一直袖手旁观数字世界的飞速发展，是时候加入对话并控制你在网上的展示了。

传统媒体，如电视、广播和印刷品，可以在你的营销努力中发挥作用，但今天大多数人通过互联网搜索来了解手术，找到附近的医生，并检查该外科医生的声誉和手术效果。因此，如果使用得当，数字媒体可以成为最强大的营销工具，你可以用它向潜在的患者传达你的资质。一个有效的在线展示包含了几个平台并相互融合，包括你的网站、你的社交媒体展示和你的评论。每个平台都需要很强大才能有效地支持其他平台。

23.3 网站

网站相对于社交媒体平台有巨大的优势，因为你拥有所有的内容。你在社交媒体上发布的所有内容，包括文本、图片和视频，都属于社交媒体母公司。如果一家公司倒闭了，变得无足轻重，或者像 MySpace 那样变成了一个音乐平台，你的所有内容都将随之而去。你的网站就是你的诺克斯堡，是你所有有价值内容的家园。你的珍宝可能包括一份精彩的简历、执业信息、照片库、嵌入式视频、自己写的书、社交媒体平台、博客还有媒体页面，它可以提供你所写的文章、你参加过的电视节目，以及你创建或参与的播客的链接。

虽然社交媒体网络允许个人联系和即时性，但你的网站允许更有深度和大量的内容。在社交媒体上发帖就像向人群分发小册子。人们可能会在路过的时候拿一本，也许她们会读一下，但一旦小册子哪天不见了，就很难再找到了。一个网站就像一个图书馆，患者可以在这里查看术前术后的照片，研究你的简历，每周都能了解你诊所的情况。内容将一直存在，直到你更新它。

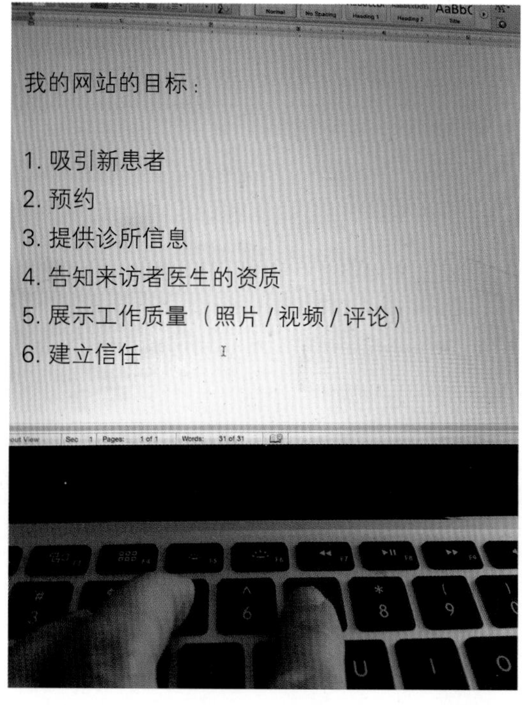

图 23-1　写下你的网站的目标

当你要更新网站，或者你从零开始时，写下你为什么要这样做。网站设计师就像建筑师，但你才是要占有它的人，所以只有你能准确地阐明目标（图 23-1）。你花越多的时间去开发网站目标、流程和设计，它就会越有效。

接下来，写下你的目标受众的特征。作为一名乳房美容外科医生，你的目标显然是女性，但要确定其他因素，如种族、受教育程度、年龄范围和地理区域。别忘了那些寻求乳房 / 胸部塑形的男性。虽然乳房美容手术主要是对女性进行的手术，但针对男性乳房发育症的胸部塑形和乳房缩小成形术越来越受欢迎，2016 年有超过 30 000 名男性进行了乳房缩小成形术，这一数字在 20 年内增长了近 200%。

一旦你确定了你的目标受众，就要为她们设计网站，而不是为你自己。使用能吸引她们的配色方案，即使这不是你个人最喜欢的选择。避免杂乱，让导航更简单，并在你的网站中创建逻辑流。应将阅读隆乳术文字描述的患者引导至相关的视频和照片库，而无须搜索（图 23-2）。

23.3.1 术前术后照片

潜在患者访问整形外科医生网站的最大原因之一是查看照片库。最好的照片具有良好的照明，没有服装、珠宝或杂乱的背景等干扰。潜在患者都在寻找良好的手术效果，尤其是那些术前和她们看起来一样，但术后获得了她们希望达到的效果的患者。通过讲述每个患者的故事来增加照片库的价值，给潜在的新患者一个理由，在你的网站上花更多时间。包括患者的年龄、身高和体重，她是否为母亲，以及手术给她生活带来的改变等细节。一些外科医生标注了乳房假体的品牌名称和参考编号，但与患者的故事相比，这些都无足轻重（图 23-3）。访客在你的网站逗留的时间越长，就越有可能成为你的患者。

23.3.2 文本

尽管在搜索引擎优化（SEO）的世界里，人们常说“内容为王”，但如果一个页面只是充满了关于手术的密集信息，访问者很可能会去其他地方搜索。限制每页的文本数量，并以六年级的阅读水平写作。用吸引眼球的图片来分割页面，并使用副标题来获得视觉上的休息。写作风格要简洁，句子要短，删去不必要的词。例如，“重要的是要记住，你应该找一位专业资格认证的整形外科医生”应该缩写为：“选择一位专业资格认证的整形外科医生”。在吸引读者注意力一段时间后，再给予一个图片。提供简洁但有价值的信息。

23.3.3 选择字体

对于一个网站访问者来说，没有什么比遇到难以阅读的字体更令人沮丧的了。让字体足够大，并使用强烈的对比度，如白底黑字。如果你选择黑底白字，请把字体的大小设置得比白底黑字的字体大。使用常见的、浏览器兼容的字体。浏览器只能使用观众正在使用的存储在电脑或手机上的字体，因此不常

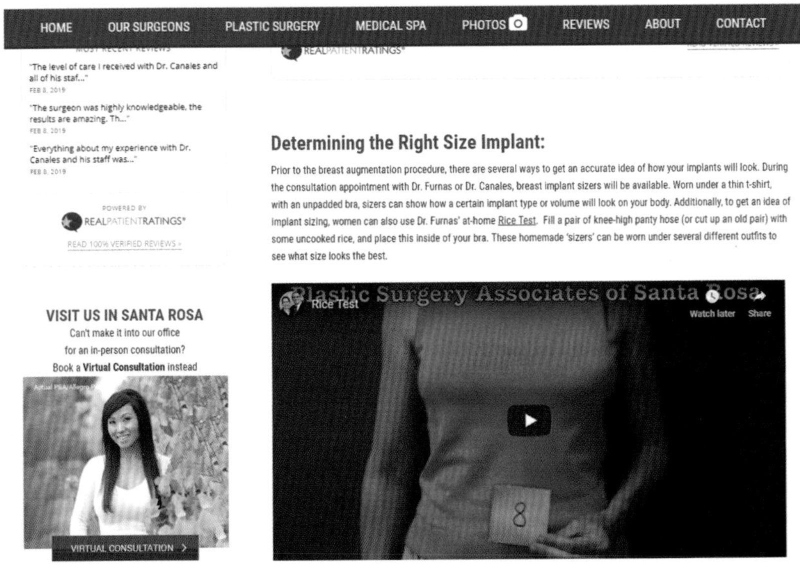

图 23-2　整合乳房美容手术的相关信息，让网站访问者无须搜索就可以找到你所提供的一切信息

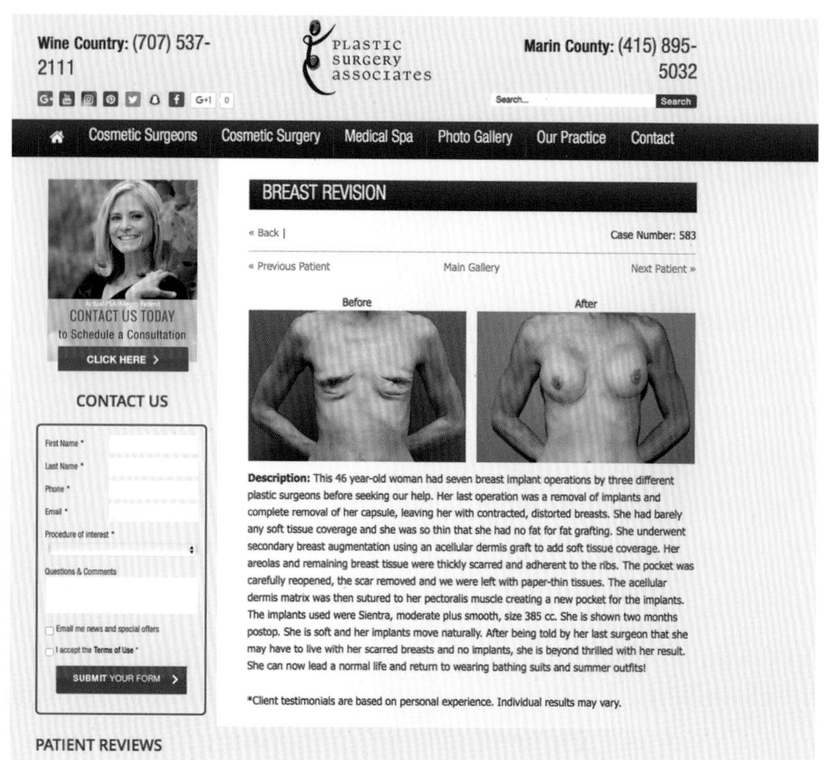

图 23-3　良好的术前术后照片配上患者的故事，更能引起人们的兴趣

见的字体将被普通字体替代。Arial、Times New Roman 和 Verdana 都是浏览器兼容字体的例子（图 23-4）。

23.3.4　图片

制作一组图片的捷径是为一组素材照片付费。当你刚开始策划的时候，这是一个很好的选择，但现成的照片会暴露出它们的内容贫乏，观众很少花时间去看它们。为了让你的网站更真实，更好地反映你，可以安排你自己的专业摄影，展示你工作中的办公室。接待区没有人的照片会给人留下你不忙的印象。可以找一些志愿者充当工作人员和一两个患者，让现场变得生动起来。你可以找到愿意参与的患者作为模特。你自己的图片可以捕捉到你诊所的企业文化，这是素材照片无法做到的（图 23-5）。

23.3.5　主页

在你的主页上避免冗长的、戏剧性的、音乐的介绍。你的访客想要看术前术后照片，而不是好莱坞电影，所以不要浪费她们的时间。她们访问你的网站是有原因的，所以直接引导她们到她们想去的地方。

虽然你可能认为主页是每个访客进入的前门，但在线搜索通常会将访客导向二级或三级页面。每个页面都要是一个登录页面，所以每个页面都应该在左上角或顶部的中心有你的企业标志，当点击时，它应该引导访问者到主页。所有页面都应该有你的电话号码、可点击的社交媒体图标，以及一个便于导航的搜索框。把你自己当作访客参观你的网站。如果照片和视频需要加载很长时间，请让你的网站管理员减少文件的大小，嵌入的视频应该经过精心编辑并且要简短。

23.3.6　医生的认证

在主页的某个地方，显示你所加入的著名协会的标志，你接受教育和培训的教育机构，以及你获得

A breast augmentation is a procedure in which a breast implant is inserted beneath the breast through a small incision. The implant can be filled with salt water (saline) or silicone gel. It can be round or shaped. And the shell of the implant can be smooth or textured. Consult with a board certified plastic surgeon to find out the best approach for you.

A breast augmentation is a procedure in which a breast implant is inserted beneath the breast through a small incision. The implant can be filled with salt water (saline) or silicone gel. It can be round or shaped. And the shell of the implant can be smooth or textured. Consult with a board certified plastic surgeon to find out the best approach for you.

A breast augmentation is a procedure in which a breast implant is inserted beneath the breast through a small incision. The implant can be filled with salt water (saline) or silicone gel. It can be round or shaped. And the shell of the implant can be smooth or textured. Consult with a board certified plastic surgeon to find out the best approach for you.

图 23-4 字体应该浏览器兼容、易于阅读、对比度高、大小合适（上方）。黑底白字（中间）应比白底黑字要大。不要使用那些难以阅读的、许多电脑或手机上没有的字体，或者与背景对比度不大的字体颜色（底部）

FACIAL PROCEDURES
Plastic Surgery Associates of Santa Rosa offers eyelid surgery to revitalize the look of tired eyes, reduce under-eye bags, sculpt more defined eye contours, and even improve field of vision.
BREAST PROCEDURES
Many women around Sonoma, Napa, and Marin County choose breast augmentation at our Santa Rosa practice to increase their confidence and feel more comfortable in their skin.
BODY PROCEDURES
Men and women visit our plastic surgery practice for our body contouring treatments. These procedures tighten areas of the body that may sag after weight loss, pregnancy, or aging.
BEFORE & AFTER PHOTO GALLERY
REAL PATIENT TESTIMONIALS

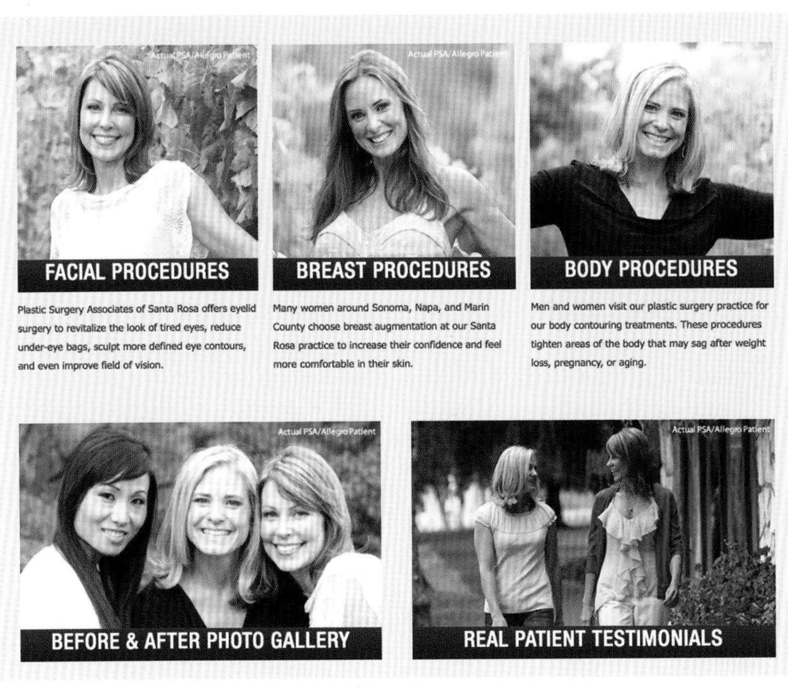

图 23-5 在你的诊所中拍摄的照片增加了网站浏览者关注的机会

的奖项证明。一个可识别的标志可能会给网站访问者留下比五段传记还要深的印象（图 23-6）。

23.3.7 社交媒体图标

数字策略的一个关键组成部分是可连接性，所以你的网站应该连接到你的社交媒体平台，反之亦然。将这些图标放置在容易看到的区域，比如页面顶部，并在网站的每个页面上都显示。那些没有术前术后

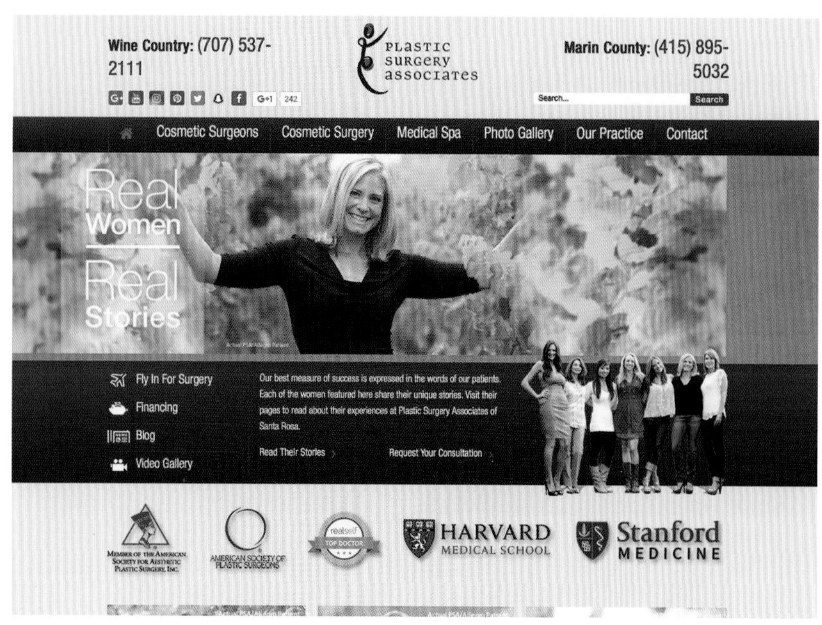

图 23-6 专业协会、奖项和大学标志可以快速传达一个医生的培训和专业知识

照片的网页应该在社交媒体上分享。如果你的网站上有一个博客，确保特色图片出现在社交媒体分享中。

23.3.8 联系表格

联系表格包括一个容易找到且易于填写的联系表格。然而，没有工作人员支持的联系表格是无用的。你的患者协调员应该经常查看在线咨询，将好奇的网站访问者转化为预约的患者。

23.3.9 媒体页面

通过创建媒体页面，让人们知道你所写的科研论文，因为潜在患者可能不了解你的专业知识，包括你被主流媒体报道过的例子。你的网站媒体页面就像一个供访问者浏览的图书馆，而你的社交媒体推送就像是一个新闻发布平台来传播最新消息（图 23-7）。

23.3.10 发出欢迎邀请

如果你正在举办活动或计划 Facebook 直播，请为你的网站创建一个弹出式的公告。为了获得对手术有迫切问题想问的感兴趣的访问者，可以考虑使用线上聊天服务。线上聊天服务通常会在下班后进行，以收集访问者的具体兴趣、姓名、电话号码和电子邮件，这样你的办公室工作人员就可以进行联系并预约。

23.3.11 维护

定期浏览你的网站，尤其是在网站更新时。征询志愿者的反馈，搜索断开的链接、混乱的导航、拼写错误和语法错误。在不同的设备上浏览你的网站，从手机到电脑桌面屏幕，确保网站在所有方面都很好。现在大约有一半的网站流量是通过移动设备实现的。跨不同设备的适应性被称为响应式网页设计。进行一个快速测试，需要一个大屏幕，比如笔记本电脑或台式电脑，然后调整浏览器窗口的大小，以模拟较小设备的屏幕大小。在你的手机上，将纵向视图切换成横向视图，看看效果如何。如果你的网站看起来像一个轨道卫星的图片，它是没有响应设计的。在如今如此多的互联网流量都来自手机的情况下，

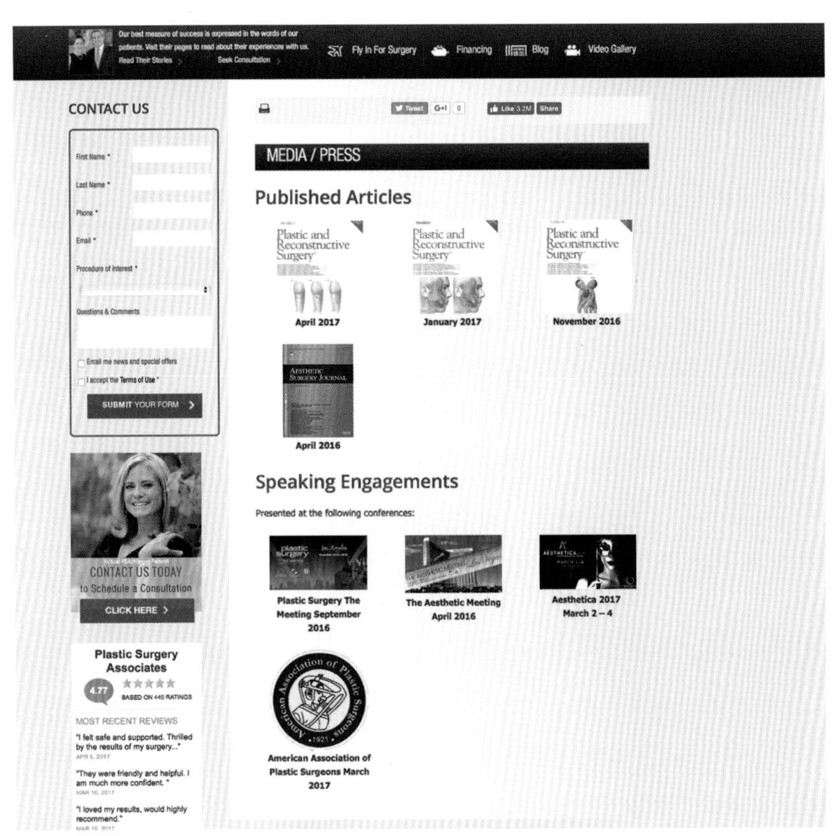

图 23-7　一个媒体页面就像一个图书馆，展示你对该领域的贡献和你作为乳房美容外科思想领袖的权威

跨设备适应性显得尤为重要。

更新你的内容，并保持视觉外观最新、清晰并干净。一个好的网站管理员将会帮助你的网站在用户体验上不断更新。例如，虚拟现实（VR）、增强现实（AR）和允许通过图片进行搜索的机器学习正在融入数字领域。

23.3.12　搜索引擎优化

无论你在哪里发布，都要考虑搜索引擎优化（SEO）。搜索引擎是一种软件，它通过搜索万维网上的信息来完成搜索，比如 Google 或 DuckDucKgo。网络爬虫或蜘蛛，是互联网机器人，它检查不同的网站，寻找权威来源，以回答互联网用户的搜索。结果被编入索引并显示在搜索引擎结果页面（SERP）上。因为网络爬虫通过寻找常用术语来完成搜索，所以它们对关键词很敏感。

关键词

关键词并不局限于一个词，它可以是一个短语，比如“隆乳术费用”。想象一下，人们在搜索栏里输入什么。那些经常输入的词和短语就是关键词。只使用与你的内容真正相关的关键词，因为 Google 不会奖励那些玩系统的人。

元数据

元数据是关于数据的信息。数字图片与其大小和创建日期的信息相关联。这些信息对网站访问者来说是不可见的，但对网络爬虫来说，这些元数据，包括替换文本和带有主题关键字的图片和视频描述，增强了文档的权威性。

23.4 社交媒体

社交媒体被定义为“通过虚拟社区和网络促进信息、想法、职业兴趣和其他表达形式的创造和共享的交互式计算机媒介技术”。其中最著名的社交媒体有 Facebook、Instagram、Snapchat、Pinterest、YouTube 和 Twitter。其他的例子有 Real Self、博客、论坛、照片和视频分享应用程序、评论网站、社交游戏和虚拟世界。所有这些实体都可以使你将你的内容与其他内容连接起来。

23.4.1 为什么要使用社交媒体？

为什么你要出现在个人生活之外的社交媒体上呢？就像你对你的网站所做的一样，写下原因。尽管这个目的看起来是显而易见的（获得更多的患者），把它分解成细节可以帮助你关注发布的内容、位置和发布方式（图 23-8）。

在你确定了目标之后，确定你的目标受众，描述你希望吸引的患者。你的隆乳术患者可能是 20 多岁和 30 多岁，而你的乳房上提固定术患者可能是 30 多岁、40 多岁和 50 多岁。这些不同的群体可能喜欢不同的社交媒体应用程序，所以应为每一个应用程序制定一个计划。

与创建受众想要看到的帖子一样重要的是提供各种各样的内容。先发布关于隆乳术的信息，再发布办公室活动的场景，然后发布你和同事在会议上的照片，这些就会增加你在社交媒体上展示的深度，让潜在患者了解你是谁。当她们看到你很优秀、你很有爱心、你是乳房美容外科专家的证据时，她们就会对你产生信任感。

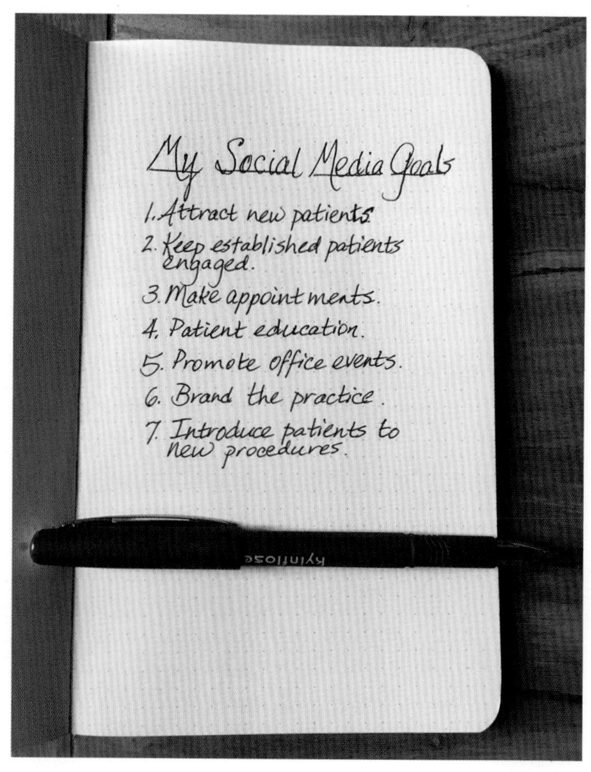

图 23-8 明确你的社交媒体目标，可衡量的目标可以让你追踪你的工作

23.4.2 如何使用社交媒体应用程序？

在你将要使用的社交媒体应用程序上开通账户后，整理你的资料以吸引观众。你的个人资料页面就像是你的客厅。人们将访问、看图片、阅读你的简历并搜索你展示的任何东西。和病历一样，你可以控制它对你的帮助程度。你留下的空白区域越多，就会有越多的人忽视你。Facebook 对个人页面和商业页面采用了不同的格式。商业页面有诸如虚拟参观你的办公室之类的选项。

另一个具有不同商业模式的社交媒体选择是 RealSelf.com，它是专门设计用来连接美容手术和治疗的提供者与潜在患者的。要想在你感兴趣的目标领域提高局部的关注度，比如隆乳术或乳房上提固定术，你就需要支付大量的费用，但你也可以通过回答患者的问题，发布照片和视频，并创建个人资料页来吸引潜在患者而无须支付费用。与任何营销费用一样，重要的是你要真正追踪你的获客来源和每项营销活动所产生的收入。

用户名 / 称呼

打开一个社交媒体应用程序账户后，选择一个能反映你身份的用户名。用户名，有时也被称为称呼，是你在应用程序上的身份证明。用你的名字可以让别人更容易找到你，并使用前缀 Dr. 或首字母 M.D. 或 D.O. 在你的名字后面来强调你是一名医生。例如，我的 Twitter 用户名为 @drheatherfurnas。请为你的个人账户保存非正式的名字。

照片

上传一张显得专业的头像，如果可以的话，横跨页面顶部放一张页眉照片。页眉照片可以为你的头像增加尺寸。外科医生经常使用自己在手术中洗手消毒的照片。

链接

附上你诊所的网站链接，这样人们就可以找到更多关于你的信息。记住，任何社交媒体应用程序，包括 Facebook 商业页面，都不能提供你的网站所能提供的深度信息。你可以在社交媒体上吸引患者，但最终你希望她们访问你的网站，填写联系表格并进行预约。

维护不同的个人和专业账户

你的朋友希望看到你放松、去度假、和家人在一起，但他们可能不想看到你最新的隆乳视频。另一方面，你可能也不希望潜在患者在寻找一个好的乳房美容外科医生时，看到你和你的大学同学在足球比赛时脸上涂着颜料喝啤酒的照片。一个专业的社交媒体账户，特别是 Facebook 的商业页面，可以用来提供关于你诊所的信息、办公室位置的指引、即将举行的活动的通知，以及你和你的工作人员在活动中的照片。如果你建立了 Instagram 商业账户，你可以为潜在患者设置一个联系按钮。

YouTube 视频

与 Facebook 或 Instagram 相比，公众不太可能评论或“喜欢”YouTube 上的帖子，YouTube 是一个展示你的专业视频的好地方，而不用将它们存储在你的网站上。就用户数量而言，YouTube 仅次于 Facebook。几乎所有的社交媒体应用程序都鼓励发布视频，但 YouTube 视频可以让你在播放列表中组织视频。别忘了：YouTube 属于 Google，很多人都用它来进行搜索。

23.4.3 如何选择使用平台?

每个平台都有自己的文化、规则和追随者群体。例如，在我写这篇文章的时候，YouTube 和 Twitter 的用户群以男性为主，而 Facebook、Instagram、Snapchat 和 Pinterest 的用户群则以女性为主。Snapchat 的用户平均比 Facebook 的用户年轻，但 Facebook、Snapchat 和 Instagram 都邀请用户参与。一款特定的应用程序在某些国家可能比其他国家更受欢迎，甚至在同一个国家的不同地区更受欢迎。进行在线搜索，找到适用于你的患者的人口统计特征和地理区域的最新数据。更好的是，调查你自己的患者，看看她们使用什么应用程序以及她们使用的频率。

一旦你找到了吸引患者的最佳社交媒体应用程序，选择不超过 3 款即可开始。通过查看不同的帖子了解每个应用程序的文化。搜索其他有很多追随者、很多帖子和很多参与度的整形外科医生。那些有大量参与度的帖子和那些没有参与度的帖子有什么不同？一旦你对这种文化有了感觉，就开始发帖，让你的个性表现出来。你可能会犯一些错误，比如拼写错误和不当的措辞，但很快你就会找到自己的声音。

并不是你所有的帖子都一定会出现在你的追随者的新闻推送上。应用程序的算法可能会限制你帖子的传播。Facebook 的算法因限制查看用户帖子的追随者比例而臭名昭著。你可以付费推广一个帖子，称为“助推”，让更多的追随者看到它。你也可以创建一个广告，但是 Facebook 的算法会控制你的资格。裸体和带有性暗示的姿势以及其他性质，都是广告和助推拒绝的原因，使得术前术后的乳房照片都不符合条件。这些限制了 Facebook 对乳房美容外科医生的营销灵活性。尽管世界上有 1/4 的人在使用 Facebook，而且使用这款应用程序有明显的好处，但你可能也需要考虑至少使用一款其他的应用程序。例如，乳房美容外科医生可以在 Snapchat 上不受限制地展示乳房的临床照片和视频。算法在不断变化，所以现在可行的做法下个月可能就不可行了。

有些人认为评论网站是一种社交媒体的形式。不管你怎么给它们分类，它们都应该出现在你的雷达上。潜在患者很可能会搜索你的在线评论，她们也会寻找最近发布的评论，所以让满意的患者分享她们的经历，然后给她们一个发布评论的链接。

23.4.4 患者想从社交媒体得到什么

你想在网站和社交媒体上发布的内容，可能不会引起你的目标受众的兴趣。为了吸引患者来你的诊所，你需要引起她们的注意。如果她们喜欢她们所看到的，她们将更有可能查看你的时间轴，了解你、访问你的网站、填写联系表格并要求预约。需要思考和计划才能通过社交媒体来实现这一切。

成功的关键是服务你的目标受众。如果你乐于助人、有趣又幽默，人们就会想听你说些什么。虽然你的目标是吸引她们预约，但如果你发布“超过 5000 例隆乳术经验，现在就打电话预约吧”，这是不可能实现的。这种方式就像去参加聚会，恳求你不认识的人说：“请做我的朋友吧。”你肯定一个朋友都没有交到就走了。另一方面，如果你对别人表现出兴趣，并讲一些引人入胜的故事，你可能会被邀请参加更多的聚会。要想知道如何在社交媒体上受欢迎，请注意你的哪条帖子的参与度最高。根据一项对 100 名整形患者的调查，美容手术患者中最受欢迎的 3 种帖子是关于免费产品或治疗的比赛、术前术后照片，以及与诊所有关的信息。

持续发帖

如果你自己在社交媒体上发帖子，每天至少安排 10min 这样做。你不需要是唯一的发帖人，但如果你把任务交给别人，就要确保指定的社交媒体人能捕捉你的个性，发布合乎道德的信息，传达你想要分享的信息。回顾这些帖子，因为你要对你的诊所在网络空间的整体展示负责。在一些应用程序上频繁发帖是合适的，比如 Twitter，而在其他的一些应用程序上多次发帖可能会惹恼用户，比如 Facebook。利用现有的软件程序来计划和安排发帖，可以让它们以适当的频率出现。

与他人打交道

出现在社交媒体上就像我们刚刚讨论过的出现在鸡尾酒会上一样。如果你一直在说，特别是如果你总是谈论自己，而忽略其他人，你的追随者就会失去兴趣。同样，如果你的帖子很有趣，人们也会做出回应。感谢她们，抓住机会评论、分享或转发别人的帖子。

发布图片

如果你创建了一个没有图片的帖子，可能很少有人会去读。花点时间制作一张好的图片，用来发布即将到来或正在进行的活动、员工的工作周年庆、术前术后照片或你的最新论文。由于社交媒体是公开的，为了谨慎起见，也是为了通过特定应用程序的审查算法，可以在乳头和生殖器上粘贴图形。未经审查的临床图片可以在 Snapchat 和 YouTube 上发布，因为“当主要目的是教育、纪实、科学或艺术”，而不是色情时，它们是允许裸体的，而 Pinterest 会考虑发布图片的上下文（图 23-9）。

视频是一种与公众联系的强大方式，而且越来越受欢迎。它们能有效地与你的诊所建立起一种个人联系，而这是文本和图片做不到的。大多数社交媒体应用程序都可以轻松地发布视频。提供互动视频的场所，如 Snapchat 和 Facebook 直播，鼓励与观众建立个人联系（视频 23.1）。

发布有趣的内容

展示你的个性，使用故事和图片，并发布有趣的内容。为观众而写，而不是为你自己。如果你要发布一张术前术后照片，要用有趣的、幽默的、令人好奇的文字来介绍它。例如，你可以发布，“我们的医生使用 Keller 漏斗非接触技术植入假体”。或者，你也可以通过提问来获得更高的受众参与度，“我们的整形外科医生如何在不接触假体的情况下植入假体？”等一天人们的回复，然后发帖，“我们的整形外科医生如何在不接触假体的情况下植入假体？使用 Keller 漏斗”。包括一个含答案的视频，展示如何做。看看你的社交媒体应用程序的通知信息以及分析数据。如果没有人转发、点赞、评论或分享你的帖子，你就需要改进你的帖子。那些对你发布的内容发表评论或提出问题的人已经花时间回复了你，所以感谢她们，如果合适的话，回答她们的问题，最好当天就回复她们。你永远不知道谁就是潜在患者。

使用话题标签

话题标签用紧接在“#”号后面的单词来标识帖子的类别或主题。如果主题超过一个单词，将它们

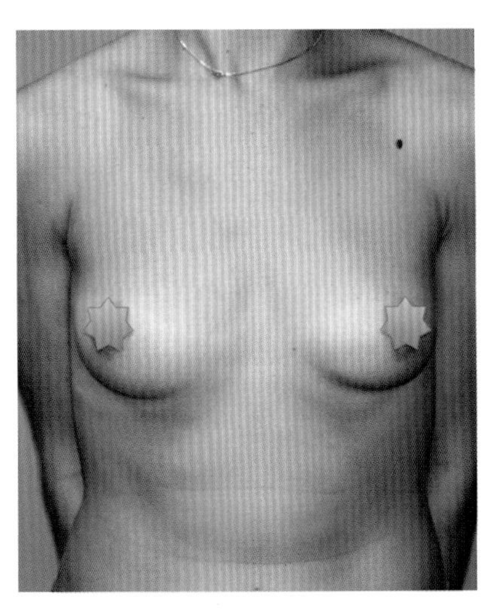

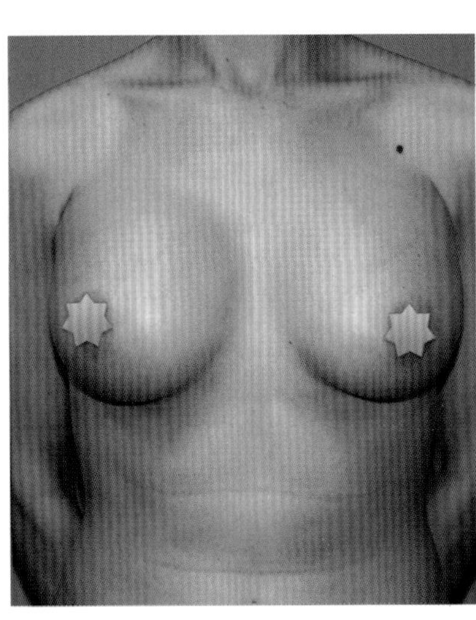

图 23-9 在不允许露出乳头的应用程序上，可以通过谨慎放置形状来发布临床乳房图片，然而某些应用程序（例如 Pinterest）会考虑上下文

串在一起并大写。例如，包含“#隆乳术”和“#乳房假体”的话题标签，那么你的帖子就会被归入这些类别。普遍这样使用的应用程序包括 Facebook、Twitter 和 Instagram。例如，这样发布帖子，“整形外科医生如何在#隆乳术中不接触假体的情况下植入乳房假体？”将比“整形外科医生如何在隆乳术中不接触假体的情况下植入乳房假体？”能获得更多的流量，也更容易被搜索到。

如何推广

如果你在你的大部分帖子中提供了缜密思考过的、信息丰富的、有趣的和娱乐性的内容，你的受众将更有可能关注偶尔发布的活动通告、新治疗方法、新产品或限时肉毒毒素打折的帖子。如果不频繁地发布推广的帖子，人们会认为这是有用的，而不是烦人的。然而，频繁的推广会让你看起来像个广告商，而不是思想领袖。就像人们在看电视时能容忍偶尔出现的广告一样，但如果半小时的节目大部分时间都用于兜售不同的商品和药品，受众就会离开。如果你没有获得太高的参与度，应重新考虑你发布内容的类型。你可能需要将重点从推广你的诊所转向对你的目标受众有帮助和感兴趣的内容。

比赛

除了术前术后照片和诊所相关的信息外，最受欢迎的帖子类型之一是关于免费产品或治疗的比赛。例如，你可以举办一个万圣节比赛，让追随者发布一张自己穿着服装的照片。最受欢迎的人可以赢得一篮子产品、一次面部护理、与工作人员共进晚餐、一台 iPad 或你的医疗 spa 礼券——而不是外科手术，因为这将违反专业整形外科协会的道德规范。在征得她的书面同意的情况下，在社交媒体上宣布获奖者，为进一步的参与打开了大门。

23.4.5 A/B 测试你的帖子

一旦你开始发帖子，你就要查看社交媒体网络的分析数据，看看有多少人通过回复、点赞、转发和分享与你进行了互动。所有这些互动合在一起就构成了参与度。虽然分析数据显示了你的表现，但它们并没有告诉你如何改进。想要弄清楚的话，你可以使用 A/B 测试，也称为对比测试。为了进行 A/B 测试，创建两篇除了一个变量之外（如图片、文本、使用的应用程序或一天中的时间），其他变量都完全相同的帖子。在选择单一变量后，创建两个不同的版本，并将它们都发布出来，看看哪个能获得更高的参与度。例如，你可以在一天的同一时间用相同的图片和相同的文本发布一个即将到来的办公活动的通知，但使用不同的应用程序。例如，你可以把这篇帖子的版本“A”发布在 Facebook 上，而把版本“B”发布在 Instagram 上。第二天，查看哪个帖子的参与度更高。现在你就会知道哪个应用程序在一周的哪天的哪个时段的哪种类型的帖子能获得更多的流量。

23.4.6 收费服务

快讯：天下没有免费的午餐。Facebook 是最大的社交媒体网络，它在股市上表现良好。还记得我们前面讨论过的帖子限制的算法吗？那是他们的秘密。他们不会提供免费的公众曝光，你必须付费。如果你在使用 Facebook，看看分析数据，看看你的帖子的覆盖范围。覆盖范围表明有多少追随者在她们的新闻推送中出现了你的帖子，即使她们没有真正地看到、点赞、分享或评论它。为了让你的帖子被更多的追随者看到（但仍然不是全部），你需要推广你的帖子。

尽管医生们可能不愿意花钱在社交媒体上做广告，但如果你这么做了，你就能以一种广播、电视和平面广告无法实现的方式推送给目标受众。为 Google 关键词广告付费可能是吸引受众的一种有效方式，他们可能已经在寻找你这样的人。你可以创建一个 Google 广告，当搜索 Google 关键词广告和 / 或显示类似内容时就会出现。例如，潜在患者可能会在搜索框中输入“隆乳术要花多少钱？”如果你为了接触目标用户群而付费，那么你的广告可能就会出现在她们的屏幕上。使用点击付费（PPC），也叫按点击收费（CPC）广告，只有有人点击了你的广告，你才需要付费。你可以通过计算点击率来追踪你的成功情况，看看你的广告出现在她们的屏幕上后，有多少人点击了它。

为了使你的广告努力得到最大的效果，可以做一个广告活动：需要决定你要花多少钱，并确定你的目标。可能是鼓励人们在网上填写表格来预约，或者让 50 个人来参加你的“情人节活动”。为不同的目的创建不同的活动。例如，你可能会做一个隆乳的活动和另一个乳房缩小成形术的活动。

当你创建活动时，你可以选择广告将出现在什么类型的设备上，它们在屏幕上出现的位置以及它们是以文本还是以视频的形式出现。通过观看 Google 关键词广告、YouTube 视频的教程来熟悉这一过程，并考虑聘请一位网络营销顾问。

23.4.7 衡量社交媒体的投资回报

与任何营销活动一样，你需要衡量你所付出努力的成本和收益，以知道它是否值得。当然，有些潜在的好处是无法用金钱来衡量的。为你的诊所树立品牌是为了建立信任度和熟悉度，这样当有人推荐你时，你的名字、诊所和个性都会被人熟悉。虽然品牌很难量化，但你的社交媒体展示的其他方面更容易衡量。为了了解你的努力所产生的影响，你的社交媒体记分卡应该包括以下内容：追踪参与度、数字分析、社交媒体成本和诊所发展。

追踪参与度

参与度比追随者的数量更重要。如果不是这样的话，购买追随者将是在社交媒体上取得成功的关键。参与度是衡量人们对你投入多少关注的真正标准，就像在鸡尾酒会上看你周围聚集了多少人一样。如果你是一个优秀的讲故事的人，你周围将聚集一群人。看看每个应用程序的分析页面，查看你收到的回复、评论、分享、浏览、转发和点赞的数量。

想要了解自己做得有多好，可以访问在社交媒体上取得成功的同事的推送。看看他们帖子的内容，获得最高参与度的帖子的类型，他们关注谁，谁在关注他们。如果你做得不是很好，就写下不同之处，挑战自己并做出改进。

数字分析

为了了解社交媒体、自然搜索、广告和其他转诊来源对引导人们访问你的网站的影响，需要使用数字分析。你还可以找到用户的地理位置，她们使用的设备类型等。Google 分析是数字分析中最容易访问的工具之一。要了解更多关于 Google 分析的信息，请访问他们的网站和 YouTube（视频 23.2，视频 23.3）。

社交媒体成本

社交媒体有潜在的好处，但很容易忽略其成本。Facebook 需要收费来推广帖子，广告需要花钱，而

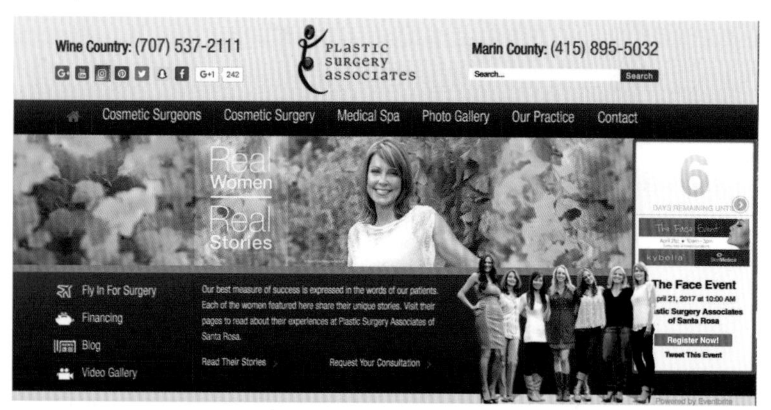

图 23-10　你可以通过你的网站和社交媒体来宣布即将到来的活动

在社交媒体上发帖需要时间。如果你大部分时间都花在这上面，而你又不擅长，那就是浪费时间。你可以雇佣一个营销人员为你的社交媒体发布帖子，你也可以送他参加非医学社交媒体会议，以跟上最新的趋势，但你仍然要对他们发布的所有内容负责，对他们的薪水和培训负责。如果你把社交媒体外包出去，一个不在你办公室工作的人就不太可能了解你的个性和文化。追踪你的参与度和投资回报可以帮助你找出适合你的诊所的最佳方法。

一旦你确定了最适合你的诊所的应用程序，最佳解决方案可能是团队合作，包括摄像师、摄影师、电影编辑，以及可以使用视频和图片创建社交媒体帖子的人。

这个团队一开始可能只有你和另外一个人，随着你在社交媒体上所付出努力的增加，你可以增加更多的人（图 23-10）。

诊所发展

当你的工作人员询问新患者是如何找到你的诊所时，他们应该收集所有可能的平台。患者是通过自然的 Google 搜索找到你的，还是她也在 Facebook 和 Instagram 上看到了你的帖子？追踪这些信息并查看患者给诊所带来的经济效益，如 1 次隆胸和 4 次酷塑冷冻减脂。使用这些信息可以获得一个大致的投资回报率（ROI）。这难以算得很精确，因为患者是通过考虑各种各样的信息才选择的你，但一个近似的数字可以让你知道最好把营销资金花在哪里。

23.5　结论

除非你能有电视主持人的吸引力，频繁地利用单一平台，否则每个单个的平台作为在线展示的一部分时，它对乳房美容外科医生才最有效。社交媒体是一个很好的工具，但它最大的用途通常是把你的受众带到你的网站，在那里她们可以填写联系表格和进行预约。另一方面，如果没有社交媒体展示，你就会依赖于自然搜索。如果你的网站引导访问者访问你的社交媒体应用程序，你就会吸引更广泛的受众。最好的数字策略是使用社交媒体来建立信任度和熟悉度。通过博客、客座博客、视频、电子书和社交媒体尽全力把人们吸引到你的诊所，通过关键词广告、展示广告、搜索广告、社交媒体广告、电子邮件营销、网络研讨会和 RealSelf 展示等在线广告将人们吸引到你这里。用数字分析追踪你所有的努力，然后调整你的工作。之后，就由你来实现患者的期望了。

24 乳房假体疾病

Jordan Kaplan and Rod J. Rohrich

概要

本章的内容是介绍关于硅胶乳房假体安全性的科学证据的现状。“乳房假体疾病”是一个术语，被女性用来描述她们认为是由乳房假体引起的一系列症状。这些女性报告了自认为的全身症状，如疲劳、胸痛、脱发、头痛、寒战、光敏性、皮疹和慢性疼痛。目前，有非常明确的证据支持硅胶乳房假体的安全性。最终决定获得、保留或去除乳房假体是患者的选择。如果患者选择去除她的乳房假体，找到具有乳房外科专业知识的专业资格认证的整形外科医生是很重要的。在我们努力提高患者安全性、患者意识和患者教育的同时，我们也强烈鼓励从癌症检测到自身免疫疾病的所有领域的持续研究。本章旨在描述所有研究和证据的内容和时间，因为它与新创造的短语“乳房假体疾病”有关。迄今为止，根据我们的科学知识，还没有关于这种新出现的综合征——“硅胶假体疾病”的任何具体的或循证的研究或同行评议的数据。

关键词：乳房假体，乳房假体疾病，隆乳术，乳房重建

24.1 乳房假体简介

如今，美国每年有近 30 万例隆乳术和 10 万例乳房重建手术使用乳房假体。由 Cronin 和 Gerow 开发的硅凝胶填充的假体于 1962 年首次获得美国食品和药品监督管理局（FDA）的批准。从那时起，只有很少的关于医疗假体的安全性和相关不良结果的仔细研究。尽管假体的外壳和凝胶填充物已经有好几代了，但其基本成分仍与最初描述的一样。关于各代硅胶乳房假体不同特征的描述见表 24-1。

24.1.1 乳房假体安全性的监测史

在 20 世纪 80 年代早期，就在第三代硅胶假体被引入时，消费者对硅胶乳房假体安全性的担忧明显上升。随着这种情况的发生，FDA 的新监控系统开始识别与硅胶假体相关的常见局部并发症。乳房假体被归类为高风险器械，需要在上市前获得批准，因此，制造商有责任为患者使用的这些假体提供支持假体安全性的数据。60 多年来，关于这些假体的安全性一直存在争议，有超过 400 份报告是与乳房假体有关的各种健康状况。

表 24-1 各代乳房假体

代	使用年份	特征	并发症的变化
1	20 世纪 60 年代	后壁有涤纶补片	包膜挛缩和破裂
2	1972—1986 年	更薄的外壳，黏性更低的凝胶填充，去除涤纶补片	增加了凝胶渗漏的发生率
3	20 世纪 80 年代	更厚的 / 加强的外壳（仍然存在于当前的假体）	降低了凝胶渗漏
4	21 世纪	增加交联的凝胶填充以增加黏性	降低了凝胶渗漏与更自然的手感
5	21 世纪	增加交联以维持假体外形	增加了假体的异常旋转率

最终，在 1992 年，FDA 认定硅胶假体制造商没有提供足够的数据来充分解决消费者的担忧，因此硅胶假体从市场上被取缔。在此期间，FDA 要求所有乳房假体制造商进行核心研究，以评估假体的整体安全性。FDA 暂停硅胶假体 7 年后，医学研究院（IOM）发布了一份关于当前文献的详细报告，题为“硅胶乳房假体的安全性”，最终得出结论，局部并发症是主要的担忧，为了明确评价癌症或自身免疫性疾病等全身性疾病，还需要进行进一步的研究，因为缺乏重要的、对照良好的研究。

IOM 的报告是 2006 年硅胶乳房假体重返市场的第一步。该报告有助于澄清科学证据，同时确定了这些假体在安全性方面的信息差。自硅胶假体返回市场以来，有关其安全性的研究一直都在进行，部分原因是 FDA 的规定，两家硅胶乳房假体制造商，艾尔建股份有限公司（爱尔兰，都柏林）和曼托公司（明尼苏达州，明尼阿波利斯），在批准后进行了大型研究，以确保这些潜在的长期风险不会不受监测。

24.1.2 我们现在在哪里？

自从 FDA 决定从市场上取缔硅胶乳房假体后，我们对先前安全性担忧的认知范围已经扩大。整形外科医生必须通过提高对循证实践的认识，让行业以及彼此对他们患者的忧虑负责，这样他们才能最好地告知他们的患者和医学界这些假体的安全性。整形外科医生和所有的医生一样，宣誓“不伤害”，并有责任告知患者这些假体的安全性。在患者出现可能与硅胶乳房假体相关的症状和主诉时，需要认真地倾听。本章知识回顾了关于硅胶乳房假体安全性的当前文献，以及鉴于最近的消费者关注，对这些假体仍存在的担忧，以及社交媒体报道的可能存在的“硅胶乳房假体疾病”综合征（一种目前没有明确定义，但已被医护人员和媒体普遍使用的实体）。

24.2 癌症

关于硅胶乳房假体潜在致癌性的担忧，最初是在 1995 年发表的病例系列中描述了 3 名植入乳房假体的女性诊断为皮肤 T 细胞淋巴瘤之后引发的。到目前为止，在欧洲和北美洲已经发表了大量的研究来调查这些假体与恶性肿瘤之间的潜在关联，大多数研究都有足够的样本量和长期的随访。

24.2.1 乳腺癌（框 24-1）

由于乳房假体的位置、它们在肿瘤重建中的应用，以及它们可能对乳房 X 线检查产生的不利影响，

框 24-1 乳腺癌关键点

- 有大量关于乳房假体和乳腺癌发生风险的文献
- 它们在乳腺癌重建中的应用和它们的位置使其成为主要关注点
- 文献非常明确地否定了乳房假体与乳腺癌之间的关联

框 24-2 其他癌症关键点

- 许多研究已经明确地得出结论，植入乳房假体的患者的癌症发病率与普通人群的发病率非常接近
- 研究发现癌症诊断发病率的增加可解释为，与普通人群相比，植入乳房假体的女性具有不同的患者人口统计学、生活方式和/或生殖特征
- 不增加造血系统恶性肿瘤包括多发性骨髓瘤的风险
- 肺癌和非黑色素瘤皮肤癌患病率的增加归因于患者因素，包括吸烟者比率较高以及紫外线暴露的增加（日光浴是主要危险因素）
- 整形外科医生应该意识到，这类患者群体通常很可能会有吸烟和日光浴等高风险行为，因此应该积极参与戒烟咨询，对可疑的皮损患者，为转诊给皮肤科医生设置较低的门槛

这些患者发生乳腺癌的风险是最值得关注的。大量数据驳斥了这些假体与增加的乳腺癌发病率之间的任何联系，因为许多研究表明，这些患者的原发性乳腺癌发病率较低。1999 年，国际癌症研究机构（IARC）发表了一份报告，称有证据支持植入硅胶乳房假体的女性没有乳腺癌致癌性，这份报告后来得到了医学研究院硅胶乳房假体安全性委员会的支持。最近发表的研究植入硅胶乳房假体患者的乳腺癌发病率的出版物，包括了 Noels 及其同事对 17 篇先前发表的文章结果进行的荟萃分析。最终，作者发现乳房假体与增加的乳腺癌发病率无关，Balk 及其同事在 2016 年发表的一篇综述文章也证实了这些发现。

24.2.2 其他恶性肿瘤（框 24-2）

一些报告指出，植入美容性乳房假体的患者发生脑癌、宫颈癌、外阴癌和肺癌，以及非黑色素瘤皮肤癌的风险增加。然而，数据并不支持乳房假体是导致这些结果的原因。1999—2005 年，多个独立的科学审查委员会得出结论，植入硅胶乳房假体的女性患任何类型癌症的风险都没有增加。自这些咨询报告发布以来，已经进行了大量的研究，以更好地量化植入乳房假体的女性患乳腺癌和其他类型癌症的风险。许多研究已经明确地得出结论，她们的癌症发病率与普通人群的发病率非常接近。然而，在 2018 年，关于乳房假体对患者的安全性和与假体相关的特异性结果的最大研究发现，使用曼托公司硅胶假体的患者发生癌症的可能性是普通人群的 1.54 倍（95% CI：1.42 ~ 1.68）。

Brinton 及其同事报告，植入乳房假体的患者患癌症的概率略高，因为与普通大众相比，她们患宫颈癌、外阴癌、脑癌和白血病的风险在统计学上显著增加，但这些患者与接受过其他整形手术的女性相比并没有什么不同。重要的是要认识到，作者明确指出，这种观察到的差异可能是由于选择偏倚和缺乏癌症诊断验证。此外，文献中的多项流行病学研究发现，与普通人群相比，植入乳房假体的女性具有不同的患者人口统计学、生活方式和/或生殖特征，这可能可以解释这些发现。

关于植入乳房假体的患者患脑癌的风险有大量的文献，包括大量的大规模发病率研究和 5 项死亡率研究。除一项研究外，所有研究均未显示植入乳房假体的患者的脑癌发病率或脑癌死亡率增加。有证据表明，在死于脑癌的患者中，远处转移性疾病往往不能反映死亡证明的诊断准确性，从而解释了这些发现。

McLaughlin 在 2007 年的原创论文的结论是没有可信的证据支持乳房假体和癌症之间的因果关系，自那以后，很多关于这个话题的文献都保持一致。这得到了 2017 年发表的一项大型多中心观察性研究的支持，该研究观察了使用 Natrelle 圆形硅凝胶填充的乳房假体的女性的长期安全性。他们的研究对象为 55 279 名女性，这是一组临时数据集，后来由 Coroneos 和他的同事对其进行了全面报告，发现在

任何癌症诊断方面没有显示出额外的风险，包括脑癌、宫颈癌 / 外阴癌、肺癌或乳腺癌。最新发表的文献发现，与普通人群相比，使用曼托公司乳房假体的患者黑色素瘤的发病率增加。然而，该研究的作者并不认为硅胶假体是造成这些黑色素瘤诊断的原因，而更有可能是这些患者在日光浴或户外生活方式后紫外线的暴露增加所致。正因为如此，医生需要注意那些出现可疑皮损的置入乳房假体的患者，因为她们可能已经将自己置于发生这种疾病的风险之中。尽管有一些报道称，在植入乳房假体的某些人群中肺癌的发病率会增加，但研究这些患者的特征后发现，吸烟者的比例增加以及不同生活方式的差异更有可能是罪魁祸首。

框 24-3　乳腺癌检测的关键点

- 当使用适当的技术对置入乳房假体的患者进行乳房成像时，不会延迟癌症的诊断，使用乳房 X 线检查的方式不会影响对乳腺癌的筛查
- Eklund 假体移位技术极大地提高了乳房 X 线筛查在植入乳房假体的患者中的功效

24.2.3　乳腺癌检测（框 24-3）

在一份关于硅胶乳房假体安全性的报告中，IOM 认为这些假体可能会阻碍乳房不同部位的显像，并影响常规乳房 X 线检查的准确性。做出的回应是多个病例系列假设不透光的乳房假体可能会干扰乳房 X 线检查的乳房显像和乳房的体格检查，最终推迟乳腺癌的诊断，并导致那些受影响的患者的预后更差。但在大多数这些报告中存在偏倚，此外被纳入的许多女性在进行乳房 X 线筛查时没有使用 Eklund 假体移位技术。

在最近发表的关于乳房假体对乳房 X 线检查结果的影响的文章中，Kam 及其同事得出结论，使用或没有使用乳房假体的女性在乳腺影像报告和数据系统 0 分、返回检查、异常成像的解决时间或者癌症的检出率方面，没有统计学上的显著差异。其他的研究也支持这样的结论，尽管在乳房假体存在的情况下，乳房 X 线筛查的敏感性可能会降低，但该患者群体在诊断后并没有出现更晚期的乳腺癌或更低的存活率。

24.3　结缔组织疾病

FDA 将结缔组织疾病（CTD）定义为任何通过遗传（纤维肌痛）、自身免疫功能障碍（类风湿性关节炎）或其他类型的暴露（如维生素 C 缺乏病），影响人体结缔组织的疾病。这些疾病的其他例子包括硬皮病、干燥综合征和系统性红斑狼疮（SLE），此外还有许多其他疾病。由于这些疾病的发生率和患病率相当低（每年每 10 万女性中有 1128 人患纤维肌痛，每年每 10 万女性中有 3 人患硬皮病），因此需要一项持续时间足够长的大型研究来得出乳房假体与这些疾病之间的因果关系。

24.3.1　假体破裂和结缔组织疾病

传统上认为假体破裂是植入乳房假体的患者形成 CTD 的重要危险因素。2007 年之前发表的两项大规模研究证实，假体破裂并不会增加患者形成 CTD 的风险。早前的一项研究显示，单独的包膜外假体破裂患者（比值比 =4.2；95% CI：1.1 ~ 16.0）和“其他 CTD”患者（比值比 =2.7；95% CI：0.8 ~ 8.5）自述的雷诺综合征增加。在这项研究中，作者没有辨别是否在隆乳术之前就出现了症状。

24.3.2 结缔组织疾病的历史回顾与当前证据（框 24-4）

在 20 世纪 80 年代和 90 年代初，首次发表了植入乳房假体的女性患 CTD 的轶事报道。至 2004 年，除一项研究外，所有研究都得出一致的结论，乳房假体与 CTD 之间没有关联。

在最近的报道之前，关于 CTD 和乳房假体之间关系的唯一发现来自 1996 年发表的一项针对女性卫生专业人员的大型队列研究。与没有植入乳房假体的女性相比，植入乳房假体的女性自述的伴有 CTD 的相对风险（RR）为 1.24（95% CI：1.08 ~ 1.41）。对于类风湿性关节炎、多发性肌炎 / 皮肌炎、硬皮病和干燥综合征等单独的结缔组织疾病，患病的相对风险略有升高，但没有统计学意义。仅有 22.7% 自述 CTD 的个体在患者的病历中得到了确诊。在一项队列研究中，对 7234 名植入乳房假体的美国女性的 CTD 进行了研究，也发现了过度报道和诊断偏倚的额外证据。风湿病专家检查了病历之后，只对极少数自述 CTD 的个体宣告为“可能”，并且与普通人群相比，植入乳房假体的女性患类风湿性关节炎、硬皮病或干燥综合征的相对风险不显著。

Fryzek 及其同事比较了 2761 名置入乳房假体的丹麦女性和 8807 名接受乳房缩小成形术的女性。所有结果均经过核实并彻底审核过病历。平均随访 13.4 年后，作者得出结论，植入乳房假体的女性任何特定的 CTD 或任何复合的 CTD 的发生率均没有显著增加。此外，本研究证实两组患者间在纤维肌痛发生率方面没有差异。Brinton 及其同事还发现，与接受其他整形手术的女性相比，植入乳房假体的女性发生纤维肌痛的风险并没有增加，尽管她们的数据是自述的。这项研究包括了一类被称为“其他疾病”的疾病，在 1992 年之前，他们报告的风险比为 1.4（95% CI：0.8 ~ 2.6），在随后的一段时期，即在美国有广泛的诉讼的时期，风险比为 3.6（95% CI：1.9 ~ 7.0），因此支持了作者的观点，即这些结果在很大程度上是由于个体间的报告偏倚。此外，最重要的是，不存在盐水假体对照组，因为假体制造商没有公布这些假体的数据。因此，植入盐水假体的女性患者群体对照组不能与植入硅胶假体的女性患者对照组相比。

重要的是要认识到，根据当时提供的证据，1999 年 IOM 报告没有发现“植入硅胶乳房假体的女性患有非典型结缔组织或风湿性疾病或出现新体征和症状群的令人信服的证据”。该报告的作者承认，这项研究力度不够，因此如果存在这种关联，也不会发现。在这份报告之后，Tugwell 按照美国联邦法院任命的国家科学小组的要求，完成了一项系统的审查，以协助评估在针对各个乳房假体制造商的诉讼中出现的专家证词。也没有发现乳房假体与 CTD 之间存在关联的证据，因此这些专家证词受到质疑。

2011 年 5 月，Lipworth、Holmich 和 McLaughlin 发表了一篇题为《硅胶乳房假体与结缔

框 24-4　结缔组织疾病关键点

- 2004 年之前，除一项研究外，所有研究都得出结论，乳房假体与 CTD 之间没有关联
- 假体破裂不会增加患者被诊断为 CTD 或其他风湿性疾病的风险
- LPAS 数据库的一项临时分析对 55 279 名植入乳房假体的患者进行了至少 5 年的随访，发现与国家标准或盐水假体相比，没有增加患任何 CTD 的风险
- 2018 年发表了对同一数据的最终分析，发现了两者之间的关联：
  - 曼托假体和干燥综合征、硬皮病和类风湿性关节炎（SIR＞2.0），以及多发性硬化症和肌炎（SIR＜2.0）
  - 艾尔建假体和干燥综合征，皮肌炎和多发性肌炎（SIR＞2.0）
  - 2016 年和 2018 年撰写的两篇大型综述文章的结果一致
- 没有盐水假体对照组的存在，因为假体制造商没有公布这一数据，所以目前的研究无法控制植入乳房假体的女性患者的人口统计学特征
- 尽管最近的文章显示了硅胶乳房假体和某些 CTD 之间的关联，但整形外科医生和 FDA 仍然认为乳房假体是可供患者使用的安全假体

组织疾病无关联》的论文，旨在澄清关于乳房假体与 CTD 的剩余索赔。值得注意的是，这篇社论的作者是假体制造商的付费顾问，他们得出结论是这些索赔是“前所未有的大规模产品责任诉讼”的副产品，而不是可靠的科学证据。在文章中他们引用了 18 项大规模队列研究、11 项病例对照研究和 13 项额外的独立荟萃分析与评论，所有这些都明确驳斥了乳房假体与 CTD 之间的关联。结果显示，植入乳房假体的女性自述的 CTD 风险略有增加（风险比 1.24；95% CI：1.08 ~ 1.41）。每个单独的 CTD 的相对风险，包括类风湿性关节炎、多发性肌炎 / 皮肌炎、硬皮病或干燥综合征均略有升高，但无统计学意义。后来的一项研究发现，只有一小部分诊断可以得到确认。

专家证据审查的早期报告，包括 1998 年发表的国家科学小组报告、1999 年的 IOM 报告和 2011 年的 FDA 审查，都支持没有证据表明硅胶乳房假体与结缔组织疾病发病率增加有关。他们确实认识到现有证据存在局限性，需要进一步的调查。此前讨论过的 2017 年的一篇文章报道，在对 55 279 名植入乳房假体的女性进行了长达 5 年的随访后，发现与国家标准或盐水假体相比，硅凝胶填充的假体没有增加患任何结缔组织疾病的风险。所有报告的不良事件病例均经诊断医生确诊，以防止仅根据患者报告的症状做出不准确的诊断。然而，在文献中，关于乳房假体对患者的安全性和与假体相关的特异性结果的最大、最全面的流行病学研究，对近 10 万名患者（包括上述研究中的 55 279 人）进行了长达 7 年的随访，Coroneos 和他的同事发现，有多种结缔组织疾病的诊断超过普通人群的 2 倍，这一结论与刚才讨论的临时分析相矛盾。包括了使用曼托假体的患者，患有干燥综合征［标准化发病率（SIR）：8.14；95% CI：6.24 ~ 10.44］，硬皮病（SIR：7.00；95% CI：5.12 ~ 9.34）和类风湿性关节炎（SIR：5.96；95% CI：5.35 ~ 6.62）。此外，这项大型研究表明，患多发性硬化症和肌炎的风险增加，尽管两者的发生率都不到普通人群的 2 倍。艾尔建假体的数据随访期为 7 年，均基于医生确诊，且随访率很好。在 7 年随访中，既往使用艾尔建假体进行乳房重建的修复患者患硬皮病、干燥综合征、皮肌炎和多发性肌炎的标准化发病率均＞ 2.0。最后，Coroneos 及其同事报告了硅胶假体组中有 500 例自身免疫事件，而盐水假体组中只有 5 例自身免疫事件。这些结果与 Balk 及其同事撰写的迄今为止最大的荟萃分析一致，该荟萃分析汇集了 32 项观察性研究的结果，以及 2018 年发表的一篇最新综述文章，该文章发现硅胶乳房假体与自身免疫性 / 风湿性疾病、干燥综合征、系统性硬化症和结节病之间存在统计学上的显著相关性。

为了回应 Coroneos 及其同事发表该研究后出现的媒体热潮，FDA 发布了一份声明来处理上述讨论的发现。在这份声明中，他们敦促公众和医护人员谨慎地看待他们的结论，因为这项研究存在重大缺陷。虽然作者的分析是合理的，但用于数据收集的过程是由不同的假体制造商设计的，并非没有不一致和偏倚。Coroneos 和同事都认识到这些结论，Colwell 和 Mehrara 在最近发表的一篇社论中也是如此。美国食品和药品监督管理局器械与放射卫生中心的 Binita Ashar 提醒读者，目前的证据并不能决定性地证明两者之间存在关联，需要进行更多的评估。Colwell 和 Mehrara 强调，尽管担心之前的数据随访不佳和数据采集存在问题，但作者对更少的一组患者（＜ 34 000 对比 99 993）分析了 7 年。曼托报告的数据中，2 年的随访率为 24%，7 年的随访率仅为 20%，这两者都大大低于艾尔建的数据集。此外，除了随访不佳外，大量数据是患者报告的，没有医生确诊。所以曼托提供的患者报告的数据最终与罕见的不良健康事件之间存在的关联最大，就不足为奇了。通过对 25 219 名艾尔建患者的分析，这些结果并没有得到支持。当结果与“标准”人群进行比较时，未能控制许多混杂变量。因为这些方法上的缺陷，使得该文章无法得出任何明确的结论。

总之，最近的数据表明，乳房假体可能与 CTD 有关，尽管这一观点最初是被批驳的，但这一事实必须明确地告知对使用硅胶乳房假体进行乳房重建或隆乳感兴趣的患者。IOM 和 FDA 等管理部门强烈重申，乳房假体是绝对安全的假体，发生此类疾病的总体风险很低。作为整形外科医生，我们有责任明确地告知我们的患者注意这些潜在的风险，并积极寻找那些表现出相关症状并需要进一步评估的患者。我们必须把患者的最大利益放在首位，首先要积极倾听她们的期望和担忧，共同努力确保患者的安全和满意度。

24.4 心理健康（框 24-5）

整形外科医生必须考虑到他们的工作如何影响患者的精神健康。Breiting 和同事发现，置入乳房假体的女性自述的使用精神药物的比例更高，包括抗抑郁药和抗焦虑药。虽然没有诊断，但他们得出的结论是，尽管乳房假体和抑郁症之间没有关联，但这些药物的使用增加值得进一步研究乳房假体是如何影响精神病理的。

Coroneos 和同事发现在美国乳房假体和自杀率之间没有关联。这个结论与以前文献的结论相反。Singh 和同事强调了这些结论，他们指出自杀率（每 10 万人每年 10.6 起事件）并没有显著高于全国正常水平。虽然在此之前的文献支持了这种关联，但尚不清楚这是否代表一种因果关系，或者是否是继发于既往患病率增加的潜在的精神病理。这种关系可能反映了其他重要的潜在因素，包括植入乳房假体的患者的社会经济地位、自尊、心理困扰和心理治疗。在丹麦乳房假体死亡率的研究中强调了这一点，该研究表明，与接受乳房缩小成形术或其他类型的美容手术的女性相比，接受乳房假体美容手术的女性既往因精神疾病住院的患病率更高。

24.5 神经系统疾病（框 24-6）

在 20 世纪 90 年代早期，多个病例报告和病例系列描述了植入硅胶乳房假体的患者随后发生各种神经症状或异常。这些疾病包括多发性硬化症、多发性硬化综合征、运动和周围神经病变，以及非典型神经疾病综合征。为了回应这些报告，进行了 3 项基于人群的大型队列研究，研究乳房假体和神经系统疾病之间的可能关联。这 3 项研究都没有报告这些假体和上述疾病之间存在关联。据我们所知，自 2007 年 McLaughlin 得出这一结论以来，还没有新的流行病学证据出现。

框 24-5 心理健康关键点

- 植入乳房假体的患者自述的使用神经药物的比例较高，包括抗抑郁药和抗焦虑药，尽管他们没有报告临床抑郁症水平的增加
- 2007 年之前的多项研究报告称，植入乳房假体的女性的自杀率增加了 2 ~ 3 倍，但这些女性既往因精神疾病住院的患病率更高
- 最近 Singh 和同事以及 Coroneos 和同事的研究发现乳房假体和自杀率之间没有关联

框 24-6 神经系统疾病关键点

- 3 项基于人群的大型研究都没有报告硅胶乳房假体和神经疾病之间存在关联
- 在接受硅胶乳房假体手术的女性中，患者特异性特征是该患者群体中神经系统疾病风险增加的原因

24.6 对后代的影响（框 24-7）

框 24-7 对后代影响的关键点
• 4 项大规模流行病学研究得出结论，没有证据表明硅胶乳房假体与新生儿不良健康后果之间存在因果关系
• 任何不良健康后果风险的增加与硅胶乳房假体无关，因为这些发现在母亲接受乳房假体术前和术后所生的孩子中都很明显
• 79.4% 的女性在硅胶乳房假体隆乳术后能够进行母乳喂养，这与普通人群的情况相似

20 世纪 90 年代中期，发表的早期病例报告称植入硅胶乳房假体的母亲所生的孩子存在孤立性不良的健康后果。这些疾病包括吞咽困难、易怒、非特异性皮疹和疲劳等症状。这些研究除了存在明显的选择偏倚外，还缺乏对照组，因为这些孩子中有许多人出生在有硬皮病和食管运动功能障碍病史的家庭。

迄今为止，4 项大规模流行病学研究分析了植入硅胶乳房假体的母亲所生孩子的健康结果，所有这些研究的结论认为没有证据表明两者之间存在因果关系。Kjoller 和同事比较了 1977—1992 年接受硅胶乳房假体的女性所生的 939 个孩子和接受过乳房缩小成形术的女性所生的 3906 个孩子。经过平均 5.5 年的随访，他们发现与普通人群相比，植入乳房假体的女性所生的孩子患食管疾病的比率高于预期。然而，在接受乳房缩小成形术和接受乳房假体手术前的母亲所生的孩子中也观察到这种增高。在一项随访研究中，他们观察到在接受乳房假体手术前（观察值 / 期望值 =2.0；95% CI：1.3 ~ 2.8）母亲所生的孩子，而不是术后（观察值 / 期望值 =1.3；95% CI：0.5 ~ 2.9）所生的孩子患食管疾病发生率高于预期，在乳房缩小成形术前（观察值 / 期望值 =2.1；95% CI：0.5 ~ 2.9）和术后（观察值 / 期望值 =1.6；95% CI：1.1 ~ 2.3）也出现了类似的增高。未见风湿性疾病的增加。最终，他们得出结论，任何观察到的不良健康后果风险的增加似乎都与乳房假体无关，因为这些发现在植入乳房假体术前和术后出生的孩子，以及接受乳房缩小成形术的对照组母亲所生的孩子中都很明显。一项大型回顾性队列研究对瑞典植入乳房假体的女性所生的 5874 名孩子进行了调查，支持上述结论。由 Heminki 和同事在芬兰进行的第 4 项也是最后一项研究，旨在评估植入硅胶乳房假体的母亲所生婴儿的围生期健康状况，但该研究存在重大的方法缺陷，包括缺乏对照和混杂变量。

此外，接受乳房假体隆乳术后的女性担心她们在手术后能否安全地母乳喂养孩子。在一项对 5736 名隆乳术后活产婴儿的研究中，发现 79.4% 的女性通过母乳喂养了至少一个孩子，最常见的并发症是有 20% 的病例产奶不足，这个数字与普通人群的情况非常相似。

24.7 乳房假体去除（取出）：你需要知道的事情（框 24-8）

乳房假体去除的操作并非都相同。因为目前有不同程度的包膜切除术 / 包膜切开术。定义这个术语至关重要，因为即使在整形外科医生中也存在混淆。

24.7.1 整体取出

在整体取出中，整形外科医生在乳房假体上保留完整的包膜组织，并将包膜和假体作为一个整体去除。大多数整形外科医生更喜欢通过乳房下皱襞切口进行整体假体的取出，因为通过乳晕周围或经腋窝入路的可视化具有挑战性。越来越多的患者期望取出假体并要求整体切除，因为她们认为这样可以减少“污染”。然而，许多整形外科医生更喜欢进行取出假体及包膜前壁切除术，并保留完整的包膜后壁，以避免包膜后壁切除术的潜在并发症（如气胸或胸壁损伤），特别是当患者的胸壁肌肉组织很薄时。

框 24-8 乳房假体取出的关键点

- 假体取出手术并非都相同，大多数接受乳房假体取出的患者不需要整体的包膜全切除术
- 整形外科医生必须支持那些期望去除乳房假体的患者，而且要以最符合患者需求的安全方式进行
- 无论是否正式诊断为自身免疫性疾病，患者在乳房假体取出术后对症状缓解的反应各不相同

24.7.2 假体取出伴包膜全切除术

整形外科医生先取出假体，然后去除所有的包膜组织。这并不一定是整体取出的（即作为一个整体）。

24.7.3 假体取出伴包膜部分切除术

整形外科医生先取出假体，然后去除一部分包膜组织。

24.7.4 开放式包膜切开术

假体周围的包膜或瘢痕组织通过手术松解并留在患者体内。通常，这是通过电刀划开组织来完成的。在包膜挛缩的情况下，脱细胞真皮基质材料可作为一个间隔物，防止包膜挛缩复发。

在间变性大细胞淋巴瘤（ALCL）的病例中，需要将患者乳房假体和周围的包膜作为一个整体去除。整体去除假体和包膜需要由有经验的整形外科医生操作，因为从胸壁上去除包膜有固有的风险。特别是对于包膜附着于胸壁的患者，必须非常小心，以免无意中损伤深层的胸壁结构，从而导致气胸。

文献描述了因医生确诊的风湿性疾病和其他自身免疫性疾病的症状而接受假体取出的患者的临床结果。1997 年加拿大的一项研究比较了 100 例接受假体取出手术的患者和 100 例既往没有接受过假体隆乳的整形手术患者。研究者将假体取出者分为 3 组。第 1 组没有风湿性疾病或自身免疫性疾病的诊断，在假体取出术后，超过 80% 的患者体征出现了改善，93% 的患者心理健康出现了改善。第 2 组诊断为风湿性疾病，无自身免疫性疾病的证据，这些患者出现症状改善的窗口期很小，术后 6 ~ 12 个月复发。第 3 组有医生确诊的自身免疫性疾病，她们在假体取出后症状没有改善或自身抗体水平没有改善。事实上，这些患者最终表现为临床恶化。

随着患者越来越担忧硅胶乳房假体潜在的不良健康影响，假体取出最近已成为一个焦点领域。那些认为假体对自己造成伤害的女性完全有权利寻求取出。当患者做出这个艰难的决定时，整形外科医生的工作是通过提供合理的医疗建议来支持她们，就像我们对假体植入手术所做的一样。

24.8 乳房假体取出术后乳房畸形的治疗（框 24-9）

当患者寻求去除乳房假体时，可能会重点关注假体的取出，但整形外科医生在咨询时必须同时提到

假体取出和二次修复手术。因此，了解植入时间和乳房假体是如何引起乳房覆盖区和上覆软组织的结构改变是至关重要的。假体扩张的力量可以留下与乳房切除术后患者相似的残留畸形，这取决于患者隆乳术前的乳房特征和假体大小。与普遍的观点相反，肌肉下和腺体下隆乳术中的乳房假体不仅影响上覆的腺体组织和乳房皮肤，而且还会影响胸大肌。

框 24-9　乳房假体取出术后乳房畸形治疗的关键点

- 整形外科医生在进行乳房假体取出咨询时，必须准备好讨论继发乳房畸形的治疗
- 乳房修复手术必须同时关注体积恢复和乳房轮廓塑形

任何成功的假体取出和修复重建的第一步都是详细的患者教育。患者必须参与决策过程，整形外科医生必须以一种易于理解的方式来提到所有这些复杂的问题。一旦这个步骤完成后，整形外科医生就需要对患者进行详细的评估，以便制订适当的手术计划和决策。

乳房二次修复必须关注 2 个关键部分：①软组织轮廓塑形；②体积恢复。乳房轮廓塑形必须着重于重塑乳房丘，重新定位乳头乳晕复合体（NAC）。乳房下垂的程度，乳头需要提升的量、乳晕直径、原有乳房实质组织的厚度都是影响决策过程的因素。我们中的一位（Rohrich）和同事利用 3 个主要标准来确定这些手术是否有必要分期进行：①吸烟状态；②乳头提升＞ 4cm；③乳房实质组织厚度＜ 4cm。

体积恢复成为一个难以解决的问题，因为一些患者对假体更换不感兴趣，尽管对假体表面或填充特征进行了替换。因此，采用自体脂肪移植进行修复性隆乳被认为是一种可行和可靠的选择，而且这一趋势在近年来越来越受欢迎。理想情况下，在假体取出时进行自体脂肪移植，但也可以延迟进行。在乳房上提固定术前不推荐脂肪移植。

24.9　结论

本书这一章的目的是讨论与硅胶乳房假体相关的安全性的科学证据的现状。这是所有医生的责任，特别是整形外科医生，始终把患者的安全放在首位，批判性地自我评估，以及为我们的患者提供服务的行业合作伙伴的实践。很少有医疗器械能像硅胶乳房假体那样经受如此严格的审查和推测。

目前，有非常明确的证据支持硅胶乳房假体的安全性，这一事实也反映在 FDA 对其使用的最新立场上。最终决定获得、保留或去除乳房假体是患者的选择，外科医生有责任维护和支持。如果患者选择去除她的乳房假体，找到具有乳房外科专业知识的专业资格认证的整形外科医生是很重要的。然后，整形外科医生的工作是通过提供合理的医疗建议来支持患者的决定的，其中包括向患者提出与硅胶乳房假体相关的健康风险的事实。患者必须放在首位，这是她的身体，因此由她最终决定什么是最好的，因为隆乳是一个选择性的医疗决定。如果患者选择去除假体，她应该考虑去除整个包膜，除非包膜后壁附着在胸壁上，因为这样做可能会增加气胸的风险。在出现 ALCL 或假体破裂伴包膜增厚钙化的情况下，则必须进行包膜全切除术。

迄今为止，根据我们的科学知识，还没有关于这种新出现的综合征——“乳房假体疾病”的任何具体的或循证的研究或同行评议的数据。

25 附录：乳房假体相关间变性大细胞淋巴瘤的最新进展

Eric Weiss，*Sameer A. Patel*

随着公众意识的提高以及假体植入时间的进展，有越来越多的乳房假体相关间变性大细胞淋巴瘤（BIA-ALCL）病例报告给美国食品和药品监督管理局（FDA）。截至 2019 年 7 月 6 日，FDA 的制造商和用户设施假体体验（MAUDE）数据库包含 573 例 BIA-ALCL 的独特病例，较截至 2018 年 9 月 30 日的 457 例有所增加，其中包括 33 例死亡病例报告。在这 573 例 BIA-ALCL 病例中，67% 为毛面假体，28% 为未知的假体类型，剩余的 5% 有 26 个假体不是毛面假体，有 7 个既往使用过毛面假体，7 个既往所用乳房假体类型是未知的，12 个既往病史完全是未知的。通过与其他国际整形外科学会的网络合作，截至 2019 年 8 月，美国整形外科协会在全世界共发现了 735 例 BIA-ALCL 的独特病例。迄今为止，在确定使用非毛面假体的患者中，没有已知的 BIA-ALCL 确诊病例。

Magnusson 和同事最近对来自澳大利亚和新西兰的 81 名 BIA-ALCL 患者进行了一项研究，评估了几种不同类型假体形成 BIA-ALCL 的风险。该研究显示，Siltex（曼托全球有限责任公司，加利福尼亚州，圣巴巴拉市）假体的估计发生比率为 1:86 029，而 Biocell（艾尔建股份有限公司，爱尔兰，都柏林）假体的风险高 16.5 倍，Silimed 聚氨酯（Silimed 股份有限公司，巴西，里约热内卢）假体的风险高 23.4 倍。对假体的表面特征进行分析，使用 Jones 和同事开发的联合表面积 / 粗糙度的假体分类系统将其以 1～4 级进行分级。Biocell 和 Silimed 假体的分级分别为 3 级和 4 级，表明粗糙度和癌症形成风险之间存在潜在的相关性。因为含有致癌成分，聚氨酯假体在美国已被禁止多年，所以在全世界范围内，Biocell 假体是与 BIA-ALCL 有关的最常见的危害因素，艾尔建的 CA/CARE 试验估计其风险比率为 1:22 072。

在 2019 年中期，在其他 30 多个国家召回假体之后，FDA 发布了 Biocell 毛面假体和扩张器的召回（尽管迄今为止没有扩张器发生 BIA-ALCL 的病例报告）。尽管召回最初是自愿的，但此后已被修订为一级召回，这是最严重的召回类型。因为形成 BIA-ALCL 的绝对风险很低，所以不建议植入 Biocell 假体的患者去除假体。然而，有搁置假体的供应商被要求召回他们未使用的假体。FDA 最近提议要求假体制造商在产品上放置黑框警告，告知消费者 BIA-ALCL 的风险。

2019 年，国家综合癌症网络（NCCN）更新了 BIA-ALCL 的标准化临床实践指南。患者在假体植入后 1 年或以后出现新的假体周围积液，或新的乳房肿块、皮疹、溃疡或腋窝淋巴结病，应该用超声进行初步评估。如果超声检查结果不明确，建议采用磁共振成像（MRI）。进行细针抽吸尽可能多地采集假体周围液体，并对肿块进行活检。标本应进行细胞形态学评估、CD30 免疫组织化学和流式细胞学来鉴定 T 细胞特征。与鉴别 BIA-ALCL 相关的其他生物标志物可能包括 CD2、CD3、CD4、CD5、CD7、CD8、CD45 和间变性淋巴瘤激酶。确诊后，患者在术前应进行正电子发射断层扫描 / 计算机断层扫描（PET/CT）的评估。如果怀疑全身受累，建议患者进行骨髓活检。

BIA-ALCL有两种分期方法：Ann Arbor分期系统的Lugano修订版和MD Anderson在2016年首次制定的TNM分期系统。TNM分期系统可以更准确地描述肿瘤形态和行为，以及预测生存期和复发，所以它是目前推荐的系统。

最佳的治疗方法仍然是去除假体和手术切除完整的包膜以及相关的肿块，或整体包膜切除术。对于不完整切除、切缘阳性或不能切除的病变，推荐辅助放疗。对于乳房包膜以外的淋巴结受累或侵犯，建议进行全身辅助治疗，一线治疗包括蒽环类药物联合维布妥昔单抗（Adcetris，西雅图遗传学，华盛顿州，博赛尔）。对于完全缓解的患者，2年内应每3~6个月进行一次病史和体格检查，2年内应每6个月考虑进行胸部/腹部/盆腔CT或PET扫描。

索引

W

X

Y

Z

参考文献

请扫码查阅参考文献